临床护士实习手册

主 编 张宁宁 魏保生

中国医药科技出版社

内容提要

本书共六篇，第一篇为实习纲要，介绍了护理专业毕业实习计划、毕业实习各科大纲、医疗文件的书写与保管、护士的素质及其行为规范、护理规章制度、护理相关法律法规、护理伦理。第二篇为护理操作技术，重点介绍了基础护理、急救与危重病护理以及各科护理的操作指导。第三、四、五、六篇按内、外、妇、儿专科分别介绍了临床常见疾病的护理。全书内容丰富、层次清晰，可供护理专业毕业实习生随时查阅参考。

图书在版编目(CIP)数据

临床护士实习手册 / 张宁宁，魏保生主编. —北京：中国医药科技出版社，2017.10

ISBN 978-7-5067-9606-4

Ⅰ.①临⋯　Ⅱ.①张⋯　②魏⋯　Ⅲ.①护理学—实习—手册

Ⅳ.①R47-45

中国版本图书馆CIP数据核字(2017)第243166号

美术编辑	陈君杞
版式设计	张　璐
出版	中国医药科技出版社
地址	北京市海淀区文慧园北路甲22号
邮编	100082
电话	发行：010-62227427　邮购：010-62236938
网址	www.cmstp.com
规格	880×1230mm $^{1}/_{32}$
印张	18
字数	480千字
版次	2017年10月第1版
印次	2017年10月第1次印刷
印刷	三河市万龙印装有限公司
经销	全国各地新华书店
书号	ISBN 978-7-5067-9606-4
定价	59.00元

编委会

前　言

　　毕业实习是护理专业教育过程的重要组成部分，是理论联系实际的主要环节。临床实习可培养学生热爱护理专业，树立救死扶伤、全心全意为伤病员服务的思想、良好的医德医风和严谨的工作作风；进一步巩固和提高基础理论、基本知识、基本技能，熟悉常见病的病因、症状、治疗原则，掌握各科常见病的护理，学会观察病情，协助急救护理，毕业后能独立担任门诊和病房的护理工作。

　　基于护理专业的培养目标，我们以国家卫生和计划生育委员会规划教材为蓝本，编写了《临床护士实习手册》，旨在让本、专科护理学生在最短的时间内更好地掌握临床常见病、多发病的诊疗技术、防治手段及护理程序。

　　本书共六篇，第一篇为实习纲要，介绍了护理专业毕业实习计划、毕业实习各科大纲、医疗文件的书写与保管、护士的素质及其行为规范、护理规章制度、护理相关法律法规、护理伦理。第二篇为护理操作技术，重点介绍了基础护理、急救与危重病护理，以及各科护理的操作指导。第三、四、五、六篇按内、外、妇、儿专科分别介绍了临床常见疾病的护理。全书内容丰富、层次清晰，可供护理专业毕业实习生随时查阅参考。

　　本书各部分的编审负责人都是从事临床、教学一线多年的资深专家，在编写过程中力求切合学生的知识结构，重点突出了专业性、系统性、实用性、指导性、先进性等特点，相信对护理学专业学生毕业实习大有裨益。

　　本书可供高职高专院校临床医学专业、高级护理学专业实习学生使用，也可供医院低年资医护工作者学习参考。

　　由于该书内容广泛，编者水平有限，不足之处在所难免，敬请读者及同行们批评指正。

编　者

2017 年 9 月

目　录

第一篇　实习纲要

第一章　护理专业毕业实习计划……………………………… 2

一、目的要求……………………………………………… 2

二、实习时间……………………………………………… 2

三、组织领导……………………………………………… 2

四、实习学生行为准则…………………………………… 3

五、实施方法……………………………………………… 4

六、实习总目标…………………………………………… 5

第二章　毕业实习各科大纲…………………………………… 6

一、内科学实习大纲……………………………………… 6

二、外科学实习目标……………………………………… 7

三、妇产科实习目标……………………………………… 9

四、儿科学实习目标……………………………………… 10

五、手术室实习大纲……………………………………… 11

六、急诊科实习大纲……………………………………… 12

七、供应室实习大纲……………………………………… 13

第三章　医疗文件的书写与保管……………………………… 14

一、医疗文件的重要性及书写和保管要求……………… 14

二、医疗文件的书写……………………………………… 15

第四章　护士的素质及其行为规范…………………………… 18

一、护士的素质…………………………………………… 18

二、护士的行为规范……………………………………… 20

三、护理工作中的人际关系·················· 21

第五章　护理规章制度······················ 29

　　一、护理核心制度························· 29

　　二、门诊护理工作制度····················· 39

　　三、预检分诊制度························· 39

　　四、急诊室护理工作制度··················· 40

　　五、手术室护理工作制度··················· 41

第六章　护理相关法律法规··················· 42

　　一、护士执业注册的相关规定················· 42

　　二、护士执业注册应具备的条件··············· 43

　　三、护士执业中的法律责任·················· 43

　　四、医疗事故处理条例····················· 44

　　五、侵权责任法·························· 46

第七章　护　理　伦　理···················· 48

　　一、护士执业中的具体伦理原则··············· 48

　　二、护士的权利和义务····················· 48

　　三、患者的权利与义务····················· 50

第二篇　护理操作技术

第一章　清洁与舒适管理···················· 54

　　一、床单位准备·························· 54

　　二、整理床单位·························· 59

　　三、晨晚间护理·························· 60

　　四、患者入院 / 出院护理··················· 61

　　五、口腔护理··························· 63

　　六、会阴护理··························· 64

　　七、协助沐浴和床上擦浴··················· 65

　　八、物理降温··························· 67

九、床上洗头 …………………………………………… 69

十、面部清洁和梳头 …………………………………… 70

十一、足部清洁 ………………………………………… 72

十二、协助更衣 ………………………………………… 73

十三、指 / 趾甲护理 …………………………………… 74

十四、手卫生 …………………………………………… 75

十五、无菌技术 ………………………………………… 76

第二章 营养与排泄 …………………………………… 78

一、协助患者进食 / 水 ………………………………… 78

二、肠内营养 …………………………………………… 79

三、肠外营养 …………………………………………… 81

四、失禁护理 …………………………………………… 82

五、床上使用便器 ……………………………………… 83

六、导尿 ………………………………………………… 84

七、灌肠 ………………………………………………… 86

八、密闭式膀胱冲洗 …………………………………… 88

第三章 身体活动管理 ………………………………… 90

一、协助患者正确卧位 ………………………………… 90

二、协助患者翻身及有效咳嗽 ………………………… 92

三、轴线翻身 …………………………………………… 94

四、协助患者床上移动 ………………………………… 95

五、患者搬运法 ………………………………………… 96

六、患者约束法 ………………………………………… 98

第四章 皮肤、伤口、造口护理 ……………………… 100

一、褥疮预防 …………………………………………… 100

二、褥疮护理 …………………………………………… 101

三、安全管理 …………………………………………… 102

四、伤口护理 …………………………………………… 103

五、造口护理 …………………………………………… 105

第五章　气道护理 ································ 107

一、氧气吸入 ································ 107

二、经鼻/口腔吸痰法 ···················· 108

三、经气管插管/气管切开吸痰法 ········· 110

四、气管切开伤口换药 ···················· 111

五、气管切开套管内套管更换及清洗 ······ 113

第六章　引流护理 ································ 114

一、胃肠减压护理 ························ 114

二、腹腔引流护理 ························ 115

三、T型管引流护理 ······················ 116

四、伤口负压引流护理 ···················· 117

五、胸腔闭式引流护理 ···················· 118

六、脑室穿刺引流护理 ···················· 120

第七章　常用监测技术与身体评估 ············ 122

一、体温测量 ···························· 122

二、脉搏、呼吸测量 ······················ 123

三、无创血压测量 ························ 124

四、心电监测 ···························· 126

五、血糖监测 ···························· 127

六、血氧饱和度监测 ······················ 128

第八章　急救技术 ································ 130

一、成人院前心肺复苏 ···················· 130

二、成人双人院内心肺复苏 ················ 131

三、非同步电除颤 ························ 132

四、洗胃机洗胃 ·························· 134

第九章　常用标本采集 ·························· 136

一、血标本采集 ·························· 136

二、血培养标本采集 ······················ 137

三、血气分析标本采集 ······················· 139

四、尿标本采集 ···························· 140

五、便标本采集 ···························· 141

六、呼吸道标本采集 ························· 143

七、导管培养标本采集 ······················· 144

第十章　给药治疗与护理 ·················· 146

一、口服给药 ···························· 146

二、眼内给药 ···························· 147

三、雾化吸入 ···························· 148

四、皮内注射 ···························· 150

五、皮下注射 ···························· 151

六、肌内注射 ···························· 152

七、静脉注射 ···························· 154

八、密闭式静脉输液 ························· 155

九、密闭式静脉留置针输液 ····················· 156

十、经外周静脉置入中心静脉导管（PICC）输液 ········ 158

十一、PICC 导管换药 ······················· 160

十二、中心静脉导管（CVC）维护 ················ 162

十三、输液泵 ···························· 164

十四、微量注射泵 ·························· 165

十五、密闭式静脉输血 ······················· 167

第十一章　化学治疗的护理 ················· 169

一、静脉化疗给药 ·························· 169

二、静脉化疗药物外渗处理 ····················· 171

第十二章　孕产期护理 ···················· 173

一、子宫底高度和腹围测量 ····················· 173

二、四步触诊 ···························· 174

三、胎心音听诊、胎动计数 ····················· 175

四、胎心电子监测 ·························· 176

五、分娩期护理·· 177

六、外阴部消毒·· 178

七、会阴冲洗·· 179

八、母乳喂养·· 180

九、乳房按摩·· 181

十、产褥期保健操·· 182

第十三章 新生儿及婴儿护理······································ 183

一、新生儿沐浴·· 183

二、经胃、十二指肠管饲喂养······································ 184

三、暖箱护理·· 185

四、新生儿蓝光疗法·· 187

五、新生儿复苏·· 188

六、身高、体重测量·· 189

七、头围、胸围、腹围测量·· 190

第三篇　内科护理

第一章 呼吸系统疾病患者的护理·································· 194

一、支气管哮喘患者的护理·· 194

二、慢性支气管炎、慢性阻塞性肺气肿患者的护理·················· 196

三、慢性肺源性心脏病患者的护理·································· 199

四、肺炎患者的护理·· 201

五、肺结核患者的护理·· 204

六、原发性支气管肺癌患者的护理·································· 206

七、慢性呼吸衰竭患者的护理······································ 209

第二章 循环系统疾病患者的护理·································· 212

一、心力衰竭患者的护理·· 212

二、心律失常患者的护理·· 215

三、心脏瓣膜病患者的护理·· 220

四、冠状动脉粥样硬化性心脏病患者的护理························ 223

五、原发性高血压患者的护理……………………………… 228

第三章　消化系统疾病患者的护理………………………… 232

一、胃炎患者的护理………………………………………… 232

二、消化性溃疡患者的护理………………………………… 234

三、胃癌患者的护理………………………………………… 237

四、肝硬化患者的护理……………………………………… 238

五、原发性肝癌患者的护理………………………………… 242

六、肝性脑病患者的护理…………………………………… 244

七、急性胰腺炎患者的护理………………………………… 246

第四章　泌尿系统疾病患者的护理………………………… 249

一、慢性肾小球肾炎患者的护理…………………………… 249

二、原发性肾病综合征患者的护理………………………… 251

三、肾盂肾炎患者的护理…………………………………… 253

四、慢性肾衰竭患者的护理………………………………… 254

第五章　血液及造血系统疾病患者的护理………………… 259

一、贫血患者的护理………………………………………… 259

二、特发性血小板减少性紫癜患者的护理………………… 263

三、白血病患者的护理……………………………………… 265

第六章　内分泌与代谢性疾病患者的护理………………… 270

一、甲状腺功能亢进症患者的护理………………………… 270

二、糖尿病患者的护理……………………………………… 273

第七章　神经系统疾病患者的护理………………………… 277

急性脑血管疾病患者的护理………………………………… 277

第四篇　外科护理

第一章　外科患者代谢失调的护理………………………… 282

一、水和钠代谢失调的护理………………………………… 282

二、钾代谢失调的护理……………………………………… 284

三、酸碱平衡失调·····························286

　　四、外科患者营养疗法护理·····················287

第二章　休克患者的护理························291

　　一、休克概述···························291

　　二、休克患者的护理·······················292

第三章　麻醉与护理··························296

　　一、概述····························296

　　二、麻醉前准备·························296

　　三、全身麻醉及护理·······················297

　　四、椎管内麻醉及护理·····················299

　　五、局部麻醉及护理·······················300

第四章　外科围手术期护理······················302

　　一、概述····························302

　　二、手术前期及护理·······················303

　　三、手术期及护理·······················305

　　四、手术后期及护理·······················307

第五章　外科感染与护理························312

　　一、概述····························312

　　二、常见的非特异性感染····················313

　　三、特异性感染·························318

第六章　损伤患者的护理························321

　　一、概述····························321

　　二、机械性损伤·························321

　　三、烧伤····························323

第七章　换药····························328

　　一、换药室的管理·······················328

　　二、换药方法·························328

　　三、绷带包扎法·························330

第八章　颈部疾病患者的护理 ……………………………………… 332

一、甲状腺功能亢进患者的护理…………………………… 332

二、甲状腺肿瘤患者的护理………………………………… 334

第九章　乳房疾病患者的护理 …………………………………… 336

一、概述……………………………………………………… 336

二、乳房的评估……………………………………………… 336

三、急性乳腺炎的护理 ……………………………………… 337

四、乳房良性肿瘤…………………………………………… 338

五、乳腺癌患者的护理……………………………………… 339

第十章　腹外疝患者的护理………………………………………… 342

一、概述……………………………………………………… 342

二、腹外疝患者的护理 ……………………………………… 343

第十一章　急性腹膜炎与损伤患者的护理……………………… 345

一、急性腹膜炎……………………………………………… 345

二、腹腔脓肿………………………………………………… 347

三、腹部损伤………………………………………………… 347

四、胃肠减压的护理………………………………………… 349

第十二章　胃、十二指肠疾病患者的护理……………………… 351

一、解剖生理概要…………………………………………… 351

二、胃、十二指肠溃疡的外科治疗………………………… 351

三、胃癌……………………………………………………… 354

第十三章　肠疾病患者的护理…………………………………… 356

一、急性阑尾炎……………………………………………… 356

二、肠梗阻…………………………………………………… 357

三、大肠癌…………………………………………………… 360

第十四章　直肠、肛管疾病患者的护理………………………… 363

一、直肠肛管解剖生理……………………………………… 363

二、直肠、肛管良性疾病…………………………………… 363

三、直肠肛管疾病患者的护理……………………………… 366

第十五章　肝外科疾病患者的护理…………………… 368
　一、解剖生理概要………………………………………… 368
　二、门静脉高压症………………………………………… 368
　三、原发性肝癌患者的护理……………………………… 370

第十六章　胆道疾病患者的护理……………………… 372
　一、解剖生理概要………………………………………… 372
　二、胆道特殊检查与护理………………………………… 372
　三、常见胆道疾病………………………………………… 374
　四、护理…………………………………………………… 375

第十七章　胰腺疾病患者的护理……………………… 377
　一、解剖生理概要………………………………………… 377
　二、急性胰腺炎患者的护理……………………………… 377
　三、胰腺癌、壶腹部癌患者的护理……………………… 378

第十八章　周围血管疾病患者的护理………………… 379
　一、单纯下肢静脉曲张…………………………………… 379
　二、血栓闭塞性脉管炎…………………………………… 380

第十九章　颅脑损伤患者的护理……………………… 383
　一、疾病概要……………………………………………… 383
　二、护理…………………………………………………… 386

第二十章　胸部疾病患者的护理……………………… 389
　一、胸部损伤……………………………………………… 389
　二、脓胸…………………………………………………… 390

第二十一章　泌尿及男性生殖系统疾病患者的护理… 392
　一、泌尿系损伤…………………………………………… 392
　二、泌尿系结石…………………………………………… 393
　三、泌尿系结核…………………………………………… 393
　四、泌尿系肿瘤…………………………………………… 394

五、良性前列腺增生 ··· 394

　　六、护理 ·· 395

第二十二章　骨与关节疾病患者的护理 ················· 397

　　一、骨折与脱位 ··· 397

　　二、常见骨关节疾病 ·· 400

第五篇　妇产科护理

第一章　妊娠期孕妇的护理及保健 ····················· 404

　　一、妊娠期孕妇的表现 ······································· 404

　　二、胎产式、胎先露、胎方位 ······························ 406

　　三、产前检查 ·· 406

　　四、孕期保健指导 ··· 409

第二章　分娩期产妇的护理 ····························· 411

　　一、决定分娩的因素 ·· 411

　　二、枕先露的分娩机制 ······································· 413

　　三、分娩的临床经过 ·· 414

　　四、分娩期妇女的护理 ······································· 416

第三章　产褥期妇女的护理 ····························· 421

　　一、产褥期生理 ··· 421

　　二、产褥期妇女的护理 ······································· 422

第四章　新生儿护理 ··································· 427

　　一、正常新生儿的生理特点及护理 ·························· 427

　　二、手术产新生儿的护理 ····································· 429

　　三、母乳喂养 ·· 430

第五章　异常妊娠患者的护理 ·························· 432

　　一、妊娠早期出血性疾病 ····································· 432

　　二、妊娠晚期出血性疾病 ····································· 436

　　三、妊娠期高血压疾病 ······································· 438

第六章　异常分娩患者的护理············ 442

一、产力异常············ 442

二、产道异常············ 444

三、胎儿异常············ 446

第七章　分娩期并发症妇女的护理············ 450

一、胎膜早破与脐带脱垂············ 450

二、子宫破裂············ 452

三、产后出血············ 453

第八章　产科手术受术者的护理············ 456

一、会阴切开缝合术············ 456

二、胎头吸引术与产钳术患者的护理············ 457

三、剖宫产受术者的护理············ 459

第九章　妇科病史及检查配合············ 461

一、妇科病史的特点············ 461

二、妇科检查及护理配合············ 462

第十章　女性生殖系统肿瘤患者的护理············ 464

一、子宫肌瘤············ 464

二、子宫颈癌············ 465

三、子宫内膜癌············ 465

四、卵巢肿瘤············ 465

第十一章　妇科常用手术及护理············ 468

一、妇科手术患者的护理············ 468

二、局部治疗护理技术············ 471

第六篇　儿科护理

第一章　儿科医疗机构的组织特点············ 476

一、儿科门诊、急诊设置············ 476

二、儿科病房············ 476

第二章　儿科基础护理………………………………………………… 478

一、儿科病房管理………………………………………… 478

二、儿科基础护理………………………………………… 479

三、儿科常见症状的护理………………………………… 480

四、小儿用药的护理……………………………………… 482

第三章　新生儿及患病新生儿的护理………………………… 485

一、早产儿的特点和护理………………………………… 485

二、新生儿常见疾病……………………………………… 488

第四章　营养性疾病患儿的护理………………………… 496

一、营养不良……………………………………………… 496

二、小儿肥胖症…………………………………………… 499

三、维生素 D 缺乏性佝偻病 ……………………………… 501

四、维生素 D 缺乏性手足搐搦症 ………………………… 504

第五章　消化系统疾病患儿的护理……………………… 507

一、婴儿腹泻……………………………………………… 507

二、小儿液体疗法的护理………………………………… 511

第六章　呼吸系统疾病患儿的护理……………………… 518

一、分类…………………………………………………… 518

二、病原体………………………………………………… 519

三、临床表现……………………………………………… 519

四、护理…………………………………………………… 520

第七章　循环系统疾病患儿的护理……………………… 522

一、概述…………………………………………………… 522

二、临床表现……………………………………………… 522

三、护理…………………………………………………… 522

第八章　造血系统疾病患儿的护理……………………… 524

一、概述…………………………………………………… 524

二、临床表现……………………………………………… 524

三、护理 ·· 524

第九章 泌尿系统疾病患儿的护理 ············ 526

一、急性肾小球肾炎 ······························ 526

二、原发性肾病综合征 ·························· 528

第十章 神经系统疾病患儿的护理 ············ 531

一、概述 ·· 531

二、临床表现 ·· 531

三、护理 ·· 532

第十一章 常见传染病患儿的护理 ············ 533

一、麻疹 ·· 533

二、水痘 ·· 535

三、细菌性痢疾 ······································ 537

第十二章 小儿结核病的护理 ···················· 540

一、总论 ·· 540

二、原发型肺结核 ·································· 542

三、急性粟粒型肺结核 ·························· 543

四、结核性脑膜炎 ·································· 544

第十三章 小儿急症护理 ···························· 546

一、小儿惊厥 ·· 546

二、急性颅内压增高 ······························ 548

三、急性呼吸衰竭 ·································· 549

四、充血性心力衰竭 ······························ 551

五、心跳、呼吸骤停 ······························ 552

第一篇

实习纲要

第一章 护理专业毕业实习计划

一、目的要求

毕业实习是护理专业教育过程的重要组成部分，是理论联系实际的主要环节。临床实习可培养学生热爱护理专业，树立救死扶伤、全心全意为伤病员服务的思想、良好的医德医风和严谨的工作作风；进一步巩固和提高基础理论、基本知识、基本技能，熟悉常见病的病因、症状、治疗原则，掌握各科常见病的护理，学会观察病情，协助急救护理，毕业后能独立担任门诊和病房的护理工作。

二、实习时间

实习时间共 40 周（内科 12 周、外科 12 周、儿科 4 周、妇产科 6 周、急诊室 2 周、手术室 2 周、供应室 2 周），此安排可根据实习单位实际情况适当调整。

三、组织领导

1. 实习学生受教学医院和学院双重领导。

2. 教学医院根据《实习大纲》，结合医院实际情况，制定具体实施方案，选派年资较高、责任心强、热心带教并有一定理论水平和实际操作能力的护士为带习教师，由病区护士长任带教小组组长，定期召开病区带习教师和实习学生会议，组织学习并严格遵守学院及实习医院的规章制度，检查实习目标达成情况，协助解决实习中有关问题，确保临床实习顺利进行。

3. 带习教师负责学生政治思想、业务学习和日常行政管理工作，与医院职能部门共同安排好学生临床实习轮转表。

4. 实习学生以医院为单位组成实习组，设组长 1 人，副组长 1~2 人，在医院实习主管科室领导的指导下，负责本组实习同学的学习、出勤和生活管理等具体事宜，及时向学校及医院反映学生各方面情况。

5. 医学院教学科研科、学生科将定期派人到实习医院了解实习学生对实习、生活等方面的意见和要求，征求科室领导、医师、护理人员的意见和建议，改进工作，确保实习工作顺利完成。

四、实习学生行为准则

1. 实习学生以实习护士身份分别在各医院参加毕业实习，应自觉遵守国家法令，遵守学校及实习医院的各项规章制度，积极参加医院、科室的政治学习和有关活动，不断提高政治思想觉悟。

2. 树立一切为患者的思想，做到关心体贴、耐心细致、认真负责、勤勤恳恳地为伤病员服务。

3. 尊重带习教师和医院的工作人员，做到谦虚谨慎、实事求是、勤学好问、刻苦钻研，通过实践性教学，达到培养目标所要求掌握的知识、技能水平。

4. 遇到问题及时请示汇报，严格执行操作规程，防止差错，杜绝医疗事故的发生。

5. 爱护公物、仪器设备，节约用水用电，不准私接电线。如有物品损坏、器材丢失应按医院规定处理。

6. 遵守劳动纪律，要提前上班，按时下班，不得随意离开工作岗位或调换实习科室。严格按规定请假。因病请假需所在医院出具证明（急诊例外）；一般不能请事假，如有特殊情况（如参加就业招聘会等），需严格按规定事先办理请假手续，写出书面请假报告，经批准后方为有效，事后补假一律无效，均按旷课处理。1 天由科护士长批准；3 天以内经带教老师同意，科护士长报医院护理部同意后方可离岗；3 天以上1 周以内（含 1 周）均按程序逐级上报签署意见后呈医学院分管院长批准方可。如确有病、事假原因，某科请假超过 10 天者，则该科实习需待实习结束后另行补齐请假天数方可认定该科实习合格。

7. 积极开展文体活动，主动搞好宿舍和工作场所的清洁卫生，养成良好的卫生习惯。

8. 实习组每月活动一次，主要进行实习小结，开展批评与自我批评，相互帮助，促进团结，定期向医院主管负责人及学校汇报实习情况。

9. 实习期间严禁进营业性舞厅、打麻将，严禁穿奇装异服，不得收患者红包、礼品等。

10. 每科实习结束时，按时写好实习小结，并请带习教师写出评语，进行评分。

11. 实习过程中因个人原因给医院造成不良影响的，视其情节轻重，给予取消该生实习资格以及记过以上处分处理，具体见《医学院实习学生管理规定》。

五、实施方法

1. 在带习教师指导下，实习学生负责分管床位（3~5 张）患者整体护理和负责办理相关的手续，加强对患者病情的观察，作好病情记录，制定有效的护理计划，并按计划予以实施。每周末考核所管病床的护理要点，检查护理计划，查核护理诊断是否正确，措施是否确实可行，每周准备 1~2 个典型病例，作为周目标，负责在教学查房中的病例汇报。

2. 门诊实习，应有专人带教。先由实习学生询问病史，写出简要的记录，提出初步护理诊断和处理意见，然后请带习教师审核、指正、签名。

3. 带习教师要严格检查和修改实习学生书写的护理病史、护理计划，督促和指导实习学生写好各项护理文件。要求正确完整、有秩序、有重点、字迹清楚。

4. 实习学生的各项操作，由带习教师先做示范，然后在带习教师指导下由实习学生操作。

5. 带习教师每周要安排一定时间组织实习学生讨论典型或疑难病例，或作有关讲座；要组织实习学生参加医院和科室所安排的各种讲座、临床病例讨论、死亡病例讨论等活动。

6. 跟随带习教师值班。值夜班的时间根据实习医院的情况酌定。

7. 实习学生在每一科实习结束时，要认真写好个人实习小结，将各项操作次数记入《毕业实习手册》相应表格，然后由带习教师进行出科考核，并填写实习评语和考核成绩。

六、实习总目标

1. 培养热爱社会主义祖国，热爱护理专业，具有良好职业道德的高级护理专门人才。

2. 进行医德培养，遵守医院各项规章制度，遵纪守法，尊敬老师，团结同学，爱护和尊重患者，全心全意为伤病员服务。

3. 训练学生将所掌握的基础理论的专业知识运用于临床，并加以深化；学习临床工作方法，训练临床思维，提高分析问题和解决问题的能力。

4. 有对患者及大众进行卫生宣教和健康指导的能力。

5. 能运用护理程序解决患者的健康问题，满足大众健康需求，对患者实施整体护理。

6. 具有良好的沟通技巧与服务对象及医务人员进行交流。

7. 能熟练进行基础护理和专科护理操作。

8. 能对内、外、妇、儿及精神科常见病、多发病进行护理，初步具备独立工作能力。

9. 具备对急、重、危患者进行应急处理的能力，并能配合抢救。

10. 了解大手术的护理配合，胜任对中小型手术的护理配合和巡回工作。

11. 熟悉社区护理的基本内容，包括家庭护理、预防接种等操作技能。

12. 初步具备对中专护生的临床实习指导能力。

13. 了解病房护理管理的基本内容。

14. 了解临床护理科研的基本方法和应用科研成果。

第二章　毕业实习各科大纲

一、内科学实习大纲

目的要求

1.培养全心全意为患者服务，工作认真负责，遵守组织纪律，具有良好医德医风的高级护理人才。

2.熟悉病房常规工作。

3.巩固和加强基础医学、临床医学理论知识及应用，并以此指导护理工作实践，进一步验证护理工作理论依据，使护理理论水平得到提高。

4.将基础医学、临床医学、护理学、心理学、伦理学等方面的知识进行综合，应用于"整体护理"，对患者加强身心的整体护理，实行"以患者为中心"的临床护理模式。

5.培养学生运用护理程序解决疑难重症患者护理问题的能力，熟悉护理病历采集及护理查体，并及时正确书写护理病历。

6.巩固基础护理技术操作，将学生基础护理操作量化：包括口腔护理（4次）、备用床（4次）、输液（8次）、肌注（4次）、皮试（2次）、无菌技术（2次），完成以上操作后，需带习教师签字。

7.在实践中培养学生良好的专业素质和业务素质，提高学生政治素质和工作能力，发扬救死扶伤的人道主义精神，为护理事业作贡献。

业务要求

1.实施"以患者为中心"的整体护理。

要求学生将基础医学、临床医学、护理学、心理学、伦理学等理论知识与实践相结合，有目的、有计划、有步骤地对患者进行整体护理。

熟悉护理程序的全过程，包括以下几个方面。

（1）护理评估：收集有关资料，了解患者身心需要，确定护理问题。

（2）制定护理计划：定出近期、远期护理目标。

（3）实施护理计划。

（4）评价护理效果。

2. 要求新患者入院后 24 小时内，完成护理病历书写。

3. 重危患者入院后应及时建立护理观察记录，实施护理计划。

4. 对主管的患者，应从入院到出院进行阶段性、针对性的健康教育（疾病知识、心理护理及出院指导）。

5. 熟悉内科常见疾病观察护理，并对危急症患者能采取相应的应急措施。

6. 参加疑难危症患者护理讨论，各实习科室 1 次。

7. 了解学科领域的新进展，参阅有关资料（国内外），每位实习学生讲课 1 次（在心内科或血液内科病房完成）。

8. 熟悉临床教学及基本管理要领，在护士长及带习老师指导下，参加医生科内大查房 2 次，并参加病室科普宣传、工休会等。

9. 熟悉临床常见检验正常值及内科各种检验标本的收集。

10. 熟悉办公室护士的工作职责及内容，每人在办公室实习 1 周（建议在内分泌科、心内科、血液科或呼吸科完成）

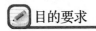 培养方法

1. 在带习教师指导下，每位学生分管 2~4 张病床。

2. 通过护理实践进行学习，护士长及带习教师要培养学生独立学习的能力及结合临床病例进行分析、讨论、解决实际问题的能力，发挥教与学双方面的主动性，进行启发式提问。

3. 实习学生应参加全科性护士业务活动及本科室的业务讨论会、专题讲座，带习教师指导学生阅读有关教材及参考书籍。

二、外科学实习目标

目的要求

1. 熟悉病房常规工作。

2.巩固外科护理学基础知识，了解外科护理新进展及新技术的应用。熟悉外科护理工作的方法和特点，掌握手术前后患者的护理。熟悉外科常见病患者的护理及危重症患者的抢救配合。具备较熟练的外科操作技能，能较好地运用护理程序为患者提供良好的整体护理。

3.能结合疑难病例查阅中外文献，并初步具备应用科研成果指导临床实践的能力。

业务要求

1.要求学生掌握专科常见病、多发患者的护理。

2.要求学生掌握并完成各专科常用技术操作。

3.基础护理操作（要有教师考核的操作，学生填操作记录本，老师签字）：

晨、晚间护理 4 次	口腔护理 4 次	铺床 4 次
输液 5 次	肌注 4 次	加药 4 次
给氧 4 次	雾化吸入 4 次	洗头 1 次
导尿 1 次	洗肛 2 次	气管切开护理 1 次

4.要求每位学生完成以下基本训练项目。

（1）针对所管病例作专题护理讨论，完成小讲课 1 次（在普外完成）。

（2）参加健康宣教（工休会或宣传板报）示范 1 次（在普外完成）。

（3）每周参加 1 次专科医疗查房。

（4）各病房书写整体护理病历 1 份。

（5）熟悉总务护士的工作职责和内容，每人实习总务 1 周（在普外病房或脑外科、胸外科完成）。

培养方法

1.组织管理　各病室成立护士长负责制的教学指导小组，由 3~5 名不同梯队的教师组成，指定一名高年资教师具体负责实施、检查和完成教学工作，确保教学质量。

2.管理患者　安排每名实习学生管理 4 名患者，在上级护士的指导下完成日常护理工作，并对患者进行包括健康宣教和出院指导的整体护理。

3.教学示范 由各科护士长安排高年资教师作以下集体示范。

（1）业务查房1次（普外示范）；

（2）工休会或宣传板报1次（普外示范）。

4.各病房安排每个学生值夜班1轮，使学生了解夜班常规工作，培养其应急能力和独立分析及解决问题的能力。

5.对在实习科室不能完成的教学内容，由带习教师与其他科室联系并带领学生前往交叉学习。

三、妇产科实习目标

目的要求

1.熟悉病房常规工作。

2.将妇产科护理学基本知识理论联系实际，熟悉妇女一生功能性和器质性疾病的特征，能对妇科常见病患者、孕产妇、新生儿进行整体护理。

实习安排

1.妇科病室4周、母婴同室2周。

2.每位学生分管2张病床，在老师指导下对患者进行整体护理。

3.指定具有带教经验、大专以上护师或主管护师带教。

4.每位学生参加所管床位的医生查房。

5.每位学生在妇科病室完成护理查房1次，在母婴同室对患者开展健康教育1次。

业务要求和实习内容

1.妇科4周

（1）熟悉妇科一般术后护理常规，能完成子宫全切术前及术后护理。

（2）熟悉宫外孕妇的诊断及治疗原则，掌握内出血的观察和护理。

（3）了解卵巢癌、宫颈癌、内膜癌的的诊断原则，掌握以上病种患者的术前、术后护理要点。掌握化疗药物的正确用药和副反应的护理。

（4）对所管患者制定1份术前术后宣教或出院指导计划。

（5）独立完成：阴道冲洗、外阴擦洗、宫颈消毒、坐浴。

2. 母婴同室

（1）实习时间：2周。

（2）实习要求：按妇产科实习大纲。

（3）组织分配：①由管教学的护士长负责制定实习计划，并检查考核计划的落实情况；②具体由带习教师指导学生实施实习计划。

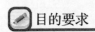培养方法

1. 熟悉环境及有关制度，示教外阴冲洗、新生儿沐浴等专科护理操作，并在带习教师指导下进行以上操作。

2. 各位学生分管2张病床，按护理程序对产妇及新生儿实施整体护理，并在带习教师的指导下书写护理病历。

3. 实习的第一周逐步熟悉产后（包括剖宫产及正常产）子宫底高度、恶露的观察、新生儿尿布的更换及母乳喂养宣教内容并对产妇进行正确指导。

4. 第二周熟悉剖宫产、正常分娩产妇及新生儿的护理。

5. 在带习教师的指导下巩固、熟练各项基础护理操作。

6. 由带习教师主持讨论"产褥期及新生儿护理新知识"。

四、儿科学实习目标

目的要求

1. 参照总目标。

2. 将儿科护理学基本知识理论联系实际，了解小儿不同生长发育阶段的生理、心理特点，对儿科常见疾病患儿进行整体护理。

实习安排

1. 指定大专以上学历的主管护师进行临床带教。

2. 每位学生分管 2 张病床，在老师的指导下实施整体护理，并书写病历 1 份。

3. 学生在病室进行护理查房 1 次。

4. 病室安排小讲课 1 次。

5. 学生轮转夜班 1 轮。

业务要求及实习内容

1. 熟悉儿科健康教育的特点。

2. 了解儿童常见疾病（如肺炎、先天性心脏病、腹泻、白血病、肾炎等）的诊断、处理原则及所患疾病患儿的护理要点。

3. 掌握或熟悉儿科的常见护理技术操作（如小儿肌内注射、皮下注射、静脉输液、留置针的使用、吸氧、吸痰等）。

五、手术室实习大纲

目的要求

1. 了解常用手术器械的名称、功能及使用方法。

2. 了解手术物品的清洁、灭菌及保养方法。

3. 能够准备常用的敷料、布类包及手术器械包。

4. 能够安置常用的手术体位。

5. 能够正确执行无菌操作技术；正确刷手、穿无菌衣及戴无菌手套。

6. 能够进行中、小型手术的配合工作，正确留送标本（在老师指导下）。

7. 能够正确处理手术后的器械、布类、敷料及其他污染物。

8. 了解特殊感染手术的正确处理方法以及手术室的空气消毒方法。

培养方法与计划

第一天：上午熟悉手术室环境，学习手术室有关规章制度及基本知识；熟悉器械，了解术后器械处理、保养打包；下午学习制作各种敷料手术布类包等。

第二天：上午参观手术，了解巡回护士、洗手护士的工作。老师示范刷手、穿手术衣、戴无菌手套、铺无菌桌布及学习在手术台上如何摆放器械、物质。下午：学生练习。

第三天开始，在老师带领下，参加洗手护士和巡回护士工作。

业务要求

1.协助老师设置常用体位：如平卧体位 2 次、侧卧体位 2 次。

2.在老师指导下完成简单的手术配合 5 次，如甲状腺切除术、乳腺手术、胆囊切除术、肢体手术。

六、急诊科实习大纲

目的要求

通过急诊实习，熟悉急诊各项工作常规，且具有熟练的抢救处理和配合技能，具备一定的急救应变能力和与急诊患者的沟通技巧。

业务要求

1.熟悉急诊工作程序及工作内容。

2.学会出诊患者的仪器设备、药品及用药的准备。

3.熟悉各类常见急诊病种的初步诊断、分诊原则。

4.掌握青霉素、链霉素、破伤风抗毒素、氨苄青霉素皮试及脱敏疗法。

5.熟练实施以下急诊病种的处理：消化道出血、中毒（有机磷、安眠药、CO 等）、脑血管意外、急腹症、休克、心肺复苏。

6.配合医生气管插管、气管切开、静脉穿刺等。

7.掌握青霉素过敏性休克的抢救及处理原则。

8.掌握急诊留观患者的特点及观察要点。

培养方法

学生参加急诊各小组轮转，由指导老师负责带教，完成实习内容。

七、供应室实习大纲

目的要求

通过供应室实习，使学生熟悉供应室的特殊环境，了解供应室的工作内容，明确供应室对控制院内感染的重要性，强化学生无菌意识和安全意识。

业务要求

1.熟悉供应室的特殊环境，了解供应室的工作内容。

2.牢记供应室"三区""四室"划分，各室的工作制度，着装要求；各区的地面、空气消毒方法，空气细菌数量要求等。

3.熟悉回收的各类物品的消毒、清洗、精洗、包装、灭菌、贮存程序，消毒液的配制方法，浓度监测的方法，特殊感染器械的处理方法，学会各类常用包的准备工作。

4.学会压力灭菌锅的使用方法、注意事项。

5.了解灭菌后物品的细菌培养，监测的方法及合格标准的要求判断，不合格的原因分析。

6.对一次性用品的回收、消毒、毁型、保管、出售必须一律按防疫药监部门的要求处理，不能随意流出院外造成院外感染和白色污染。

7.了解无菌物品的贮存、保管制度，发放时的注意事项，有效日期及名称必须齐全，定期热源追查回访。

培养方法

主要采用在专人带教下集体授课，操作时提问的形式完成实习任务。

第三章　医疗文件的书写与保管

一、医疗文件的重要性及书写和保管要求

（一）医疗文件的重要性

1. 反映了患者患病及治疗的全过程，是临床工作的原始文件记录，也是医疗、护理、教学和科研工作的重要资料。

2. 准确完整的医疗文件记录，为患者再次入院的诊断、治疗、护理等工作提供重要依据，有利于对疾病作出更细致和全面的判断。

3. 为疾病调查、传染病管理、流行病的研究等工作提供医学统计的原始资料。

4. 是法律认可的证据。发生医疗纠纷时，在调查处理过程中可依据病案记录加以判断，明确法律责任；也可作为人身伤害、保险索赔、犯罪刑事案件及医嘱查验的证明。

5. 反映医院的医疗护理质量，是衡量一个医院的工作与科学管理水平的重要标志之一。

（二）医疗文件的书写要求及保管要求

1. 医疗文件的书写要求

（1）记录及时、准确、完整、清晰、简要；正确使用医学术语和公用缩写。

（2）字迹清楚，字体端正，不得涂改、剪贴和滥用简化字。

（3）眉栏、页码须首先填写完整，每项记录后签全名，以明确责任。

（4）按要求分别使用红、蓝钢笔书写，格式规范。

2. 医疗文件的保管要求

（1）住院期间医疗文件的保管：住院病案放于病案柜中，患者和家属未经护士同意不得随意翻阅医疗文件，病案也不得擅自带出病区。

（2）出院或死亡后医疗文件的保管：整理后交病案室，按卫生行政部门规定的保存期限保管。

二、医疗文件的书写

（一）医嘱的内容、种类、处理方法及注意事项

1. **医嘱的内容** 医嘱的内容包括：日期、时间、床号、姓名、护理常规、隔离种类、护理级别、饮食、体位、药物、各种检查、治疗、术前准备和医生、护士的签名。

2. **医嘱的种类**

（1）长期医嘱：指从医师开写医嘱时起，有效时间在24小时以上，可连续遵循至医嘱停止。如护理级别、饮食、药物等。

（2）临时医嘱：指有效时间在24小时以内，应在短时间内执行，一般仅执行一次。有的需立即执行（st）；有的需在限定时间内执行，如会诊、手术、检验等。出院、转科、死亡等为临时医嘱。

（3）备用医嘱：①长期备用医嘱（prn），有效时间在24小时以上，在病情需要时执行，两次执行之间有间隔的时间限制；②临时备用医嘱（sos），仅在医师开写时起12小时内有效，病情需要时才执行，只执行一次，过期未执行则失效。

3. **医嘱的处理方法**

（1）长期医嘱：写在长期医嘱单上，注明日期和时间，护士将长期医嘱分别转抄至各种执行单上，如口服给药单、注射单、治疗单、饮食单、护理级别单，在时间和医嘱之间用红笔划"√"为标记，并在执行栏内注明时间并签全名。

（2）临时医嘱：写在临时医嘱栏内，护士在执行后用黑铅笔打"√"，写上执行时间并签全名。在规定的时间内执行医嘱十分重要，如"st"指应在十分钟内执行。执行医嘱后，应在"执行者"栏内签名，并注明执行时间。

（3）备用医嘱的处理：①长期备用医嘱（prn）的处理，写在长期医嘱栏内，但必须有执行时间；护士转抄在各种执行单上，每次执行后，

在临时医嘱栏内记录执行时间并签全名，供下一班参考；两次执行的间隔时间需在6小时以上；②临时备用医嘱（sos）的处理，写在临时医嘱栏内，12小时内有效，过时未执行，用红笔在该项医嘱栏内写"未用"。

（4）停止医嘱的处理：先在相应的执行单上将此项目注销，然后在医嘱单原医嘱内容的停止日期栏内注明停止的日期和时间并划红"√"为标记，签全名。

（5）重整医嘱的处理：①凡医嘱栏写满或医嘱调整项目较多时须重整医嘱；②当患者手术、分娩、转科后，也需重整医嘱，即在原医嘱最后一行下面用红笔划一横线，在其下正中用红笔写"术后医嘱""分娩后医嘱""转入医嘱"等，以示前面的医嘱作废，同时将各执行单上原有的医嘱用红笔注销，然后再开写新医嘱。

4. 注意事项

（1）医嘱必须经医生签名后方可生效，一般情况下不执行口头医嘱，在抢救或手术过程中执行口头医嘱时护士必须向医生复诵一遍，双方确认无误后方可执行，事后医生应及时补写。

（2）抄写及处理医嘱时，思想要集中，认真细致、准确及时、字迹清楚，护士不得任意涂改。

（3）医嘱须每班、每日核对，每周总查对，查对后签名。

（4）不能机械地执行医嘱，如有疑问，必须核对清楚后方可执行。

（5）需下一班执行的临时医嘱要交班，并在护士交班记录本上注明。

（二）特别护理记录单的记录方法

凡危重、大手术或特殊治疗须严格观察病情的患者，应作好特别护理记录，以便及时了解病情变化，观察治疗或抢救后的效果。

1. 记录内容 患者生命体征、神志、瞳孔、出入液量、病情动态、各种治疗和护理措施及其效果。

2. 记录方法 ①用蓝钢笔填写眉栏各项；②日间用蓝钢笔记录，夜间用红钢笔记录；③各班交班前，应将患者的病情动态、治疗和护理措施，作一简要小结，并签全名；④24小时出入液量应于次晨总结，并填写在体温单相应栏内。

（三）病室报告书写要求、书写顺序及交班内容

病室报告是由值班护士书写的书面交班报告。

1. 病室报告书写要求 ①应在全面了解患者情况和病情动态后书写；②白班用蓝钢笔，夜班用红钢笔，签全名；③内容全面、真实、简要、重点突出，字迹清楚、不得随意涂改；④对新入院、转入、手术、分娩患者，用红笔在诊断的右下角注明"新"、"转入"、"手术"、"分娩"，危重患者做红色标记"※"。

2. 病室报告书写顺序

（1）填写病室报告栏目所列各项。

（2）书写报告顺序：根据下列顺序，按床号先后书写报告。①先记录离开病室的患者（出院、转出、死亡）；②再记录进入病室的患者（入院、转入）；③最后记录本班重点护理患者（手术、分娩、危重及有异常情况者）。

3. 交班内容 ①离开病室的患者，出院患者写明离开时间；转出患者注明转往何院、何科；死亡者简要记录抢救的过程及死亡时间；②进入病室（新入院或转入）的患者，报告入科时间、患者主诉发病经过和主要症状、体征，给予的治疗和护理措施及其效果等；③危重患者，应报告患者的生命体征、神志、病情动态、特殊的抢救、治疗、护理措施及效果等；④已手术的患者，应报告施行何种麻醉、何种手术、手术经过、清醒时间、回病室后情况；⑤预手术、预检查和待行特殊治疗的患者，应报告须注意事项、术前用药和准备情况等；⑥产妇，应报告产式、胎次、产程、分娩时间、会阴切口及恶露等情况；⑦老人、小儿和生活不能自理的患者，应报告生活护理等情况。

第四章 护士的素质及其行为规范

一、护士的素质

（一）思想品德素质

1.政治态度 热爱祖国，热爱护理事业，有民族自尊心和正义感，有为人类健康服务的奉献精神。

2.思想品德 具有高尚的道德品质和行为、较高的慎独修养，做到自尊、自爱、自强、自律，有正确的人生观、价值观，以追求人类健康幸福为己任，全心全意为人民服务。

3.人格情操 有自尊、自重、自强和奋斗不息的精神；为追求护理学科的进步而勤奋学习，刻苦钻研业务；对保障人类健康有高度的社会责任感和爱护生命的纯朴情怀；自知、自爱，正视自己在能力、品质、行为方面的弱点，力求不断自我完善。以人格的力量敬业，忠于职守，救死扶伤，廉洁奉公，实行人道主义。

（二）专业素质

1.人文社会素质 具有一定的文化修养和自然科学、社会科学、人文科学等多学科知识，护士必须学会尊重人、理解人，进而才会真诚地关心人、体谅人。因而，护士要懂得爱，懂得美，懂得社会道德规范，有与人交流思想的技能。

2.护理科学素质 掌握护理基础知识、基础护理知识、专科护理知识等护理专业理论课程，是从事护理专业工作的理论基础。养成正确的审美意识，培养一定的认识美、欣赏美和创造美的能力。

3.自我完善素质 具备自我学习，自我提高的能力，能不断积累知识，丰富和完善自己。

4.应急应变素质 具有敏锐的观察和综合分析判断能力，树立整体护理观念，能运用护理程序的方法解决患者的健康问题。在患者病情巨变的情况下，护士应有细致入微的观察力，分析、判断能力，熟练的技能技巧，沉着果断地进行救护。

5.协调管理素质 护理工作涉及面广，繁杂多样，继承性、服务性强，因此，护士应具有团队精神，同事间相互尊重，团结协作，学会周密计划，疏通协调的工作方法，是保证工作质量，提高工作效率的保障。

6.身体心理素质 护士还必须有健康的体魄、开朗的性格、美好的情感和坚强的意志才能很好地完成护理工作。

（三）仪表素质

护士仪表是指人的衣着服饰、仪容和仪态。

1.衣着服饰 护士应根据不同的工作场合戴燕帽或圆帽。工作服要求简洁，长短合适，布料透气、挺括，易清洁消毒。穿裤子或肤色袜子，袜边不露在工作衣外。鞋子以浅色、软底、坡跟为好。除工作需求，一般不佩戴饰物。

2.仪容 护士的仪容美主要体现为自然美、修饰美、内在美三个方面。面部清洁、自然、健康，可以化淡妆。头发清洁干爽，发型得体，前不遮眉，后不垂肩。

3.仪态 指人们的身体所呈现出来的各种姿势，也就是身体的具体造型。护士的基本仪态应体现文雅、柔和、健康、大方。

（1）站姿：上身和双腿挺直，双手在身体两侧自然下垂或在体前交叉，抬头收颌、挺胸收腹，立腰提臀，脚跟并拢、脚尖分开或呈"丁"字形。

（2）坐姿：上身正直，双眼平视，坐在椅面前 3/4。上身与大腿、大腿与小腿都应当形成直角，小腿垂直于地面。双膝、双脚并拢，双手自然放于腿上。

（3）行姿：在站姿的基础上昂首挺胸，步伐轻松而矫健，双臂要在身体两侧一前一后地自然摆动。步幅适度（最佳的步幅应为本人的一脚之长），速度均匀（正常情况下，护士在每分钟之内走上 60 步至 100 步左右都是比较正常的）。

二、护士的行为规范

（一）护士的语言行为

语言是护士与服务对象进行沟通的重要行为之一。恰当的语言不仅可以使服务对象得到身心满足，还能使其积极配合护理工作，有利于疾病的治疗。

1. 护理用语要求

（1）规范性：语言内容严谨、高尚，符合伦理道德原则，具有教育意义；言语清晰、温和，措辞准确、简捷，通俗易懂，一般情况下不使用医学术语；语速适中。

（2）情感性：护理语言体现对服务对象的关爱和同情，把对服务对象的满腔热情体现在语言中。

（3）保密性：护理用语的保密性主要表现在两个方面。一是尊重服务对象的隐私权，对服务对象的隐私如生理缺陷、精神病、情感问题等，不随便向他人透露；二是尊重服务对象对自己健康状态的知情权，一般情况下要如实向服务对象解释病情和治疗护理情况。

2. 日常护理用语 包括招呼用语、介绍用语、电话用语、安慰用语、迎送用语等。在使用这些语言时都应注意根据服务对象在社会上扮演的不同角色，有礼貌地用真诚的态度进行。

3. 护理操作用语 在对服务对象进行护理操作时要取得其良好的配合，操作用语的使用是否得当非常重要。

（1）操作前解释：主要向服务对象说明本次操作的目的、操作如何进行、会出现的不舒适情况、需要服务对象如何配合、护士将尽最大努力减轻其痛苦。

（2）操作中指导：在操作过程中具体指导服务对象应如何配合护理操作，使操作能顺利进行，同时在操作中使用安慰性语言，转移其注意力，使用鼓励性语言，增强其信心。

（3）操作后嘱咐：操作完成后应询问服务对象的感觉，是否达到预期效果，交待必要的注意事项，感谢服务对象的配合。

（二）护士的非语言行为

在人与人之间的沟通中，非语言沟通占65%，在某种意义上，非语言沟通更能表达其真实的意思。所以护理人员在与服务对象沟通时应非常注意非语言沟通的应用。

1. 倾听 要善于倾听别人讲话，倾听时应全神贯注，保持与说话人的眼神接触，但不要盯着看，同时注意讲话者的声音、语调、语速，用词，其面部表情及其他非语言行为，以求准确理解讲话者表达的意义。

2. 面部表情 面部表情能清楚地表明人的情绪，能迅速而真实地反映各种复杂的内心活动。作为护士，面带微笑可体现对服务对象的关心、同情、理解。真诚的微笑是建立良好护患关系的"润滑剂"。发自内心的、适时的微笑对护士十分重要。

3. 沉默 在人际交往中，适时的沉默有时会达到意想不到的效果。但沉默不能随便使用，特别不宜在交谈开始和结束时，沉默时间也不宜过久，否则别人会以为不愿与其交谈。

4. 触摸 经美国皮肤接触研究中心专家研究，触摸与心理护理密切相关。

（1）触摸的作用：①有利于儿童生长发育和治疗疾病；②是重要的心理支持；③有利于改善人际关系；④可传达信息。

（2）触摸的注意事项：①根据服务对象的不同状态来选择，如在服务对象悲伤时可以运用；②根据年龄性别的不同来选择，如婴幼儿采用，对异性服务对象应慎用；③根据双方关系深度的不同来选择，关系亲密者使用。

三、护理工作中的人际关系

（一）人际关系的基本概念及影响因素

1. 人际关系的概念 人际关系是指在社会生活中，通过相互认知、情感互动和交往行为所形成和发展起来的人与人之间的关系，是人与人交往过程中所产生的各种社会关系的总和。人在社会中不是孤立的，人的存在是各种关系发生作用的结果，人正是通过和别人发生作用而发展自己，实现自己的价值。

2. 人际关系与人际沟通的辩证关系　人际关系与人际沟通既有密切联系，又有一定的区别。建立和发展人际关系是交往与沟通的最直接的目的和结果。良好的人际关系又是顺利交往与沟通的基础和条件。人际沟通和人际关系的研究有不同的侧重点，人际沟通重点研究的是人与人之间联系的形式和程序，人际关系则重点研究人与人在沟通基础上形成的心理关系。

3. 人际关系的特点

（1）社会性：人是社会的产物，社会性是人的本质属性，是人际关系的基本特点。随着社会的发展，人际关系交往的日益频繁，人际关系的社会性也不断加强。

（2）复杂性：人际交往是由多方面因素联系在一起的处于不断变化的过程，具有高度个性化和以心理活动为基础的特点。因此，由于人际关系交往的准则和目的、情绪状态及评价态度的不同，人际关系可能会呈现复杂的结果。

（3）多重性：在人际交往的不同环境中，每个人扮演着不同的角色，如在患者面前的护士角色，在家庭中可能扮演着妻子或母亲的角色，人际关系具有多因素和多角色的特性。在扮演各种角色的同时，由于物质利益或精神因素，使角色的强弱发生变化，而使人际关系具有多重性。

（4）多变性：人际关系会随着个人年龄、环境及条件的变化而变化。

（5）目的性：人际交往在建立和发展中，均存在不同程度的目的性，而且这种目的性随着人类经济活动的增加会更加突出。

4. 影响人际关系的因素

（1）仪表：在人际关系建立初期，仪表占有重要地位，随着交往的密切，仪表因素的作用会逐渐缩小。

（2）空间距离与交往频率：可影响人际关系的远近程度。人与人在空间距离越近，交往的频率越高，越容易相互了解，人际关系更加密切。

（3）相似性与互补性：一般情况下，教育水平、经济状况、籍贯、宗教信仰、职业等具有相似性，会成为人际关系交往的积极因素；而交往双方的某些特点的互补性，也可能产生相互的吸引力。

（4）个性品质：优良的个人品质会成为人际关系持久的吸引力。

（二）护患关系

1. 护患关系的涵义　护患关系是指护理人员在医疗、护理活动中与患者建立起来的相互关系。护患关系是护理关系中最主要的内容，和谐的护患关系是良好的护士人际关系的核心并影响其他人际关系。

2. 护患关系的性质与特点　①护患关系是一种帮助与被帮助的关系；②护患关系是一种专业性的互动关系；③护患关系是一种治疗性的工作关系；④护士是护患关系后果的主要责任者；⑤护患关系的实质是满足患者的需要。

3. 护患关系的基本模式

（1）主动—被动型：这是一种传统的护患关系模式。其特点是护患双方不是双向作用，而是护理人员对患者单向发生作用。护士对患者的护理处于主动的、主导的地位，患者处于被动地接受护理的从属地位。这是一种不平等的相互关系，这种模式适用于某些难以表达主观意志的患者。如危重患者，休克、昏迷患者，婴幼儿以及精神病患者。这种模式的最大缺陷是完全排除了患者的主观能动作用。所以一般来说，不提倡采用这种模式。

（2）指导—合作型：护患双方在护理活动中，都是主动的。护士充当指挥者，患者接受护士的指导，与之密切合作；患者可以对治疗护理效果提供信息，提出意见和要求，护患关系比较融洽；护士在这种关系模式中，充当教师的角色，告诉患者做什么，怎么做。这种模式能够发挥患者的主观能动性，有利于提高诊疗护理效果，有利于及时纠正护理差错，对协调护患关系起积极作用。这种模式可用于一般清醒的患者。

（3）共同参与型：这种模式的护患关系是双向的，是一种新型的平等合作的护患关系。护患双方都具有大致同等的主动性，共同参与医疗护理的决策和实施；患者不仅主动地配合治疗、护理，还要参与意见，与护理人员共同做出正确的诊治和护理，它体现了护患之间的双向活动。这种模式多用于具有一定文化知识水平的慢性疾病患者，对自身所患疾病有比较充分的了解，知道诊断、治疗和护理的意义，能够和护理人员共同商讨治疗护理措施，共同做出决定。这种护患关系的要点是"帮助患者自护"。

4. 护患关系的道德要求　构建和谐的护患关系有利于增强患者对医护工作的信任，有利于激励护理工作者的敬业精神，有利于提高医护质量，也就是有利于患者的康复。从护士来讲，主要有以下道德要求：①尊重患者，注重沟通。②恪尽职守，公正服务。③自觉维护患者权利。④调适冲突，坚持患者利益至上。

5. 护患关系的发展过程

（1）初始期：也称熟悉期，是护患之间开始建立信任关系的时期。此期的工作重点是建立信任关系，确认患者的需要。

（2）工作期：是护士为患者实施治疗护理的阶段，也是护士完成各项护理任务的主要时期。此期的工作重点是通过护士高尚的医德、娴熟的护理技术和良好的护理服务，获得患者的信任，取得患者的支持，满足患者的需要。

（3）结束期：经过治疗和护理，患者病情好转或康复，护患关系转入结束期。此期工作重点是与患者共同评价护理目标的完成情况，并根据尚存的问题或可能出现的问题制订相应的对策。

6. 影响护患关系的主要因素

（1）信任危机：如果护士态度冷漠或出现技术差错，均会失去患者的信任，严重影响护患关系。

（2）角色模糊：在护患关系中，如对自己所承担的角色功能不明确，如护士不能积极为患者提供帮助，或患者不服从护士的管理等，均可能导致护患关系紧张。

（3）责任不明：与角色模糊密切相关。护患双方如对自身的角色认识不清，不清楚自己的责任和义务，可导致护患关系冲突。

（4）权益影响：获得安全、优质的健康服务是患者的正当权益。但由于患者缺乏健康专业知识，在维护自己的权益的过程中处于被动依赖的地位；护士处于护患关系的主动地位，但在处理护患争议时，容易倾向于自身利益和医院利益，而忽视患者利益。

（5）理解差异：由于护患双方在年龄、职业、教育程度、生活环境等方面的差异导致沟通的差异，可影响护患关系。

7.**护士在促进护患关系中的作用**

（1）明确护士的角色功能：护士应全面认识、准确定位自身的角色功能，认真履行角色责任和工作职责，使自己的言行符合患者对护士角色的期待。

（2）帮助患者认识角色特征：护士应根据患者的特点，积极帮助患者尽快适应新角色。

（3）主动维护患者的合法权益：维护患者的权益是护士义不容辞的责任，护士应予高度重视。

（4）减轻和消除护患间的理解分歧：护患沟通时，护士应根据患者的特点，选择适宜的沟通方式和语言，注意沟通内容的准确性、针对性和通俗性，同时鼓励患者积极提问，了解患者的需求。

（三）护士与患者家属的关系

1.**患者家属的角色特征** ①患者原有家庭角色的替代者；②患者病痛的共同承受者；③患者的心理支持者；⑤患者治疗护理过程的参与者；⑤患者生活的照顾者。

2.**影响护士与患者家属关系的主要因素**

（1）角色期望冲突：患者家属由于亲人的病情产生紧张、焦虑等心理反应，对医护人员期望值过高。然而，由于受各种条件制约，护士的工作及服务一般难以完全满足患者家属的需要，如果再由于护士出现不良的态度，极易引发护士与患者家属冲突。

（2）角色责任模糊：在临床护理过程中，患者家属应与护士密切配合，共同为患者提供生活和心理护理，但护士与患者家属如不能正确认识自身的角色，有时会相互推卸责任，而严重影响到护理的质量，甚至出现护理差错、事故，最终引发护士与患者家属之间的矛盾。

（3）经济压力过重：当患者家属花费了高额的医疗费用、却未见明显的治疗效果时，往往产生不满情绪，从而引发护士与患者家属间的冲突。

3.**护士与患者家属的关系冲突** ①家属要求陪护与病室管理要求的

冲突；②家属希望探视与治疗护理工作的冲突；③家属经常询问与护理工作繁忙的冲突。

4. 护士在构建良好护患关系中的作用 护理人员还要同时注重尊重患者家属。给予患者家属心理支持，要以同情的态度对待家属的焦虑和不理解，做好耐心细致的解释；向家属适当介绍患者病情，主动参与疾病治疗与护理的过程，求得其配合与支持。

（四）护士与医生的关系

在整个医疗护理过程中，除了要搞好护患关系，还必须进一步搞好护士与其他医务人员之间的关系。基本原则是：同心同德、团结协作、主动配合、相互学习，共同为患者服务。

1. 医护关系的道德要求 医生和护士虽然分工不同，但目标是一致的。护士应做到自尊、自爱、自重、自强，不应轻视自己劳动的意义，在业务上要不断进取，不断提高。医生也应从日常对患者的诊疗工作中，体贴护士的辛勤劳动，体会护理工作的重要性，支持护士的工作。随着医学模式的转变，医护关系已由传统的"主导-从属型"变为新型的"并列-互补型"。所谓并列是医疗和护理的总和构成了治疗疾病的整个过程，医生和护士是同等重要、缺一不可的。所谓互补是指医护之间交流信息，互相协作，互为补充，从某种意义上说，医疗工作就是医护工作互补的过程。医护只有密切配合，真正做到心理上、态度上和情绪上相互适应、相互尊重、相互交流，配合默契，才能形成"并列-互补型"的医护关系。护士在促进医护关系方面，应主动介绍专业，相互学习理解，加强双方沟通，得到医生的理解和支持，营造相互支持的氛围，善于听取医生的不同意见，同时善于向医生提出合理化的意见。

2. 影响医护关系的主要因素

（1）角色心理差位：医护双方各有自己的专业技术领域和业务优势，是一种平等的合作关系。传统的"主导-从属型"医护关系使部分护士对医生产生依赖、服从心理，感到自卑。此外，高学历的年轻护士，高年资、经验丰富的老护士可能与年轻医生不能密切配合，也可产生冲突。

（2）角色压力过重：由于医护岗位设置不合理、待遇悬殊等因素，导致护士心理失衡、角色压力过重，心理脆弱、紧张和易怒，从而导致医护关系紧张。

（3）角色理解欠缺：医护双方对彼此专业、工作模式、特点和要求缺乏了解，导致工作中相互埋怨、指责，从而影响医护关系。

（4）角色权利争议：医护根据分工在各自的职责范围内承担责任，享有相应权利。但在某些情况下，医护常常会觉得自己的自主权受到对方侵犯，从而引发矛盾冲突。

（五）护际关系

1. 护际关系的道德要求 正确处理护际关系，应以患者第一和尊重他人为指导思想。护士之间在工作上应当相互合作、相互尊重；在学习上要相互鼓励、共同切磋；在生活上要相互关心、真诚相处。

2. 影响护理管理者与护士关系的主要因素 由于双方角度不同，在关注自身要求的同时，往往忽略对方的要求，各自在期望值上往往会产生较大差异。

（1）作为护理工作的基层管理者、护士的直接领导，护理管理者希望护士有较强的工作能力，能按要求完成各项护理工作；希望护士能够服从管理，支持科室工作；希望护士能够处理好家庭与工作的关系，全身心地投入工作；希望护士有较好的身体素质，能够胜任繁忙的护理工作。

（2）作为护理工作的具体实施者，护士希望护理管理者具有较强的业务能力和组织管理能力，能够在各方面给予自己帮助和指导；希望护理管理者能严格要求自己，以身作则；希望护理管理者能够公平公正地对待每一位护士，关心每一位护士。

3. 影响护际关系的主要因素

（1）新、老护士间由于年龄、工作经历等差异，缺乏理解尊重，会导致相互埋怨，关系紧张。

（2）不同学历的护士主要由于学历、待遇不同，产生心理失衡，导致交往障碍。

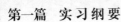

（3）护士与实习护生一般容易建立良好关系。但是，如果护士对实习护生带教不负责，会使实习护生产生不满；如果实习护生学习态度不端正，也会使带教护士产生反感，从而引发矛盾。

4. 建立良好护际关系的策略 ①营造民主和谐的人际氛围；②创造团结协作的工作环境。

（六）护士与社会公共关系的道德要求

随着卫生目标从以医疗为中心转向以保健为中心，更多小型的专科医院、康复医院、诊疗所、社区保健站及大量的家庭病床得到快速发展，使护理工作与社会公共利益的关系更加密切。护理工作者要面向社会，积极开展预防疾病、卫生科普的宣传教育和疾病的社会调查，满腔热情地为增进社会群体健康水平而贡献自己的力量。社区护士要担负起应尽的社会责任，在卫生保健、疫情处理、爱国卫生运动中提供技术指导和周到服务。对于重大灾害和突发公共事件要发扬救死扶伤的人道主义精神，全力以赴，任劳任怨，认真地履行护理人员的社会责任。

第五章 护理规章制度

一、护理核心制度

（一）查对制度

1.处理医嘱、转抄服药卡、注射卡、护理单等时，必须认真核对患者的床号、姓名，执行医嘱时应注明时间并签字。医嘱要班班查对，每天总查对。每周大查对一次，护士长参加并签名。每次查对后进行登记，参与查对者签名。

2.执行医嘱及各项处置时要做到"三查、八对"。

三查：操作前、操作中、操作后查对；

八对：对床号、姓名、药名、剂量、时间、用法、浓度、有效期。

3.一般情况下不执行口头医嘱。抢救时医师可下达口头医嘱，护士执行时必须复诵一遍，确定无误后执行，并暂保留用过的空安瓿。抢救结束后及时补开医嘱（不超过6小时）。

4.输血、取血时应和血库发血者共同查对。

三查：血的有效期、血的质量及输血装置是否完好；

八对：姓名、床号、住院号、瓶（袋）号、血型、交叉配血试验结果、血液种类及剂量。

在确定无误后方可取回，输血前由两人按上述项目复查一遍。输血完毕应保留血袋24小时，以备必要时查对。将血袋上的条形码粘贴于交叉配血报告单上，入病历保存。

5.使用药品前要检查药瓶标签上的药名、失效期、批号和药品质量，不符合要求者不得使用。摆药后须经两人查对后再执行。

6.抽取各种血标本在注入容器前，应再次查对标签上的各项内容，确保无误。

7. 手术查对制度

（1）六查十二对

六查：①到病房接患者时查；②患者入手术间时查；③麻醉前查；④消毒皮肤前查；⑤开刀时查；⑥关闭体腔前后查。

十二对：科别、床号、姓名、性别、年龄、住院号、手术间号、手术名称、手术部位、所带物品药品、药物过敏史及有无特殊感染、手术所用灭菌器械、敷料是否合格及数量是否符合。

（2）手术取下标本，巡回护士与手术者核对无误后方可与病理检验单一并送检。

（3）手术标本送检过程中各环节严格交接查对，并双方签字。

（4）认真落实手术安全核查制度。

8. 供应室查对制度

（1）回收器械物品时：查对名称、数量，初步处理情况，器物完好程度。

（2）清洗消毒时：查对消毒液的有效浓度及配制浓度；浸泡消毒时间、残余消毒液是否冲洗干净。

（3）包装时：查对器械敷料的名称、数量、质量、湿度。

（4）灭菌前：查对器械敷料包装规格是否符合要求，装放方法是否正确；灭菌器各种仪表、程序控制是否符合标准要求。

（5）灭菌后：查试验包化学指示卡是否变色、有无湿包。植入器械是否每次灭菌时进行生物学监测。

（6）发放各类灭菌物品时：查对名称、数量、外观质量、灭菌标识等。

（7）随时查供应室备用的各种诊疗包是否在有效期内及保存条件是否符合要求。

（8）一次性使用无菌物品：要查对检验报告单，并进行抽样检查。

（9）及时对护理缺陷进行分析，查找原因并改进。

（二）护理交接班制度

1. 病房护士实行 24 小时三班轮流值班制，值班人员履行各班职责护理患者。

2.每天晨会集体交接班，全体医护人员参加，一般不超过15分钟。由夜班护士详细报告重危、手术、分娩及新入院患者的病情、诊断及护理等有关事项。护士长根据报告作必要的总结，扼要的布置当天的工作。

3.交班后，由护士长带领接班者共同巡视病房，对危重患者、手术后患者、待产妇、分娩后、小儿患者以及有特殊情况的患者进行床头交接班。

4.对规定交接班的毒、麻、剧、限药及医疗器械、被服等当面交接清楚并签字。

5.除每天集体交接班外，各班均需按时交接。接班者应提前15~30分钟到科室，清点应接物品，阅读交接班报告和护理记录单。交班者向接班者交清患者病情，并对危重、手术、小儿患者以及新入院患者进行床头交接。未交接清楚前，交班者不得离开岗位。凡因交接不清所出现的问题由接班者负责。

6.值班者在交班前除完成本班各项工作外，需整理好所用物品，保持治疗室、护士站清洁，并为下一班做好必要的准备。

7.交班内容　患者的心理情况、病情变化、当天或次日手术患者及特殊检查患者的准备工作及注意事项。当天患者的总数、新入院、出院、手术、分娩、病危、死亡、转科（院）等及急救药品器械、特殊治疗和特殊标本的留取等。

8.交班方法

（1）文字交接：每班书写护理记录单，进行交班。

（2）床头交接：与接班者共同巡视病房，重点交接危重及大手术患者、老年患者、小儿患者及特殊心理状况的患者。

（3）口头交接：一般患者采取口头交接。

（三）分级护理制度

1.确定患者的护理级别，应当以患者病情、身体状况和生活自理能力为依据，并根据患者的情况变化进行动态调整。

2.护士应当遵守临床护理技术规范和疾病护理常规，并根据患者的护理级别和医师制订的诊疗计划，按照护理程序开展护理工作。

3. 护理级别的确定

（1）特级护理

①病情危重，随时发生病情变化需要进行抢救的患者；

②重症监护患者；

③各种复杂或者大手术后的患者；

④严重外伤和大面积烧伤的患者；

⑤使用呼吸机辅助呼吸，需要严密监护病情的患者；

⑥实施连续性肾脏替代治疗（CRRT），需要严密监护生命体征的患者；

⑦其他有生命危险，需要严密监护生命体征的患者。

（2）一级护理

①病情趋向稳定的重症患者；

②手术后或者治疗期间需要严格卧床的患者；

③生活完全不能自理的患者；

④生活部分自理，病情随时可能发生变化的患者。

（3）二级护理

①病情稳定，仍需卧床的患者；

②生活部分自理的患者；

③行动不便的老年患者。

（4）三级护理

①生活完全自理，病情稳定的患者；

②生活完全自理，处于康复期的患者。

4. 护理要点

（1）护士实施的护理工作

①密切观察患者的生命体征和病情变化；

②正确实施治疗、用药和护理措施，并观察、了解患者的反应；

③根据患者病情和生活自理能力提供照顾和帮助；

④提供康复和健康指导。

（2）特级护理患者的护理要点

①严密观察病情变化和生命体征，监测患者的体温、脉搏、呼吸、血压；

②根据医嘱，正确实施治疗、用药；

③准确测量24小时出入量；

④正确实施口腔护理、褥疮预防和护理、管路护理等护理措施，实施安全措施；

⑤保持患者的舒适和功能体位；

⑥实施床旁交接班。

（3）一级护理患者的护理要点

①每小时巡视患者，观察患者病情变化；

②根据患者病情，每日测量患者体温、脉搏、呼吸等生命体征；

③根据医嘱，正确实施治疗、用药；

④正确实施口腔护理、褥疮预防和护理、管路护理等护理措施，实施安全措施；

⑤对患者提供适宜的照顾和康复、健康指导。

（4）二级护理患者的护理要点

①每2~3小时巡视患者，观察患者病情变化；

②根据患者病情，测量患者体温、脉搏、呼吸等生命体征；

③根据医嘱，正确实施治疗、用药；

④根据患者身体状况，实施护理措施和安全措施；

⑤对患者提供适宜的照顾和康复、健康指导。

（5）三级护理患者的护理要点

①每3~4小时巡视患者，观察患者病情变化；

②根据患者病情，测量患者体温、脉搏、呼吸等生命体征；

③根据医嘱，正确实施治疗、用药；

④对患者提供适宜的照顾和康复、健康指导。

5.护士在工作中应当举止端庄，语言文明，态度和蔼，礼貌待人，同情、关心和体贴患者。

6.护士发现患者病情变化、出现问题，应当及时与医师沟通。

（四）医嘱执行制度

1. 医嘱一般在上班后 2 小时内开出，要求层次分明，内容清楚、转抄和整理必须准确，一般不得涂改，如需要更改或撤销时，应当用红笔填"取消"二字并签名。临时医嘱应向护士交待清楚，医嘱要按时开写和执行，执行或取消医嘱必须签名和注明时间。

2. 医师写出医嘱后要复查一遍，护士对可疑医嘱必须查对清楚后方可执行；除在抢救或手术中不得下达口头医嘱，下达的口头医嘱时，护士需复诵一遍，经医师核实后方可执行，医师要对口头医嘱进行及时补记。每项医嘱一般只能包含一个内容，严禁不看患者就开写出医嘱的草率作风。

3. 每班护士都要查对医嘱，夜班查对当日医嘱；每周由护士长组织一次对本周全部医嘱的总查对、转抄和核对，并由护士签字。整理后的医嘱，需经另一护士查对后，方可执行。凡需下一班执行的临时医嘱，要交待清楚。

4. 手术或分娩后要停止术前和产前医嘱，重新开写医嘱，并分别转抄于医嘱记录单和各项执行单上。

5. 凡需下班执行的医嘱要交代清楚，并在护士值班记录上注明。

6. 医师无医嘱时，护士一般不得给患者做对症处理，但遇抢救危重病员的紧急情况下，医师不在时，护士可针对病情临时给予必要处理，但应做好记录并及时向经治医师报告。

医嘱执行流程

阅读→查对→确认→打印医嘱执行单→执行（操作前、操作中、操作后）→疗效及不良反应观察

（五）口头医嘱执行制度及流程

1. 在非抢救情况下，护士不执行口头医嘱及电话通知的医嘱。

2. 危重抢救过程中，医生可下达口头医嘱，护士执行前需重复一遍，得到医生确认后方可执行。开立口头医嘱的医师必须是患者的管床医师或现场急救职称最高、年资最长的医师。

3. 在执行口头医嘱给药时，需请下达医嘱者再次核对药物名称，剂

量及给药途径，以确保用药安全。

4.抢救结束应请医生及时书面补记所下达的口头医嘱用药。

5.在接获电话医嘱或重要检验结果时，接听护士需对医嘱内容或检验结果进行复述，确认无误后方能记录和执行。

流程

患者发生急危重症需立即抢救 →医师开立口头医嘱→护士重复→医师确认无误→执行医嘱→抢救结束补给书面医嘱。

（六）病房药品管理制度

1.病房内所有基数药品，只能供住院患者按医嘱使用，其他人员不得私自取用。

2.病房内基数药品，应指定专人管理，负责领药、退药和保管工作。

3.每月清点并记录，检查药品数量及质量，防止积压、变质，发现药品有沉淀、变色、过期、标签模糊时，立即停止使用并报药房处理。

4.中心药房对病房内存放的药品定期检查，并核对药品种类、数量，检查药品有无过期、变质现象。

5.抢救药品必须放置在抢救车内，定量、定位放置，标签清楚，每班交接，确保应急使用。

6.特殊及贵重药品应注明床号、姓名、单独存放并加锁。

7.需要冷藏的药品（如冻干血浆、白蛋白、胰岛素等）要放在冰箱冷藏室内，以保证药效。

8.患者的药物专药专用，停后及时退药。

9.病房内所有药品应定期清点，保证药品数量齐全无过期失效。

（七）剧、毒、麻、高危、限制药品管理制度

1.剧、毒、麻、高危、限制药品设专柜存放，专人管理，严格加锁，有醒目标识，并按须保持一定基数。

2.病房毒、麻药品只能供住院患者按医嘱使用，其他人员不得私自取用、借用。

3.每班交接班时，必须交接点清，用正楷签全名。

4.毒、麻药品医生开专用处方后，方可给患者使用，使用后保留空

安瓿。

5. 建立毒麻药使用登记本，注明患者姓名、床号、使用药名、剂量、使用日期、时间及余量处理方式，护士签全名。

6. 毒、麻药品要定期检查，如出现变质、过期要及时更换。

（八）抢救工作制度

1. 定期对护理人员进行急救知识培训，提高其抢救意识和抢救水平，抢救患者时做到人员到位、行动敏捷、有条不紊、分秒必争。

2. 抢救时做到明确分工，密切配合，听从指挥，坚守岗位。

3. 每日核对抢救物品，班班交接，做到账物相符。各种急救药品、器材及物品应做到"五定"：定数量品种、定点放置、定专人管理、定期消毒、灭菌、定期检查维修。抢救物品不准任意挪用或外借，必须处于应急状态。无菌物品须注明灭菌日期，保证在有效期内使用。

4. 参加抢救人员必须熟练掌握各种抢救技术和抢救常规，确保抢救的顺利进行。

5. 严密观察病情变化，准确、及时填写患者护理记录单，记录内容完整、准确。

6. 严格交接班制度和查对制度，在抢救患者过程中，正确执行医嘱。口头医嘱要求准确清楚，护士执行前必须复述一遍，确认无误后再执行；保留安瓿以备事后查对。及时记录护理记录单，来不及记录的于抢救结束后 6 小时内据实补记，并加以说明。

7. 抢救结束后及时清理各种物品并进行初步处理、登记。

8. 认真做好抢救患者的各项基础护理及生活护理。烦躁、昏迷及神志不清者，加床档并采取保护性约束，确保患者安全。预防和减少并发症的发生。

（九）病房管理制度

1. 在科主任的领导下，病房管理由护士长负责，科主任积极协助，全体医护人员参与。

2. 实施护士长—责任组长—责任护士三级护理管理　护士长全面负责病房的护理管理和质量控制，根据护士的工作能力确定和安排工作；

责任组长由护师及以上职称的护士担任，负责组内护理质量控制，并指导下级护士；责任护士在责任组长的带领下对所负责的患者提供全程、全面、规范的护理服务。

3.严格执行陪护制度，加强对陪护人员的管理，积极开展卫生宣教和健康教育。主管护士应及时向新住院患者介绍住院规则、医院规章制度，及时进行安全教育，签署住院患者告知书，教育患者共同参与病房管理。

4.保持病房整洁、舒适、安静、安全，避免噪音，做到走路轻、关门轻、操作轻、说话轻。

5.统一病房陈设，室内物品和床位应摆放整齐，固定位置，未经护士长同意不得任意搬动。

6.工作人员应遵守劳动纪律，坚守岗位。工作时间内必须穿戴工作服，着装整洁，佩戴胸牌。病房内不准吸烟，工作时间不聊天、不闲坐、不做私事。治疗室、护士站、药品冰箱内不得存放私人物品。原则上，工作时间不接私人电话。

7.患者被服、用具按基数配给患者使用，出院时清点收回并做终末处理。

8.护士长全面负责保管病房财产、设备，并分别指派专人管理，建立账目，定期清点。如有遗失，及时查明原因，按规定处理。管理人员调动时，要办好交接手续。

9.定期召开工休座谈会，听取患者对医疗、护理、医技、后勤等方面的意见，对患者反映的问题要有处理意见及反馈，不断改进工作。

10.病房内不接待非住院患者，不会客。值班医生与护士及时清理非陪护人员，对可疑人员进行询问。严禁散发各种传单、广告及推销人员进入病房。

11.注意节约水电、按时熄灯和关闭水龙头，杜绝长流水长明灯。

12.保持病房清洁卫生，注意通风，每日至少清扫两次，每周大清扫一次。病房卫生间清洁、无味。

（十）消毒隔离制度

1. 护理部负责监督、指导护理人员严格执行消毒、灭菌、隔离、一次性医疗用品管理等制度，协助医院感染管理科对全院护理人员进行预防、控制医院内感染有关知识的培训。

2. 各护理单元设立医院内感染监控护士，检查督促本科室消毒隔离工作。

3. 护理人员上班时要衣帽整洁，不戴戒指，不着工作服进食堂、离院外出。

4. 护理人员必须遵守消毒灭菌原则，按照卫生部《消毒技术规范》，凡是高度危险性物品，必须选用灭菌法灭菌；凡中度危险性物品，可选用中效消毒法或高效消毒法；凡低度危险性物品，可用低效消毒法，或只作一般的清洁处理。

5. 根据物品的性能选用适当方法进行灭菌。手术器具及物品，各种穿刺针、注射器等首选压力蒸汽灭菌法；油、粉、膏等首选干热灭菌法。不耐热物品如各种导管、精密仪器、人工移植物等可选用化学灭菌法。

6. 护理人员必须了解消毒剂的性能、作用、使用方法、影响灭菌或消毒效果的因素等，配制时注意有效浓度，并定期监测。更换灭菌剂时，必须先对用于浸泡灭菌物品的容器进行灭菌处理。

7. 连续使用的氧气湿化瓶、雾化器、呼吸机管道、早产儿暖箱的湿化器等器材，必须定期消毒和每次使用结束后进行终末消毒，干燥保存。氧气湿化瓶内的湿化液为灭菌水。

8. 以下情况必须洗手 接触患者前后；进行无菌操作前后；进入和离开隔离病房、母婴室、新生儿病房、烧伤病房等重点部门时；戴口罩和穿脱隔离衣前后等。接触血液、体液和被污染的物品应戴手套，并洗手。

9. 病房及各诊疗科室应设有流动水洗手设施，开关采用脚踏式、肘式或感应式。洗手用的肥皂应保持清洁、干燥。可选用纸巾、风干机、擦手毛巾等擦干双手。擦手毛巾应一次一用。不便洗手时应配备快速手消毒剂。

10. 无菌容器及敷料钳每周灭菌1~2次；体温计用后要用高效消毒剂二步法消毒（最好一次一用或专人专用）；盛碘酒、酒精等消毒液的容器应保持密闭，定期灭菌；注射做到一人一针一带一垫。

11.门诊、病房各室应定期通风换气，地面应湿式清扫，床头桌、椅每日湿擦，保持清洁，每周大扫除两次。当有血迹、粪便、体液等污染时，应即以有效消毒剂擦净。抹布、拖把应分区专用，用后消毒、洗净、晾干。

12.患者出院后，病室及室内物品必须做好终末消毒。传染病患者按传染病管理制度及其护理常规执行，特殊感染患者除严格隔离外，其用过的器械、被服、病室都要严格消毒处理，用过的敷料等物品应烧毁。

13.患者衣服、床单、被套每周至少更换一次，如有特殊情况应及时更换。脏被服不能在病室及走廊清点。

14.一次性使用医疗用品的领用、保管、使用、处理、毁形等各环节，应严格按照《医疗卫生机构一次性使用医疗用品管理规范》执行，使用后的一次性医疗物品在密闭保存的前提下，可不行毁形及浸泡消毒。

15.各具体部门、重点科室的消毒隔离管理参照卫生部《医院感染规范》及本规范有关科室管理条款执行。

二、门诊护理工作制度

1.各科室参加门诊工作的护士，在门诊部、护理部和本科护士长统一安排下进行工作。

2.门诊工作人员要坚守岗位，衣帽整齐。诊室应清洁卫生，维持良好的候诊秩序。对患者进行候诊教育，宣传卫生、防病、计划生育等知识。

3.门诊各级护理人员按岗位责任制工作，并掌握岗位职责标准。

4.分诊台护士应做到关心体贴患者、态度和蔼，有礼貌、耐心地解答患者的问题，有计划地安排患者就诊。

5.加强预检分诊、导诊工作，严格执行消毒隔离制度，防止交叉感染。

6.一切从患者利益出发，建立便民利民措施，对老弱和重病患者给予照顾。

三、预检分诊制度

1.急诊预检分诊工作由熟悉业务、责任心强的护士承担。

2.预检护士必须坚守工作岗位，临时因故离开须由护士长安排二线预检护士替代。

3.预检护士应热情接待每一位前来就诊的患者，简要了解病情，重点观察体征，进行必要的初步检查并记录，尽量予以合理的分诊。如遇分诊困难，可请有关医师协助。

4.根据病情轻重缓急，优先安排病情危重者诊治。急救患者一般先抢救后挂号。

5.对急危重者，应予以紧急处理，同时通知有关医护人员进行抢救。

6.遇重大灾害性事故或成批患者，应立即报告科主任、医务科、院总值班（节假日、非办公时间）组织抢救工作。

7.涉及刑事、民事纠纷的患者，应及时向有关部门报告。

8.掌握急诊就诊范围，做好解释工作，对婴幼儿及老年患者可酌情予以照顾。

9.中午、夜间的预检分诊由护士站当班护士担任。

四、急诊室护理工作制度

1.护理人员要保持相对固定，不能随意调换，以保证急诊护理工作的正常开展。

2.急诊护理工作要做到分工明确，责任到人，协同完成。

3.坚守工作岗位，不得因私使用急诊专用电话，严格执行各项规章制度和技术操作规程，认真做好交接班工作。

4.急诊科的各种抢救设备、仪器、药品要准备完善、配备齐全、标签醒目，保证随时可用。做到"五定"：定数量品种、定点安置、定人保管、定期消毒灭菌、定期检查维修。使用后做到及时清理、及时补充。

5.熟练掌握急诊科各种抢救器材及抢救仪器的使用。正确运用护理程序，及时完成各项护理工作。

6.遇重大抢救，须立即报请护士长、科主任、护理部和院领导，并做好记录。凡涉及法律纠纷的患者，在积极救治的同时，要及时向有关部门报告。

7.急诊科各治疗、抢救场所要保持清洁、整齐、安静，室内要经常清扫，定期消毒，严禁非工作人员进入。

8.急诊科护理人员要做到"三及时"：及时接诊、及时报告医生、及时抢救护理；"三落实"：落实首诊科室、落实观察人员、落实处理措施；"三负责"：负责维持急诊抢救秩序、负责配合医生救治患者，负责留察、转诊、入院接送以及护送危重患者做各种检查等。

9.为患者及家属提供护理咨询和进行健康教育。

五、手术室护理工作制度

1.手术室布局合理，符合功能流程和洁污分开的要求，

2.工作人员进入手术室，必须更换手术室专用鞋、衣、帽、口罩。非本室人员不得随意进入。

3.严格执行各项规章制度和技术操作规程。手术室实行24小时值班制，值班人员须坚守岗位，随时准备接待急诊手术及抢救工作，并做好室内安全检查。

4.手术室的药品、物品、器材等做到：定点安置、定人保管、定期消毒灭菌、定期检查和定量请领补充。急症手术的器材、设备应定期检查，以保证手术正常进行。

5.手术室器械一般不外借，如确需外借时，须经手术室护士长同意，并做好物品借还登记，当面点清，用后归还。

6.麻醉药与剧毒药应有明显标志，加锁保管，根据医嘱并经过仔细查对后方可使用。

7.手术室应严格执行消毒隔离制度，定期做行空气细菌学监测，并达到标准。

8.无菌手术与有菌手术应分室进行。手术前、后护士应详细清点手术器械、敷料等物品的数目，并做好记录，及时处理被污染的器械、敷料。

9.接手术患者时，要携带病历，并核对科别、床号、姓名、性别、年龄、诊断、手术名称和部位及术前用药。患者要穿医院制作的患者服进入手术室。

10.手术中采集的组织标本，按规定进行固定、封盖，及时送检。

11.护士要正确运用护理程序，做好手术患者术前访视和术后随访工作。

第六章　护理相关法律法规

一、护士执业注册的相关规定

护士执业应经执业注册取得《护士执业证书》，未经执业注册取得《护士执业证书》者，不得从事诊疗技术规范规定的护理活动。护士执业注册申请，应当自通过护士执业资格考试之日起3年内提出，执业注册有效期为5年。

（一）申请护士执业注册

1. 健康标准　①无精神病史；②无色盲、色弱、双耳听力障碍；③无影响履行护理职责的疾病、残疾或者功能障碍。

2. 提交材料　①护士执业注册申请审核表；②申请人身份证明；③申请人学历证书及专业学习中的临床实习证明；④护士执业资格考试成绩合格证明；⑤省、自治区、直辖市人民政府卫生行政部门指定的医疗机构出具的申请人6个月内健康体检证明；⑥医疗卫生机构拟聘用的相关材料；⑦逾期提出申请的，还应当提交在省、自治区、直辖市人民政府卫生行政部门规定的教学、综合医院接受3个月临床护理培训并考核合格的证明。

（二）申请延续注册

护士执业注册有效期届满需要继续执业的，应当在有效期届满前30日，向原注册部门申请延续注册。医疗卫生机构可以为本机构聘用的护士集体申请办理护士执业注册和延续注册。

1. 提交材料　①护士延续注册申请审核表；②申请人的《护士执业证书》；③省、自治区、直辖市人民政府卫生行政部门指定的医疗机构出具的申请人6个月内健康体检证明。

2. 不予延续注册　①不符合健康标准的；②被处暂停执业活动处罚

期限未满的。

（三）重新申请注册

有下列情形之一的，拟在医疗卫生机构执业时，应当重新申请注册：注册有效期届满未延续注册的；受吊销《护士执业证书》处罚，自吊销之日起满 2 年的；中断护理执业活动超过 3 年的。重新申请注册的，除按规定提交材料还应当提交在省、自治区、直辖市人民政府卫生行政部门规定的教学、综合医院接受 3 个月临床护理培训并考核合格的证明。

（四）变更执业地点

护士在其执业注册有效期内变更执业地点的，应当向拟执业地注册主管部门报告，并提交下列材料：护士变更注册申请审核表；申请人的《护士执业证书》。注册部门应当自受理之日起 7 个工作日内为其办理变更手续。护士跨省、自治区、直辖市变更执业地点的，收到报告的注册部门还应当向其原执业地注册部门通报。

（五）注销执业注册

护士执业注册后有下列情形之一的，原注册部门办理注销执业注册：注册有效期届满未延续注册；受吊销《护士执业证书》处罚；护士死亡或者丧失民事行为能力。

二、护士执业注册应具备的条件

1. 具有完全民事行为能力。

2. 在中等职业学校、高等学校完成国务院教育主管部门和国务院卫生主管部门规定的普通全日制 3 年以上的护理、助产专业课程学习，包括在教学、综合医院完成 8 个月以上护理临床实习，并取得相应学历证书。

3. 通过国务院卫生主管部门组织的护士执业资格考试。

4. 符合国务院卫生主管部门规定的健康标准。

三、护士执业中的法律责任

护士在执业活动中有下列情形之一的，由县级以上地方人民政府卫生主管部门依据职责分工责令改正，给予警告；情节严重的，暂停其6个月以上1年以下执业活动，直至由原发证部门吊销其护士执业证书。

1. 发现患者病情危急未立即通知医师的。

2. 发现医嘱违反法律、法规、规章或者诊疗技术规范的规定，应当及时向开具医嘱的医师提出；必要时，应当向该医师所在科室的负责人或者医疗卫生机构负责医疗服务管理的人员报告。

3. 泄露患者隐私的。

4. 发生自然灾害、公共卫生事件等严重威胁公众生命健康的突发事件，不服从安排参加医疗救护的。

护士在执业活动中造成医疗事故的，依照医疗事故处理的有关规定承担法律责任。护士被吊销执业证书的，自执业证书被吊销之日起2年内不得申请执业注册。

四、 医疗事故处理条例

《医疗事故处理条例》分总则、医疗事故的预防与处置、医疗事故的技术鉴定、医疗事故的行政处理与监督、医疗事故的赔偿、罚则、附则等共七章六十三条。

1. **医疗事故的定义** 本条例所称医疗事故，是指医疗机构及其医务人员在医疗活动中，违反医疗卫生管理法律、行政法规、部门规章和诊疗护理规范、常规，过失造成患者人身损害的事故。

2. **医疗事故的分级** 根据对患者人身造成的损害程度，医疗事故分为四级，即①一级医疗事故：造成患者死亡、重度残疾的；②二级医疗事故：造成患者中度残疾、器官组织损伤导致严重功能障碍的；③三级医疗事故：造成患者轻度残疾、器官组织损伤导致一般功能障碍的；④四级医疗事故：造成患者明显人身损害的其他后果的。

3. **医疗事故的预防和处置** 医疗机构及其医务人员在医疗活动中，必须严格遵守医疗卫生管理法律、行政法规、部门规章和诊疗护理规范、常规，恪守医疗服务职业道德。医疗机构应当对其医务人员进行医疗卫生管理法律、行政法规、部门规章和诊疗护理规范、常规的培训和医疗服务职业道德教育。医疗机构应当设置医疗服务质量监控部门或者配备专（兼）职人员，具体负责监督本医疗机构的医务人员的医疗服务工作，检查医务人员执业情况，接受患者对医疗服务的投诉，向其提供咨询服务。医疗机构应当按照国务院卫生行政部门规定的要求，书写并妥善保管病历资料。因抢救急危患者，未能及时书写病历的，有关医务人员应当在抢救结束后6小时内据实补记，并加以注明。严禁涂改、伪造、隐匿、销毁或者抢夺病历资料。患者有权复印或者复制其门诊病历、住院病历、体温单、医嘱单、化验单（检验报告）、医学影像检查资料、特殊检查同意书、手术同意书、手术及麻醉记录单、病理资料、护理记录以及国务院卫生行政部门规定的其他病历资料。医务人员在医疗活动中发生或者发现医疗事故、发生或者发现可能引起医疗事故的医疗过失行为，医疗机构及其医务人员应当立即采取有效措施，避免或者减轻对患者身体健康的损害，防止损害扩大。

4.医疗事故的技术鉴定　卫生行政部门接到医疗机构关于重大医疗过失行为的报告或者医疗事故争议当事人要求处理医疗事故争议的申请后，对需要进行医疗事故技术鉴定的，应当交由负责医疗事故技术鉴定工作的医学会组织鉴定；医患双方协商解决医疗事故争议，需要进行医疗事故技术鉴定的，由双方当事人共同委托负责医疗事故技术鉴定工作的医学会组织鉴定。委托鉴定的途径共有以下三种：医患双方共同委托；行政委托；司法委托。医学会不接受医患任何单方的申请、不接受非法行医造成的人身损害，由医学会出具医疗事故技术鉴定书。医疗事故中医疗过失行为责任程度分为：完全责任、主要责任、次要责任、轻微责任。

有下列情形之一的，不属于医疗事故：①在紧急情况下为抢救危重患者生命而采取紧急医学措施造成不良后果的。②在医疗活动中由于患者病情异常或者患者体质特殊而发生医疗意外的。③在现有医学科学技术条件下，发生无法预料或者不能防范的不良后果的。④无过错输血感染造成不良后果的。⑤因患方原因延误诊疗导致不良后果的。⑥因不可抗力造成不良后果的。

5.罚则　医疗机构发生医疗事故的，由卫生行政部门根据医疗事故等级和情节，给予警告；情节严重的，责令限期停业整顿直至由原发证部门吊销执业许可证，对负有责任的医务人员依照刑法关于医疗事故罪的规定，依法追究刑事责任；尚不够刑事处罚的，依法给予行政处分或者纪律处分。

　　医疗机构违反本条例的规定，有下列情形之一的，由卫生行政部门责令改正；情节严重的，对负有责任的主管人员和其他直接责任人员依法给予行政处分或者纪律处分：

　　（1）未如实告知患者病情、医疗措施和医疗风险的。

　　（2）没有正当理由，拒绝为患者提供复印或者复制病历资料服务的。

　　（3）未按照国务院卫生行政部门规定的要求书写和妥善保管病历资料的。

　　（4）未在规定时间内补记抢救工作病历内容的。

　　（5）未按照本条例的规定封存、保管和启封病历资料和实物的。

　　（6）未设置医疗服务质量监控部门或者配备专（兼）职人员的。

　　（7）未制定有关医疗事故防范和处理预案的。

　　（8）未在规定时间内向卫生行政部门报告重大医疗过失行为的。

　　（9）未按照本条例的规定向卫生行政部门报告医疗事故的。

　　（10）未按照规定进行尸检和保存、处理尸体的。

五、侵权责任法

　　《侵权责任法》共十二章九十二条。第七章为医疗损害责任。

　　第五十四条　患者在诊疗活动中受到损害，医疗机构及其医务人员有过错的，由医疗机构承担赔偿责任。

　　第五十五条　医务人员在诊疗活动中应当向患者说明病情和医疗措施。需要实施手术、特殊检查、特殊治疗的，医务人员应当及时向患者说明医疗风险、替代医疗方案等情况，并取得其书面同意；不宜向患者说明的，应当向患者的近亲属说明，并取得其书面同意。医务人员未尽到前款义务，造成患者损害的，医疗机构应当承担赔偿责任。

　　第五十六条　因抢救生命垂危的患者等紧急情况，不能取得患者或者其近亲属意见的，经医疗机构负责人或者授权的负责人批准，可以立即实施相应的医疗措施。

第五十七条　医务人员在诊疗活动中未尽到与当时的医疗水平相应的诊疗义务，造成患者损害的，医疗机构应当承担赔偿责任。

第五十八条　患者有损害，因下列情形之一的，推定医疗机构有过错：违反法律、行政法规、规章以及其他有关诊疗规范的规定；隐匿或者拒绝提供与纠纷有关的病历资料；伪造、篡改或者销毁病历资料。

第五十九条　因药品、消毒药剂、医疗器械的缺陷，或者输入不合格的血液造成患者损害的，患者可以向生产者或者血液提供机构请求赔偿，也可以向医疗机构请求赔偿。患者向医疗机构请求赔偿的，医疗机构赔偿后，有权向负有责任的生产者或者血液提供机构追偿。

第六十条　患者有损害，因下列情形之一的，医疗机构不承担赔偿责任：患者或者其近亲属不配合医疗机构进行符合诊疗规范的诊疗；医务人员在抢救生命垂危的患者等紧急情况下已经尽到合理诊疗义务；限于当时的医疗水平难以诊疗。前款第一项情形中，医疗机构及其医务人员也有过错的，应当承担相应的赔偿责任。

第六十一条　医疗机构及其医务人员应当按照规定填写并妥善保管住院志、医嘱单、检验报告、手术及麻醉记录、病理资料、护理记录、医疗费用等病历资料。患者要求查阅、复制前款规定的病历资料的，医疗机构应当提供。

第六十二条　医疗机构及其医务人员应当对患者的隐私保密。泄露患者隐私或者未经患者同意公开其病历资料，造成患者损害的，应当承担侵权责任。

第六十三条　医疗机构及其医务人员不得违反诊疗规范实施不必要的检查。

第六十四条　医疗机构及其医务人员的合法权益受法律保护。干扰医疗秩序，妨害医务人员工作、生活的，应当依法承担法律责任。

以下情形就可以属于侵犯患者隐私：未经患者许可而允许学生观摩；未经患者同意公开患者资料；乘机窥探与病情无关的身体其他部位；其他与诊疗无关故意探秘和泄露患者隐私。但如患者患有传染病、职业病以及其他涉及公共利益和他人利益的疾病就不应当隐瞒。

第七章　护理伦理

一、护士执业中的具体伦理原则

主要包括：自主原则、不伤害原则、公正原则和行善原则。

1. 自主原则　尊重患者自己做决定的权利，只适用于能做出理性决定的人。在自主原则中，最能代表尊重患者自主的方式是"知情同意"。

2. 不伤害原则　不给患者带来本来完全可以避免的肉体和精神上的痛苦、损伤、疾病甚至死亡。不伤害原则不是一个绝对的原则，是权衡利害的原则，是双重影响的原则。双重影响是指一个行动的结果产生一有害的影响，此一有害影响是间接的且事先可以预知的，但不是恶意或故意造成，完全是为了正当的行动所产生的附带影响。

3. 公正原则　基于正义与公道，以公平合理的处事态度来对待患者和有关的第三者。医疗上的公正包括平等对待患者和合理分配卫生资源。

4. 行善原则　主张为患者的利益施加好处。包括不应施加伤害、应预防伤害、应去除伤害、应做或促进善事4项。

二、护士的权利和义务

（一）权利

1. 享有获得物质报酬的权利　护士执业，有按照国家有关规定获取工资报酬、享受福利待遇、参加社会保险的权利。任何单位或者个人不得克扣护士工资，降低或者取消护士福利待遇等。

2. 享有安全执业的权利　护士执业，有获得与其所从事的护理工作相适应的卫生防护、医疗保健服务的权利。从事直接接触有毒、有害物质、有感染传染病危险工作的护士，有依照有关法律、行政法规的规定接受职业健康监护的权利；患职业病的，有依照有关法律、行政法规的规定获得赔偿的权利。

3. **享有学习、培训的权利** 护士有按照国家有关规定获得与本人业务能力和学术水平相应的专业技术职务、职称的权利；有参加专业培训、从事学术研究和交流、参加行业协会和专业学术团体的权利。

4. **享有获得履行职责相关的权利** 护士有获得疾病诊疗、护理相关信息的权利和其他与履行护理职责相关的权利，可以对医疗卫生机构和卫生主管部门的工作提出意见和建议。

5. **享有获得表彰、奖励的权利** 依据国务院有关规定，在护理工作中作出杰出贡献的护士，应当授予先进工作者荣誉称号或南丁格尔奖，受到表彰、奖励的护士享受省部级劳动模范、先进工作者待遇；对长期从事护理工作的护士应当颁发荣誉证书。

6. **享有人格尊严和人身安全不受侵犯的权利** 扰乱医疗秩序，阻碍护士依法开展执业活动，侮辱、威胁、殴打护士，或有其他侵犯护士合法权益行为的，由公安机关依照治安管理处罚法的规定给予处罚；构成犯罪，依法追究刑事责任。对于医护人员的人身权利保护方面，以医疗事故为由，寻衅滋事、抢夺病历资料，扰乱医疗机构正常医疗秩序和医疗事故技术鉴定工作，依照刑法关于扰乱社会秩序罪的规定，依法追究刑事责任；尚不够刑事处罚的，依法给予治安管理处罚。

（二）义务

1. 护士执业，应当遵守法律、法规、规章和诊疗技术规范的规定。

2. 护士在执业活动中，发现患者病情危急，应当立即通知医师；在紧急情况下为抢救危重患者生命，应当先行实施必要的紧急救护。

3. 护士发现医嘱违反法律、法规、规章或者诊疗技术规范规定的，应当及时向开具医嘱的医师提出；必要时，应当向该医师所在科室的负责人或者医疗卫生机构负责医疗服务管理的人员报告。

4. 护士应当尊重、关心、爱护患者，保护患者的隐私。

5. 护士有义务参与公共卫生和疾病预防控制工作。发生自然灾害、公共卫生事件等严重威胁公众生命健康的突发事件，护士应当服从县级以上人民政府卫生主管部门或者所在医疗卫生机构的安排，参加医疗救护。

三、患者的权利与义务

（一）权利

患者在接受医疗卫生服务时应享有的基本权利有：

1. 隐私权 隐私就是公民与公共利益无关的个人私生活秘密，包括私人信息、私人活动和私人空间。患者的隐私包括两方面：一是患者的身体，另一是有关患者的机密的信息。保护患者隐私也有两方面。其一，医生检查患者身体必须得到患者的同意，如果女患者不允许男医生检查身体，应该更换女医生去检查；同时检查患者身体不允许除检查必需的医务人员以外的他人在场旁观。医生对他所知道的患者身体的情况应该保密。其二，患者不愿让他人知道的信息。患者享有不公开自己的病情、家庭史、接触史、身体隐私部位、异常生理特征等个人生活秘密和自由的权利，医院及其工作人员不得非法泄露。

2. 知情权

（1）基本信息了解权：患者有权知道自己的病情、诊断、治疗情况。

（2）医疗风险知情权：患者有权知道医师拟定给自己实施的手术、特殊检查、特殊治疗的适应证、禁忌证、并发症、疗效、危险性、可能发生的其他情况。

（3）治疗措施和治疗方案的知悉权和选择权：患者有权同意或者拒绝进行医师拟定的检查、治疗方案；在有多个治疗方案时有选择权。

（4）其他权利：医疗费用知晓权；患者有权知道医院诊疗秩序和规章制度；知道看病时应尊重医护人员诊治权；知道自己进行特殊检查和手术应该履行的签字手续；知道发生医疗纠纷应当依法解决的相关程序；有服务的选择权和监督权；有免除一定社会责任和义务的权利（如暂时或长期免除兵役、献血等）；有获得赔偿的权利；请求回避的权利等。

3. 公平权

（1）分配性公平：公平享用医疗资源。

（2）权利公平：尊重患者权利，公平对待每一位患者。

（3）法律公平：尊重道德允许的法律及法律面前人人平等。

（二）义务

1. 积极配合医疗护理的义务。
2. 自觉遵守医院规章制度。
3. 自觉维护医院秩序。
4. 保持和恢复健康。

第二篇

护理操作技术

第一章　清洁与舒适管理

一、床单位准备

（一）评估和观察要点

1. 评估患者病情、意识状态、合作程度、自理程度、皮肤情况、管路情况。

2. 评估床单位安全、方便、整洁程度。

（二）操作步骤

1. 备用床

（1）将用物按使用顺序排放好，携至床的右侧，一手提起椅放在床尾，距床尾能过一人的距离。将用物放在椅背上。

（2）移开床旁桌，将棉被纵向梯形折叠，横向"S"形折叠后连同枕芯依次放在椅子上。

（3）翻床褥及床垫（注意调换床头和床尾）。

（4）铺大单

①对齐大单与床的中线，上下左右打开。

②先做床头角。右手略抬床垫，左手过大单中线包紧，捏住床垫右手拉大单向上使边缘与床垂直，两手做斜角并塞入垫下。

③走至床尾拉大单中线与床尾中线对齐，依同样方法做床尾角，塞中间部分于垫下。

④护士转至床的左侧，以同样方法做左侧床头角。

⑤做左侧床尾角之前要全面拉紧后再做角，塞中间部分于垫下。

（5）装被套

①将被套中线与床中线对齐，上下左右打开。

②被头与床头齐。

③床尾开口处打开至 1/3 处，将棉被放在开口处，中线对正，左手拉被头，右手在被套外配合，使棉被装入套内（注意两角充实，被头饱满）。

④两侧打开至床尾，全面拉开使被套和棉被吻合，上翻床尾处棉被，结扎带子后拉平。

⑤护士回到左侧床头，折成被筒使两侧与床垫齐，被头距床头15cm。

⑥护士站在床尾做下部被筒，中线对正，两边拉直向内折叠与床垫齐。

⑦做左侧床尾角。

⑧护士转回床右侧，先查看床头，再做床尾角（注意与左侧对称）。

（6）在椅子上装好枕套（注意角实、平整），放在床头（开口背门）。

（7）放回床旁桌椅。

（8）站在床尾，查看床单位是否整齐。

2. 暂空床

改暂空床法

（1）移开床旁椅，椅背齐床尾。

（2）将棉被四折于床尾与床垫齐，被头处向内折叠。

（3）移回床旁椅。

铺暂空床法

（1）将用物按使用顺序排放好，携至床的右侧，一手提起椅子放在床尾，距床尾能过一人的距离。将用物放在椅背上。

（2）移开床旁桌，将棉被纵向梯形折叠，横向"S"形折叠后连同枕芯依次放在椅子上。

（3）翻床褥及床垫（注意调换床头和床尾）

（4）铺大单

①对齐大单与床的中线，上下左右打开。

②先做床头角。右手略抬床垫，左手过大单中线包紧，捏住床垫，右手拉大单向上使边缘与床垂直，两手做斜角并塞入垫下。

③走至床尾拉大单中线与床尾中线对齐，依同样方法做床尾角，塞中间部分于垫下。

④护士转至床的左侧，以同样方法做左侧床头角。

⑤做左侧床尾角之前要全面拉紧后再做角，塞中间部分于垫下。

（5）装被套

①将被套中线与床中线对齐，上下左右打开。

②被头与床头齐。

③床尾开口处打开至1/3处，将棉被放在开口处，中线对正，左手拉被头，右手在被套外配合，使棉被装入套内（注意两角充实，被头饱满）。

④两侧打开至床尾，全面拉使被套和棉被吻合，上翻床尾处棉被，结扎带子后拉平。

⑤护士回到左侧床头，折成被筒使两侧与床垫齐，被头距床头15cm。

⑥护士站在床尾做下部被筒，中线对正，两边拉直向内折叠与床垫齐。

⑦做左侧床尾角。

⑧护士转回床右侧，先查看床头，再做床尾角（注意与左侧对称）。

⑨将棉被四折于床尾，与床垫齐，被头处向内折叠。

（6）在椅子上装好枕套，放在床头（开口背门）。

（7）放回床旁桌椅。

（8）站在床尾，查看床单位是否整齐。

3. 麻醉床

（1）~（3）同备用床操作。

（4）铺大单

①对齐大单与床的中线，上下左右打开。

②依次做床头、床尾角，塞中间部分于垫下。

③取全部橡皮单和中单放在床尾处，先铺中间橡皮单，上缘距床头45~50cm，再铺中单，盖过橡皮单一并塞入垫下。

④铺麻醉橡皮单，上缘齐床头，塞入垫下，铺中单，盖过橡皮单，

床头做角，其余部分塞垫下。

⑤护士转至床左侧，将橡皮单及中单撩起在床单上。

⑥铺好大单后，再铺橡胶单及中单。

（5）装被套

①～④同备用床被套①～④。

⑤床尾向上齐床垫反折25cm。

⑥背门侧将被子半塞于垫下。

⑦迎门侧齐床垫向上反折25cm后，呈三折扇形于对侧床边。

（6）套枕套：将枕头横立于床头，开口背门。

（7）放回床旁桌椅。

（8）备护理用物：治疗盘内放血压计、听诊器、压舌板、舌钳、弯盘、纱布或卫生纸、手电、重症记录单及笔。

（9）必要时备热水袋、氧气、吸引器等。

4. 卧有患者更换床单法

（1）备齐用物至床旁。

（2）向患者解释，必要时关闭门窗，放平床头。

（3）将椅子移至床尾。

（4）松开床尾。

（5）移开床旁桌。

（6）将枕移至对侧，协助患者侧卧于对侧，盖好并注意安全。

（7）拉出近侧中单向外卷至床中央，塞在患者身下。

（8）扫净橡皮单搭在患者身上。

（9）将脏的大单外卷于患者身下。

（10）扫净床褥。

（11）铺清洁大单于床上，对好中线，内卷对侧大单塞在患者身下。近侧分别做床头角、床尾角，塞大单中部于垫下。

（12）放下橡皮单，铺清洁中单于橡皮单上，对准中线，内卷对侧中单，塞在患者身下，与橡皮单一并塞入垫下。

（13）移枕头于近侧，使患者翻身侧卧于床的右侧，盖好并注意安全。

（14）护士转到床的左侧，撤下脏中单放入护理车的污衣袋内。

（15）扫净橡皮单，搭在患者身上，撤脏大单从床头卷向床尾，放入污衣袋内。

（16）扫净床褥，从患者身下拉出清洁大单，依次做床头角、床尾角和单的中间部分。

（17）放下橡皮单，从患者身下拉出清洁中单一起塞入垫下。

（18）使患者平卧于床中间，拉平盖被，解开带子，打开被套翻转过被头。

（19）取清洁被套反面向外平铺在被上，从床尾开口处翻开至床头处，充满被头两角拉直，将清洁被套及脏被套一起拉向床尾，将脏被套撤出后放入污衣袋内，被头处盖于患者肩下，护士站在床尾拉平系带。

（20）在床头做被筒，使被头与床头距离15cm。

（21）护士站在左侧床尾做左侧床尾角。

（22）护士转向右侧，先检查床头，再做右侧床尾角。

（23）换枕套同备用床。

（24）必要时摇起床头。

（25）放回桌椅，推出护理车。

（三）指导要点

1.告知患者床单位管理的目的及配合方法。

2.指导患者及家属正确使用床单位辅助设施。

（四）注意事项

1.评估操作难易程度，运用人体力学原理，防止职业损伤。

2.操作过程中观察患者生命体征、病情变化、皮肤情况，注意保暖，保护患者隐私，避免牵拉管路。

3.操作中合理使用床档保护患者，避免坠床。

4.使用橡胶单或防水布时，避免其直接接触患者皮肤。

5.避免在室内同时进行无菌操作。

二、整理床单位

（一）评估和观察要点

1. 患者的病情、意识状态、合作程度、自理程度、皮肤情况。

2. 了解有无引流管、伤口、有无尿便失禁等，采用与病情相符的方法整理床单位。

3. 向患者讲解整理床单位的目的。

（二）操作步骤

1. 衣帽整洁，洗手，戴口罩。

2. 准备用物：护理车、床刷、床刷套、大单、中单、被套、枕套及清洁衣裤。

3. 携用物至床旁，向患者解释。

4. 移开床旁桌、椅。

5. 如患者病情允许，护士协助患者下床并注意保暖。可将床放平，床垫与床头平齐。

6. 松开被尾，协助患者翻身，松开近侧床单，取床刷自床头至床尾扫净大单上渣屑。

7. 自床头至床尾拉紧大单，再拉紧大单中部并平整塞于床垫下。

8. 协助患者翻身卧于扫净一侧。转至对侧按以上方法清扫，并拉平铺好。

9. 整理盖被，注意保暖。

10. 取下枕头，拍松后放于患者头下。

（三）指导要点

指导患者如有不适及时与护士沟通。

（四）注意事项

1. 操作时遵循标准预防、节力、安全的原则，采用湿扫法清洁并整理床单位。

2. 操作时根据引流管及输液管放置位置妥善安置。

3. 操作过程中注意避免引流管或导管牵拉，密切观察患者病情，发现异常及时处理。

4. 操作后对躁动、易发生坠床的患者拉好床档或者采取安全措施，保证患者安全。

5. 使用橡胶单或防水布时，避免其直接接触患者皮肤。

6. 避免在室内同时进行无菌技术操作。

三、晨晚间护理

（一）评估和观察要点

1. 了解患者的护理级别、病情、意识、自理程度等，评估患者清洁卫生及皮肤受压情况。

2. 评估病室环境及床单位的清洁程度。

3. 操作中倾听患者需求，观察患者的病情变化。

（二）操作步骤

1. 晨间护理

（1）备齐用物，携至床旁，向患者解释。

（2）根据患者病情和自理程度鼓励或协助患者排便、刷牙、漱口、（口腔护理）、洗脸、洗手、梳头。

（3）检查皮肤受压情况，擦洗背部。

（4）整理床单位

①移开床旁桌椅，松开近侧各单。

②取床刷自床头至床尾扫净大单上渣屑。

③自床头至床尾拉紧大单，再拉紧大单中部并平整塞于床垫下。

④协助患者翻身，卧于扫净一侧，护士转至对侧依照上述方法清扫，并拉平铺好。

⑤整理盖被。

⑥取下枕头，拍松后放于患者头下。

（5）必要时更换被服。

2.晚间护理

（1）备齐用物，携至床旁，向患者解释。

（2）协助患者梳发、洗脸、洗手、刷牙、漱口、擦洗背部、为女患者清洗会阴部，最后用热水泡脚。

（3）检查身体受压部位皮肤，观察有无褥疮早期征象。

（4）整理床单位

①移开床旁桌椅，松开近侧各单。

②取床刷自床头至床尾扫净大单上渣屑。

③自床头至床尾拉紧大单，再拉紧大单中部并平整塞于床垫下。

④协助患者翻身，卧于扫净一侧，护士转至对侧依照上方法清扫，并拉平铺好。

⑤整理盖被。

⑥取下枕头，拍松后放于患者头下。

（5）必要时更换被服。

（三）指导要点

告知患者晨晚间护理的目的和配合方法。

（四）注意事项

1.操作时注意保暖，保护隐私。

2.维护管路安全。

3.眼睑不能闭合的患者应保持角膜湿润，防止角膜感染。

4.发现皮肤黏膜异常，及时处理并上报。

5.实施湿式扫床，预防交叉感染。

6.注意患者体位舒适与安全。

四、患者入院/出院护理

患者入院护理

（一）评估和观察要点

1.患者入院原因，观察患者的疾病情况。

2.患者的皮肤、意识状态、饮食、睡眠、大小便、安全及心理状况。

3.询问患者有无过敏史。

（二）操作步骤

1.衣帽整洁，洗手。

2.用物准备：备好床单位，根据病情准备好急救物品和药品。

3.接诊护士/责任护士自我介绍。

4.通知医师接诊。

5.妥善安置患者于病床。

6.责任护士测量生命体征，填写患者入院相关资料。

7.告知入院后有关管理规定。

8.完成入院护理评估，与医师沟通确定护理级别。

9.遵医嘱实施相关治疗和护理。

10.完成患者清洁护理，使患者舒适。

患者出院护理

（一）评估和观察要点

患者疾病康复状况。

（二）操作步骤

1.衣帽整洁。

2.责任护士听取患者住院期间的意见和建议。

3.针对患者病情及恢复情况进行出院指导。

4.患者出院后终止各种治疗和护理，做好出院登记。

5.整理出院病历。

6.送患者出病房。

7.对患者床单位进行常规清洁消毒。

8.传染性床单位及病室，按照传染病终末消毒处理。

五、口腔护理

（一）评估和观察要点

1. 评估患者的病情，意识，配合程度。

2. 观察口唇、口腔黏膜、牙龈、舌苔有无异常，口腔有无异味，牙齿有无松动，有无活动性义齿。

（二）操作步骤

1. 衣帽整洁，洗手，戴口罩。

2. 准备用物：治疗盘、治疗碗、盐水棉球、弯血管钳、小镊子、弯盘、压舌板、纱布、吸水管、颌下巾、另备手电筒、漱口溶液、液体石蜡油、棉签。

3. 携用物至床旁，核对床号、姓名。协助患者侧卧，头偏向护士。取颌下巾围于患者颌下，置弯盘于口角旁，有义齿者取下。

4. 将治疗碗移向近侧，用血管钳和镊子使生理盐水与棉球充分均匀的浸湿并清点棉球的数量。左手持小镊子夹棉球，右手持血管钳在弯盘上接取并将多余水分挤掉后擦拭口唇。

5. 以血管钳夹住棉球由内向外擦拭远侧及近侧颊部、远侧、近侧上下牙齿外面、远侧、近侧上下牙齿内面、远侧、近侧上下牙齿咬合面。

6. 擦洗上腭、舌面、舌下及口腔底部。

7. 擦洗完毕，协助患者使用吸水管漱口，漱口不少于两次。用颌下巾擦干颌面部。

8. 取压舌板和手电筒检查口腔情况并评估口腔护理效果，观察口腔是否清洁，黏膜和牙龈有无损伤，口唇涂石蜡油，再次清点棉球数量。

9. 协助患者取舒适卧位，整理床单位。

10. 处理用物，分类放置。

11. 洗手，记录。

（三）指导要点

1. 告知患者口腔护理的目的和配合方法。

2. 指导患者正确的漱口方法。

（四）注意事项

1. 操作时避免血管钳触及牙龈或口腔黏膜。

2. 昏迷或意识模糊的患者棉球不能过湿，操作中注意夹紧棉球，防止遗留在口腔内，禁止漱口。

3. 有活动性义齿的患者协助清洗义齿。

4. 使用开口器时开口器需从磨牙处放入。

5. 选择合适的口腔护理溶液及用物。根据口腔 pH 值或遵医嘱选择合适的口腔护理溶液。

六、会阴护理

（一）评估与观察要点

1. 了解患者病情、意识、配合程度，有无尿失禁及留置导尿管情况。

2. 评估病室温度及遮蔽程度。

3. 观察患者会阴部皮肤黏膜状况、分泌物性质及量、伤口状况。

（二）操作步骤

1. 会阴冲洗

（1）衣帽整洁，洗手，戴口罩。

（2）准备用物：治疗盘、量杯（内盛温度为 41~43℃ 的冲洗液）、弯盘、大棉球、长镊子、便盆、尿垫。

（3）携用物至床旁，核对床号、姓名并向患者解释，注意遮挡患者。

（4）协助患者取仰卧位，双腿屈曲分开，褪去对侧裤腿，盖在近侧腿上，对侧腿用盖被遮盖，露出外阴。

（5）将尿垫及便盆置于患者臀下，使便盆平面置于患者臀部。

（6）持量杯，测试冲洗液温度，持镊子夹紧棉球，边擦拭边冲洗，由内至外，由上至下，先清洁尿道口周围，后清洁肛门，每次擦洗一次均应更换棉球。留置尿管者，由尿道口处向远端依次用消毒棉球擦洗。会阴部有伤口者，由伤口处向远端依次用棉球擦洗。

（7）冲洗后持镊子夹纱布擦干会阴部，协助患者抬高臀部，取出便盆。

（8）协助患者恢复舒适体位并穿好衣裤，整理床单位。

（9）处理用物，分类放置，洗手。

2. 会阴擦洗

（1）衣帽整洁，洗手，戴口罩。

（2）准备用物：治疗盘、弯盘、碘伏棉球、长镊子、手套。

（3）携用物至患者旁，核对床号、姓名，向患者做好解释。注意遮挡患者。

（4）协助患者取仰卧位，双腿屈曲稍分开，褪去对侧裤腿，盖在近侧腿上，对侧腿用盖被遮盖，露出外阴。

（5）患者臀下垫治疗巾，将弯盘置于外阴处。

（6）戴手套，一手分开大阴唇，一手持镊子夹消毒棉球由内向外，自上而下，擦洗会阴，先清洁尿道口，后清洁肛门。每个棉球只用一次。留置尿管者，由尿道口处向远端依次用消毒棉球擦洗。

（7）撤去会阴消毒用物，脱下手套，协助患者恢复舒适体位并穿好衣裤，整理床单位。

（8）处理用物，分类放置，洗手。

（三）指导要点

1. 告知患者会阴护理的目的及配合方法。

2. 告知女性患者观察阴道分泌物的性质，有无异味等。

（四）注意事项

1. 水温适宜。

2. 女性患者月经期宜采取会阴冲洗。

3. 为患者保暖，保护隐私。

4. 避免牵拉引流管、尿管。

七、协助沐浴和床上擦浴

（一）评估和观察要点

1. 评估患者的病情、自理能力、沐浴习惯及合作程度。

2. 评估病室或浴室环境。

3. 评估患者皮肤状况。

4. 观察患者在沐浴中及沐浴后的反应。

（二）操作步骤

1. 协助沐浴

（1）向患者解释沐浴的目的及注意事项，取得患者的配合。

（2）调节室温和水温。

（3）必要时护理人员护送进入浴室，协助穿脱衣裤。

（4）观察病情变化及沐浴时间。

2. 床上擦浴

（1）衣帽整洁，洗手。

（2）准备用物：毛巾、浴巾、浴皂、梳子、护肤剂、脸盆、水桶、清洁衣裤和被服、便器、屏风，根据患者需要另备会阴冲洗用物。

（3）携用物至床旁，核对患者信息并询问有无特殊的用物需求，向患者解释。注意遮挡患者。

（4）协助患者靠近护士侧，并采取舒适体位，保持身体平衡，盖上浴巾，将毛巾浸湿，叠成手套状包于手上，清洁面部，可使用浴皂，洗后用较干毛巾擦净。

（5）协助患者脱去上衣，在擦洗部位下铺大浴巾，并遮盖暴露部位，擦洗双上肢，再用毛巾擦干，注意保暖。

（6）按需换水，检查水温，擦洗胸部及腹部，擦洗后用浴巾擦干。

（7）协助患者侧卧位，背向护士，浴巾盖于患者肩部及臀部，从后颈、背部至臀部擦洗，用浴巾边按摩边擦干。协助患者穿好清洁上衣。

（8）协助患者平卧，脱下裤子，更换盆、热水及毛巾，擦洗双下肢，并用温水泡脚并擦干。

（9）换水，洗手。进行会阴冲洗或擦洗，并擦干会阴部，换清洁裤子。

（10）必要时使用润肤用品，协助患者穿好衣服，梳头。

（11）整理床单位，洗手。

（三）指导要点

1. 协助沐浴时，指导患者使用浴室的呼叫器。

2. 告知患者沐浴时不应用湿手接触电源开关，不要反锁浴室门。

3. 告知患者沐浴时预防意外跌倒和晕厥的方法。

4. 指导患者经常观察皮肤，预防感染，防止褥疮并发症的发生。

（四）注意事项

1. 浴室内应配备防跌倒设施（防滑垫、浴凳、扶手等）。

2. 床上擦浴时随时观察病情，注意与患者沟通。

3. 妊娠 7 个月以上孕妇不适宜盆浴。

4. 床上擦浴时注意保暖，保护隐私。

5. 保护伤口和管路，避免伤口受压、管路打折、扭曲。

6. 注意擦净皮肤皱褶处，如腹股沟处，乳房下侧等。

7. 擦浴过程中及时换水，保持水温适宜，切忌烫伤或过冷刺激患者，擦浴过程一般 15 到 30 分钟内完成。

8. 擦拭眼部避免使用浴皂，除眼部外，其他部位用清水一遍，浴皂一遍，清水擦净，浴巾擦干的顺序擦洗。

八、物理降温

（一）评估和观察要点

1. 评估患者的年龄、意识，冷敷部位的感知情况、面积大小、血液循环及皮肤情况，有无禁忌证，如循环障碍、组织损伤、水肿等。

2. 向患者解释，取得患者配合。

（二）操作步骤

1. 衣帽整洁、洗手、戴口罩。

2. 用物准备

（1）冰袋降温：冰袋、无棱角冰块、布套。

（2）冰帽降温：冰帽、无棱角冰块、毛巾、治疗巾、盆/桶。

（3）冷湿敷降温：盛满冰水容器、橡胶单、治疗巾、棉签、凡士林、纱布、敷料、长钳两把。

3.携用物至床旁，核对床号、姓名，关闭门窗，为患者进行遮挡。

4.冰袋降温　取无棱角冰块适量装入冰袋，放置于患者所需部位，注意观察局部血液循环和体温变化。

5.冰帽降温

（1）患者平卧，头下垫治疗巾。

（2）取无棱角冰块适量装入冰帽，放置于患者头部。

（3）排水管放在盆/桶内，及时添加冰块。

（4）注意观察局部血液循环和体温变化。

6.冷湿敷降温

（1）受敷部位涂凡士林，上盖一层纱布。

（2）用长钳取冷湿布拧干至不滴水，折叠置于患者所需部位。

（3）每2~3分钟酌情更换敷布。

（4）观察局部血液循环和体温变化。

7.温水擦浴降温　协助患者暴露擦浴部位，头部置冰袋，足底置热水袋，按正确方法及顺序（先远侧后近侧）擦浴。

（1）颈部侧面—肩—上肢外侧—手背。

（2）侧胸—腋窝—上肢内侧—肘窝—手掌（协助患者侧卧，露出背部）。

（3）颈后—背部—臀部（协助患者穿好上衣，褪去裤子）。

（4）髋部—下肢外侧—足背。

（5）腹股沟—下肢内测—内踝。

（6）股部—下肢后侧—腘窝—足跟。

8.物理降温后撤去降温用具，协助患者休息，整理床单位。

9.物理降温后半小时内测体温并记录。

10.处理用物，洗手。

（三）指导要点

1.指导患者在高热期摄入足够的水分。

2. 指导患者在高热期间采取正确的散热方法，避免捂盖。

（四）注意事项

1. 腋窝、肘窝、腹股沟、腘窝处大血管丰富的部位，应多擦拭片刻，以促进散热。

2. 擦浴时间应控制在20分钟内，擦浴时注意保暖及保护患者隐私，冰袋降温时注意避免冻伤。

3. 擦浴中注意观察患者反应，一旦出现寒战、面色苍白、脉搏和呼吸异常等情况应立即停止擦浴，并给予相应处理。

4. 擦浴后半小时测量体温并记录于体温单上，如体温低于39℃则取下冰袋。

5. 禁擦颈后、胸前区、腹部及足底。

九、床上洗头

（一）评估和观察要点

1. 评估患者病情、配合程度、头发卫生情况及有无头皮损伤情况，选择合适的时间进行床上洗头。

2. 评估操作环境。

3. 观察患者在操作中、操作后有无病情变化。

（二）操作步骤

1. 衣帽整洁，洗手。

2. 准备用物　治疗车、洗头用具（洗头车，洗头专用盆或马蹄形卷）、一次性纸垫、水桶、毛巾、脸盆、水杯、洗发剂、治疗盘、棉球、纱布、梳子。

3. 携用物至床旁，向患者做好解释。摇平床头，移去枕头，铺像皮中单及大毛巾于患者头及肩下，松开患者衣领向内反折，将毛巾围于颈部固定。

4. 协助患者仰卧，移枕于肩下，患者屈膝，可垫枕于两膝下。

5. 将马蹄形卷置于床头，马蹄形卷的开口处放一污桶或污盆盛接污水，协助患者将头置于马蹄形卷内，用纱布盖于两眼上，棉球塞入耳道，梳通头发。

6. 准备 40~45℃温水，用水杯倒温水充分浸润头发。

7. 倒洗发剂适量于掌心，涂遍头发，用指腹部揉搓头皮和头发，方向由发际向头顶部；用温水冲洗头发，至洗净为止。

8. 洗发后，解下颈部毛巾，包住头发，一手托患者头，一手撤去马蹄形卷，除去耳内棉球及眼罩或纱布，擦干患者面部，酌情使用护肤霜。

9. 擦干头发，防止受凉，梳理成患者习惯的发型。

10. 协助患者取舒适卧位，整理床单位，清理用物。

（三）指导要点

1. 告知患者床上洗头的目的和配合要点。

2. 告知患者操作中如有不适及时告知护士。

（四）注意事项

1. 此操作适用于病情稳定的卧床患者，过于虚弱的患者不宜洗发。操作中遵循标准预防、节力、安全的原则。

2. 注意调节室温、水温。冬季注意保暖，及时擦干或吹干头发，避免患者着凉。

3. 操作的过程中，用指腹部揉搓头皮和头发，力量适中，避免抓伤头皮，观察患者反应，了解患者需要。

4. 操作过程中，注意保护伤口及各种管路。

5. 洗发过程中随时观察患者的一般情况，如面色、呼吸、脉搏等，有异常时立即停止操作并给予处理。

十、面部清洁和梳头

（一）评估和观察要点

1. 了解患者病情，意识，生活自理能力及个人卫生习惯。

2. 观察患者的毛发的分布、浓密程度、长度及卫生情况等，注意头皮有无瘙痒、抓痕、有无头皮屑等。

3.向患者告知操作目的，取得配合。

（二）操作步骤

1.衣帽整洁，洗手。

2.准备用物：脸盆、45℃左右温水、毛巾、香皂、治疗巾、梳头时另备梳子、纸巾、必要时备发夹、橡皮圈、30%乙醇。

3.备齐用物携至床旁，向患者解释。

4.协助患者取坐位或半坐位，只能平卧的患者可将治疗巾放于头下。

5.用毛巾轻轻擦洗，可用香皂洗面部的污垢。

6.清洗后，用毛巾擦拭干净。

7.对取坐位或半坐位的患者，在其肩上铺一治疗巾。只能平卧的患者，可协助患者抬起头，铺治疗巾于肩上，再将患者头转向一侧。

8.从上至下，由发根至发梢梳理整齐，如长发，可分两股梳理。根据患者喜好将长发编辫或扎成束。

9.用纸巾将脱落的头发包好和治疗巾一起放到垃圾袋内。

10.整理床单位及清洗用具，协助患者舒适卧位。

（三）指导要点

指导患者面部清洁及梳头的方法，解释注意事项，将呼叫器安置妥当，并告知使用方法。

（四）注意事项

1.遵循节力、安全的原则。

2.面部如有开放性伤口则不要随意搓洗皮肤，以免加重损伤。

3.面部如有管路应妥善固定，有黏膏痕迹及时清洁。

4.梳头时宜使用圆钝齿的梳子，以防损伤头皮。如发质较粗或烫成卷发，可选用齿间较宽的梳子。

5.头发梳理过程中，可用指尖按摩头皮，促进头部血液循环。发辫不可扎得过紧，以免阻碍血液循环或产生疼痛，每天至少将发辫松开一次，经梳理后再编好。

6. 如遇长发或有打结不易梳理时，可将头发绕在示指上，由发梢开始向上梳理逐渐到发根，避免过度牵拉，使患者感觉疼痛。也可用30%乙醇湿润打结处，再慢慢梳理开。

7. 在操作过程中，要与患者沟通，了解其需求，密切观察病情，发现异常及时处理。

十一、足部清洁

（一）评估和观察要点

1. 了解患者病情，足部皮肤情况，根据评估结果选择适宜的清洁方法。

2. 告知患者足部清洁的目的及注意事项，取得配合。

（二）操作步骤

1. 衣帽整洁，洗手。

2. 准备用物：脸盆、毛巾、香皂、45℃左右温水、一次性纸垫。

3. 病室温湿度适宜。

4. 备齐用物，携至床旁，向患者解释。

5. 协助患者坐起，将双脚放于温水盆中。

6. 如只能平卧的患者，床尾置一次性纸垫，其上放水盆，嘱患者屈膝双脚放于水盆中。

7. 用毛巾轻轻地搓洗，可用香皂清洗足部的污垢和皮屑。

8. 清洗干净后，用毛巾擦拭干净，盖上盖被，注意保暖。

9. 协助患者取舒适卧位，整理用物。

（三）指导要点

指导患者足部清洁的方法及注意事项，将呼叫器安置妥当并告知使用方法。

（四）注意事项

1. 遵循节力、安全的原则，保持床单位清洁干燥。

2. 足部如有开放性伤口则不要随意搓洗皮肤，以免加重损伤。

3.不要剪去硬痂部位,以免损伤真皮层而留下瘢痕。

4.浸泡后应在足部涂以凡士林,使硬痂部位软化并滋润干燥皮肤。

5.在操作过程中,要与患者沟通,了解其需求,密切观察病情,发现异常及时处理。

6.糖尿病足如足部有溃疡创面,其周围皮肤可用温水、中性皂液清洗,后用棉球擦干,避免挤压伤口和损伤创面周围皮肤。注意观察足部血液循环情况,防止局部受压,必要时改变卧位或用支被架。

十二、协助更衣

（一）评估和观察要点

1.评估患者病情、意识、肌力、移动能力、有无肢体偏瘫、手术、引流管及合作能力。

2.评估患者的体型,选择合适、清洁患服。

（二）操作步骤

1.衣帽整洁,洗手。

2.准备用物:清洁衣裤、污衣袋。

3.备齐用物并携至床旁,做好解释,关闭门窗,调节适宜室温。遮挡患者。

4.协助患者脱下近侧或健侧的衣袖。协助患者侧卧,将脱下的衣袖塞入背下至另一侧。协助患者脱下另一侧的衣袖。

5.协助患者穿远侧、患侧或输液侧衣袖,使患者侧身面向护士,背部衣服整理。嘱患者平卧,协助穿近侧或健侧衣袖,扣好纽扣,整理、拉平衣服。

6.解开患者裤子的系带。嘱患者抬高臀部,将裤子脱下。将脏裤子放于污衣袋内。

7.将裤子的左、右腿分别套上,先穿远侧或患侧裤管,再穿近侧或健侧裤管,最后将两侧一齐拉近患者臀部,协助患者抬高臀部,将裤子拉至腰部,系上带子。

8.为患者盖好被子,协助患者取舒适卧位,整理床单位。

9. 处理用物，洗手。

（三）指导要点

告知患者做好准备，尽力配合护士进行操作。

（四）注意事项

1. 此操作适用于病情较重、自理受限的患者。

2. 根据患者病情采取不同的更衣方法，病情稳定可采取半坐卧位或坐位更换；手术或卧床可采取轴式翻身法更换。

3. 严格遵循更衣原则

（1）脱衣方法：无肢体活动障碍时，先近侧，后远侧；一侧肢体活动障碍，先健侧，后患侧。

（2）穿衣方法：无肢体活动障碍时，先远侧，后近侧；一侧肢体活动障碍时，先患侧，后健侧。

4. 更衣过程中，注意保护伤口和各种导管，注意保暖。更衣可与温水擦浴、会阴护理等同时进行。

十三、指/趾甲护理

（一）评估和观察要点

1. 了解患者病情，意识，生活自理能力及个人卫生习惯。

2. 观察患者指/趾甲的长度，清洁状况。

3. 告知患者操作的目的，取得配合。

（二）操作步骤

1. 衣帽整洁，洗手。

2. 准备用物：选择合适的指甲刀、脸盆、毛巾。

3. 携用物至床旁，向患者做好解释，协助患者取舒适的卧位。

4. 用温水清洗双手。

5. 用指甲刀修剪指甲至适宜长度。

6. 锉平指/趾甲。

7. 整理床单位，保持清洁，干燥。

（三）指导要点

告知患者修剪过程中与护士配合方法。

（四）注意事项

1. 此操作适用于病情较重、自我完成指/趾甲护理受限的患者。

2. 修剪过程中，与患者沟通，避免损伤甲床及周围皮肤，对于特殊患者（如糖尿病患者或有循环障碍的患者）要特别小心，对于指/趾甲过硬，可先在温水中浸泡 10~15 分钟，软化后再进行修剪。

十四、手卫生

（一）指征

1. 直接接触患者前、后。

2. 摘手套后（戴手套不能代替洗手）。

3. 进行侵袭性操作前，不论是否要戴手套。

4. 接触体液或排泄物、黏膜皮肤或伤口敷料之后。

5. 护理患者从污染部位移到清洁部位时。

6. 接触患者周围的物品（包括医疗设备）之后。

（二）操作步骤

1. 洗手

（1）湿手：用流动水湿润双手。

（2）涂皂：取适量皂液涂抹所有手部皮肤。

（3）揉搓

第一步：掌心相对，手指并拢，相互揉搓。

第二步：手心对手背沿指缝相互揉搓，交换进行。

第三步：掌心相对，双手交叉指缝相互揉搓。

第四步：右手握住左手拇指旋转揉搓，交换进行。

第五步：弯曲手指使关节在另一手掌心旋转揉搓，交换进行。

第六步：将五个手指尖并拢放在另一手掌心旋转揉搓，交换进行。

（4）冲洗：用流动水冲洗、清洗双手。

（5）干手：用一次性纸巾或自动烘手机干燥双手。

2. 手消毒

（1）取适量的速干手消毒剂于掌心。

（2）严格按照六步洗手法的揉搓步骤进行揉搓消毒。

（3）揉搓时保证手消毒剂完全覆盖手部皮肤，直至手部干燥使双手达到消毒目的。

（三）注意事项

1. 如果手部皮肤无可见污染（血迹、分泌物等），可使用速干手消毒剂作为手卫生方法。当手上有血迹或分泌物等明显污染时，必须洗手。有耐药菌流行或暴发时，洗手时建议使用抗菌皂液。

2. 医务人员进行侵入性操作时应当戴无菌手套，戴手套前后应当洗手。一次性无菌手套不得重复使用。

3. 掌握正确洗手和手消毒方法，应注意清洗手心、手背、指尖、指缝及手掌的各个关节，时间不少于 15 秒。

4. 洗手时如水龙头为手拧式开关，采用防止手部再污染的方法关闭水龙头。

5. 手部不佩戴戒指等饰物。

十五、无菌技术

（一）评估

环境宽敞、符合无菌原则，各种无菌物品符合规范要求，摆放合理。

（二）操作步骤

1. 衣帽整齐、洗手、戴口罩。

2. 用物准备：治疗盘、无菌敷料巾、无菌持物钳罐、无菌持物钳、无菌敷料罐、外用无菌溶液、无菌手套。

3. 查看治疗巾有效期。取治疗巾，双折铺于治疗盘上，将上层折成扇形，边缘向外。

4. 查看无菌物品名称、有效期。

5. 根据所需无菌盘的用途取相应的无菌物品置于无菌盘内。

6. 检查无菌溶液有效期、药液质量、包装瓶质量。

7. 按无菌操作原则消毒瓶口，打开瓶塞冲洗瓶口，按要求倒溶液于治疗碗内。

8. 覆盖无菌巾，将正面向上翻折两次，两侧向下反折，注明铺盘日期和时间并签名。

9. 分别在打开的无菌敷料巾、无菌持物钳罐、无菌敷料罐、无菌溶液瓶上注明打开日期、时间。

10. 戴手套：检查有效期、号码。按无菌原则正确戴手套，保证手套不被污染。

11. 脱手套：正确摘脱手套，保持双手不被污染。

12. 处理用物，分类放置。

（三）注意事项

1. 无菌操作前 30 分钟应停止清扫工作，避免尘埃飞扬。

2. 无菌物品必须与非无菌物品分开放置，并且有明显标识。无菌物品不可暴露在空气中，应存放于无菌包或无菌容器中。

3. 进行无菌操作时，操作者身体应与无菌区保持一定距离。取放无菌物品时，应面向无菌区。取用无菌物品时应使用无菌持物钳。手臂应保持在腰部或治疗台面以上，不可跨越无菌区，手不可直接接触无菌物品。

4. 无菌物品一经取出即使未用，也不可放回无菌容器内。如用物疑有污染或已被污染，应予以更换并重新灭菌。

5. 一套无菌物品只供一位患者使用一次。

第二章　营养与排泄

一、协助患者进食/水

（一）评估和观察要点

1.评估患者病情、意识状态、自理能力、合作程度。

2.评估患者饮食类型、吞咽功能、咀嚼能力、口腔疾患、营养状况、进食情况。

3.了解有无餐前、餐中用药，有无特殊治疗或检查。

（二）操作步骤

1.衣帽整洁，洗手。

2.准备用物：餐具、餐巾、餐桌。

3.携用物至床旁，向患者解释。

4.协助患者洗手，清洁口腔。

5.将治疗巾或餐巾围于患者胸前，保证衣服和被单整洁。

6.协助配膳员及时将热饭、热菜准确无误地分发给患者。鼓励患者自行饮食。必要时协助进餐。

7.进餐后及时撤去餐具，清理食物残渣。

8.协助患者漱口、洗手，整理床单位，协助舒适体位。

9.观察进食中和进食后的反应，做好记录。

10.需要记录出入量的患者记录进食和饮水时间、种类、食物含水量和饮水量等。

（三）指导要点

1.根据患者的疾病特点，对患者及家属进行饮食指导。

（四）注意事项

1.此操作适用于不能自理或部分自理的患者，应遵循安全原则。

2.进食过程如有特殊药物应及时给予。如有特殊饮食，治疗饮食，护士要做到心中有数。

3.注意食物的温度、软硬度，防止损伤患者。进食时观察患者有无吞咽困难、呛咳、恶心、呕吐等，及时处理。

4.对暂时需要禁食或延迟禁食的患者做好交接班。

5.需要记录出入量的患者，准确记录患者的进食、水时间、种类、食物含水量等。

二、肠内营养

（一）评估和观察要点

1.了解患者的病情、意识、心理状态、营养状况、胃肠道功能及合作程度。

2.评估管饲通路情况，输注方式，有无误吸风险。

3.观察营养液输注中、输注后的反应。

（二）操作步骤

1.衣帽整洁，洗手，戴口罩。

2.准备用物：治疗盘、弯盘、小镊子、液体石蜡油纱布、一次性胃管、治疗碗（内盛清水）、灌注器、治疗巾，另备棉签、胶布、营养液（38~40℃）、手电、听诊器、压舌板、酌情备肠内营养输注泵、输注泵管、加温器。

3.携用物至床旁，核对患者姓名，做好解释。

4.协助患者取坐位或半卧位，清洁鼻腔，铺治疗巾。

5.测量插入胃管长度（鼻尖—耳垂—剑突或额头发际正中—剑突，一般45~55cm），用液体石蜡纱布润滑胃管前端。

6.右手持镊子夹持胃管前端自鼻孔向咽部缓缓插入约14~16cm，嘱患者做吞咽动作，并随吞咽迅速将胃管送入胃内。

7. 用回抽胃液、听气过水声或观察有无气泡溢出的方法确认胃管在胃内后，妥善固定。

8. 回抽胃液，由胃管注入少量温开水。

9. 一手反折胃管末端，另一手抽吸营养液接于管口，缓慢均匀注入营养液后注入 30~50ml 温开水。封堵胃管，妥善固定。可使用肠内营养输注泵将营养液加温泵入。

10. 携拔管用物至患者旁，核对患者姓名及信息，解释拔管原因。置弯盘于患者颌下，揭去胶带。

11. 封严胃管的末端，轻微的移动胃管。

12. 一手垫纱布靠近鼻孔处包裹胃管，嘱患者做深呼吸，待慢慢呼气时，快速的拔除胃管放入弯盘。

13. 协助患者漱口、清洁面部、观察患者反应。

14. 整理床单位，协助患者取舒适体位。

15. 处理用物，并分类放置。

16. 洗手，处理医嘱，记录。

（三）指导要点

1. 指导患者插胃管时深呼吸，缓解恶心、呕吐的症状。

2. 置管后嘱其活动量不宜过大，鼻饲时如有不适及时通知护士。

3. 拔管时指导其掌握配合方法。

（四）注意事项

1. 营养液现配现用，用粉剂应搅拌均匀，配制后的营养液放置在冰箱冷藏，24 小时内用完。

2. 输注前，检查并确认喂养管位置，抽吸并估计胃内残留量，如有异常及时报告。

3. 病情允许者输注后 30 分钟保持半卧位，避免搬动患者，以免引起误吸。

4. 长期留置鼻胃管或鼻肠管者，每天用油膏涂拭鼻腔黏膜，轻轻转动鼻胃管或鼻肠管，每日进行口腔护理，定期（或按照说明书）更换喂养管，对胃、空腔造口者，保持造口周围皮肤干燥、清洁。

5. 特殊用药前后约 30ml 温开水或生理盐水冲洗喂养管，药片或药丸经研碎、溶解后注入喂养管。

6. 避免空气入胃，引起胀气。注意放置恰当的管路标识。

三、肠外营养

（一）评估和观察要点

1. 核对医嘱，准确无误。

2. 了解患者病情、意识、合作程度及营养状况。

3. 评估中心静脉管路是否通畅，置管部位及周围皮肤情况。

（二）操作步骤

1. 衣帽整洁，洗手，戴口罩。

2. 用物准备：静脉营养液、治疗盘、安尔碘、棉签、治疗巾、生理盐水、注射器。

3. 携用物至床旁，核对患者信息，核对执行单与营养袋标签内容是否一致，协助患者取舒适体位。

4. 安装输液泵并连接电源，静脉营养液置于输液架上，排气。

5. 打开输液泵门，将输液泵管置于输液泵的槽内，关闭泵门，打开水止。

6. 打开电源开关，根据治疗方案设置输液速度及预置输液总量。

7. 消毒输液接头两遍，再次排气，核对无误后，连接输液管路，启动输液泵，妥善固定。

8. 观察输注是否通畅及患者有无不良反应。

9. 患者输注完后，按规范进行冲、封管。

10. 整理床单位，协助患者取舒适体位。

11. 处理用物，并分类放置。

12. 洗手，处理医嘱，记录。

（三）指导要求

1. 嘱患者输注过程中不可随意调节泵速、拔除输液管路。

2. 嘱患者在输注过程中如有不适或输液泵出现报警，应及时通知护士。

3. 嘱患者翻身等活动时幅度不宜过大，防止管路牵拉、脱出。

（四）注意事项

1. 营养液配制后若暂时不输注，冰箱冷藏，输注前室温下复温后再输，保存时间不超过 24 小时。

2. 等渗或稍高渗溶液可经周围静脉输入，高渗溶液应从中心静脉输入，明确标识。

3. 如果选择中心静脉导管输注，按照中心静脉导管维护常规进行维护。

4. 不宜从营养液输入的管路输血、采血。

四、失禁护理

（一）评估和观察要点

1. 评估患者意识、排尿方式、膀胱充盈程度、会阴部皮肤及阴茎状况、有无尿道感染史、乳胶过敏史、自理能力、合作程度，了解患者治疗及用药情况。

2. 告知患者操作目的，取得配合。

（二）操作步骤

1. 衣帽整洁，洗手，戴口罩。

2. 准备用物：治疗盘、防水垫、手套、肥皂、毛巾、盆（内盛温水）、男性尿套。

3. 备齐用物，携至床旁，向患者解释，关闭门窗，遮挡患者。

4. 协助患者仰卧，暴露会阴部，臀下垫纸垫，清洁会阴部皮肤。

5. 根据病情，遵医嘱采取相应的保护措施，如女性患者小便失禁给予留置导尿管酌情使用防水垫。

6. 对男性患者可以采用尿套等。

7. 尿套使用：戴手套，一手握住阴茎，一手将男性尿套从阴茎龟头部慢慢转动套上阴茎，尿套前端与龟头间保留 2.5~5cm 的距离，妥善固定。

8. 协助患者取舒适体位，整理床单位。

9. 洗手，并处理用物。

（三）指导要点

1. 鼓励并指导患者膀胱功能及盆底肌的训练。

2. 指导患者建立良好的卫生习惯，保持会阴部皮肤清洁、干燥。

3. 指导患者或家属掌握尿套使用方法及注意事项。

（四）注意事项

1. 此操作适用于失禁的患者，在护理过程中注意与患者沟通，清洁到位，注意保暖，并保护患者隐私。留置尿管期间，注意尿道口清洁。

2. 操作过程中保持床单位清洁、干燥。

3. 尿套留置时间不可超过 24 小时，长期使用者应注意局部皮肤评估，观察有无过敏情况，如出现阴茎周围皮肤发红、破溃等应立即停止使用。

五、床上使用便器

（一）评估及观察要点

1. 评估患者的生活自理能力及活动情况。

2. 告知患者操作目的，取得配合。

（二）操作步骤

1. 衣帽整洁，洗手，戴口罩。

2. 准备用物：便器、防水垫、手套。

3. 携便器至床边，向患者解释，以取得合作，遮挡患者。

4. 垫好纸垫，帮助患者脱裤，屈膝。

5. 一手托起患者腰骶部，同时嘱其抬高臀部，另一手将便器置于臀下，便器开口端向下放置。检查患者是否坐在便器中央，如患者不习惯于平卧姿势排便，在病情允许时可抬高床头。

6. 对不能自主抬高臀部的患者：先帮助患者侧卧，放置便器后，一手扶住便器，另一手帮助患者恢复平卧位。也可两人协力抬起臀部，放置便器。

7. 尊重患者的意愿，可守候在患者床旁，也可把卫生纸或呼叫器放于患者的身边易取到的地方。

8. 排便过程中应询问患者有无不适主诉，及时处理。

9. 排便完毕，帮助患者擦净肛周，及时取走便器，撤去防水垫。

10. 处理和清洁便器，注意观察患者大小便情况，以协助诊断和治疗。

（三）指导要点

指导患者正确排便方法及注意事项，切忌过度用力。

（四）注意事项

1. 此操作适用于卧床不能自理的患者。

2. 使用便器前应检查便器表面有无破损、裂痕等，注意保暖，保护患者隐私。天冷时可用热水把便盆温热。

3. 对于不能自主抬高臀部的患者不可硬塞或硬拉便器，必要时在便器边缘垫以软纸或布垫，以免损伤骶尾部皮肤。便后注意观察骶尾部位的皮肤，如有异常及时处理。

4. 排便后应正确处理排泄物，清洁便器，保持床单位清洁干燥。

六、导尿

（一）评估和观察要点

1. 评估患者自理能力、合作程度及耐受力。

2. 评估患者病情、意识、膀胱充盈度、会阴部皮肤黏膜状况，了解男性患者有无前列腺疾病等，引起尿路梗阻的情况。

（二）操作步骤

1. 衣帽整洁，洗手，戴口罩。

2. 准备用物：治疗盘、无菌导尿包（弯盘、镊子、血管钳、孔巾、无菌手套、润滑剂棉球、碘伏棉球、导尿管、纱布）另备会阴擦洗或冲洗用物、防水垫。

3. 携用物至床旁，核对患者信息并解释，遮挡患者。

4. 松开床尾盖被，协助患者取仰卧位，双腿屈膝分开，褪去远侧裤腿，盖在近侧腿上，远侧腿用盖被包裹，露出外阴。

5. 患者臀下垫防水垫，将弯盘置于外阴处，戴手套，一手分开大阴唇，一手持镊子夹消毒棉球由内向外、自上而下擦洗会阴，先清洁尿道口，后清洁肛门，每个棉球只用一次。

6. 撤去会阴消毒用物，脱下手套，洗手。

7. 患者卧位同前，置导尿包于两腿之间，打开导尿包外层将无菌巾上半幅置于患者臀下。

8. 戴无菌手套，铺孔巾，检查尿管气囊有无漏气，石蜡油棉球润滑导尿管前端至囊后 4~6cm 后，置于弯盘内备用。

9. 取弯盘置于会阴旁，左手拇指和示指分开并固定小阴唇，持镊子每次加取一个碘伏棉球自上而下，由内向外，消毒尿道口、近侧、远侧各两遍，换血管钳夹取碘伏棉球再次消毒尿道口。

10. 取盛有尿管的弯盘置于会阴旁，用小镊子持导尿管轻轻插入尿道约 4~6cm（男性患者提起阴茎与腹壁呈 60° 角，插入 20~22cm，见尿后再插入 5~7cm）。

11. 夹闭尿管末端，向气囊内注入无菌生理盐水，轻拉尿管有阻力后，连接尿袋，固定尿管及尿袋，尿管有标识并注明置管日期。

12. 导尿完毕，抽出气囊内的全部液体，轻轻拔出尿管，清洁外阴。

13. 协助患者取舒适卧位，整理床单位。

14. 处理用物，并分类放置。

15. 洗手，处理医嘱，记录。

（三）指导要点

1. 告知患者导尿的目的及配合方法。

2. 告知患者防止尿管受压、脱出的注意事项。

3. 告知患者离床活动时的注意事项。

（四）注意事项

1. 导尿过程中，若尿管触及尿道口以外区域，应重新更换尿管。

2. 膀胱过度膨胀且衰弱的患者一次放尿尿量不宜超过 1000ml。

3. 男性患者包皮和冠状沟易藏污垢，导尿前要彻底清洁，插管遇阻力时切忌强行插入，必要时请专科医师插管。

七、灌肠

（一）评估和观察要点

1. 了解患者病情，评估意识、自理情况、合作及耐受程度。

2. 了解患者排便情况，评估肛门周围皮肤、黏膜状况。

（二）操作步骤

1. 大量不保留灌肠法

（1）衣帽整洁，洗手，戴口罩。

（2）准备用物：治疗盘、无菌灌肠袋、大量杯、小量杯、水温计、卫生纸、防水垫、另备 S 钩。

（3）配制灌肠液，温度 39~41℃，

（4）打开无菌灌肠袋外包装，取出无菌灌肠袋，将灌肠液倒入灌肠袋内。

（5）携用物至床旁，核对患者信息，做好解释，遮挡患者。

（6）半松被尾，协助患者取左侧卧位，双膝屈曲，褪裤至膝部，臀部移至床沿，将防水垫置于臀下。

（7）戴手套，挂灌肠袋于输液架上，液面距肛门 40~60cm。

（8）润滑肛管前端，松开调节器，排尽管内气体，钳闭肛管。

（9）左手分开臀部，显露肛门，右手持肛管缓缓插入肛门 7~10cm，固定肛管，松开调节器，使溶液缓缓流入，观察液面下降情况及患者耐受程度。

（10）灌肠液即将灌完时，夹闭肛管，取卫生纸包住肛管拔出，擦净肛门，嘱患者尽量于 5~10 分钟后排便。

（11）整理床单位，协助患者取舒适卧位，开窗通风。

（12）处理用物，并分类放置。

（13）洗手、处理医嘱。记录排便情况。

2. 保留灌肠

（1）携用物至患者旁，核对患者信息，做好解释，遮挡患者。

（2）根据病情和病变部位取合适卧位，臀部垫高约 10cm，必要时准备便盆。

（3）润滑肛管前端，排气，插入肛管 15~20cm，液面距肛门的高度 < 30cm，缓缓注入药液。

（4）药液注入完毕后，反折肛管并拔出，擦净肛门。

（5）嘱患者尽可能忍耐，药液保留 20~30 分钟。

（6）整理床单位，协助患者取舒适卧位，开窗通风。

（7）处理用物，并分类放置。

（8）洗手，处理医嘱，记录。

（三）指导要点

告知患者灌肠的目的及配合方法。

（四）注意事项

1. 妊娠、急腹症、消化道出血、严重心脏病等患者不宜灌肠；直肠、结肠和肛门等手术后及大便失禁的患者不宜灌肠。

2. 伤寒患者灌肠溶液量不超过 500ml，液面不高于肛门 30cm，肝性脑病患者禁用肥皂水灌肠。

3. 灌肠过程中发现患者脉搏细速、面色苍白、出冷汗、剧烈腹痛、心慌等，应立即停止灌肠，并报告医生。

4. 保留灌肠时，肛管宜细，插入宜深，速度宜慢，量宜少，防止气体进入肠道。

八、密闭式膀胱冲洗

（一）评估和观察要点

1. 评估病情、意识状态、自理及合作程度。

2. 观察尿液性质、出血情况、排尿不适症状等。

3. 注意患者反应，观察冲洗液出入量、颜色及有无不适主诉。

（二）操作步骤

1. 衣帽整洁，洗手，戴口罩。

2. 准备用物：治疗盘、消毒用物、无菌冲洗液、另备防水垫。

3. 携用物至患者旁，核对患者信息，做好解释，遮挡患者，协助舒适体位。

4. 检查留置导尿管的固定情况并排空尿袋内的尿液（3L 无菌集尿袋）。

5. 查对冲洗液的名称，剂量及浓度。将冲洗液袋 / 瓶挂于输液架上，距床面约 60cm，排气后关闭调节器。

6. 评估冲洗管路，取下三腔尿管冲洗管口无菌护帽，沿管口切面向外螺旋形消毒两次，与冲洗液连接，开放冲洗管持续冲洗，速度80~100 滴 / 分。

7. 冲洗完毕，关闭调节器，取下冲洗装置，用无菌护帽封闭冲洗管口。

8. 清洁患者外阴部皮肤，固定尿袋，位置低于膀胱。

8. 整理床单位，协助患者取舒适卧位。

9. 处理用物，并分类放置。

10. 洗手，处理医嘱，记录。

（三）指导要点

1. 告知患者冲洗的目的和配合方法。

2. 告知患者冲洗过程中如有不适及时通知护士。

（四）注意事项

1.根据患者反应及症状调整冲洗速度和冲洗液用量，必要时停止，并通知医生。

2.冲洗过程中观察患者病情变化及引流管是否通畅。

第三章　身体活动管理

一、协助患者正确卧位

（一）评估及观察要点

1. 评估患者病情、意识状态、自理能力、合作程度。

2. 了解患者的诊断、治疗和护理要求，选择体位。

3. 评估患者自主活动能力，卧床习惯。

4. 告知患者调整体位的意义和方法。

（二）操作步骤

1. 衣帽整齐，洗手。

2. 准备用物：床档，必要时备软枕、约束带等。

薄枕平卧位

（1）患者全麻未清醒、腰椎麻醉或脊髓穿刺后取此体位。

（2）垫薄枕，患者头偏向一侧。

（3）昏迷患者注意观察神志变化；谵妄、全麻未清醒患者应预防坠床，必要时使用约束带，并按照约束带使用原则护理。

（4）做好呕吐者的护理，防止窒息。

仰卧中凹位（休克卧位）

（1）适用于休克患者，抬高头胸 10°~20°，抬高下肢 20°~30°。

（2）保持呼吸道通畅，按休克患者观察要点护理。

头低足高位

（1）适用于分泌物引流、十二指肠引流、妊娠时胎膜早破等。

（2）患者仰卧，头偏向一侧，枕头横立于床头，床尾抬高 15~30cm。

（3）观察患者耐受情况，颅内高压患者禁用此体位。

侧卧位

（1）侧卧与平卧交替，可减少皮肤受压。

（2）患者侧卧，两臂屈肘，一手放于胸前，一手放于枕旁，下腿稍伸直，上腿弯曲。

（3）必要时在两膝之间、后背和胸、腹前各放置一个软枕。

俯卧位

（1）腰、背、臀部检查或有伤口不能平卧、侧卧的患者取此体位。

（2）患者俯卧，两臂屈肘时放于头部两侧，两腿伸直，胸下、髋部及踝部各放一软枕，头偏向一侧。

（3）气管切开、颈部损伤、呼吸困难者不宜取此体位。

半坐卧位

（1）适用于急性左心衰、腹部、盆腔手术等患者。

（2）患者仰卧，床头支架或靠背架抬高 30°~60°，下肢屈曲。

（3）放平时，先放平下肢，后放床头。

端坐卧位

（1）适用于心力衰竭、心包积液、支气管哮喘发作时的患者。

（2）患者坐起，床上放一跨床小桌，桌上放软枕，患者可伏桌休息。

（3）必要时加床档防止坠床，可使用软枕、靠背架等支持物辅助坐姿。

（三）指导要点

告知患者在更换体位时注意保护各种管路，如局部感觉不适，应及时通知医护人员。

（四）注意事项

1.应注意各种体位承重处的皮肤情况，预防褥疮。

2.注意各种体位的舒适度，注意各种体位的安全，必要时使用床档或约束物。

二、协助患者翻身及有效咳嗽

（一）评估和观察要点

1.翻身前评估患者的年龄、体重、病情、肢体活动能力、有无手术、引流管、骨折和牵引等。

2.拍背前评估患者心功能情况，有咯血、气胸、肋骨骨折、肺水肿、低血压等，禁止背部叩击。

3.告知患者翻身、拍背及有效咳嗽的目的，取得配合。

（二）操作步骤

1.衣帽整齐，洗手。

2.准备用物：床档、皮肤减压用具（如耳垫、卧位枕等）。

3.备齐用物，携至床旁，向患者解释操作配合方法，取得合作。

4.固定床脚刹车，妥善处理各种管路，对侧加床档。

5.嘱患者仰卧，双手置于腹部。

6.一人协助法

（1）将患者肩部、臀部移向护士侧床缘，护士双腿分开11~15cm，以保持平衡，使中心稳定。

（2）移上身：将患者肩部稍托起，一手伸入肩部，并用手臂扶托颈项部，另一手移至对侧肩背部，用合力抬起患者上身移至近侧。

（3）将患者臀部、双下肢移近并屈膝，使患者尽量靠近护士。

（4）护士一手托肩，一手扶膝，轻轻将患者转向对侧，背向护士。

7.二人协助法

（1）护士二人在床的同一侧，一人托住患者颈肩部和腰部，另一人托住患者臀部及腘窝部，两人同时抬起患者移向近侧。

（2）分别托扶患者的肩、腰、臀和膝部，轻轻将患者翻向对侧。

（3）根据病情需要给予患者拍背，促进排痰。叩击原则：从下至上，从外至内，力度适中，鼓励患者咳痰。

（4）按侧卧位要求适当使用皮肤减压用具。

（5）密切观察患者病情变化，记录翻身拍背时间及皮肤情况，做好交班。

（三）指导要点

1.向患者讲解翻身、咳嗽的注意事项及配合方法，鼓励患者积极、主动参与。

2.指导患者如有不适，及时告知医护人员。

（四）注意事项

1.此操作适用于不能自行移动及不能有效咳嗽的患者。协助患者翻身时遵循节力、安全的原则。

2.应根据评估结果决定翻身的频次、体位、方式，选择合适的皮肤减压工具。

3.协助患者翻身时应将患者身体稍抬起再翻身，切忌拖、拉、推等动作，以免擦伤皮肤，两人协助翻身时需注意动作要协调、轻稳。

4.协助翻身过程中应注意观察病情及受压部位情况。

5.如有特殊情况翻身时应注意

（1）对有各种导管及输液装置者，应先将导管安置妥当，翻身后仔细检查，保持管路通畅。

（2）颈椎或颅骨牵引着，翻身时不可放松牵引，并使头、颈、躯干保持在同一水平翻动。翻身后注意牵引方向、位置以及牵引力是否正确。

（3）颅脑手术者，翻身时注意头部不可剧烈搬动。

（4）石膏固定者，应注意翻身患处位置及局部肢体的血运情况，防止受压。

（5）一般手术者，翻身时应先检查敷料是否干燥，有无脱落，若分泌物浸湿敷料，应先更换敷料并固定妥当后再行翻身，翻身后伤口不可受压。

6.咯血、气胸、肋骨骨折、肺水肿、低血压、急性心肌梗死时禁忌拍背。

三、轴线翻身

（一）评估和观察要点

1. 了解患者病情、意识状态及配合能力，告知其操作目的，取得配合。

2. 观察患者损伤部位、伤口情况和管路情况。

（二）操作步骤

1. 衣帽整洁，洗手。

2. 准备用物，必要时备软枕。

3. 核对患者，帮助患者移去枕头，松开被尾，将对侧的床档拉上。

4. 三位护士站于患者同侧，一位护士扶持患者的头、颈与肩背部，第二位护士扶持患者的腰臀部，第三位护士扶持患者的双下肢向近侧床边平行移动，三人同时用力，使头、颈、肩、腰、髋保持在同一水平线上将患者翻至侧卧位。翻身角度不可超过60°。

5. 两名护士支托患者背部，维持脊柱在同一水平面，另一护士将枕头置于患者颈部，背部靠一软枕。

6. 协助患者上腿屈曲、下腿伸直，两腿之间夹垫软枕，盖好盖被。

7. 整理床单位。

8. 洗手，记录翻身时间和皮肤情况。

（三）指导要点

1. 向患者及家属介绍更换卧位的目的、配合方法及注意事项。

2. 嘱患者翻身过程中，如有不适及时告知护士。

（四）注意事项

1. 轴线翻身时，应保持整个脊椎平直。有颈椎损伤时，勿扭曲或旋转患者的头部，保护颈部。

2. 被动体位翻身后，应使用辅助用具支撑体位保持稳定，确保肢体和关节处于功能位。

3. 翻身时注意保护各种管路安全。

四、协助患者床上移动

（一）评估和观察要点

1. 评估患者的病情、意识状态、肢体活动能力、配合能力、年龄、体重、有无手术、引流管、骨折和牵引等。

2. 对清醒患者解释操作目的，取得患者合作。

（二）操作步骤

1. 衣帽整洁，洗手。

2. 至患者床旁做好解释，必要时遮挡患者。

3. 固定床脚刹车，处理好引流管。

4. 视患者病情放平床头，将枕头横立于床头，避免撞伤患者。

5. 一人协助患者移向床头法

（1）使患者仰卧屈膝，双手握住床头板。

（2）护士一手托住患者肩部，一手托住患者臀部，抬起患者同时嘱患者脚蹬床面，挺身上移。

（3）放回枕头，视病情抬高床头，整理床单位。

6. 两人协助患者移向床头法

（1）患者仰卧屈膝，两名护士分别在床的两侧，交叉托住患者颈、肩及腰臀部，两人同时用力，协调地将患者抬起，移向床头。

（2）亦可两人同侧，一人托住颈、肩及腰部，另一人托住臀部及腘窝，同时抬起患者移向床头。

（3）放回枕头，抬高床头，整理床单位。

（三）指导要点

告知患者操作目的、配合方法及注意事项，指导患者与护士同时用力。

（四）注意事项

1. 此操作适用于卧床不能自行移动的患者，操作中遵循节力、安全的原则。

2. 保持卧位正确，管道通畅。

3. 护士动作轻稳，避免对患者的拉、拽等动作，防止关节脱位，使患者舒适、安全。

4. 在护理过程中，密切观察患者病情变化，如有异常及时通知医师并处理。

五、患者搬运法

（一）评估和观察要点

1. 了解患者病情、意识状态、肢体肌力、配合能力。
2. 了解患者有无约束、各种管路情况。

（二）操作步骤

1. 衣帽整洁，洗手。
2. 准备用物　性能良好的清洁平车。
3. 挪动法　适用于能在床上配合动作者。

（1）移开床旁桌、椅，松开盖被，帮助患者移向床边，平车与床平行并靠紧床边，固定平车。

（2）将盖被平铺于平车上。

（3）帮助患者按上身、臀部、下肢的顺序向平车挪动（从平车移回床上时，先助患者移动下肢、臀部，再移动上身）。

（4）为患者盖好被，使患者舒适。

4. 一人法　适用于儿科或者体重较轻的患者。

（1）将平车推至床尾，使平车头端与床尾成钝角，固定平车。

（2）松开盖被，协助患者穿衣。

（3）将盖被铺于平车上，患者移至床边。

（4）协助患者屈膝，一臂自患者腋下伸至肩部外侧，一臂伸入大腿下。

（5）将患者双臂交叉于搬运者颈后，托起患者移步转身，将患者轻放于平车上，为患者盖好被。

5. 双人法　适用于不能自行活动或体重较重者。

（1）将平车推至床尾，使平车头端与尾端成钝角，固定平车。

（2）松开盖被，协助患者穿衣，将盖被平铺于平车上。

（3）二人站于床同侧，将患者移至床边。

（4）一名护士一手托住患者颈肩部，另一手托住患者腰部，另一名护士一手托住患者臀部，另一手托住患者下肢，使患者身体稍向护士倾斜，两名护士同时合力抬起患者，移步转向平车，将患者轻放于平车上，为患者盖好被。

6. 三人法 适用于不能自行活动或者体重较重者。

（1）将平车推至床尾，使平车头端与床尾成钝角，固定平车。

（2）松开盖被，协助患者穿衣，将盖被平铺于平车上。

（3）三人站于床同侧，将患者移至床边，一名护士托住患者头、肩胛部，第二名护士托住患者背部、臀部，第三名护士托住患者腘窝、小腿部，三人同时抬起，使患者身体稍向护士倾斜，同时移步转向平车，将患者轻放于平车上，为患者盖好被。

7. 四人法 适用于病情危重或颈腰椎骨折患者。

（1）移开床旁桌、椅，推平车与床平行并紧靠床边。

（2）在患者腰、臀下铺中单。

（3）一名护士站于床头，托住患者头及颈肩部，第二名护士站于床尾，托住患者两腿，第三名护士和第四名护士分别站于床及平车两侧，紧握中单四角，四人合力同时抬起患者，轻放于平车上，为患者盖好被。

（4）患者从平车返回病床，则反向移动。

8. "过床易"使用法 适用于不能自行活动的患者。

（1）移开床旁桌、椅，推平车与床平行并紧靠床边，固定平车。

（2）护士分别站于平车与床的两侧并抵住，站于床侧护士协助患者向床侧翻身，将"过床易"平放在患者身下 1/3 或 1/4，向斜上方轻推患者至"过床易"。

（3）站于车侧护士，向斜上方轻拉协助患者移向平车，待患者上平车后，协助患者向车侧翻身，将"过床易"从患者身下取出。

（三）指导要点

1. 告知患者操作目的、方法，以取得配合。

2. 告知患者配合移动时的注意事项。

（四）注意事项

1. 使用平车前应检查其性能良好，完好无损。

2. 推平车时，患者头部置于平车的大轮端，小轮推在前面，护士站于患者头侧，上下坡时应使患者头部在高处一端，车速适宜。

3. 应拉起护栏保护患者安全，注意保暖，运送患者过程中保证输液和引流通畅。

六、患者约束法

（一）评估和观察要点

1. 评估患者病情、意识状态、肢体活动度、约束部位皮肤色泽、温度及完整性等。

（二）操作步骤

1. 衣帽整洁，洗手。

2. 准备用物：酌情备不同类型的约束带、棉垫等。

3. 携用物至患者旁，向患者解释，尽量取得配合。

4. 协助患者仰卧位，依具体情况选择适当的约束法。

5. 肢体约束法

（1）暴露患者腕部或者踝部。

（2）保护带打成双套结套在棉垫外，稍拉紧，使之不松脱。

（3）将保护带系于两侧床缘，为患者盖好被，整理床单位及用物。

6. 肩部约束法

（1）暴露患者双肩，将患者双侧腋下垫棉垫。

（2）将保护带置于患者双肩下，双侧分别穿过患者腋下，在背部交叉后分别固定于床头。

（3）为患者盖好被，整理床单位及用物。

7. 全身约束法　多用于患儿的约束。

（1）将大单折成自患儿肩部至踝部的长度，将患儿放于中间。

（2）用靠近护士一侧的大单紧紧包裹同侧患儿的手足至对侧，自患儿腋窝下掖于身下，再将大单的另一侧包裹手臂及身体后，紧掖于靠护士一侧身下。如患儿过分活动，可用绷带系好。

8. 整理床单位。

9. 洗手，做好记录，包括使用约束带的原因、时间、部位，每次的观察局部情况，相应的护理措施以及解除约束的时间等。

（三）指导要点

1. 告知患者及家属实施约束的目的、方法、持续时间。使患者和家属理解使用保护具的重要性、安全性，征得同意方可使用。

2. 告知患者和家属实施约束中，护士将随时观察约束局部皮肤有无损伤、皮肤颜色、温度、约束肢体末梢循环状况，定时松懈。

3. 指导患者和家属在约束期间保证肢体处于功能位，保持适当活动度。

（四）注意事项

1. 约束后每 15 分钟观察 1 次约束肢体的末梢循环情况，约 2 小时解开约束带放松 1 次。

2. 约束带只能短期使用，使用时保持肢体处于功能位置，并协助患者翻身、局部皮肤护理及全关节运动。

第四章　皮肤、伤口、造口护理

一、褥疮预防

（一）评估与观察要点

1. 了解患者的营养状况、局部皮肤状态、褥疮的危险因素。

2. 评估患者褥疮易患部位。

3. 告知患者褥疮预防及护理的目的，取得配合。

（二）操作步骤

1. 用物准备　治疗盘、皮肤保护膜、薄膜类敷料或水胶体敷料、温水、毛巾、清洁被服、视患者情况可备减压垫（海绵垫、水垫、减压贴）。

2. 及时评估　根据患者情况采用适宜的评估表评估皮肤情况。

3. 减压措施

（1）对活动能力受限的患者，每两小时变换体位一次，保持患者舒适。

（2）长期卧床患者可使用充气气垫床或者采取局部减压措施。

（3）骨突处皮肤使用透明贴或者减压贴保护。

4. 皮肤保护

（1）温水擦洗皮肤，使皮肤洁净无汗液。

（2）保持床单位清洁、干燥、无皱褶。

（3）肛周涂保护膜，防止大便刺激。对大小便失禁患者及时局部清理，保持清洁干燥，放置便器时防止托、推、拉等动作。

（4）高危人群的骨突出皮肤，可使用半透膜敷料或水胶体敷料保护，皮肤脆薄者慎用。

5. 加强营养　根据患者病情，摄取高热量、高蛋白、高纤维素、高矿物质饮食，必要时少食多餐。

6.严格交接　对高危人群每班严密观察并严格交接患者皮肤情况。

（三）指导要点

1.教会患者预防褥疮的措施，指导患者加强营养，增加皮肤抵抗力和创面愈合能力。保持皮肤清洁、干燥。

2.指导功能障碍患者尽早开始功能锻炼。

（四）注意事项

1.根据患者情况选择适宜的褥疮评估表，如 Norton、Braden 等褥疮危险因素表评估，及时评估患者的皮肤情况。

2.密切观察患者局部受压皮肤状态，受压皮肤在解除压力30分钟后，压红不消退者，应该缩短翻身时间，禁止按摩压红部分皮肤。

3.对感觉障碍的患者慎用热水袋或冰袋，防止烫伤或冻伤。

4.正确使用褥疮预防器具，不宜使用橡胶类圈状物。

二、褥疮护理

（一）评估与观察要点

1.评估患者病情、意识、活动能力及合作程度。

2.评估患者营养及皮肤状况，有无大、小便失禁。

3.辨别褥疮分期，观察褥疮的部位、大小（长、宽、深）、潜行、窦道、渗出液等。

4.告知患者褥疮预防及护理目的，取得患者的配合。

（二）操作步骤

1.**准备用物**　治疗盘、治疗碗、弯盘、镊子、棉球若干、敷料（薄膜类、水胶体、藻酸盐等）、20ml 注射器、无菌生理盐水、尺。

2.**淤血红润期**　防止局部继续受压；增加翻身次数；局部皮肤用预防褥疮专用贴膜保护。

3.**炎症浸润期**　水胶体敷料（透明贴、溃疡贴）覆盖；有水泡者，充分引流后用无菌生理盐水清洗，喷洒溃疡粉，外层覆盖敷料；避免局部继续受压，促进上皮组织修复。皮肤脆薄者禁用半透膜敷料或水胶体敷料。

4. 溃疡期 有针对性地选择各种治疗护理措施，定时换药，清除坏死组织，增加营养摄入，促进创面愈合。

（三）指导要点

1. 告知患者及家属发生褥疮的相关因素、预防措施和处理方法。

2. 指导患者加强营养，增加创面的愈合能力。

（四）注意事项

1. 对出现褥疮的患者，应根据褥疮分期采取不同的处理措施，Ⅰ期褥疮患者禁止局部皮肤按摩，不宜使用橡胶类圈状物。

2. 如褥疮出现红、肿、痛等感染征象时，及时与医师沟通进行处理。

3. 对无法判断的褥疮和怀疑深层组织损伤的褥疮需进一步全面评估，采取必要的清创措施，根据组织损伤程度选择相应的护理方法。

4. 长期卧床患者可使用充气床垫或采取局部减压措施，定期变换体位，避免褥疮加重或出现新的褥疮。病情危重者，根据病情变换体位，保证护理安全。

三、安全管理

（一）评估和观察要点

1. 患者意识、活动能力、合作程度、疾病状况、用药等。

2. 告知患者安全管理的目的，取得配合。

（二）操作步骤

1. 衣帽整洁，洗手。

2. 准备用物 评估表、警示标识、护理记录单等。

3. 建立护理安全管理制度 包括查对制度、交接班制度等。

4. 建立患者身份识别系统 至少应对手术室、ICU、急诊抢救室、新生儿室及意识不清、无自主能力的重症患者使用腕带作为身份识别方法。

5. 环境及设施维护 提供安全住院环境，采取有效措施，避免烫伤、使用锐器等不安全因素。

6. 褥疮评估 根据患者选择适宜的褥疮危险因素评分表，如《Norton 评估表》、《Braden 评估表》等进行评分，以评估褥疮发生的危险程度。

7. 跌倒评估 对住院患者依《意外跌倒危险因素评估表》进行评分，确定高危患者。

8. 导管风险评估 有导管患者依《预防非计划性拔管评估表》进行评分，确定高危患者。

9. 对高危患者进行登记，班班交接。

10. 高危患者给予安全警示标识，采取针对预防措施。

11. 必要时建立护患沟通卡，有家属签字。

12. 建立上报及监测评价系统并认真执行。

（三）指导要点

对患者进行安全指导，嘱患者注意自身安全，提高自我防范意识。

（四）注意事项

此操作适用于全部住院患者，实施时根据患者情况采取有针对性的评估方法及措施，保证患者安全。

四、伤口护理

（一）评估和观察要点

1. 观察患者伤口部位、种类、大小、深度、创面情况，有无渗出液。

2. 向患者解释换药的目的，取得配合。

（二）操作步骤

1. 衣帽整洁，洗手，戴口罩。

2. 准备用物 治疗盘、治疗碗、弯盘、镊子 2 把、0.5% 碘伏棉球数个、无菌敷料、胶带、防水垫。必要时备无菌剪刀、凡士林纱条、外用药、棉签、液体石蜡等。

3. 携用物至患者旁，核对患者姓名，做好解释。

4. 协助患者取舒适体位，暴露伤口，注意保暖，垫防水垫，遮挡患者。

5. 揭去胶带和外层敷料，用镊子取下紧贴伤口的内层敷料，污染敷料内面向上，放置于弯盘内。

6. 开放伤口用0.5%碘伏棉球由内向外环形擦拭创面及周围皮肤，再根据伤口情况给予适宜处理。缝合伤口用0.5%碘伏棉球消毒切口、缝线、针孔及周围皮肤；感染伤口应由外向内消毒。

7. 根据伤口类型选择合适的伤口敷料，用胶带固定，粘贴方向与患者肢体或躯体长轴垂直。活动部位或范围较大不宜固定时，以绷带、弹力绷带或多头带包扎固定。

8. 协助患者取舒适体位，整理床单位。

9. 处理用物，并分类放置。

10. 洗手，处理医嘱，记录。

（三）指导要点

1. 嘱患者有不适感觉及时通知护士，不要自行揭去敷料。

2. 指导患者沐浴、翻身、咳嗽或活动时保护伤口的方法。

（四）注意事项

1. 根据伤口渗出情况确定伤口换药频率，伤口清洗一般选用生理盐水或对人体组织没有毒性的消毒液。换药过程中密切观察伤口及病情，出现异常及时报告医生。

2. 换药顺序依次为清洁伤口、污染伤口、感染伤口，最后换特异性感染伤口。清洁伤口换药应从中间向外消毒，感染伤口应由外向内消毒。有引流管时，先清洁伤口，再清洁引流管。

3. 换药时动作要轻柔，揭除敷料的方向与伤口方向平行，以减轻患者疼痛，注意保护新鲜的肉芽组织。若内层敷料粘贴在伤口上，应用生理盐水浸湿后再揭除。

4. 对特异性感染伤口，必须严格执行隔离制度，专人换药，使用过敷料必须按医疗废物处理，器械应另行消毒灭菌，避免交叉感染。

五、造口护理

（一）评估和观察要点

1. 评估患者病情、意识、自理能力、合作程度、心理状态、家庭支持程度等。

2. 观察造口部位、大小，造口黏膜血液循环情况，造口周围皮肤情况，向患者解释换药目的及注意事项，取舒适卧位。

（二）操作步骤

1. 衣帽整洁，洗手，戴口罩。

2. 准备用物：治疗盘、治疗碗、弯盘、镊子2把、生理盐水棉球、消毒液棉球、剪刀、造口度量尺、造口袋（一件式或两件式）、防水垫。依具体情况备温水、卫生纸、柔软小毛巾等。

3. 携用物至患者旁，核对患者的信息，做好解释。

4. 关闭门窗，注意保暖，遮挡患者。

5. 协助患者取平卧位或半卧位，稍偏向造口侧，暴露造口，铺防水垫。

6. 一件式造口袋：直接将造口袋除去，揭除时注意保护皮肤以免损伤。

7. 两件式造口袋：一手捏住造口袋卡环，一手按压底盘，自上而下小心分离，使造口袋与底盘完全分开。

8. 用卫生纸擦拭干净造口周围的大便。

9. 用生理盐水棉球擦拭造口黏膜。

10. 用消毒液棉球擦拭造口周围皮肤。

11. 切口愈合后可用卫生纸初步清洁后用柔软的毛巾蘸温水清洁造口周围皮肤，待皮肤晾干或用软纸吸干。

12. 一件式造口袋：用造口度量尺测量外径。裁剪造口袋底板（直径超过造口外径约2mm）。揭去底板衬纸，袋口朝下对准造口位置自下而上，由内向外轻压底盘1~3分钟，使底盘完全粘贴于造口周围皮肤。夹闭造口袋下端开口。

13. 两件式造口袋：将清洁的造口袋直接固定在底盘上，夹闭造口袋。

14. 整理衣服及床单位，协助患者取舒适卧位。

15. 处理用物，两件式造口袋使用后用清水冲洗干净，晾干备用。

16. 洗手，记录。

（三）指导要点

1. 引导患者参与造口的自我管理，告知患者及家属更换造口袋的详细操作步骤，小肠造口者选择空腹时更换。

2. 告知患者和家属造口及其周围皮肤并发症的预防和处理方法。

3. 指导患者合理膳食，训练排便。

（四）注意事项

1. 使用造口辅助用品前阅读产品说明书或咨询造口治疗师。

2. 移除造口袋时注意保护皮肤，粘贴造口袋前保证造口周围皮肤清洁干燥。

3. 保持造口袋底盘与造口之间的空隙在合适范围内。

4. 避免做增加腹压的运动，以免形成造口旁疝。

5. 定期扩张造口，防止狭窄。

第五章　气道护理

一、氧气吸入

（一）评估和观察要点

1. 评估患者的病情、意识、呼吸状况、合作程度及缺氧程度。

2. 评估鼻腔状况：有无鼻息肉、鼻中隔偏曲或分泌物阻塞等。

3. 动态评估氧疗效果。

（二）操作步骤

1. 衣帽整洁，洗手，戴口罩。

2. 准备用物：治疗盘、治疗碗、吸氧管、湿化瓶内盛（1/3~1/2 新制备的蒸馏水，并注明日期）、倒少量蒸馏水于治疗碗内、棉签、吸氧卡、胶带、污杯、氧气表。

3. 携用物至床旁，核对患者。

4. 协助取舒适体位，清洁鼻孔。

5. 安装流量表，打开吸氧管外包装，连接氧气管与流量表，将氧气管鼻塞置于治疗碗清水中，打开流量表试通，关闭流量表，用棉签擦干鼻塞。

6. 打开流量表，根据病情调节氧流量。低流量 1~2L/min，中流量 3~4L/min，高流量 5~6L/min。

7. 将氧气管鼻塞轻轻插入患者鼻孔，妥善固定。

8. 协助患者取舒适卧位，记录吸氧开始时间。

9. 整理用物，洗手，处理医嘱，执行者签字。

10. 停止吸氧时，取下鼻塞，关闭流量表开关，清洁面部，协助患者舒适卧位，记录停氧时间。

11. 处理用物，分类放置。

12. 洗手，处理医嘱，执行者签字。

（三）指导要点

1. 向患者解释用氧目的，以取得合作。吸氧过程中如有不适，应及时告知医护人员。

2. 告知患者或家属勿擅自调节氧流量，注意用氧安全。

3. 根据用氧方式，指导有效呼吸。

4. 告知患者进食进水时暂停吸氧，防止误吸或咽入气体过多引起腹胀。

（四）注意事项

1. 保持呼吸道通畅，注意气道湿化。

2. 保持吸氧管路通畅，无打折、分泌物堵塞或扭曲。

3. 面罩吸氧时，检查面部、耳廓皮肤受压情况。

4. 吸氧时先调节好氧流量再与患者连接，停氧时先取下鼻导管或面罩，再关闭氧流量表。

5. 注意用氧安全，尤其是使用氧气筒给氧时注意防火、防油、防热、防震。

6. 新生儿吸氧应严格控制用氧浓度和用氧时间。

二、经鼻/口腔吸痰法

（一）评估和观察要点

1. 了解患者病情、意识状态、呼吸情况、呼吸道分泌物排出的能力。

2. 观察有无痰喘、憋气，听诊肺部有无痰鸣音。

3. 观察痰液的性质、量及黏稠度。

4. 了解患者心理状态及合作程度，向患者介绍吸痰的目的及注意事项。

5. 观察患者口鼻黏膜情况，有无活动的义齿。

（二）操作步骤

1. 衣帽整洁，洗手，戴口罩。

2. 准备用物：治疗盘、冲洗罐两个、吸痰管、无菌手套、生理盐水、必要时备压舌板。电动吸引器或中心吸引器（另备贮液瓶装置）。昏迷患者另备开口器和舌钳。

3. 携用物至床旁，向患者解释，检查吸引器性能并连接，如为中心吸引设施则连接负压吸引装置。

4. 戴无菌手套，连接吸痰管，在无菌冲洗罐内试吸，检查吸痰管是否通畅，并湿润吸痰管，调节负压吸引压力 0.02~0.04MPa。吸痰管经口或鼻进入气道，开放负压，边旋转边向上提拉，将分泌物吸净。

5. 吸痰后，将吸痰管插入另一冲洗罐内抽吸冲管，关闭吸引器，分离吸痰管，无菌护帽保护负压接头。

6. 脱去手套，反折包住吸痰管置于医疗垃圾袋中。

7. 清洁患者口鼻分泌物，整理床单位，协助患者取舒适卧位。

8. 处理用物，洗手，记录吸痰效果。

（三）指导要点

1. 告知患者操作过程中会刺激患者咽喉部引起不适，清醒患者放松，积极配合。

2. 吸痰过程中鼓励并指导患者深呼吸，进行有效咳嗽和咳痰。

（四）注意事项

1. 严格执行无菌技术操作，每次吸痰后应更换吸痰管，应先吸气管内再吸口鼻处。

2. 选择型号适宜的吸痰管，患儿吸痰时，吸痰管宜细，吸力要小。

3. 插入吸痰管时不可有负压，以免引起呼吸道黏膜损伤。

4. 吸痰手法应自深部左右旋转、同时向上提出，吸痰动作要轻柔，防止刺激会厌引起窒息或反射性心律失常。

5. 每次吸痰时间不大于 15 秒，停 2~3 分钟后再重复吸。

6. 吸痰过程中，应观察患者的病情变化。吸痰前视病情加大吸氧浓度，防止患者缺氧；吸痰后给予高浓度吸氧，预防肺不张。

7. 贮痰瓶内痰液不得超过 2/3，应及时倾倒。

8. 痰稠者吸痰前给予雾化吸入、拍背。

三、经气管插管/气管切开吸痰法

（一）评估和观察要点

1.观察患者咳嗽时是否有痰，向患者介绍吸痰的目的及注意事项。

2.观察患者血氧饱和度是否降低，有无呼吸困难，听诊肺部有无痰鸣音。

3.使用呼吸机的患者评估呼吸机参数设置，气道压力是否升高。

4.观察患者气管切开处皮肤有无破损，敷料是否清洁。

（二）操作步骤

1.衣帽整洁，洗手，戴口罩。

2.准备用物：治疗盘、冲洗罐2个、生理盐水、无菌手套、一次性吸痰管数根、电动吸引器，如为中心吸引设施另备贮液瓶装置。

3.携用物至床旁，检查吸引器性能并正确连接，调节负压。

4.如为中心吸引设施则连接负压吸引装置。

5.协助患者取平卧位或半卧位，头偏向操作者略后仰。

6.听诊患者双肺呼吸音、观察血氧饱和度情况，给予纯氧吸入。

7.打开吸引器，戴无菌手套，连接吸痰管。

8.在无菌冲洗罐内试吸，检查吸痰管是否通畅。

9.反折吸痰管末端阻断负压，持吸痰管缓慢插入适宜深度，开放负压。

10.边旋转边吸引边向上提吸痰管，吸净痰液。

11.吸痰后在另一冲洗罐内吸引，以便冲净吸痰管内痰液。

12.关闭吸引器，分离吸痰管，无菌护帽保护负压接头。

13.脱去手套反折包住吸痰管，置入医疗垃圾袋中。

密闭式吸痰管：

1.吸痰管三通接头分别与气管切开套管、呼吸机或吸氧管、吸引器连接。

2.输液器两端分别与生理盐水、冲洗液口相连。

3.打开吸引器，拇指放松负压阀，另一手持吸痰管沿气管套管缓慢插入至所需深度。

4. 按压负压阀，边吸引边退管至黑色指示线以上。

5. 吸痰后按压负压阀，开放生理盐水冲洗吸痰管。

6. 冲洗完毕关生理盐水，放松负压阀，关吸引器。

7. 待患者血氧饱和度升至正常，将氧流量调回原水平。

8. 清洁患者气管切开处分泌物，必要时给予换药。

9. 整理床单位，协助患者取舒适体位。

10. 处理用物，洗手，做好记录。

（三）指导要点

教会患者做深呼吸及有效咳嗽，以助于排痰。

（四）注意事项

1. 严格执行无菌操作，及时吸痰，每次吸痰时均需要更换吸痰管，应先吸气管内再吸口鼻处，最后吸囊上分泌物。

2. 严格掌握两个冲洗罐的使用方法，避免二者混用，无菌冲洗罐每 4 小时更换一次，吸痰后的冲洗罐保持清洁状态，每 24 小时更换一次，防止感染。

3. 吸痰管外径应≤气管插管内径的1/2，患儿吸痰时，吸痰管宜细，吸力要小。

4. 插入吸痰管时不可有负压，以免引起呼吸道黏膜损伤。

5. 吸痰压力成人维持在 0.02~0.04MPa。

6. 每次吸痰时间 <15 秒，最多不超过 3 次，停 2~3 分钟后再重复吸。

7. 吸引过程中密切注意患者的呼吸和血氧饱和度，如患者憋气、剧烈咳嗽时，应立即拔除吸痰管，以防止窒息。

8. 贮液瓶内痰液不得超过 2/3，应及时倾倒。

四、气管切开伤口换药

（一）评估和观察要点

1. 评估患者的病情、意识及合作程度。

2. 评估操作环境，用物准备情况。

3. 评估气管切开伤口情况，套管有无脱出迹象，敷料污染情况，颈部皮肤情况。

（二）操作步骤

1. 衣帽整洁，洗手，戴口罩。

2. 准备用物：治疗盘、治疗碗、弯盘、生理盐水棉球、酒精棉球、纱布．镊子、气管切开垫。

3. 携用物至床旁，协助患者取合适体位，暴露颈部。

4. 用镊子撤去覆盖在气管切开套管口的湿纱布及气管切开垫。

5. 用酒精棉球消毒气管切口处及周围皮肤，由内至外，直径不少于 5cm。

6. 用生理盐水棉球清洁套管上端的痰液。

7. 夹取气管切开垫放在套管下面，开口处重叠，应平整、舒适。

8. 视套管系带污染程度予以更换，并检查其松紧度，以能伸进一指为宜，并系死结。

9. 套管口处覆盖 1~2 层无菌生理盐水纱布。

10. 整理床单位，协助患者取舒适体位。

11. 处理用物，洗手，做好记录。

（三）指导要点

1. 告知患者气管切开伤口换药的目的及配合要点，取得配合。

2. 指导患者及家属气管切开伤口的护理方法和注意事项，预防并发症。

（四）注意事项

1. 根据患者气管切开伤口情况选择敷料。

2. 每天换药至少一次，保持伤口敷料及固定带清洁、干燥。

3. 换药前充分吸痰，观察气道是否通畅，防止换药时痰液外溢污染。

4. 操作前检查气管切开套管位置，固定带松紧度。

5. 操作中防止牵拉，使导管脱出。

五、气管切开套管内套管更换及清洗

（一）评估和观察要点

1. 评估患者的病情、意识、呼吸型态、痰液、血氧饱和度及合作程度。

2. 评估患者的气管切开伤口，气管套管的种类、型号。

（二）操作步骤

1. 衣帽整洁，洗手，戴口罩。

2. 准备用物：治疗盘、治疗碗、弯盘、镊子3把、同型号的内套管、纱布。

3. 携用物至床旁，协助患者取合适体位，头略后仰。

4. 撤下覆盖在患者气管套口处的纱布，一手持血管钳固定外套管，另一手持无菌镊子取出内套管，放入治疗碗内。

5. 用另外一把无菌镊子夹住已消毒的内套管，沿外套管的弯曲度缓慢插入固定。

6. 用1~2层无菌生理盐水纱布覆盖气管切开套管口处，轻放入系带内。

7. 整理床单位，协助患者取舒适体位。

8. 处理用物，洗手，做好记录。

9. 换下的内套管清洗干净后，煮沸消毒20分钟，晾干备用。

（三）指导要点

告知患者操作目的及配合要点。

（四）注意事项

操作中保持呼吸道通畅，取出和放回套管时动作轻柔。

第六章　引流护理

一、胃肠减压护理

（一）评估和观察要点

1. 评估患者的病情，意识状态及合作程度。

2. 评估口腔黏膜、鼻腔及插管周围皮肤情况，了解有无食道静脉曲张。

3. 评估胃管的位置、固定情况及负压吸引装置工作情况。

4. 观察引流液的颜色、性质和量。

5. 评估腹部体征及胃肠功能恢复情况。

（二）操作步骤

1. 衣帽整洁，洗手，戴口罩。

2. 准备用物：治疗盘、治疗碗、弯盘、血管钳、镊子、纱布、灌注器、一次性胃管、另备液体石蜡、棉签、胶布、负压吸引器及托架。

3. 携用物至床旁，核对患者信息，做好解释。

4. 检查一次性胃肠减压器的效能。

5. 协助患者取半卧位或平卧位。

6. 插胃管（方法及步骤详见肠内营养部分）。

7. 将胃管与胃肠减压器连接，保持负压，观察引流是否通畅。用安全别针将胃肠减压管固定于床单上。

8. 观察吸引出胃液的颜色、性质及量，记录 24 小时引流量。

9. 整理床单位，协助患者取舒适体位。

10. 处理用物，分类放置。

11. 洗手，记录引流出的胃液量。

（三）指导要点

1. 告知患者胃肠减压的目的和配合方法。

2. 告知患者及家属防止胃管脱出的措施。

（四）注意事项

1. 给昏迷患者插胃管时，应先撤去枕头，头向后仰，当胃管插入15cm时，将患者头部托起，使下颌靠近胸骨柄以增大咽喉部通道的弧度，便于胃管顺利通过会厌部。

2. 插管时若患者出现恶心，应休息片刻，嘱患者深呼吸再插入，出现呛咳、呼吸困难、发绀等情况，立即拔出，休息后重新插入。

3. 食管和胃部手术后，冲洗胃管有阻力时不可强行冲洗，通知医生，采取相应措施。

4. 长期胃肠减压者，每个月更换胃管 1 次，从另一侧鼻孔插入。

二、腹腔引流护理

（一）评估和观察要点

1. 了解患者病情及腹部体征。

2. 观察引流是否通畅，引流液的颜色、性质和量。

3. 观察伤口敷料处有无渗出液。

（二）操作步骤

1. 衣帽整洁，洗手，戴口罩。

2. 用物准备：治疗盘、安尔碘、无菌棉签、无菌纱布、血管钳、防水垫、无菌引流袋、胶带、安全别针。

3. 携用物至患者旁，核对患者姓名，做好解释。

4. 协助患者取半卧位或平卧位，充分暴露引流管，将防水垫置于引流管下。

5. 用血管钳夹闭引流管近端，在无菌纱布保护下分离引流管与引流袋，用安尔碘棉签沿引流管口切面由内向外环形消毒两遍，在无菌纱布的保护下，再将引流管与新的引流袋相连，打开血管钳。

6. 将引流管用胶布 "S" 形固定于皮肤，防止滑脱，标识清楚，连接管用安全别针固定于床单上。

7. 观察引流液的颜色、性质及量。

8. 整理床单位，协助患者舒适体位。

9. 处理用物，分类放置。

10. 洗手，记录引流液量。

（三）指导要点

1. 告知患者更换体位或下床活动时保护引流管的措施。

2. 告知患者出现不适，及时通知医护人员。

（四）注意事项

1. 拔管后注意观察伤口渗出情况，渗出液较多应及时通知医生处理。

2. 观察有无感染、出血、慢性窦道等并发症。

三、T型管引流护理

（一）评估和观察要点

1. 患者的病情、生命体征及腹部体征，如有无发热、腹痛、黄疸等。

2. 患者的皮肤、巩膜黄染消退情况及大便颜色；T型管周围皮肤有无胆汁侵蚀。

3. 观察引流液的颜色、性质和量。

（二）操作步骤

1. 衣帽整洁，洗手，戴口罩。

2. 用物准备：无菌治疗盘、治疗碗、弯盘、镊子、消毒液棉球、纱布、引流袋、血管钳、防水垫、安全别针。

3. 携用物至患者旁，核对患者，做好解释，遮挡患者。

4. 充分暴露T型管，将防水垫置于T型管下。

5. 用血管钳夹闭T型管，在无菌纱布保护下分离T型管与引流袋。

6. 用消毒棉球沿T型管口切面向外螺旋消毒两次。

7. 在无菌纱布的保护下，将引流袋与 T 型管连接。

8. 打开血管钳，开放 T 型管，引流管用胶布 "S" 形固定，引流袋妥善固定于床旁。

9. 拔管前遵医嘱将 T 型管用无菌纱布包裹，关闭 1~2 天，闭管期间注意观察患者。

10. 拔管后引流口处用无菌纱布覆盖、固定。

11. 整理床单位，协助患者取半卧位。

12. 处理用物，分类放置。

13. 洗手，记录引流量。

（三）指导要点

1. 告知患者更换体位或下床活动时保护 T 型管的措施。

2. 告知患者出现不适，及时通知医护人员。

3. 如患者需戴 T 型管回家，指导其管路护理及自我监测方法。

4. 指导患者进清淡饮食。

（四）注意事项

1. 观察生命体征及腹部体征的变化，及早发现胆瘘、胆汁性腹膜炎等并发症。

2. T 型管引流时间一般为 12~14 天，拔管之前遵医嘱夹闭 T 型管 1~2 天，夹管期间及拔管后均应观察患者有无发热、腹痛、黄疸等情况。

四、伤口负压引流护理

（一）评估和观察要点

1. 评估患者病情变化，生命体征。

2. 观察引流是否通畅，引流液颜色、性质、量。

3. 观察伤口敷料有无渗出液。

（二）操作步骤

1. 衣帽整洁，洗手，戴口罩。

2. 用物准备：治疗盘、安尔碘、无菌棉签、无菌纱布、血管钳、防水垫、无菌引流袋、胶带、安全别针。

3. 更换负压引流方法同腹腔引流袋。

4. 负压引流装置应妥善固定，防止脱出。

5. 遵医嘱调节压力，维持有效负压。

6. 保持引流通畅、避免打折、扭曲、受压。

7. 准确记录 24 小时引流量。

8. 整理床单位，协助患者舒适体位。

9. 处理用物，分类放置。

10. 洗手，记录引流量。

（三）指导要点

1. 告知患者负压引流的目的。

2. 告知患者更换体位时防止引流管意外脱出或打折、受压的措施。

（四）注意事项

拔管后注意观察局部伤口敷料，发现渗出，及时通知医生处置。

五、胸腔闭式引流护理

（一）评估和观察要点

1. 评估患者生命体征及病情变化。

2. 观察引流液颜色、性质及量。

3. 观察长管内水柱波动，正常为 4~6cm，咳嗽时有无气泡溢出。

4. 观察伤口敷料有无渗出液、有无皮下气肿。

（二）操作步骤

1. 衣帽整洁，洗手，戴口罩。

2. 准备用物：无菌治疗盘、治疗碗、弯盘、镊子、纱布、消毒液棉球、大弯血管钳两把、无菌密闭水封瓶内置 300ml 生理盐水，水封瓶架。

3. 携用物至床旁，核对患者信息，协助患者取半卧位，鼓励患者咳嗽并挤压胸腔引流管。

4. 用两把大弯血管钳夹闭胸腔引流管，距离伤口至少 10cm。

5. 在无菌纱布的保护下将胸腔引流管与连接管分离，用消毒棉球沿胸腔引流管切面向外螺旋消毒两次。

6. 在无菌纱布的保护下，将胸腔引流管与更换的水封瓶长管连接。

7. 松开两把大弯血管钳，挤压胸腔引流管，同时嘱患者深吸气后咳嗽，观察水柱波动情况。将引流瓶放于安全处，保持引流瓶低于胸部水平 60~100cm。水封瓶长管没入无菌生理盐水中 2~3cm，并保持直立。

8. 整理床单位，协助患者半卧位。

9. 处理用物，分类放置。

10. 洗手，记录引流液的量、颜色及性质。

（三）指导要点

1. 告知患者胸腔引流的目的及配合方法。

2. 鼓励患者咳嗽，深呼吸及变换体位，并告知正确咳嗽、深呼吸、变换体位的方法。

（四）注意事项

1. 出血量多于 100ml/h，呈鲜红色，有血凝块，同时伴有脉搏增快，提示有活动性出血的可能，及时通知医生。

2. 水封瓶打破或接头滑脱时，要立即夹闭或反折近胸端胸引管。

3. 引流管自胸壁伤口脱落，应立即用手顺皮肤纹理方向捏紧引流口周围皮肤（注意不要直接接触伤口），立即通知医生。

4. 患者下床活动时，引流瓶的位置应低于膝盖且保持平稳，保证长管没入液面下，外出检查前须将引流管夹闭，漏气明显的患者不可夹闭胸引管。

5. 拔管后注意观察患者有无胸闷、憋气，皮下气肿，伤口渗液及出血等症状，有异常及时通知医生。

六、脑室穿刺引流护理

（一）评估和观察要点

1.评估患者意识、瞳孔、生命体征及头痛、呕吐等情况。

2.观察引流管内液面有无波动，引流液的颜色、性状及量。

3.观察伤口敷料有无渗出。

（二）操作步骤

1.衣帽整洁，洗手，戴口罩。

2.用物准备：常规皮肤消毒用物一套、颅骨钻、脑室穿刺包、脑室引流装置、5ml注射器、无菌手套，2%利多卡因，另备急救物品。

3.患者准备：常规剃头，并用2%碘伏消毒头皮。

4.携用物至床旁，核对患者姓名，做好解释，协助患者仰卧位。

5.协助医师定位，以穿刺点为圆心常规消毒皮肤，2%利多卡因进行局部浸湿麻醉。

6.协助医师开颅，穿刺并放置引流管，注意无菌操作。

7.将引流管与脑室外引流管连接。

8.脑室引流瓶（袋）入口处应高于外耳道10~15cm，妥善固定引流系统。

9.密切观察并记录脑脊液的颜色、性质及量，引流管波动情况，保持引流通畅。

10.整理床单位，协助患者取平卧位。

11.处理用物，分类放置。

12.洗手，处理医嘱，记录。

（三）指导要点

1.嘱患者在活动时应防止引流管受压、扭曲，保持引流通畅，并告知患者不能随意移动引流瓶装置。

2.嘱患者切勿自行坐起或站起，造成液体回流引起颅内感染。

3.拔管前应夹闭引流管，告知患者若出现头痛、呕吐等症状应及时告知护理人员。

（四）注意事项

1. 管路标识清楚，翻身时避免引流管牵拉、滑脱、扭曲、受压，搬运患者时将引流管夹闭，妥善固定。

2. 切记将引流瓶提起，以防体液倒流入脑内。

3. 引流期间保持患者平卧位，如需摇高床头须遵医嘱相应调整引流管高度。

4. 保持引流管周围敷料清洁干燥，有渗液时及时更换，防止逆行感染。

5. 密切观察并记录脑脊液的颜色、形状及量，若颜色加深、呈血性或浑浊，说明有出血或感染，应及时告知医师。

6. 引流期间应保持脑室压力在 0.98~1.47kpa（100~150mmH$_2$O），引流早期（1~2 小时）特别注意引流速度，防止引流过多、过快，总量每日 400~500ml，引流过快会导致低颅压性头痛，呕吐。

7. 意识不清，躁动不安的患者应给予约束以防拔管。

8. 拔管前遵医嘱夹闭引流管 24~48 小时，若患者无头痛、呕吐等颅内压高压症状，即可拔管。

第七章　常用监测技术与身体评估

一、体温测量

（一）评估和观察要点

1. 评估患者病情、意识及合作程度。

2. 评估测量部位和皮肤状况。

3. 观察患者发热状况，判断热型。

4. 了解患者是否存在影响测量结果的因素，如进食、剧烈运动、服药等。

（二）操作步骤

1. 衣帽整洁，洗手。

2. 准备用物：治疗盘、体温计、秒表、记录本。

3. 携用物至床旁，核对患者信息并向患者解释，协助患者取舒适卧位。

4. 腋下测量法：解开纽扣，擦拭汗液，将体温计水银端放于腋窝深处，屈肘过胸夹紧，10 分钟后取出读数并记录。

5. 口腔测量法：将口表水银端斜放于患者舌下，让患者闭唇含住口表，切勿用牙咬，用鼻呼吸，3 分钟后取出，用消毒纱布擦拭，读数并记录。

6. 直肠测量法：协助患者取舒适卧位，暴露臀部，润滑肛表水银端，轻轻插入肛门 3~4cm，测量 3 分钟后取出，用消毒纱布擦拭，读数并记录。

7. 整理床单位，协助患者穿好衣裤，取舒适卧位。

8. 处理用物，按体温表消毒规范消毒，甩至 35℃以下。

9.洗手，记录，绘制体温单。

（三）指导要点

1.告知患者测量体温的必要性和配合方法。

2.告知患者测量体温前30分钟应避免进食冷热饮、冷热敷、洗澡、运动、灌肠。

3.指导患者处理体温表意外损坏后，防止汞中毒的方法。

4.指导患者切忌把体温计放在热水中清洗或放在沸水中煮，以免引起爆破。

（四）注意事项

1.婴幼儿、意识不清或不合作患者测体温时，护士不宜离开。

2.婴幼儿、精神异常、昏迷、不合作、口鼻手术或呼吸困难患者，禁忌测量口温。

3.进食、吸烟、面颊部做冷、热敷患者应推迟30分钟后测口腔温度。

4.腋下有创伤、手术、炎症、腋下出汗较多、极度消瘦的患者，不宜腋下测温。沐浴后需待20分钟后再测腋下温度。

5.腹泻、直肠或肛门手术，心肌梗死患者不宜用直肠测量法。

6.体温和病情不相符合时应重复测量，必要时可同时采取两种不同的测量方式作为对照。

二、脉搏、呼吸测量

（一）评估和观察要点

1.评估患者病情、意识及合作程度。

2.了解患者用药情况。

3.了解患者是否存在影响测量结果的因素。

（二）操作步骤

1.衣帽整洁，洗手。

2.准备用物：有秒表的表、记录单、必要时备听诊器。

3.携用物至床旁，核对患者的信息，做好解释，协助患者取舒适体位。

4. 用示指、中指和无名指按于桡动脉上，压力大小以能清楚触及动脉为宜，计数 30 秒。

5. 异常脉搏、危重患者需测 1 分钟，脉搏细弱难以测量时采用听诊器在心尖部测量心率。

6. 脉搏短绌者应由两名护士同时测量心率、脉搏。

7. 保证测量脉搏姿势不动观察患者胸部、腹部起伏，计数呼吸频次 30 秒。

8. 异常呼吸或婴幼儿需测 1 分钟，患者呼吸不易被观察时将少许棉絮置于患者鼻孔前，计数 1 分钟棉絮被吹动的次数。

9. 整理床单位，协助患者舒适卧位。

10. 处理用物，分类放置。

11. 洗手，记录。

（三）指导要点

1. 告知患者测量前如有剧烈活动或情绪激动，应先休息 15~20 分钟后再测量。

2. 告知患者情绪平稳、安静、保持自然呼吸状态。

（四）注意事项

1. 偏瘫患者选择健侧肢体测量脉搏。

2. 除桡动脉外，可测颞动脉、肱动脉、颈动脉、股动脉、腘动脉、足背动脉等。

3. 测量呼吸时宜取仰卧位。

4. 不可用拇指诊脉。

三、无创血压测量

（一）评估和观察要点

1. 评估患者病情、意识、年龄、体位及合作程度，告知其目的并取得配合。

2. 评估患者基础血压、治疗用药情况，观察患者血压变化。

3. 了解患者是否存在影响测量结果的因素，如情绪激动、剧烈运动等。

（二）操作步骤

1. 衣帽整洁，洗手。

2. 准备用物：血压计（台式）、听诊器、记录单。

3. 携用物至床旁，核对患者信息，做好解释。

4. 协助患者取舒适体位，坐位或仰卧位。

5. 协助患者露出手臂并伸直。使用台式血压计测量时，使水银柱"0"点与肱动脉、心脏处于同一水平。

6. 袖带缠于上臂，下缘距肘窝 2~3cm，松紧以放进一指为宜。

7. 听诊器胸件放在肱动脉搏动最强处固定，充气至动脉搏动音消失，再加压使压力升高 20~30mmHg，缓慢放气，听到第一声搏动时为收缩压数值，直到声音突然减弱或消失为舒张压数值。

8. 解开袖带，驱尽袖带内空气，关闭血压计。

9. 如有异常及时告诉医生，做相应处理，必要时复测。

10. 整理床单位，协助患者取舒适卧位。

11. 处理用物，分类放置。

12. 洗手，记录。

（三）指导要点

1. 告知患者无创血压测量的目的、意义、注意事项及配合方法。

2. 指导患者居家自我监测血压的方法，药物的作用和不良反应。

3. 向患者讲解影响血压的因素，良好的生活习惯对保持血压稳定的意义。

（四）注意事项

1. 血压监测应在患者平静时进行，遵循四定的原则：定时间、定体位、定部位、定血压计。

2. 测量肢体的肱动脉与心脏处于同一水平位置，卧位时平腋中线，坐位时平第四肋。

3. 偏瘫患者选择健侧上臂测量。

4. 测量前需检查血压计的有效性，定期检测、校对血压计。

5. 如发现血压听不清或异常时，应重测，先驱净袖带内空气，使汞柱降至"0"，稍休息片刻再行测量，必要时做对照复查。

6. 排除影响血压的外界因素：袖带过宽、过窄、袖带缠绕过松、过紧、肢体位置过高、过低、血压计水银不足等对血压的影响。

四、心电监测

（一）评估和观察要点

1. 评估患者病情、意识状态、合作程度及胸部皮肤情况。

2. 观察并记录心率和心律变化。

3. 观察心电图波形变化，及时处理异常情况。

（二）操作步骤

1. 衣帽整洁，洗手，戴口罩。

2. 准备用物：床旁监护仪、一次性电极片。

3. 携用物至床旁，核对患者的姓名、床号，向患者做好解释，协助患者取舒适卧位。

4. 连接外接电源线及导联线。

5. 清洁患者胸部贴电极处皮肤，将心电导线与电极片连接后贴于患者皮肤的相应位置。

6. 一般放置位置

（1）右上（RA）：右锁骨中线第一肋间。

（2）右下（RL）：右锁骨中线剑突水平处。

（3）中间（C）：胸骨左缘第四肋间。

（4）左上（LA）：左锁骨中线第一肋间。

（5）左下（LL）：左锁骨中线剑突水平处。

7. 系好袖带，监测血压，设定监测间隔时间或选择手动方式测量。

8. 调整合适的心电监护导联波幅，调整监测指标的报警界限及报警音量。

9. 定时观察并记录所测数值。

10. 整理床单位，协助患者取舒适卧位。

11. 处理用物，洗手，记录。

（三）指导要点

1. 告知患者不要自行移动或者摘除电极片及导联线。

2. 告知患者当电极片周围皮肤出现瘙痒、疼痛等情况，应及时通知医护人员。

3. 告知患者和家属避免在监护仪附近使用手机，以免干扰监测波形。

（四）注意事项

1. 放置电极片时，应避开伤口、瘢痕、中心静脉插管、起搏器及电除颤时电极板的放置部位。

2. 密切监测患者异常心电波形，排除各种干扰和电极脱落，及时通知医生处理；带有起搏器的患者要区别正常心律与起搏心律。

3. 定期更换电极片及其粘贴位置。

4. 心电监护不具有诊断意义，如需更详细了解心电图变化，需做常规导联心电图。

五、血糖监测

（一）评估和观察要点

1. 评估血糖仪的工作状态，检查试纸有效期。

2. 评估患者末梢循环及皮肤情况、进食时间。

（二）操作步骤

1. 衣帽整洁，洗手，戴口罩。

2. 准备用物：血糖仪、采血笔、采血针、试纸、治疗盘、75% 酒精、棉签。

3. 携用物至床旁，核对患者姓名，做好解释。

4. 确认血糖仪号码与试纸号码一致。

5. 安装采血笔，确认监测血糖时间。

6. 使用 75% 酒精棉签消毒穿刺部位。

7. 待手指上酒精自然干后，按无菌技术规范实施采血，宜使血液自然流出，采充足血量后立即用干棉签按压。

8. 准确记录血糖值，告知患者，必要时通知医生。

9. 整理床单位，协助患者取舒适体位。

10. 处理用物，分类放置。

11. 洗手，处理医嘱，记录。

（三）指导要点

1. 告知患者血糖监测目的，取得合作。

2. 指导末梢循环差的患者将手下垂摆动。

3. 指导患者掌握自我监测血糖的方法和注意事项。

4. 指导患者采血后用无菌棉签按压 1~2 分钟。

（四）注意事项

1. 测血糖时应轮换采血部位。

2. 血糖仪应按生产商使用要求定期进行标准液校正。

3. 避免试纸受潮、污染。

六、血氧饱和度监测

（一）评估和观察要点

1. 评估患者意识状态、吸氧浓度、自理能力以及合作程度。

2. 评估患者指（趾）端循环、皮肤完整性及肢体活动程度。

3. 评估周围环境光照条件。

（二）操作步骤

1. 衣帽整洁，洗手，戴口罩。

2. 准备用物：床旁监护仪、氧饱和度监测插件、记录单。

3. 携用物至床旁，向患者解释，核对姓名，床号。

4. 连接外接电源线及氧饱和度监测插件。

5. 协助取舒适卧位，清洁患者测量部位皮肤及指（趾）甲。

6. 正确安放传感器于患者手指、足趾或耳廓处，接触良好，松紧度适宜。

7. 调整报警界限及报警音量。

8. 定时观察并记录所测数值。

9. 整理床单位，协助患者取舒适体位，

10. 处理用物，分类放置。

11. 洗手，处理医嘱，记录。

（三）指导要求

1. 告知患者监测目的、方法及注意事项。

2. 告知患者及家属影响监测效果的因素。

（四）注意事项

1. 血氧饱和度监测报警低限设置为90%，发现异常时及时通知医生。

2. 注意休克、体温过低、低血压或使用血管收缩药物、贫血、偏瘫、指甲过长、同侧手臂测量血压、周围环境光照太强、电磁干扰及涂抹指甲油等对监测结果的影响。

3. 注意更换传感器的位置，以免皮肤受损或血液循环受阻。

4. 怀疑一氧化碳中毒的患者不宜选用脉搏血氧监测仪。

第八章 急救技术

一、成人院前心肺复苏

（一）评估和观察要点

1.确认现场环境安全。

2.确认患者无意识、无运动、无呼吸（终末叹气应看作无呼吸）。

（二）操作步骤

1.准备用物：有条件准备纱布、木板。

2.双手轻拍患者肩部，并在其左右耳大声呼唤。

3.若没有反应，可判断意识丧失，立即求助他人帮助，并记录时间。

4.触摸颈动脉5~10秒钟。判断患者有无脉搏。如无脉搏搏动，立即进行胸外按压。

5.置患者于心肺复苏体位，暴露胸腹部，松开腰带。

6.术者将一手掌根部紧贴在患者双乳头连线中点或胸骨中下1/3，另一手掌根部重叠放于其手背上，双臂伸直，垂直按压，使胸骨下陷至少5cm。每次按压后使胸廓完全反弹，放松时手掌不能离开胸壁。按压频率大于100次/分。

7.观察口腔，如有异物，将患者头偏向一侧并清除异物。

8.采取仰头抬颏法开放气道，快速判断患者有无呼吸。患者无自主呼吸时，立即行口对口人工呼吸，吹气两次，吹气同时观察胸廓起伏。

9.胸外按压与人工呼吸之比为30∶2。

10.以同样方法操作5个循环，再次判断颈动脉搏动及自主呼吸情况。

11.如出现复苏有效指征（如可触及颈动脉搏动、意识逐渐恢复、自主呼吸恢复、颜面口唇由紫色转为红润、瞳孔由大变小），进行高级生命支持。如复苏未成功则继续进行 5 个循环的心肺复苏，评估时间不超过 10 秒。

（三）注意事项

1.按压时，肩、肘、腕在一条直线上，并与患者身体长轴垂直，按压时，手掌掌跟不能离开胸壁。

2.胸外按压时要确保足够的频率及深度，尽可能不中断胸外按压，每次按压后要让胸廓充分回弹，以保证心脏得到充分的血液回流。

3.开放气道时，对疑有头、颈部外伤者应避免抬颈，以避免进一步损伤脊髓。

4.人工呼吸时，操作者双唇应紧贴患者口部，防止漏气，吹气后应放松捏鼻孔的手指，使气体从患者肺内排出。

5.吹气时应有足够的气量，以使胸廓抬起，但一般不超过 1000ml。吹气时防止过猛过大。

6.吹气时间易短，约占一次呼吸周期的 1/3。

7.复苏过程中应密切观察患者病情变化，判断复苏效果。

二、成人双人院内心肺复苏

（一）操作步骤

1.轻拍患者肩部，并在其左右耳边大声呼唤。

2.如患者没有反应，可判断其意识丧失，立即呼叫其他人帮助，并记录时间。

3.触摸颈动脉，判断时间小于 10 秒。

4.将患者置于心肺复苏体位。

5.暴露胸腹部，松开腰带。

6.一名护士进行胸外心脏按压，按压频率大于 100 次 / 分，步骤同成人院前心肺复苏。

7.另一名护士取下床头挡板，观察口腔，如有异物，将患者头偏向一侧并清除异物。

8. 采用仰头抬颏法开放气道，头部后仰呈 90°，同时快速判断有无自主呼吸，将简易呼吸器连接氧气，氧流量调至 10~12L/min，将面罩扣住口鼻，用"CE"手法固定面罩。挤压气囊 1 秒，通气频率为 8~10 次 /min。

9. 二人协调配合，心脏按压 30 次为一个循环，连续操作 5 个循环后，再次评估患者呼吸、循环体征。

10. 如出现复苏有效指征（可触及颈动脉搏动、意识逐渐恢复、自主呼吸恢复、颜面口唇由发绀转为红润、瞳孔由大变小），进行高级生命支持。

11. 如未成功则继续进行心肺复苏，评估时间不超过 10 秒。

12. 整理床单位，协助患者取舒适体位。

13. 处理用物，简易呼吸器装置进行消毒。

14. 洗手，做好抢救记录。

（二）指导要点

1. 患者复苏成功后，告知患者卧床休息，鼓励其保持情绪稳定的同时积极配合治疗。

2. 对于意识不清、躁动需约束的患者，告知家属将予以适当约束，防止意外的发生，取得家属理解和配合。

（三）注意事项

1. 胸外按压应确保按压频率与按压深度，尽量减少中断，如需安插人工气道或除颤时，中断时间不应超过 10 秒。

2. 成人使用 1~2L 的简易呼吸器，如开放气道，无漏气，1L 简易呼吸器挤压 1/2~2/3 体积气囊，2L 简易呼吸器挤压 1/3 体积气囊。

3. 如患者没有人工气道，吹气时稍停按压；如患者插有人工气道，吹气时可不暂停按压。

三、非同步电除颤

（一）评估和观察要点

1. 评估是否突然发生意识丧失、抽搐、发绀、大动脉搏动消失。

2.了解心电图示波为室颤、室速、室扑图形。

（二）操作步骤

1.呼叫寻求帮助，记录时间。

2.准备用物：除颤仪、电极板、导电糊、抢救用物。

3.患者取仰卧位，充分暴露心前区。

4.涂导电糊于电极板上。

5.打开除颤仪开关，设置除颤电量，充电。

6.将一电极板紧贴于患者右侧锁骨下方即心底部，另一电极板置于左侧乳头的外侧即心尖部。

7.再次观察并确认心电监护为室颤，告知在场人员离开病床，同时术者身体离开患者床单位，双手同时按压放电按钮进行除颤。

8.放电后立即进行心电示波观察，如转为窦性心律，记录心电图。如除颤一次无效后可重复进行。除颤结束后关机。

9.擦净患者皮肤，整理用物及床单位。

10.记录电除颤的时间，使用能量，患者生命体征及心电示波改变。

11.擦净电极板。

12.洗手，处理医嘱。

13.使用后的除颤器应进行自检，各项参数合格，系统检测完毕，关机。

（三）注意事项

1.除颤时应远离水及导电材料。

2.清洁并擦干皮肤，不能使用酒精，含有苯基的酊剂或止汗剂清洁。

3.手持电极板时，两级不能相对，不能面向自己。

4.放置电极板部位应避开瘢痕、伤口。

5.如电极板部位安放有医疗器械，除颤时电极板应远离医疗器械至少 2.5cm 以上。

6.患者右侧卧位时 STERNUM 手柄电极，置于左肩胛下区与心脏同高处，APEX 手柄电极，置于心前区。

7. 安装有起搏器的患者除颤时，电极板距起搏器至少 10cm。

8. 如果一次除颤后不能清除室颤时，移开电极板后应立即进行胸外按压。

9. 操作后保留并标记除颤时自动描记的心电图。

10. 使用后将电极板充分清洁，及时充电备用，定期充电并检查性能。

四、洗胃机洗胃

（一）评估和观察要点

1. 评估患者生命体征、意识状态、合作程度、有无洗胃禁忌证。

2. 评估患者为口服毒物中毒，分析摄入毒物的种类、剂量、时间，询问是否曾经呕吐以及入院前是否采取其他处理措施，并询问既往是否有胃部疾病史及心脏病史。

3. 检查胃潴留程度，了解就诊前有无呕吐，是否采取其他处理措施。

（二）操作步骤

1. 衣帽整洁，洗手，戴口罩。

2. 快速备齐用物：洗胃机、治疗盘、洗胃包：弯盘、镊子、纱布、液体石蜡油球、颌下巾、牙垫、无菌手套，另备胃管、灌注器、按需备 35~38℃洗胃液、必要时备听诊器、开口器、舌钳。

3. 携用物至床旁，遮挡患者。

4. 接通电源，测量洗胃液水温（35~38℃）。

5. 将出水管，洗胃管，进水管分别与洗胃机的排液口，胃管口，进液口连接，末端置入清水中。

6. 开机循环 2~3 次以排出管内气体，将出水管路放入污水桶内。

7. 清醒患者取坐位或半卧位，中毒较重患者取左侧卧位。

8. 打开洗胃包，铺治疗巾于颌下，取下义齿，垫牙垫。

9. 戴手套，测量胃管置入深度（前额发际至剑突下），读取刻度，润滑胃管前端，由口腔置入约 45~55cm。

10. 证实胃管在胃内后，妥善固定。必要时遵医嘱留取毒物标本及时送检。

11. 连接洗胃机与胃管。

12. 打开洗胃机开关，机器自动吸出胃内容物，注入洗胃液，每次灌洗胃液 300~500ml，反复冲洗直至洗净为止。

13. 关机，分离洗胃机，反折胃管并拔出。如需反复洗胃者，可保留胃管。

14. 协助患者漱口，必要时清洗头发或全身浴，取舒适卧位。

15. 处理用物，清洁洗胃机及管路，保持备用状态。

16. 洗手，记录。

（三）注意事项

1. 呼吸心跳骤停者，应先复苏，后洗胃。

2. 洗胃前应检查生命体征，如有呼吸道分泌物增多或缺氧，应先吸痰，再插胃管洗胃。

3. 应尽早开通静脉通道，遵医嘱给药。

4. 当中毒性质不明时，抽出胃内容物送检，洗胃液可选用温开水或等渗盐水，待毒物性质明确后，再使用拮抗药。

5. 洗胃时，注意观察灌入液与排出液是否相等，排出液的颜色、气味、性质，一旦排出液呈血性或患者感觉腹痛，出现血压下降，应立即停止洗胃，及时通知医生予以处理。

6. 洗胃完毕，胃管宜保留一定时间，以利再次洗胃，尤其是有机磷中毒者，胃管应保留 24 小时以上，便于反复洗胃。

7. 强酸、强碱及腐蚀性药物中毒时禁忌洗胃，胃癌、食道阻塞、胃底食道静脉曲张及消化性溃疡患者慎洗胃。

第九章 常用标本采集

一、血标本采集

（一）评估和观察要点

1. 评估患者病情、意识及配合程度，需空腹取血者询问是否空腹。
2. 评估穿刺部位皮肤、血管状况和肢体活动度。
3. 了解需做的检查名称，以明确收集血标本的种类和目的。

（二）操作步骤

真空采血法：
1. 根据化验单选择真空采血管。
2. 衣帽整洁，洗手，戴口罩。
3. 准备用物：注射盘、常规皮肤消毒用物一套、采血针、手套、止血带、一次性治疗巾。
4. 携用物至床旁，核对患者信息，做好解释。
5. 协助患者取舒适体位，暴露采血部位。
6. 戴手套，铺一次性治疗巾，于穿刺处上方约 6cm 处系止血带，取安尔碘棉签消毒皮肤，范围 5cm×5cm，待干。
7. 取采血针。
8. 嘱患者握拳，绷紧静脉下端皮肤，持采血针刺入静脉，穿刺成功后，固定针头，按顺序依次插入真空采血管，取所需血量。
9. 分离真空采血管与采血针末端，嘱患者松拳，松开止血带，取干棉签置穿刺点处迅速拔出针头，按压局部片刻。
10. 协助患者取舒适体位，整理床单位。
11. 处理用物，分类放置，记录，标本送检。

注射器直接穿刺采血法：

根据采集血标本的种类准确计算采血量，选择合适的注射器，按无菌技术操作规范进行穿刺，采集完成后，取下注射器针头，根据不同标本所需血量，分别将血标本沿管壁缓慢注入相应的容器内，轻轻混匀，勿用力震荡。

（三）指导要点

1. 告知患者血标本采集的目的及配合方法，如需空腹采血应提前告知。

2. 告知患者按压穿刺部位及按压时间。

3. 指导患者采血后要注意穿刺部位的清洁，防止感染。

（四）注意事项

1. 在安静状态下采集血标本。

2. 若患者正在进行输液治疗，应从非输液侧肢体采集。

3. 同时采集多种血标本时，根据采血管说明书要求依次采集血标本。

4. 采血时尽可能缩短止血带的结扎时间。

5. 标本采集后尽快送检，送检过程中避免过度震荡。

二、血培养标本采集

（一）评估和观察要点

1. 评估病情、治疗、心理状态及配合程度。

2. 了解寒战或发热的高峰时间。

3. 了解抗生素使用情况。

4. 评估患者穿刺部位皮肤、血管状况和肢体活动度。

（二）操作步骤

1. 衣帽整洁，洗手，戴口罩。

2. 用物准备：治疗盘、常规皮肤消毒用物一套、止血带、根据采血方法选择 1~3 支注射器、无菌手套、生理盐水、需氧瓶和厌氧瓶。

3. 携用物至床旁，核对床号、床头卡，询问患者姓名。

4. 协助患者取合适体位。

5. 充分暴露穿刺部位，常规局部皮肤消毒两遍。

6. 采血

（1）注射器直接穿刺采血法（同静脉血标本采集）。

（2）经血管通路采血法（同静脉血标本采集）。

（3）经外周穿刺的中心静脉导管取血法：取一支注射器抽生理盐水 20ml 备用，另备 2 支注射器。取下肝素帽，连接 1 支空注射器，抽出 5ml 血液弃去，如正在静脉输液中，先停止输液 20 秒，再抽出 5ml 血液弃去。另接 1 支注射器取足量血标本，然后以生理盐水 20ml，用注射器脉冲式冲洗导管。消毒导管接口，清除残留血迹。连接肝素帽和三通管（或正压接头），如有静脉输液可打开输液通道。成人每次采集 10~20ml，婴儿和儿童 1~5ml。

7. 用 75% 乙醇消毒培养瓶瓶塞，待干，拔针后迅速将标本注入需氧瓶和厌氧瓶中，立即轻摇，混合均匀。

8. 整理床单位，协助患者取舒适卧位。

9. 处理用物，分类放置。

10. 洗手，处理医嘱，记录。

（三）指导要点

1. 告知患者采血后要注意穿刺部位的清洁，防止感染。

2. 讲解检查目的、方法、注意事项。

（四）注意事项

1. 血培养瓶应在室温避光下保存。

2. 根据是否应用抗生素，准备合适的需氧瓶和厌氧瓶。

3. 间歇性寒战患者应在寒战和体温高峰前取血，当预测寒战和高热时间有困难时，应在寒战或发热时尽快采集血标本。

4. 已使用过抗生素治疗的患者，应在下次使用抗生素前采集血培养。

5. 血标本注入厌氧培养瓶时，注意勿将注射器中空气注入瓶内。

6. 2 次血培养标本采集时间至少间隔 1 小时。

7. 经外周穿刺的中心静脉导管采取血培养标本时，每次至少采集2套血培养，其中一套从独立外周静脉采集，另外一套则从导管采集。2套血培养时间必须接近（≤5分钟），并做标记。

三、血气分析标本采集

（一）评估和观察要点

1. 评估患者的体温、合作程度、血色素、吸氧状况或者呼吸机参数的设置。

2. 评估穿刺部位皮肤有无红、肿、硬结、感染、皮疹等，触诊动脉搏动情况。

（二）操作步骤

1. 衣帽整洁，洗手，戴口罩。

2. 准备用物：治疗盘、常规皮肤消毒用物一套、一次性血气针、无菌手套。

3. 携用物至床旁，核对床号、床头卡。询问患者姓名。

4. 协助患者取舒适体位，暴露穿刺部位，腹股沟处股动脉（腹股沟韧带中点下方1cm股动脉搏动最明显相处）腕部桡动脉以及肘部肱动脉等，成年人常选择桡动脉或股动脉。

5. 常规局部皮肤消毒两遍。

6. 戴无菌手套，于动脉搏动最明显处，用示指和中指上下固定欲穿刺点动脉段。持专用注射器在两指间垂直或与动脉走向呈40°角刺入动脉，见回血后，保持穿刺针头原来的方向和深度，血液自动流入注射器内，采血1ml。拔针后指导患者按压穿刺点5~10分钟。

7. 拔针后将动脉血气针针尖斜面立即刺入橡皮塞或专用针帽，置于双手掌心，搓动1分钟，使肝素与血液充分混匀。

8. 整理床单位。协助患者取舒适体位，

9. 处理用物，分类放置，标本及时送检。

10. 洗手，处理医嘱，记录。

（三）指导要点

1. 告知患者检查的目的及配合方法。

2. 告知患者按压穿刺部位及按压时间。

3. 告知患者采血后要注意穿刺部位的清洁，防止感染。

（四）注意事项

1. 洗澡、运动后，应休息 30 分钟再采血。

2. 标本应隔绝空气，避免混入气泡或静脉血。

3. 凝血功能障碍者穿刺后应延长按压时间，每次按压时间大于 10 分钟。

4. 采集标本后 30 分钟内送检，标本送检时在化验单上注明患者的体温、吸氧浓度、给氧方式、血色素。

5. 严格无菌技术操作，消毒直径不小于 5cm，以防止感染。

6. 不得多次反复穿刺，防止形成血肿。

四、尿标本采集

（一）评估和观察要点

1. 了解患者的排尿情况、合作程度及自理能力。

2. 询问女性患者是否在月经期。

（二）操作步骤

1. 衣帽整洁，洗手，戴口罩。

2. 用物准备：根据尿标本检验的项目选择；清洁尿杯、灭菌试管或容器、带盖广口瓶、导尿包、便器。

3. 携用物至患者旁，核对姓名，尿标本种类，做好解释。

4. 协助患者取合适体位。

5. 常规尿标本：留取晨起后第一次的中段尿 30ml 于清洁尿杯中送检。

6. 餐后尿：留取进餐后 2 小时尿液于清洁尿杯中送检。

7. 尿定量检查：留尿前排空膀胱，将规定时间（如 12 小时或 24

小时）的尿液装入含有防腐剂的洁净容器内，混匀后，记录总量，取100~200ml 送检。

8.尿胆原检测：以留取 14：00~16：00 时间段的尿液为宜。

9.尿培养标本

（1）中段尿采集法：一般要求在膀胱内存留 4~6 小时或以上的尿液为佳，用清水充分清洗会阴部，再用灭菌水冲洗尿道口。若男性患者包皮过长，应将包皮翻开冲洗，排尿，将前段尿弃去，留取中段尿 10ml，置于灭菌容器内。

（2）尿管尿液采集法：尿潴留者用导尿管弃去前段尿后，用注射器通过导尿管抽尿液，防止带入消毒剂，长期留置导管者，应在更换新导尿管后留取标本。

10.整理床单位，协助患者取舒适卧位。

11.处理用物，分类放置。

12.洗手，处理医嘱，记录，标本送检。

（三）指导要点

1.讲解检查目的，指导患者留尿前局部清洁，防止污染。

2.告知患者正确留取尿标本对检验结果的重要性。

（四）注意事项

1.会阴部分泌物过多时，应先清洁或冲洗会阴后再留取。

2.避免经血、白带、精液、粪便或其他异物混入标本。

3.选择在抗生素应用前留取尿培养标本。

4.不能留取尿袋中的尿液标本送验。

5.留取标本前不宜多饮水。

6.尿标本留取后要及时送检。

五、便标本采集

（一）评估和观察要点

1.评估患者的病情、治疗、排便情况及配合程度。

2. 了解女性患者是否在月经期。

（二）操作步骤

1. 衣帽整洁，洗手，戴口罩。

2. 用物准备：清洁便器、根据检验项目备齐便盒或容器、棉签、便培养皿。

3. 携用物至患者旁，核对患者信息，做好解释。

4. 无法排便者，协助患者取合适体位。

5. 自然排便标本：自然排便后，用棉签选取中央部分或含有脓血黏液部分置于容器内。

6. 无法排便者：将肛拭子前端用甘油或生理盐水湿润，插入肛门4~5cm（幼儿2~3cm）处，轻轻在直肠内旋转，沾取直肠内黏液后取出，置于容器内。

7. 培养便标本：排便前消毒液冲洗肛门，持无菌棉签选取中央部分或含有脓血黏液部分置于培养皿内。无便意者可采用上述拭子采集，插入培养试管中送检。

8. 寄生虫及虫卵

（1）蛲虫卵：取透明薄纸于夜晚12点左右或清晨排便前由肛门口周围拭取，置于温盐水试管中，立即镜检。

（2）查寄生虫体或虫卵计数：采集24小时大便。

（3）查阿米巴原虫：在采集前将便器用热水加温，便后连同容器立即送验。

（4）便隐血实验：检查前3天内禁食肉类、肝类、血类食物，并禁服铁剂，按要求采集标本。

（5）服驱虫药或做血吸虫孵化检查时，应留取全部粪便及时送检。

9. 整理床单位，协助患者舒适卧位。

10. 洗手，处理医嘱，记录，标本送检。

（三）指导要点

1. 告知患者正确留取标本对检验结果的重要性。

2.告知患者便标本留取的方法及注意事项。

（四）注意事项

1.灌肠后的粪便、粪便过稀及混有油滴等不宜作为检验标本。

2.便标本应新鲜，不可混入尿液或其他杂质。

六、呼吸道标本采集

（一）评估和观察要点

1.评估患者的年龄、病情、治疗、排痰情况及配合程度。

2.评估患者口腔黏膜有无异常。

3.观察痰液的颜色、性质、量、分层、气味、黏稠度和有无肉眼可见的异常物质等。

（二）操作步骤

1.衣帽整洁，洗手，戴口罩。

2.用物准备：治疗盘、无菌咽拭子培养管、无菌生理盐水、酒精灯、火柴、必要时备压舌板。

3.携用物至患者旁，核对患者信息，做好解释。

4.自行咳痰采集法：晨痰为佳，用冷开水漱口，深吸气后用力咳出呼吸道深部痰液。标本量不少于1ml，痰量少或无痰患者可采用10%盐水加温至45℃左右雾化吸入后，将痰液咳出。

5.难于自然咳嗽，不合作或人工辅助呼吸患者的痰液采集法：患者取适当卧位，先叩击患者背部，然后将集痰器与吸引器连接，抽吸痰液2~5ml于集痰器内。

6.气管镜采集法：协助医生在气管镜引导下，直接采集标本。

7.咽拭子采集法：患者用清水漱口，取出无菌拭子，蘸取少量无菌生理盐水，用压舌板轻压舌部，迅速擦拭患者口腔两侧腭弓及咽、扁桃体的分泌物，避免咽拭子触及其他部位，试管口在酒精灯火焰上消毒后，迅速把咽拭子插入无菌试管内塞紧。

8.24小时痰标本采集法：在广口集痰瓶内加少量清水。患者起床后进食前漱口后第一口痰开始留取，至次日晨进食前漱口后最后一口痰结束，全部痰液留入集痰瓶内，记录痰标本总量、颜色和性状。

9. 协助患者取舒适卧位。

10. 洗手，处理医嘱，记录，标本送检。

（三）指导要点

1. 告知患者正确留取标本对检验结果的重要性。

2. 告知患者痰标本留取的方法及注意事项。

3. 告知患者避免将唾液、漱口水、鼻涕等混入痰中。

（四）注意事项

1. 除 24 小时痰标本外，痰液收集时间宜选择在清晨。

2. 查痰培养及肿瘤细胞的标本应立即送检。

3. 避免在进食后 2 小时内留取咽拭子标本，以防呕吐。棉签避免触及其他部位以免影响检验结果。

七、导管培养标本采集

（一）评估和观察要点

1. 评估患者病情、导管局部皮肤情况及患者配合程度。

2. 了解导管留置时间。

3. 评估穿刺部位皮肤状况和肢体活动度。

（二）操作步骤

1. 衣帽整洁，洗手，戴口罩。

2. 用物准备：治疗盘、采集血培养标本用物 2 套、常规皮肤消毒用物 1 套、无菌剪刀、无菌试管。

3. 携用物至患者旁，核对患者姓名，做好解释。

4. 采集 2 套血培养标本，一套从可疑感染的导管采集，另一套从独立外周静脉采集，方法同血标本采集。

5. 协助患者摆放体位，使导管穿刺点位置低于心脏水平，缓慢移出导管，迅速按压穿刺点，检查导管尖端是否完整。

6.用灭菌剪刀剪取导管尖端 5cm 和皮下留置导管部分，分别置于无菌试管内塞紧，注明留取时间。

7.协助患者取舒适卧位。

8.洗手，处理医嘱，记录，标本送检。

（三）指导要点

1.向患者解释采集标本的目的、方法及重要性。

2.告知患者按压穿刺部位及按压时间。

3.发现穿刺部位异常情况及时通知护士。

（四）注意事项

1.采集标本的时机尽可能选在使用抗生素之前。

2.留取导管标本应与采集血培养标本同时进行，采集时间宜在 5 分钟内完成。

第十章　给药治疗与护理

一、口服给药

（一）评估和观察要点

1. 病情、意识状态、自理能力、合作程度、用药史、过敏史、不良反应史。

2. 吞咽能力、有无口腔或食管疾患、有无恶心、呕吐等。

3. 了解药物的性质、服药方法、注意事项及药物之间的相互作用。

4. 了解用药效果及不良反应。

（二）操作步骤

1. 衣帽整洁，洗手，戴口罩。

2. 用物准备：发药车、药杯、量杯、水壶（温开水）、口服药执行单。

3. 发药前持口服药执行单双人核对药物名称、剂量、服药时间、服药方法，核对患者床号、姓名。

4. 携口服药执行单，推发药车至患者处，持执行单再次核对床号、床头卡，询问患者姓名，协助患者服药到口，对危重和不能自行服药的患者应予喂药。

5. 三查

（1）服药前查对药名、剂量、药物性质等。

（2）服药时查对药名、剂量等。

（3）服药后再次确认药品与患者无误。

6. 患者如有疑问，应重新核对后再服用。

7. 小剂量液体药物应精确量取，确保剂量准确，所有药物应一次取离药盘，不同患者的药物不可同时取出。

8. 鼻饲时，将药物研碎溶解后再从胃管注入，用少量温开水冲胃管。

9.必要时协助患者舒适卧位。

10.洗手，在执行单或临时医嘱单上签字，记录时间。

（三）指导要点

1.告知患者所服药物量、服用方法、配合要点、服用特殊要求。

2.告知患者药物相关注意事项。

3.指导慢性病和出院后继续服药的患者按时、正确、安全服药。

（四）注意事项

1.遵医嘱及药物说明书服药。

2.观察服药后有无不良反应。

3.患者不在病房或因故暂不能服药者，暂不发药，做好交班。

二、眼内给药

（一）评估与观察要点

1.了解患者病情、意识状态、过敏史、自理能力、合作程度、药物性质。

2.观察患者眼睑、结膜、角膜有无异常，有无眼球穿透伤。

3.告知患者用药的方法、目的、以取得患者的合作。

（二）操作步骤

1.用物准备：治疗盘、无菌棉签、无菌棉球、滴眼剂。

2.携用物至患者旁，核对患者姓名、年龄、做好解释。

3.协助患者取平卧位或坐位，头稍后仰，向上注视。

4.如患眼有分泌物可用无菌棉签轻轻擦拭。

5.滴眼药水法：站于患者头侧或对面，一手拇指将患者下睑向下方牵引，另一手持滴管或滴眼液药瓶，先弃去 1~2 滴。嘱患者向上注视，距眼 2~3cm 处将药液滴入结膜囊下穹窿部 1~2 滴。轻提上睑并嘱患者轻轻闭目 1~2 分钟，以棉签或棉球拭干溢出的药液。

6. 涂眼药膏法

（1）软管法：手持药膏软管，将药膏直接挤入患者下穹窿部结膜囊内，告知患者轻闭眼睑，轻轻按摩眼睑，使眼膏均匀分布于结膜囊内。

（2）玻璃棒法：检查玻璃棒的完整和光滑度，一手分开患者上下眼睑，嘱患者眼球上转，一手持玻璃棒蘸眼膏并水平放入穹窿部，放开眼睑，告知患者轻闭眼睑，同时转动玻璃棒从水平方向抽出。

7. 处理用物。

8. 洗手，做好记录。

（三）指导要点

1. 告知患者用药后要闭眼休息，勿用手揉眼睛。

2. 告知角膜溃疡，眼球穿透伤及手术后患者勿压迫眼球。

3. 告知患者如有不适及时通知医护人员。

（四）注意事项

1. 给每位患者用药前后要洗手或进行快速手消毒。

2. 滴用混悬液时，在使用前应充分摇匀。

3. 眼药水不宜直接滴在角膜上，药瓶及滴管勿触及眼睫毛，以免污染或划伤。

4. 同时滴用数种药物时，每种药物需间隔 2~3min，先滴眼药水，后滴眼药膏；先滴刺激性弱的药物，后滴刺激性强的药物，若双眼用药先滴健眼，后滴患眼，先轻后重。

5. 滴毒性药物后，应用棉球压迫泪囊 2~3min。

6. 用眼药膏宜在晚间睡前或于手术后使用。

7. 滴眼剂要保持无菌，放置在阴凉、干燥，避光地方保存。

三、雾化吸入

（一）评估和观察要点

1. 评估患者病情、意识、自理能力、合作程度、呼吸道、面部及口腔情况，听诊双肺呼吸音。

2. 询问患者过敏史、用药史。

3. 检查雾化器各部件性能。

（二）操作步骤

1. 衣帽整洁，洗手，戴口罩。

2. 准备用物：治疗盘、一次性氧气雾化吸入器一套、氧气装置一套、10ml 注射器、无菌针垫、生理盐水、雾化药液。

3. 核对医嘱，将雾化药液加生理盐水至 10ml。

4. 携用物至患者旁，询问患者信息，做好解释，协助患者取舒适体位。

5. 将药液注入储药槽内。

6. 将氧气雾化器导管端与氧气流量表连接。

7. 调解氧气流量约 6~8L/min，至雾滴喷出。

8. 指导患者手持雾化器或将面罩固定于口鼻部，嘱患者深呼吸，计时。

9. 一般雾化吸入约需 20 分钟，吸入完毕，取下雾化器面罩，关闭氧气，协助患者咳痰，清洁面部。

10. 整理床单位，协助患者舒适卧位。

11. 处理用物，分类放置。

12. 洗手，处理医嘱，记录。

（三）指导要点

1. 告知患者雾化吸入法的目的、方法、注意事项和配合方法。

2. 初次接受治疗患者，应认真指导患者正确使用雾化器，如患者出现不适及时通知医护人员。

3. 吸入过程中，指导患者深呼吸，使药液充分吸入支气管和肺部，以更好发挥疗效。

（四）注意事项

1. 使用前检查雾化吸入器是否完好、雾化器连接是否紧密，防止漏气。

2.操作过程中，应注意用氧安全，严禁接触烟火和易燃品。

3.出现不良反应如呼吸困难、发绀等，应暂停雾化吸入，吸氧，及时通知医生。

4.使用激素类药物雾化后及时清洁口腔及面部。

5.更换药液前要清洗雾化罐，以免药液混淆。

四、皮内注射

（一）评估和观察要点

1.评估患者病情、意识状态、自理能力及合作程度。

2.了解患者过敏史、用药史、不良反应史。

3.评估注射部位的皮肤状况。

4.了解用药反应及皮试结果。

（二）操作步骤

1.衣帽整洁，洗手，戴口罩。

2.准备用物：治疗盘、常规皮肤消毒用物一套、75%酒精、无菌针垫、1ml注射器（内置皮试液）。

3.携用物至床旁，持执行单核对床号、床头卡，询问患者姓名，核对执行单与患者姓名、配置皮试液药品的名称、浓度等是否相符。

4.取合适体位，选择穿刺部位，常用前臂掌侧下段1/3处。常规消毒皮肤，范围大于5cm×5cm，待干。

5.第二次查对皮试液药品与患者相符，排尽空气。

6.一手绷紧皮肤，一手持注射器针尖斜面向上，与皮肤呈5°角刺入皮内，待针头斜面进入皮内后，放平注射器，固定针栓，注入药液0.1ml，使局部形成一圆形皮丘，皮肤变白并显露毛孔。注射完毕，迅速拔针，勿按压注射部位。

7.第三次确认皮试液药品与执行单各项内容准确无误。

8.一般20分钟后观察皮试结果并记录。对做皮试者，按规定时间由两名护士观察结果。

9. 整理床单位，协助患者取舒适卧位。

10. 处理用物，分类放置。

11. 洗手，处理医嘱，记录。

（三）指导要点

1. 告知患者皮内注射的目的、方法及配合要点。

2. 告知患者出现任何不适，立即通知医护人员。

（四）注意事项

1. 消毒皮肤时，避免反复用力涂擦局部皮肤，忌用含碘消毒剂。

2. 不应抽回血。

3. 判断、记录皮试结果，告知医生、患者及家属并标注。

4. 备好相应抢救药物与设备，及时处理过敏反应。

5. 特殊药物的皮试，按要求观察结果。

五、皮下注射

（一）评估和观察要点

1. 评估患者病情、意识状态、自理能力及合作程度。

2. 了解过敏史、用药史。

3. 评估注射部位皮肤和皮下组织状况。

4. 了解患者用药效果及不良反应。

（二）操作步骤

1. 衣帽整洁，洗手，戴口罩。

2. 准备用物：注射盘、执行单、按医嘱备药、常规皮肤消毒用物一套、无菌针垫。

3. 一次查对药品及溶媒的名称、剂量、浓度、性质、时间、批号、有效期。给药方法以及有无配伍禁忌。消毒安瓿并掰开。

4. 将安瓿药液名称朝上，边抽吸边进行二次查对即药品的名称、剂量、浓度等。

5. 抽吸药品后，套安瓿，第三次查对药品名称、剂量等，置于注射盘针垫内。

6.携用物至床旁，持执行单核对床号、床头卡、询问患者姓名，首次查对执行单与患者姓名、药物名称、剂量、浓度等是否相符。

7.协助患者采取适当体位，暴露注射部位，常用部位为上臂三角肌下缘。必要时遮挡患者。

8.用安尔碘棉签消毒皮肤，范围大于 5cm×5cm，待干。取干棉签。

9.第二次查对药品与患者相符，取出注射器，排尽空气，根据注射部位选择正确注射方法，一手绷紧皮肤，一手持注射器示指固定针栓，针头与皮肤呈 30°~40° 角迅速刺入针头 1/2~2/3，过度消瘦者，捏起局部组织，减小穿刺角度，抽吸活塞，无回血时缓慢推注药液。

10.注射完毕，快速拔针，轻压进针处片刻。第三次确认药品与执行单各项内容准确无误。

11.整理床单位，协助患者取舒适体位。

12.处理用物，分类放置。

13.洗手，处理医嘱，记录。

（三）指导要点

1.告知患者药物的作用、注意事项及配合要点。

2.指导患者勿揉搓注射部位，出现异常及时通知医护人员。

（四）注意事项

1.遵医嘱及药品说明书使用药品。

2.观察注射后不良反应，两种药物同时注射时，注意配伍禁忌。

六、肌内注射

（一）评估和观察要点

1.评估患者病情、意识状态、自理能力及合作程度。

2.了解过敏史、用药史。

3.评估注射部位的皮肤和肌肉组织状况。

4.了解用药效果及不良反应。

（二）操作步骤

1. 衣帽整洁，洗手，戴口罩。

2. 准备用物：注射盘、常规皮肤消毒用物一套、无菌针垫。

3. 一次查对药品及溶媒的名称、性质、剂量、浓度、时间、批号、有效期、给药方法以及有无配伍禁忌。

4. 消毒安瓿并掰开，将安瓿药液名称朝上，边抽吸边二次查对即药品的名称、剂量、浓度等。

5. 抽吸药品后，套安瓿，第三次查对药品名称、剂量等，置于注射盘针垫内。

6. 携用物至床旁，持执行单核对床号、床头卡，询问患者姓名，首次查对执行单与患者姓名、药物名称、剂量、浓度等是否相符。

7. 协助患者取合适体位，暴露注射部位，注意保护患者隐私。

8. 用安尔碘棉签消毒皮肤，范围大于 5cm×5cm，待干。

9. 第二次核对药品与患者相符，取注射器，排尽空气。

10. 左手绷紧皮肤，右手持针以中指固定针栓，将针头迅速垂直刺入肌肉（一般为针梗的 2/3），左手抽动活塞无回血后，缓慢推药，注射完毕，快速拔针，轻压进针处片刻。

11. 第三次确认药品与执行单各项内容准确无误。

12. 整理床单位，协助患者取舒适体位。

13. 处理用物，分类放置。

14. 洗手，处理医嘱，记录。

（三）指导要点

1. 告知患者注射时配合事项，如侧卧位时上腿伸直，下腿稍弯曲，俯卧位时足尖相对，足跟分开。

2. 告知患者药物作用和注意事项。

（四）注意事项

1. 遵医嘱及药品说明书使用药品。

2. 观察注射后疗效和不良反应。

3. 切勿将针头全部刺入，以防针梗从根部折断。

4. 2 岁以下婴幼儿不宜选用臀大肌注射，最好选择臀中肌和臀小肌注射。

5. 出现局部硬结，可采用热敷、理疗等方法。

6. 长期注射者，有计划地更换注射部位，并选择细长针。

七、静脉注射

（一）评估和观察要点

1. 评估患者病情、意识状态、自理能力、合作程度、药物性质、用药史、过敏史等。

2. 评估穿刺部位的皮肤状况、静脉充盈度和管壁弹性。

3. 评估注射过程中局部组织有无肿胀。

4. 了解用药效果及不良反应。

（二）操作步骤

1. 衣帽整洁，洗手，戴口罩。

2. 准备用物：治疗盘、常规皮肤消毒用物一套、无菌针垫、药液、输液贴、止血带、小垫枕、一次性垫巾、注射器。

3. 一次查对药品及溶媒的名称、性质、剂量、浓度、时间、批号、有效期、给药方法及有无配伍禁忌，消毒安瓿并掰开。

4. 取注射器检查并固定针栓，将安瓿药液名称朝上，边抽吸边二次查对即药品的名称、剂量、浓度等，抽吸药品后套安瓿，第三次查对药品名称、剂量等，置于注射盘针垫内。

5. 携用物至床旁，持执行单核对床号、床头卡，询问患者姓名，核对药物名称、剂量、浓度、时间等准确无误。

6. 协助患者取舒适体位，暴露注射部位，小枕垫于穿刺部位下。

7. 于穿刺处上方约 6cm 处系止血带，取消毒棉签常规消毒皮肤，范围 5×5cm，待干。第二次查对药品与患者相符，排尽空气。

8. 嘱患者握拳，左手绷紧皮肤，右手持注射器，针头斜面向上与皮肤呈 15°~30° 角刺入静脉，见回血后，降低穿刺角度，可再顺静脉进针少许，松开止血带，嘱患者松拳，妥善固定，缓慢注入药液。

9. 注射完毕，快速拔出针头，轻压进针部位 3~5 分钟，撤去止血带，小垫枕。

10. 注射后第三次确认药品与执行单各项内容准确无误。

11. 整理床单位，协助患者取舒适体位。

12. 处理用物，分类放置。

13. 洗手、处理医嘱，记录。

（三）指导要点

1. 告知患者静脉注射的目的、方法、药物的作用和副作用及配合要点。

2. 告知患者注射过程及注射后若有不适，及时通知护士。

（四）注意事项

1. 选择粗直、弹性好、易于固定的静脉，避开关节和静脉瓣。

2. 推注刺激性药物时，须先用生理盐水引导穿刺。

3. 注射过程中，间断回抽血液，确保药液安全注入血管内。

4. 根据患者年龄、病情及药物性质以适当速度注入药物，推药过程中要观察患者反应。

5. 凝血功能不良者应延长按压时间。

八、密闭式静脉输液

（一）评估和观察要点

1. 评估病情、年龄、意识、心肺功能、自理能力、合作程度、药物性质、过敏史等。

2. 评估穿刺点皮肤、血管的状况。

（二）操作步骤

1. 衣帽整洁，洗手，戴口罩。

2. 准备用物：治疗盘、常规皮肤消毒用物一套、液体、输液贴、输液器一套、止血带、小垫枕、输液瓶签、输液卡片。

3.液体配置前将液体、药品分别与执行单核对，抽吸药品前进行一次查对，包括液体与药品的名称、剂量、浓度、性质、时间、批号、有效期、给药方法及有无配伍禁忌。消毒安瓿并掰开。

4.将安瓿药液名称朝上，边抽吸边二次查对即药品的名称、剂量、浓度等，抽吸药品后套安瓿，第三次查对药品名称、剂量等。

5.查对无误后，药品加入液体后摇匀，再次检查液体有无混浊沉淀，填写输液瓶签，倒贴于输液瓶上。

6.检查输液器完整性及有效期，同时关紧调节器，拧紧各连接处。并与液体连接，准备输液贴。

7.携用物至床旁，持执行单核对床号、床头卡，询问患者姓名，依次查对执行单与患者姓名、药品瓶签上药品名称、剂量、浓度、时间等准确无误后，将液体瓶挂于输液架上。

8.协助患者取舒适卧位，选择血管，穿刺部位处上方约6cm处系止血带，常规消毒，范围5cm×5cm，待干。

9.第二次查对药品与患者相符后，排气。

10.嘱患者握拳，头皮针头与皮肤呈15°~30°角斜行进针，见回血后再进入少许，松开止血带，嘱患者松拳，打开调节器，用输液贴固定。

11.第三次确认药品与执行单各项内容准确无误，调节滴速，撤出小枕，止血带。

12.协助患者取适体位，整理床单位。

13.处理用物，分类放置。

14.洗手，记录输液卡片，处理医嘱。

九、密闭式静脉留置针输液

（一）操作步骤

1.衣帽整洁，洗手，戴口罩。

2.准备用物：注射盘、常规皮肤消毒用物一套、液体、输液贴、输液器一套、止血带、小垫枕、输液瓶签、输液卡片、透明贴膜、密闭式留置针。

3. 液体配置前将液体、药品分别与执行单核对。

4. 抽吸药品前进行一次查对,包括液体和药品的名称,浓度、时间、性质、批号、有效期,给药方法及有无配伍禁忌。消毒安瓿并掰开。

4. 将安瓿药液名称朝上,边抽吸边二次查对即药品的名称、剂量、浓度等。

5. 抽吸药品后进行第三次查对药品名称、剂量等。

6. 查对无误后,药品加入液体后摇匀,再次检查液体有无混浊沉淀,填写输液瓶签,倒贴于输液瓶上。

7. 检查输液器完整性及有效期,并与液体连接。

8. 携用物至床旁,持执行单核对床号、床头卡、询问患者姓名,一次查对执行单与患者姓名、药品瓶签上药品名称、剂量、浓度、时间等准确无误后,将液体瓶悬挂于输液架上。连接留置针,初次排气。准备好透明贴膜及输液贴。患者取舒适体位,选择血管,于穿刺处上方约 6cm 处系止血带,常规消毒皮肤,范围 5cm×5cm,待干。

9. 第二次查对药品与患者相符后,排气。取下护针帽,松动留置针针芯,调整针尖斜面,嘱患者握拳,一手绷紧皮肤,另一手持针斜面向上与皮肤呈 15°~30° 进针,见回血后,降低角度为 10° 左右,再将留置针推进约 0.5cm,保证外套管在静脉内,回撤针芯约 0.5cm,将套管针全部送入静脉内,抽出针芯,放于锐器回收盒。

10. 松止血带,嘱患者松拳,打开调节器,用透明贴膜妥善固定。注明置管时间。

11. 第三次查对药品与执行单各项内容相符后,执行人签字,根据病情、年龄、药物性质、医嘱调节速度,一般成人 40~60 滴 /min,老人、儿童 20~40 滴 /min。

12. 整理床单位,协助患者取适体位。

13. 处理用物,分类放置。

14. 洗手,处理医嘱,记录。

(二)指导要点

1. 告知患者操作目的、方法及配合要点。

2. 告知患者或家属不可随意调节滴速。

3. 告知患者穿刺部位的肢体避免用力过度或剧烈活动。

4. 出现异常及时告知医护人员。

（三）注意事项

1. 选择粗直、弹性好、易于固定的静脉，避开关节和静脉瓣，下肢静脉不应作为成年人穿刺血管的常规部位。

2. 在满足治疗前提下选用最小型号、最短的留置针。

3. 输注 2 种以上药液时，注意药物间的配伍禁忌。

4. 不应在输液侧肢体上端使用血压袖带和止血带。

5. 定期换药，如果患者出汗多或局部有出血或渗血，可选用纱布敷料。

6. 敷料、无针接头或肝素帽的更换及固定均应以不影响观察为基础。

7. 发生留置针相关并发症，应拔管重新穿刺，留置针保留时间根据产品使用说明书而定。

十、经外周静脉置入中心静脉导管（PICC）输液

（一）评估和观察要点

1. 患者病情、年龄、血管条件、意识状态、治疗需求、心理反应及合作程度。

2. 了解患者既往静脉穿刺史、有无相应静脉的损伤及穿刺侧肢体功能状况。

3. 评估是否需要借助影像技术帮助辨认和选择血管。

4. 了解过敏史、用药史、凝血功能及是否安装起搏器。

5. 置管期间，定期评估穿刺点局部情况、导管位置、导管内回血情况，测量双侧上臂臂围。

（二）操作步骤

1. 衣帽整洁，洗手，戴口罩。

2.用物准备：治疗盘、PICC 导管装置、皮肤消毒用物、生理盐水、透明贴膜、无菌手术衣、无菌手套 2 付、皮尺、止血带等。

3.携用物至患者旁，核对床号、姓名、年龄。确认已签知情同意书。

4.协助患者平卧，摆放体位，充分暴露穿刺部位，选择最佳穿刺点，最常用贵要静脉（肘窝下两横指）。

5.预穿刺侧手臂外展与躯干呈 90°角，测量自穿刺点至右胸锁骨关节向下至第三肋间为导管插入长度。肘窝以上 10cm 处测量臂围并记录。

6.认真进行手消毒，穿无菌手术衣，戴无菌手套，建立无菌区。

7.消毒范围以穿刺点为中心直径 20cm，两侧至臂缘；先用乙醇清洁脱脂，待干后再用碘伏消毒 3 遍。

8.更换无菌手套，铺孔巾，必要时给予穿刺点麻醉。置管前检查导管的完整性，生理盐水预冲 PICC 导管、连接管、肝素帽及穿刺针。

9.扎止血带，以 15°~30°角进行静脉穿刺，见回血后将穿刺针与静脉平行继续推进 0.5cm，保持针芯位置不变向前推进插管鞘。

10.松开止血带，撤出针芯，固定好插管鞘。将导管自插管鞘缓慢、匀速推进，并嘱患者向穿刺侧手臂转头，下颌贴近局部。

11.推进导管至预计长度，固定导管位置，撤出插管鞘。撤出支撑导丝，保留体外导管 5cm，其余剪断。

12.安装连接器及导管，抽回血确定导管位置，安装肝素帽/正压接头，冲管并正压封管。

13.将体外导管放置呈"S"状或"L"形弯曲，用免缝胶带及透明敷料固定；透明敷料上注明导管的种类、规格、置管深度，日期和时间，操作者姓名；X 线确定导管尖端位置，做好记录。

14.整理床单位，协助患者取舒适卧位。

15.处理用物，分类放置。洗手，处理医嘱，记录。

（三）指导要点

1.告知患者置入 PICC 的目的、方法、配合要点。

2.指导患者留置 PICC 期间穿刺部位防水、防牵拉等注意事项。

3.指导患者观察穿刺点周围皮肤情况，有异常及时通知护士。

4.指导患者置管手臂不可过度用力，避免提重物、拄拐杖，衣服袖口不可过紧，不可测血压及静脉穿刺。

5.告知患者避免盆浴、泡浴。

（四）注意事项

1.护士需要取得 PICC 操作的资质后，方可进行独立穿刺。

2.留置部位皮肤有感染或损伤。有放疗史、血栓形成史、外伤史、血管外科手术史或接受乳腺癌根治术和腋下淋巴结清扫术后者，禁止在此置管。

3.穿刺首选贵要静脉，次选肘正中静脉，最后选头静脉。肘部静脉穿刺条件差者可采用 B 超引导下 PICC 置管术。

4.新生儿置管后体外导管固定牢固，必要时给予穿刺侧上肢适当约束。

5.禁止使用 <10ml 注射器给药及冲、封管，使用脉冲式方法冲管。

6.输入化疗药物、氨基酸、脂肪乳等高渗、强刺激性药物或输血前后，应及时冲管。

7.常规 PICC 导管不能用于高压注射泵推注造影剂。

8.PICC 置管后 24 小时内更换敷料，留置 PICC 期间，使用透明贴膜者每 3 天更换一次，如有渗血、出汗等导致的敷料潮湿、卷曲、松脱或破损时立即更换。

9.新生儿选用特定 PICC 导管，禁止在 PICC 导管处抽血、输血及血制品，严禁使用 10ml 以下注射器封管、给药。

10.禁止将导管体外部分人为地移入体内。

十一、PICC导管换药

（一）　评估与观察要点

1.观察患者一般情况，了解穿刺点有无红肿渗出，导管有无脱出打折。

2.测量患者上臂臂围，观察导管体外部长度，告知患者换药目的，取得配合。局部皮肤及血管情况。

（二）　操作步骤

1. 衣帽整洁，洗手，戴口罩。

2. 用物准备：治疗盘、无菌换药包、20ml注射器、带有外包装的50ml生理盐水、正压接头。

3. 核对执行单，携软尺至患者床旁，测量患者上臂臂围，与置管前对照，评估患者，做好解释。

4. 携用物至患者床旁，协助患者摆放体位，臂下垫治疗巾。

5. 固定导管，以0°水平拉伸，180°反折去除旧有透明敷料，再次评估穿刺点及导管状况。进行快速手消毒。用酒精棉棒清洁皮肤，避开穿刺点周围1cm，达穿刺点上、下（周围）各10cm，左右达臂缘，顺时针及逆时针交叉进行，共3次，充分清洁毛囊根部。固定好导管，使用碘伏棉棒消毒皮肤，范围达穿刺点周围各10cm。顺时针逆时针交替进行，消毒3次。

6. 进行快速手消毒，将无菌手套包置于清洁区一侧，打开无菌换药包内包皮，建立无菌区。打开注射器、生理盐水和正压接头外包装，以无菌操作技术置入无菌区。

7. 戴无菌手套，用无菌注射器抽吸20ml生理盐水，去除正压接头保护帽，预充，排气备用。打开酒精棉片包装，备用。持无菌纱布去除正压接头，使用酒精棉片用力擦拭导管接头。

8. 更换正压接头后以脉冲方式封管。

9. 用第一条免缝胶带固定导管连接器。以穿刺点为中心、无张力放置透明敷料后，去除纸质边框，固定。第二条免缝胶带蝶形交叉固定导管连接器。第三条免缝胶带横向加强固定。

10. 使用快速手消毒液进行手消毒，去除口罩，在无菌记录胶带上记录换药日期及时间，并粘贴在透明敷料边缘处。

11. 整理用物，协助患者舒适体位。

（三）指导要点

1. 告知患者如出现肿胀、疼痛等及时通知护士；保持局部清洁干燥，不能自行撕下透明敷料。

2.避免置管侧持重物；避免盆浴，并介绍淋浴前的保护方法等。

（四）注意事项

1.换药操作前测量双侧上臂臂围并与置管前对照。

2.更换敷料时，由导管远心端向近心端除去无菌透明敷料。

3.记录穿刺部位情况及更换敷料的日期、时间。

4.禁止将导管体外部分人为地移入体内。

5.输液接头每周更换一次，如输注血液或胃肠外营养液，需24小时更换一次。

6.冲、封管遵循SASH原则：S——生理盐水；A——药物注射；S——生理盐水；H——肝素盐水（若禁用肝素者，则实施SAS原则）。根据药液选择适当的溶液脉冲式冲洗导管，每8小时冲管1次；输注脂肪乳、输血等黏稠液体后，用生理盐水10~20ml脉冲正压封管后，再输其他液体；封管时使用10~100U/ml肝素盐水正压封管，封管液量应2倍于导管+附加装置容积。

十二、中心静脉导管（CVC）维护

（一）评估和观察要点

1.患者中心静脉导管固定情况，导管是否通畅。

2.穿刺局部和敷料情况，查看贴膜更换时间、置管时间。

（二）操作步骤

1.衣帽整洁，洗手，戴口罩。

2.用物准备：无菌换药包、生理盐水、正压接头、10ml注射器、无菌手套等。

3.携用物至患者床旁，协助患者摆放体位，暴露穿刺部位，垫一次性治疗巾。

4.固定导管，以0°水平拉伸，180°反折去除旧透明敷料。

5.进行快速手消毒，用酒精棉棒清洁皮肤，避开穿刺点周围

1cm，达穿刺点上、下各10cm，顺时针及逆时针交叉进行，共3次，充分清洁毛囊根部。

6. 固定好导管，使用碘伏棉棒消毒皮肤，范围达穿刺点周围各10cm。顺时针逆时针交替进行，消毒3次。

7. 进行快速手消毒，打开无菌换药包内包皮，建立无菌区。打开注射器，生理盐水和正压接头外包装，以无菌操作置入无菌区。

8. 戴无菌手套，用无菌注射器抽吸20ml生理盐水，去除正压接头保护帽，预充，排气备用。打开酒精棉片包装，备用。持无菌纱布去除正压接头，使用酒精棉片，用力擦拭导管接头。

9. 消毒接口，更换输液接头后以脉冲式封管。

10. 丝线缝合固定，透明敷料上注明换药日期和时间。

11. 整理用物。

12. 协助患者取舒适卧位。

（三）指导要点

1. 告知患者保持穿刺部位的清洁干燥，如贴膜有卷曲、松动或贴膜下有汗液、渗血及时通知护士。

2. 告知患者妥善保护体外导管部分。

（四）注意事项

1. 中心静脉导管的维护应由经过培训的医护人员进行。

2. 出现液体流速不畅，使用10ml注射器抽吸回血，不应正压推注液体。

3. 输入化疗药物、氨基酸、脂肪乳等高渗、强刺激性药物或输血前后，应及时冲管。

4. 无菌透明敷料每3天更换1次，纱布敷料常规每日更换1次；出现渗血、出汗等导致的敷料潮湿、卷曲、松脱或破损时应立即更换。

5. 注意观察中心静脉导管体外长度的变化，防止导管脱出。

6. 冲、封管应遵循生理盐水、药物注射、生理盐水、肝素盐水的顺序原则。

十三、输液泵

（一）评估和观察要点

1. 评估患者病情、意识、过敏史、自理能力、合作程度、穿刺肢体血供状况。

2. 了解药物的作用、副作用及药物配伍禁忌，观察用药后反应。

3. 评估输液泵功能状态。

（二）操作步骤

1. 衣帽整洁，洗手，戴口罩。

2. 准备用物：治疗盘、常规皮肤消毒用物一套、液体、输液贴、静脉输液泵、输液器或专用输液泵管，遵医嘱输注药物。

3. 携用物至患者床旁，核对床号、床头卡、询问患者姓名，做好解释，协助患者取舒适体位。

4. 将输液泵固定在输液架上，接通电源。

5. 查对执行单与患者姓名、药品瓶签上的药品名称、剂量、浓度、时间准确无误，将液体悬挂在输液架上，初次排气，关闭调节器。

6. 打开输液泵门，将输液器管装置于泵的管槽内，拉直绷紧，按顺序装好，关上泵门，打开调节器。

7. 打开电源开关，输液泵调至零点，设定输液速度及预置输液总量，进行双人核对。

8. 第二次查对药品后与患者相符后，再次排气，进行穿刺，松止血带，按"启动"键，妥善固定。

9. 持执行单第三次查对药品名称、剂量等准确无误。

10. 预置量输完后，按"停止"键，结束输液。拔除针头，取下输液泵。

11. 整理床单位，协助患者舒适卧位。

12. 处理用物，分类放置，清洁静脉输液泵。

13. 洗手，处理医嘱，记录。

（三）指导要点

1. 指导患者应用输液泵的目的、方法及注意事项。

2. 告知患者发生任何异常情况及时通知护士。

（四）注意事项

1. 特殊用药需有特殊标记，避光药物需用避光输液泵管。

2. 使用中，如需更改输液速度，则先按停止键，重新设置后再按启动键；如需打开输液泵门，应先夹闭输液泵管。

3. 根据产品说明使用相应的输液管路，持续使用时，每 24 小时更换输液管道。

4. 依据产品使用说明书制定输液泵维护周期。

十四、微量注射泵

（一）评估和观察要点

1. 评估患者病情、意识、自理能力及合作程度。

2. 了解患者过敏史、用药史、药物作用和副作用及药物配伍禁忌，观察用药后反应。

3. 评估微量注射泵功能。

（二）操作步骤

1. 衣帽整洁，洗手，戴口罩。

2. 准备用物：治疗车、药物、静脉输液用物、50ml 注射器、注射泵。

3. 开启注射泵，检查其性能。

4. 检查各类无菌物品有效期、包装有无破损。

5. 核对药液名称，剂量，浓度，性质及有效期，按操作规范配置药液，持执行单与所配置的药液核对。

6. 携用物至床旁，持执行单再次核对并询问患者信息，做好解释，协助患者取舒适体位。

7. 将注射泵置于输液架上，接通电源，快速手消毒液洗手。

8. 第二次核对执行单与药液签无误后，将含有注射药液的注射器与注射泵延长管连接，排气。

9. 将注射器固定于注射泵上，有条件者由双人核对，准确无误后，按医嘱设置单位时间内药物的注射量。

10. 消毒输液接头两次，再次排气，将压力延长管与患者静脉通道连接。

11. 启动注射泵，妥善固定压力延长管。

12. 协助患者舒适体位，整理床单位。

13. 再次核对，记录。

14. 处理用物，洗手，处理医嘱。

15. 注射完毕后，遵医嘱停止注射泵。关闭注射泵，分离输液管路与留置针。

16. 按照操作规程进行冲、封管。整理床单位，洗手。

17. 用清洁毛巾擦拭注射泵，医疗垃圾分类处置。

18. 将注射泵定位存放，定时检测。

（三）指导要点

1. 指导患者应用微量泵的目的、方法及注意事项。

2. 告知患者微量泵使用过程中不可自行调节。

3. 告知患者出现任何异常情况及时通知护士。

（四）注意事项

1. 使用注射泵期间，保证用药剂量准确，正确设置参数。

2. 输液过程中密切观察注射泵工作情况，保持通畅，注射器、注射泵延长管与头皮针之间要衔接紧密，防止空气进入。

3. 使用注射泵期间护士应加强巡视，密切观察患者有无用药反应及穿刺局部有无渗液、红肿等，注射泵报警及时处理。

4. 每24小时更换注射器、注射泵延长管，如有污染及时更换。

5. 当输入药物或高渗性液体时，输液结束后应采用生理盐水冲、封管。

十五、密闭式静脉输血

（一）评估和观察要点

1. 评估患者年龄、病情、意识状态、自理能力、合作程度。

2. 了解血型、输血史及不良反应史。

3. 评估局部皮肤及血管情况。

4. 观察有无输血反应。

（二）操作步骤

1. 核对医嘱。

2. 取血护士持交叉配血报告单至血库取血，与血库人员共同核对血袋与交叉配血报告单的相关内容：患者姓名、性别、年龄、病案号、科别、床号、血型（含 Rh 因子）、有效期、储血号、交叉配血实验结果及保存血的质量、血量、血袋装置是否完好，在血库相关记录上双人签字。

3. 取血至治疗室，2 名医护人员共同逐项核对交叉配血报告单与血袋标签上的相关内容，另核对血袋有无破损，血液颜色是否正常。

4. 衣帽整洁，洗手，戴口罩。

5. 准备用物：治疗盘、常规皮肤消毒用物一套、生理盐水、抗过敏药物、血液、一次性输血器一套、输液贴、输血执行单、交叉配血报告单。

6. 按静脉输液操作流程进行静脉穿刺后输入生理盐水，遵医嘱给予抗过敏药物，准备输血。

7. 洗手，携输血用物至床旁。

8. 持执行单核对床号、床头卡，询问患者姓名及血型，2 名医护人员共同核对交叉配血报告单与血袋标签上的相关内容，再次核对血液是否与患者相符，核对无误，轻摇血袋后消毒血袋导管，插入输血器更换血袋，在输血执行单上双人签字。

9. 开始时缓慢滴入，速度不超过 20 滴 / 分钟，观察 15 分钟后如患者无输血反应，根据病情、年龄及输注血制品成分调节滴速。

10.输血完毕,用生理盐水冲管,待输血管内血液全部输完后拔针,按压穿刺部位数分钟。

11.整理床单位,协助患者取舒适卧位。

12.处理用物,分类放置。血袋低温保留24小时。

13.洗手,处理医嘱,记录,交叉配血报告单粘贴在病历中。

（三）指导要点

1.告知患者输血目的、方法,告知患者及家属输血中的注意事项。

2.告知患者输血反应的表现,出现不适及时通知医护人员。

（四）注意事项

1.血制品不得加热,禁止随意加入其他药物,不得自行贮存,尽快应用。

2.输注开始后的15分钟以及输血过程应定期对患者进行监测。

3.1个单位的全血或成分血应在4小时内输完。

4.全血、成分血和其他血液制品应从血库取出后30分钟内输注。

5.连续输入不同供血者血液制品时,中间输入生理盐水。

6.出现输血反应立即减慢或停止输血,更换输液器,用生理盐水维持静脉通畅,通知医生,做好抢救准备,保留余血,并记录。

7.空血袋低温保存24小时之后按医疗废物处理。

第十一章 化学治疗的护理

一、静脉化疗给药

（一）评估与观察要点

1. 询问患者既往病史、用药史、过敏史等，了解患者有无全身性疾病。评估患者的一般健康状况，了解其肝肾功能、血常规化验指标及心电图情况。

2. 向患者讲解化疗目的、注意事项、配合的要点、化疗的毒副反应及应对措施等，嘱其排空大、小便，舒适卧位。

3. 观察局部血管弹性、走行，一般以前臂大血管为佳。

4. 评估局部静脉在24小时内有无行静脉穿刺，穿刺肢体有无水肿，是否接受过腋下淋巴结清扫手术、放射治疗或动静脉瘘等。

5. 了解用药方案及剂量，根据药物的性质及血管情况选择适宜的静脉给药通路。

（二）操作步骤

1. 准备用物：治疗盘、常规输液用物一套、配制好的化疗药物、乳胶手套一副、防护服。

2. 按静脉输液操作流程进行静脉穿刺后输入5%葡萄糖或生理盐水100ml。

3. 洗手，穿防护服，携化疗给药用物至患者旁。

4. 询问患者姓名，做好解释。

5. 首次查对执行单与患者姓名、药品瓶签上的药品名称、剂量、浓度、时间准确无误，确定静脉输液通畅，局部无渗出。

6. 第二次查对药品与患者相符，戴手套，常规消毒输液袋口，更换化疗药物输液袋。

7. 脱去手套，根据化疗药物的性质及作用机理调节滴速。第三次查对药品与执行单各项内容相符后执行人签字。

8. 化疗药物完全滴入后，用 5% 葡萄糖或生理盐水 50~100ml 冲净残余药液。

9. 如为中心静脉给药或保留留置针时应行正压封管。

10. 处理用物，脱去防护衣，统一放到防穿透防渗漏的密闭化疗专用容器中焚烧处理。

11. 用流动水彻底洗手，处理医嘱并做好记录。

（三）指导要点

1. 化疗前 2 小时适量进餐，保持一定的胃充盈度，不可空腹或过量进食。

2. 加药过程中，穿刺部位如有疼痛感或其他不适时，应立即通知护士。

3. 告知患者及家属化疗过程中不可自行调节滴速。

4. 嘱患者化疗后穿刺部位不可随意热敷，化疗期间定期监测血常规变化。

5. 告知患者化疗期间应避免到人群密集的公共场所，预防呼吸道及全身感染性疾病，注意做到劳逸结合，注意休息，避免体力过度消耗。

6. 教会患者应对化疗毒副反应的方法，化疗期间指导患者合理进食。

（四）注意事项

1. 在使用每种新化疗药物之前，详细阅读药物说明书，指导准确用药并做好初次化疗患者的宣教工作。

2. 化疗药物配制应采用软包装输液袋，配药时严格执行"三查七对"及无菌操作原则，根据药物选择适宜的溶酶。

3. 化疗静脉给药一般采用留置针穿刺，对于发泡性化疗药或化疗时间较长时，考虑应用中心静脉置管。

4. 加药前应确定回血后方可加药，确认回血时，不可采用挤压输液管的方法观察回血。加药中注意做好化疗防护，避免化疗药物对环境造成污染。

5. 采用联合用药时，防止两种药物相混，一般应间隔 20~30 分钟。

6. 化疗过程中护士应加强巡视，并做好观察记录。

二、静脉化疗药物外渗处理

（一）评估和观察要点

1. 评估外渗化疗药物的性质、剂量、部位及局部皮肤情况、疼痛程度。

2. 了解患者心理状态，向患者解释操作的目的，缓解其紧张、焦虑等情绪反应。

（二）操作步骤

1. 衣帽整洁，洗手，戴口罩。

2. 准备用物：治疗盘、常规皮肤消毒用物一套、5ml/10ml 注射器、20ml 注射器、纱布、弯盘，根据外渗化疗药物种类选择相应的处理药物。

3. 一般刺激性药物：外渗后立即关闭调节器，拔除针头，局部采取 33% 硫酸镁湿敷。

4. 发泡类和强刺激性化疗药物：

（1）立即停止注药及输液，保留针头。

（2）连接 20ml 注射器，尽量回抽渗漏于皮下的化疗药液。

（3）从保留针头注入相应的化疗药物拮抗剂，然后拔除针头。

（4）用相应的拮抗剂在外渗周围组织行局部皮下封闭注射。

（5）无相应拮抗剂时可拔除针头，可用 2% 利多卡因＋地塞米松 5mg 作局部封闭。

5. 根据外渗药物的性质应在 12~24 小时内局部给予冷敷或热敷。

6. 抬高患肢 48~72 小时以促进外渗药物吸收。

7. 整理床单位，协助患者取舒适卧位。

8. 按照化疗废弃物处理原则处理用物。

9. 洗手，做好记录。

（三）指导要点

1. 告知患者发生药物外渗后必须在护士指导下采用正确的外敷方法，不可自行局部热敷。

2. 嘱患者避免患肢负重，外渗处避免触碰、按揉及清洗。

3. 嘱患者外渗后 48 小时内抬高患肢，并注意休息，此后应鼓励患者尽快恢复活动，防止患肢关节僵硬或神经病变。

4. 告知患者如出现疼痛等不适症状及时通知护士予以处理。

（四）注意事项

1. 正确掌握化疗药物对静脉及组织的刺激程度并严格执行化疗给药的操作规程，以防化疗药物外渗引起局部组织损伤。

2. 发泡性的药物一旦发生外渗，必须保留原针头，尽量回抽残留皮下的化疗药物并注入拮抗剂。

3. 封闭注射前应视外渗程度配置适量的药液，并根据药物渗入组织的深度，调整封闭的进针角度，以达到良好效果。

4. 根据外渗药物的作用机理，严格掌握外敷的处理方法，细胞毒类化学药物必须采用冷敷，植物碱类药物采取热敷。

5. 一切污染物品用后立即放置防穿透防渗漏的密闭化疗专用容器中处理。

第十二章　孕产期护理

一、子宫底高度和腹围测量

（一）评估和观察要点

1. 评估孕周、是否为高危妊娠、腹形及腹壁张力。

2. 评估环境温度、光线、隐蔽程度。

3. 评估孕妇的反应。

（二）操作步骤

1. 衣帽整洁，洗手。

2. 准备用物：软皮尺。

3. 孕妇排空膀胱，取仰卧屈膝位，合理暴露腹部。

4. 皮尺一端放在耻骨联合上缘中点，另一端贴腹壁沿子宫弧度到子宫底最高点为宫高。

5. 皮尺经脐绕腹 1 周为腹围。

6. 协助孕妇穿好衣服。

7. 整理用物。

8. 洗手，记录。

（三）指导要点

1. 告知孕妇测量宫高和腹围的意义和配合事项。

2. 指导孕妇如有不适及时告诉医护人员。

（四）注意事项

1. 以厘米为单位。

2. 注意子宫敏感度。

3. 软皮尺应紧贴腹部。

二、四步触诊

（一）评估和观察要点

1. 评估孕周及是否为高危妊娠。

2. 评估环境温度、光线、隐蔽程度。

3. 评估孕妇的反应。

（二）操作步骤

1. 衣帽整洁，洗手。

2. 至孕妇旁，做好解释，遮挡患者。

3. 协助患者仰卧屈膝位，暴露腹部。

4. 第一步：检查者面向孕妇，双手置于子宫底部，了解子宫外形、子宫底高度，估计胎儿大小与妊娠周数是否相符，然后以双手指腹相对轻推，判断在子宫底部的胎儿部分。

5. 第二步：检查者两手分别置于腹部左右两侧，一手固定，另一手轻轻深按检查，两手交替，分辨胎背及胎儿四肢的位置。

6. 第三步：检查者右手置于耻骨联合上方，拇指与其余4指分开，握住胎先露部，查清是胎头或胎臀，并左右推动，以确定是否入盆。

7. 第四步：检查者面向孕妇足端，两手分别置于胎先露部的两侧，向骨盆入口方向下压再次判断，先露部的诊断是否正确，并确定先露部入盆程度。

8. 协助孕妇穿好衣服。

9. 洗手，记录。

（三）指导要点

1. 告知孕妇四步触诊的意义及配合方法。

2. 告知孕妇检查前排尿。

3. 告知患者如有不适及时告诉医护人员。

（四）注意事项

1. 动作轻柔，以取得配合。

2. 注意保暖，保护隐私。

三、胎心音听诊、胎动计数

（一）评估和观察要点

1. 评估孕周、胎位及腹部形状。

2. 了解妊娠史及本次妊娠情况。

3. 评估孕周及是否为高危妊娠。

（二）操作步骤

1. 衣帽整洁，洗手。

2. 准备用物：胎心听筒或多普勒胎心仪、有秒表的手表，医用耦合剂、面巾纸等。

3. 携用物至孕妇旁，做好解释，请其放松配合。

4. 协助孕妇仰卧位，合理暴露腹部。

5. 四步触诊判断胎背的位置。

6. 用胎心听诊器或胎心多普勒在相应位置听诊胎心，听到如钟表的"咚答"双音后，计数1分钟，同时注意胎心节律并记录。

7. 每天早、中、晚平静状态下各数1小时计数胎动。

8. 3次胎动数相加乘以4，为12小时胎动总数。

9. 胎动计数正常为，每小时约3~5次。

10. 如有异常及时通知医生。

11. 协助孕妇穿好衣服。

12. 整理用物

13. 洗手，记录。

（三）指导要点

1. 告知孕妇听诊胎心音的意义和正常值范围。

2. 指导孕妇自我监测胎动。

3. 告知孕妇听诊结果。

（四）注意事项

1. 与子宫杂音、腹主动脉音及脐带杂音相鉴别。

2. 胎心 >160 次/分或 <120 次/分立即吸氧并通知医生。

3. 临产产妇在宫缩间歇期听胎心。

4. 保持环境安静，注意保暖和遮挡。

5. 操作过程中注意观察孕妇有无异常情况，及时处理。

6. 孕 28 周到临产均应计数胎动，应坚持每日监测。

四、胎心电子监测

（一）评估和观察要点

1. 评估孕周、胎位及是否为高危妊娠。

2. 告知监测目的，了解妊娠史及本次妊娠情况。

3. 评估环境光线、温度及隐蔽程度。

（二）操作步骤

1. 衣帽整洁，洗手。

2. 准备用物：胎心电子监护仪、医用耦合剂、纸巾。

3. 携用物至孕妇旁，做好解释，核对姓名、床号。

4. 连接电源线，打开电源。

5. 协助孕妇取半卧位或坐位，暴露腹部。

6. 胎心探头涂耦合剂，固定于胎心音最强位置，固定带固定。

7. 宫腔压力探头固定于宫底下约两横指处，固定带固定。

8. 胎动记录器交给孕妇，指导其使用方法。

9. 启动监护仪，无宫缩时将宫腔压力归零。

10. 观察胎心音、宫缩、胎动显示及描述情况，注意有无不适主诉。

11. 整理床单位，擦净耦合剂，协助孕妇穿好衣服。

12. 处理用物，分类放置。

13. 洗手，处理医嘱，记录。

（三）指导要点

1. 告知孕妇胎心监护的意义及配合方法。

2. 告知孕妇尽量避免仰卧位，避免空腹监护。

3. 告知孕妇及家属避免在监测仪附近使用手机，以免干扰监测波形。

（四）注意事项

1. 固定带松紧适度，注意探头是否有滑脱现象，及时调整部位。

2. 每次监测 20 分钟，如有异常可延长时间，并通知医生。

3. 操作过程如有异常，及时处理。

五、分娩期护理

（一）评估和观察要点

1. 了解妊娠经过及既往分娩史、疾病史、心理状态。

2. 评估生命体征、胎心、子宫收缩、宫口扩张、胎头下降、胎膜情况。

3. 观察胎盘剥离征象、软产道情况、子宫收缩及阴道出血情况。

4. 评估新生儿情况。

（二）操作步骤

1. 衣帽整洁，洗手，戴口罩。

2. 准备用物：监测胎心的仪器或听筒，肛查物品及产科接生所需物品等。

3. 核对姓名、床号，做好解释，嘱患者放松，取得配合。

4. 协助产妇舒适体位，适当活动。

5. 鼓励产妇进食。

6. 协助产妇及时排便、排尿。

7. 严密观察产程进展，适时胎心监护，适时肛查。

8. 准备接生及新生儿所需物品。

9. 协助胎儿娩出，行新生儿 Apgar 评分。

10. 协助娩出胎盘并检查是否完整。

11. 胎儿娩出后及时给缩宫素。

12. 检查软产道是否有损伤，必要时缝合会阴伤口。

13. 整理用物，分类放置。

14. 洗手，记录。

（三）指导要点

1. 指导产妇配合呼吸减轻疼痛的方法。

2. 指导分娩时的配合要点。

3. 指导并协助产妇与新生儿早接触、早吸吮。

（四）注意事项

1. 重视产妇主诉，给予个性化、人性化的全面护理。

2. 胎儿娩出后 2 小时内应密切观察子宫收缩和阴道出血情况，监测血压变化。

3. 鼓励产妇产后尽早自行排尿。

六、外阴部消毒

（一）评估和观察要点

1. 评估孕、产妇合作程度及会阴部皮肤状况。

2. 告知外阴消毒的目的，是否排空膀胱。

3. 评估环境温度及隐蔽程度。

（二）操作步骤

1. 衣帽整洁，洗手，戴口罩。

2. 准备用物：冲洗筒或壶内置温水、量杯、肥皂水棉球、长镊子、便盆、会阴垫、消毒液棉球。

3. 携用物至孕妇旁，做好解释，遮挡患者。

4. 患者取仰卧外展屈膝位，臀下垫会阴垫。

5. 用肥皂水棉球擦拭外阴部，顺序是小阴唇、大阴唇、阴阜、大腿内上 1/3、会阴体及肛门，温水冲洗 2 遍，根据外阴情况酌情增加肥皂水棉球擦洗次数。

6. 消毒液棉球擦拭，顺序同上消毒 2 遍。

7. 更换会阴垫，整理用物，洗手。

（三）指导要点

1. 告知孕、产妇外阴消毒的目的及配合要点。

2. 告知孕、产妇不要用手触碰已消毒部位。

（四）注意事项

1. 保暖，动作轻柔。

2. 使用消毒棉球前应擦净血渍及分泌物，酌情增加肥皂水棉球擦洗次数。

七、会阴冲洗

（一）评估和观察要点

1. 评估病情、自理能力、合作程度。

2. 观察外阴皮肤、黏膜及伤口情况。

3. 观察恶露性质和量。

（二）操作步骤

1. 衣帽整洁，洗手，戴口罩。

2. 用物准备：治疗盘、量杯（内盛 41~43℃的冲洗液）、弯盘、大棉球、长镊子、便盆、会阴垫。

3. 携用物至产妇旁，核对姓名并解释，取得产妇配合。

4. 协助产妇取得仰卧位，双腿屈膝分开，褪去对侧裤腿，盖在近侧腿上。对侧腿用盖被遮盖，露出外阴。

5. 将会阴垫及便器置于产妇臀下。

6. 持量杯，测试冲洗液温度，用镊子夹紧棉球，边擦拭边冲洗。

7. 由内至外，由上而下，先清洁尿道口周围，后清洁肛门，每擦洗一次均应更换棉球。留置尿管者，由尿道口处向远端依次用消毒棉球擦洗。会阴部有伤口者，由伤口处向远端依次用消毒棉球擦洗。

8. 冲洗后用纱布擦干会阴部，协助产妇抬起臀部，取出便盆。

9. 协助产妇穿好衣裤，取舒适卧位，整理床单位。

10. 处理用物，分类放置，洗手。

（三）指导要点

1. 告知产妇会阴护理的目的及配合方法。

2. 指导产妇保持外阴清洁，勤换会阴垫。

3. 会阴有伤口的告知产妇应以健侧卧位为宜。

（四）注意事项

会阴水肿，切口有红、肿、热、痛、硬结、愈合不良时遵医嘱给予局部治疗，观察治疗效果。

八、母乳喂养

（一）评估和观察要点

1. 评估分娩方式、身体状况及乳房情况。

2. 评估母乳喂养方法掌握的程度。

3. 评估新生儿状况、精神状况。

（二）操作步骤

1. 衣帽整洁，洗手。

2. 做好解释，使产妇放松，洗手。

3. 协助产妇选择合适体位，合理暴露一侧乳房，清洁乳房及乳头。

4. 新生儿与母亲胸贴胸、腹贴腹、下颌贴乳房。

5. 指导母亲拇指在上，其余四指在下，轻托住乳房，将乳头触及新生儿口唇，诱发觅食反射，当新生儿口张大，舌向下的一瞬间将乳头和大部分乳晕放于新生儿口中。

6. 新生儿停止吸吮，张口后，抽出乳头。

7. 挤出少许乳汁涂在乳头上，自然干燥。

（三）指导要点

1. 告知产妇一侧乳房吸空后再吸吮另一侧，两侧交替吸吮。

2.指导产妇哺乳后将新生儿抱起轻拍背部 1~2 分钟。

3.指导按需哺乳。

（四）注意事项

1.哺乳时能看到吸吮动作，听到吞咽声音。

2.防止乳房堵住新生儿鼻腔。

3.乳头凹陷者，每次哺乳前牵拉乳头。凹陷严重者，宜用吸奶器吸出后喂哺。

4.乳头皲裂者，指导产妇先喂哺皲裂较轻一侧。

5.清洗乳房、乳头，用清水擦洗即可。

九、乳房按摩

（一）评估和观察要点

1.评估母乳喂养知识及技能掌握程度。

2.评估乳房及乳汁分泌情况。

3.评估产妇一般状况，自理能力、合作程度。

（二）操作步骤

1.衣帽整洁，洗手。

2.准备用物：大口清洁容器，毛巾，脸盆。

3.做好解释，使产妇放松，取得合作。

4.协助产妇取舒适体位，合理暴露乳房。

5.清洁乳房及乳头，将热毛巾敷一侧乳房 3~5 分钟后，再开始按摩。

6.护士一只手置于乳房下托起乳房，另一只手用手掌的大小鱼际从乳房边缘向乳头中心做环形按摩，同时轻轻拍打、抖动，促进乳汁通畅。

7.将容器靠近乳房，拇指及示指放在距乳头根部 2cm 处的乳晕上两指相对有节奏的向胸壁方向轻轻下压，反复一压一放，以不引起疼痛为宜。

8.一侧乳房按摩 3~5 分钟，两侧交替，持续时间以 20~30 分钟为宜。

（三）指导要点

1. 告知产妇母乳喂养相关知识、哺乳的方法。

2. 指导产妇佩戴合适的乳罩。

3. 指导产妇自我按摩乳房的技巧。

（四）注意事项

按摩时，既要照顾产妇的感觉，又要达到按摩效果。

十、产褥期保健操

（一）评估与观察要点

了解分娩方式，评估产妇身体状况。

（二）操作步骤

1. 衣帽整洁，洗手。

2. 做好解释，使产妇放松，取得其合作。

3. 指导产妇仰卧位，双手放于身体两侧。

4. 深吸气，腹肌收缩，呼气。

5. 进行缩肛与放松动作。

6. 双腿轮流上举与并举，与身体呈直角。

7. 髋、腿放松，膝稍屈，尽力抬高臀部及背部。

8. 跪姿，双膝分开，双手平放床上，肩肘垂直，做腰部旋转。

9. 全身运动，跪姿，双臂支撑床上，左右腿向后交替高举。

（三）指导要点

1. 产后第 2 天开始。每 1~2 天增加 1 节，每节做 8~16 次。

2. 产后 6 周可选择其他锻炼方式。

（四）注意事项

1. 避免进食前后 1 小时内运动。

2. 运动前排空大、小便。

第十三章　新生儿及婴儿护理

一、新生儿沐浴

（一）评估和观察要点

1.评估环境温度。

2.评估身体及皮肤情况。

（二）操作步骤

1.衣帽整洁，修剪指甲，洗手。

2.准备用物：治疗盘、皮肤消毒剂、生理盐水、棉签、衣服、浴巾、包被、小毛巾、沐浴液、尿布、沐浴装置等。必要时备眼药、湿巾。

3.关好门窗，调节室温 26~28℃

4.核对腕带信息，检查新生儿一般情况。

5.撤出尿布，有大便者清洗臀部，脱去衣服。

6.调试水温，用手腕内侧试水温。

7.流动水洗浴顺序由头到脚，先正面后背部。

8.洗头面部：以左前臂托住新生儿背部，左手掌托住颈部及枕部，将躯干挟于护士左腋下，左手拇指和中指分别将双耳廓向内遮盖住耳孔，洗面部、双耳，洗头部，毛巾擦干。

9.洗身体部分

（1）将新生儿颈部枕于护士左手腕，左手握住新生儿左肩部，另一只手依次清洗颈部、上肢、腋下、胸、腹、腹股沟、下肢。

（2）再将右手放于新生儿左腋下，托住前胸，使新生儿呈前倾状，用左手洗背部，臀部，注意皮肤皱褶部位。

10.洗头部、身体部位的方法：先清水，再沐浴液，最后清水洗净。

11.洗毕，用毛巾包裹，擦干并给予相应护理。

12. 眼睛护理：用生理盐水棉签从内眦到外眦清洁眼部，每日 1~2 次，遵医嘱滴入眼药水或眼药膏。

13. 脐部的护理：用无菌棉签蘸干脐轮周围的水，再用蘸有消毒剂的棉签顺时针方向消毒脐根部及脐带残端。如脐轮红肿并有脓性分泌物，要报告医生，并加强护理，必要时送分泌物做细菌培养。

14. 臀部的护理：根据臀红程度不同，采取相应护理措施。

15. 必要时涂爽身粉于颈下、腋下、腹股沟（女婴不宜）、后背。

16. 兜上尿布，核对腕带，穿好干净衣物。

（三）指导要点

1. 指导家属新生儿沐浴方法和注意事项，避免耳、眼、口、鼻进水。

2. 告知家属保持皮肤皱褶处清洁、干燥。

3. 告知新生儿家属保持眼部清洁、预防眼部感染。

4. 告知家属脐带清洁消毒方法，脐带保持清洁干燥，勿强行剥落脐带，发现异常及时就诊。告知家属预防臀红的方法。

（四）注意事项

1. 告知家属避免在喂奶前后 1 小时内沐浴，减少暴露时间，动作轻快。

2. 清洁眼部时一根棉签只能擦拭 1 次，发现异常及时处理，告知家属保持皮肤皱褶处清洁、干燥。

3. 注意观察脐部及周围皮肤的状况，如发现异常及时报告医生，及时处理。保持脐部的清洁，干燥，每日彻底清洁消毒脐部 1~2 次，直至脱落。

4. 当新生儿臀红采取暴露法护理措施时要注意保暖，远红外线灯照射时要专人看护。

5. 沐浴过程观察新生儿反应。

二、经胃、十二指肠管饲喂养

（一）评估和观察要点

1. 给奶或给药前查看喂养管位置、刻度。

2. 观察腹部情况，听诊肠鸣音。

（二）操作步骤

1. 衣帽整洁，洗手，戴口罩。

2. 准备用物：注射器、温开水、遵医嘱确定喂奶量。

3. 经胃管饲喂养

（1）确认胃管在胃内。

（2）抽取胃内残留液，胃内残留液超过管饲奶量的 1/4 时，报告医生酌情减量或禁食。

4. 经十二指肠管饲喂养

（1）用 5ml 注射器抽取十二指肠残留液，检测 pH 在 6~9 之间，确认喂养管在十二指肠内。

（2）十二指肠残留液超过 0.5ml，报告医生酌情减量或禁食。

5. 奶液的温度保持在 38~40℃，缓慢注入，必要时使用营养泵泵入奶液。

6. 管饲后，抽温开水 1~2ml，冲净喂养管。

7. 封闭喂养管末端。

8. 处理用物，洗手，记录。

（三）指导要点

告知家属肠内营养的重要性以取得配合。

（四）注意事项

1. 使用一次性无菌注射器，严禁重复使用。

2. 每天口腔护理 2 次，每周更换胃管 1 次。

3. 观察患儿耐受情况。

三、暖箱护理

（一）评估和观察要点

1. 评估胎龄、日龄、出生体重、观察生命体征。

2. 告知家属应用暖箱治疗的必要性。

（二）操作步骤

1. 衣帽整洁，洗手，戴口罩。

2. 备用暖箱，性能良好。

3. 暖箱使用前核对腕带信息。

4. 检查暖箱各项数值，提示是否正常。

5. 水槽内加入适量蒸馏水，暖箱湿度一般保持在 55%~65%。

6. 根据患儿体重设定暖箱温度，进行核对，准确无误。一般体重在 1501~2000g 者，暖箱温度在 30~32℃；体重在 1001~1500g 者暖箱温度在 32~34℃；体重 <1000g 者暖箱温度宜在 34~36℃。

7. 患儿穿单衣、裹尿布后放入暖箱。关好暖箱门，记录入箱时间。

8. 密切观察患者的面色、呼吸、心率、体温变化，随体温变化调节暖箱的温度。患儿体温一般在 36~37℃。每日固定测患儿体重一次。

9. 交接班时应交接暖箱使用及运行情况。

10. 每日清洁暖箱，水槽内蒸馏水每日更换一次。

出暖箱操作

1. 切断电源。

2. 放掉水槽内蒸馏水。

3. 终末消毒：打开暖箱，卸下一切可卸部件，500mg/L 含氯消毒剂溶液浸泡清洁；湿化水盒和出水口使用刷子刷洗，500mg/L 含氯消毒剂溶液浸泡 30 分钟，清水冲洗后擦拭干净，晾干，用婴儿床单位臭氧消毒机照射 30 分钟后备用。

（三）指导要点

告知家属不可随意调节暖箱温度，不可随意开暖箱门。

（四）注意事项

1. 暖箱应避免阳光直射，冬季避开热源及冷空气对流处。

2. 使用暖箱时室温不宜过低。

3. 治疗护理应集中进行，如需抱出患儿时，注意保暖，动作轻柔。

4. 每周更换暖箱并进行彻底消毒，定期进行细菌学监测。经常检查，暖箱出现异常及时处理。

四、新生儿蓝光疗法

（一）评估和观察要点

1. 观察新生儿全身皮肤情况、黄染程度，了解每日血清数值。

2. 测量新生儿体温、呼吸、脉搏、血压指标，出入量是否均衡。

（二）操作步骤

1. 衣帽整洁，洗手，戴口罩，墨镜。

2. 准备用物：备用蓝光箱（水箱内加蒸馏水 2/3，温度 28~30℃，湿度 50%~65%）新生儿护眼罩、尿布。

3. 核对腕带信息。

4. 清洁皮肤，戴护眼罩，除会阴部用纸尿裤遮盖外，其余均裸露，男婴注意保护阴囊。关好边门，灯管距离新生儿皮肤为 33~50cm。

5. 记录入箱时间及灯管开启时间。

6. 根据体温调节箱温，体温保持在 36~37℃为宜。

7. 密切观察患儿光疗反应，皮肤有无皮疹，有无破损及颜色改变，患儿的精神状态。

8. 严密观察患儿体温及箱温变化，每 2~4 小时测体温一次，若患儿体温超过 38.5℃，可遵医嘱暂停光疗，待体温恢复正常后再继续。

9. 保持患儿的清洁，患儿呕吐、泪水、出汗、大小便等污染应及时清除，以免影响疗效，并注意患儿体位变化。

10. 单面光疗应定时翻身，每 4 小时改变体位一次。

出箱操作：

1. 切断电源。

2. 摘掉新生儿眼罩进行全身沐浴或擦身，观察皮肤黄疸情况，仔细检查患儿皮肤有无破损及眼部情况，观察有无光疗不良反应并记录。

3. 衣服穿着舒适。

4. 光疗后记录出蓝光箱时间及灯管照射时间。

5. 终末消毒：将水箱中水倒尽，95% 酒精擦拭灯管。用含有效氯 500mg/L 消毒液擦净蓝光箱，再清水擦净后使用臭氧消毒器或紫外线消毒后备用。

（三）指导要点

告知家属患儿皮肤不要擦抹爽身粉或油剂。

（四）注意事项

1. 光疗过程中随时观察患儿眼罩、会阴遮盖物完好，皮肤无破损。
2. 保证水分及营养供给。每日测体重一次。
3. 注意保暖，夏天防止过热。
4. 灯管应保持清洁并定时更换。

五、新生儿复苏

（一）评估和观察要点

1. 了解产妇妊娠史、新生儿是否足月、羊水性状。
2. 评估新生儿 Apgar 评分，判断新生儿无自主呼吸。

（二）操作步骤

1. 将新生儿置于远红外复苏台上保暖，或因地制宜采取保暖措施。
2. 快速擦干全身，头轻度向后仰，头部处于"鼻吸气位"。
3. 清理呼吸道分泌物，再次判断有无自主呼吸。
4. 必要时给予刺激，用手拍打或用手指轻弹新生儿足底或摩擦背部，诱发自主呼吸。如新生儿仍无呼吸或喘息样呼吸，给予正压通气。
5. 选择适宜面罩扣住口鼻，给予气囊面罩正压通气，按压频率40~60 次 /min，氧流量 5~10L/min，按压与放松气囊的持续时间比为1：2。
6. 经 30 秒气囊面罩正压通气后，如心率 <60 次 /分，开始胸外按压，操作者将一手拇指或食指、中指置于新生儿胸骨体下 1/3（两乳头连线下方），按压深度为胸廓前后径的 1/3。同时进行正压通气，胸外按压与正压呼吸的比例为 3：1（胸外按压 90 次 / 分，正压呼吸30 次 / 分）。
7. 胸外按压和正压通气 30 秒后应重新评估心率，如心率仍 <60

次 / 分，除继续胸外按压外遵医嘱使用肾上腺素。

8.若有自主呼吸，心率 >100 次 / 分，皮色红润可密切观察。有条件应测血氧浓度。

（三）注意事项

1.持续气囊面罩正压通气时间较长时可产生胃充气，可插入新生儿胃管，用 20ml 注射器抽吸胃内容物及气体。

2.早产儿吸入氧浓度应 <40%。

3.注意保暖，动作轻柔，复苏后密切监护。

六、身高、体重测量

（一）评估与观察要点

胎龄、月龄，病情，精神状态，合作程度。

（二）操作步骤

1.用物准备：测量身高工具，婴儿磅秤，清洁的纸垫或布垫等。

2.身高测量

（1）选择适合的测量工具。将清洁垫铺于测量板上。

（2）选用仰卧位身长测量法。仰卧于测量板中线上，头顶部接触测量板顶端，双手自然放置于身体两侧，双脚并拢，测量者按住患儿双膝，右手推动滑板贴至双足底部。

（3）整理衣服，记录身高测量数据。

3.体重测量

（1）将清洁垫铺于婴儿磅秤上，调整零点。

（2）核对婴儿腕带，脱去婴儿衣服，尿裤或尿布。将婴儿平稳地放在磅秤上，注意安全。待指针稳定后读数。

（3）穿好衣服，兜上尿布，核对腕带。记录体重。

4.处理用物，洗手。

（三）指导要点

告知家长测量时的配合方法，应空腹测量体重。测量时注意患儿安全，保暖。

（四）注意事项

1. 测量身高时，测量者应站于婴儿一侧，眼睛要与滑板同一水平再读数。不宜选用塑料尺。

2. 测量体重前磅秤调至零点。两次体重相差较大时，应重新测量。

3. 1个月后婴儿计量单位为 kg。

4. 不合作的婴儿，测量者可将婴儿抱起一同测量，测量后再减去测量者的体重及患儿的衣服。

5. 体温低或病重患儿，可着衣物一同测量，测量后再减去衣物重量。

七、头围、胸围、腹围测量

（一）评估和观察要点

评估病情、意识状态、合作程度。

（二）操作步骤

1. 衣帽整洁，洗手。

2. 准备用物：软尺。

3. 护士温暖自己的双手打开包被或脱去衣服。

4. 头围：软尺零点放于眉弓连线的中点，沿眉毛、枕骨粗隆绕回到眉弓连线中点读数。

5. 胸围：脱去衣服平放于操作台上，两臂下垂，均匀呼吸，软尺上缘经背侧两肩胛骨下角下缘绕至胸前两乳头连线的中心点测量。

（1）呼气末吸气开始前为平静状态下胸围。

（2）深吸气末为吸气胸围。

（3）深呼气末为呼气胸围。

6. 腹围：解开上衣露出腹部，松开腰带，平脐将软尺环绕腰部1周，待呼气末读数。

7. 穿好衣服，记录测量数据。

（三）指导要点

告知患儿家属测量时的配合方法。

（四）注意事项

1. 注意保暖，安静状态下测量。
2. 软尺贴紧皮肤，左右对称，不宜选用塑料尺。

第三篇

内科护理

第一章　呼吸系统疾病患者的护理

一、支气管哮喘患者的护理

（一）概述

支气管哮喘（简称哮喘）是一种以嗜酸性粒细胞和肥大细胞反应为主的气道变应性炎症和以气道高反应性为特征的疾病。临床上以出现不同程度的可逆性气道阻塞为特征，表现为反复发作的呼气性呼吸困难伴哮鸣音、胸闷或咳嗽，症状可自行或经治疗后缓解。

（二）临床表现

1. 症状和体征　发作前常有先兆，如鼻痒、打喷嚏、干咳、流泪等，随后出现呼气性呼吸困难伴哮鸣音，持续数分钟至数小时后随着大量稀薄痰液的咳出或经药物治疗后缓解，部分患者可在夜间及凌晨发作。发作时呼吸幅度减小、频率加快，脉搏加快，颈静脉怒张，胸部呈过度充气状态，肺部叩诊呈过清音，有广泛哮鸣音，呼气延长，缓解后体征可消失。

2. 临床类型

（1）外源性哮喘：春秋季节发病多，多在青少年起病，半数患者有过敏史。

（2）内源性哮喘：冬季发病较多，多见于成年人。哮喘多发生于呼吸道感染后，常先有咳嗽、咳痰史，随着咳嗽加剧逐渐出现哮喘。

（3）混合性哮喘：哮喘的诱发因素既有过敏因素又有感染因素，临床表现复杂，哮喘可长年存在。

（4）重症哮喘：哮喘持续状态指严重的哮喘发作持续 24 小时以上，经一般支气管舒服张剂治疗未缓解者。常因呼吸道感染未控制、变应原未消除、痰液黏稠阻塞细支气管、精神紧张、肾上腺皮质功能不全，伴发酸中毒、肺不张、自发性气胸等引起。表现为端坐呼吸、面色苍白或发绀、大汗淋漓、极度烦躁，呼吸频率超过 30 次 / 分钟，收缩压下降，出现奇脉，甚至出现呼吸、循环衰竭。

（三）护理诊断 / 问题

1. 低效性呼吸型态　与支气管平滑肌痉挛、气道炎症、气道阻塞和气道高反应性有关。

2. 清理呼吸道无效　与支气管痉挛、痰液多而黏稠、疲乏有关。

3. 焦虑　与哮喘发作有关。

4. 知识缺乏　缺乏哮喘的发病过程及防治方面的有关知识。

5. 潜在并发症　呼吸衰竭、自发性气胸。

（四）护理措施

1. 心理护理　提供良好的心理支持，消除发作时的紧张、恐惧心理，使病情缓解。

2. 休息　提供安静、舒适、温度适宜的环境，室内不放置花草、地毯，不用羽毛枕头、羊毛毯，避免接触一切可疑的变应原。协助患者取舒适体位，对端坐呼吸者提供床旁桌作支撑，减少体力消耗。

3. 氧疗　指导患者作缓慢的深呼吸，鼻导管吸氧，氧流量 2~5L/min，重症哮喘患者如有明显肺气肿伴有二氧化碳潴留时应持续低流量吸氧，氧流量 1~2L/min。吸氧时应注意呼吸道的湿化、保暖和通畅，避免气道干燥和寒冷气流的刺激而导致气道痉挛。

4. 饮食护理　提供高热量、清淡、易消化饮食，忌食鱼、虾、蛋、牛奶等易过敏食物。

5. 协助排痰　教会患者掌握深呼吸和有效咳嗽、咳痰的技巧，协助翻身拍背，遵医嘱给予痰液稀释剂，必要时吸痰或机械通气。鼓励患者多饮水，2500~3000ml/d，以补充丢失的水分，稀释痰液，改善呼吸功能。重症哮喘静脉输液，一般输液量为 2000~3000ml/d，输液速度 40~50 滴 / 分，并纠正电解质、酸碱失衡。哮喘患者用超声雾化吸入。

6. 用药护理　遵医嘱用药，观察药物疗效及副作用。① β 受体激动剂，如沙丁胺醇、特布他林等，口服或气雾剂喷吸。副作用为心悸、骨骼肌震颤；②氨茶碱，用药时静脉注射浓度不宜过高，速度不宜过快，注射时间应在 10 分钟以上，以免引起心律失常、血压骤降或猝死；③糖皮质激素，用药期间注意观察和预防副作用，指导患者正确使用雾化吸入器，嘱患者喷药后漱口，以防口咽部真菌感染。

7. 观察病情，防治并发症　观察患者呼吸的频率、深度、类型及呼吸困难的程度，监测呼吸音、哮鸣音的变化，监测动脉血气分析结果、肺功能指标等，以了解病情、治疗效果及有无呼吸衰竭、自发性气胸等并发症。哮喘常在夜间发作，夜班护士应加强巡视和观察。

（五）健康教育

1. 预防哮喘复发　①避免接触变应原及非特异性刺激物；②应用脱敏疗法治疗外源性哮喘和混合性哮喘；③应用色甘酸钠预防发作；④应用免疫增强剂，如在发作季节前开始使用哮喘菌苗。

2. 缓解期自我护理　①向患者和家属介绍哮喘的基本知识，帮助寻找及避开变应原；②避免鱼、虾、牛奶、蛋等易过敏的食物及刺激性食物，戒烟酒，尽量不用可能诱发哮喘的药物，如阿司匹林、普萘洛尔等；③预防呼吸道感染；④避免强烈的精神刺激和剧烈运动；⑤做好哮喘记录或写哮喘日记，有条件者利用峰速仪来监测自我的呼气峰流速值（PEFR），为治疗和预防提供参考资料；⑥嘱患者随身携带止喘气雾剂，出现发作先兆时，应立即吸入。

二、慢性支气管炎、慢性阻塞性肺气肿患者的护理

（一）概述

慢性支气管炎（简称慢支）是指气管、支气管黏膜及其周围组织的慢性非特异性炎症。临床上以长期咳嗽、咳痰或伴有喘息及反复发作为特征。慢性阻塞性肺气肿是指终末细支气管远端（呼吸性细支气管、肺泡管、肺泡囊和肺泡）的气道弹性减退、过度膨胀、充气和肺容积增大，或同时伴有气道壁破坏和肺功能退化的慢性肺部疾病。临床上将慢性支气管炎、慢性阻塞性肺气肿这一类具有气道阻塞特征的疾病统称为慢性

阻塞性肺疾病（COPD）。

（二）临床表现

1. 慢性支气管炎

（1）症状和体征：主要症状为反复发作的咳嗽、咳痰、喘息。轻症患者仅有轻微咳嗽及少量黏液。急性发作时，咳嗽频繁且加重，清晨及夜间明显。痰为白色黏液痰及泡沫样痰，急性感染时痰液黏稠或呈脓性，痰量增加，咳嗽较剧烈时，痰中偶带血丝。部分患者有支气管痉挛，出现气喘。早期无明显体征，急性发作期在背部及两肺下部闻及散在干、湿啰音，喘息型可闻及哮鸣音。

（2）临床分型：临床分为 2 型：①单纯型，主要表现为咳嗽、咳痰；②喘息型，除咳嗽、咳痰外，还有喘息，伴哮鸣音。

（3）临床分期：按病情进展分为 3 期：①急性发作期，指在一周内出现脓性或黏液性痰，痰量明显增加，或伴有发热等炎症表现，或"咳"、"痰"、"喘"等症状任何一项明显加剧；②慢性迁延期，指有不同程度的"咳"、"痰"、"喘"症状迁延 1 个月以上者；③临床缓解期，经治疗或临床缓解，症状基本消失或偶有轻微咳嗽、少量痰液，保持 2 个月以上者。

2. 阻塞性肺气肿

（1）症状：在慢性咳嗽、咳痰的基础上出现进行性加重的呼吸困难。早期仅在体力劳动或上楼时有气急，逐渐发展成平地活动甚至静息时也感气急，严重时生活不能自理。

（2）体征：桶状胸，呼吸运动减弱，语颤减弱，肺部叩诊呈过清音，肺下界和肝浊音界下降，心浊音界缩小，听诊呼吸音减弱、呼气延长，并发感染时肺部有湿啰音。

（三）护理诊断／问题

1. 清理呼吸道无效 与分泌物多而黏稠、咳嗽无力、支气管痉挛有关。

2. 气体交换受损 与肺组织弹性下降、通气功能障碍有关。

3. 营养失调 低于机体需要量 与食欲减退、能量消耗增加有关。

4. 睡眠型态紊乱　与咳嗽、呼吸困难有关。

5. 焦虑　与病程长、家庭支持不足或精神压力有关。

6. 潜在并发症　自发性气胸、呼吸衰竭。

（四）护理措施

1. 休息　根据患者的耐受力安排休息和活动，呼吸困难者取半卧位。

2. 饮食　给予高热量、高蛋白、高维生素、清淡、易消化的食物。

3. 促进排痰

（1）教会患者排痰的方法，协助患者翻身、拍背，指导其在深吸气后有意识地咳嗽。也可酌情采用胸部叩击、体位引流、吸痰等，以保持呼吸道通畅。

（2）对于痰较黏稠，不易咳出的患者，要鼓励多饮水，还可用气雾湿化吸入，以稀释气管内分泌物，有利排痰。

（3）指导患者正确的咳嗽方法，在咳嗽时按压胸壁以减轻咳嗽对肺泡造成的压力，防止自发性气胸。

（4）遵医嘱使用抗生素和祛痰、镇咳、解痉平喘药物，观察药物疗效及不良反应。避免使用强烈镇咳药，如可待因等，以免抑制呼吸中枢，加重呼吸道阻塞，使病情恶化。雾化吸入时，可用生理盐水加庆大霉素吸入抗感染；用生理盐水加 α-糜蛋白酶吸入以稀释痰液；用生理盐水加沙丁胺醇等吸入解除支气管痉挛。

4. 合理氧疗　急性发作伴低氧血症者给予鼻导管持续低流量（1~2L/min）、低浓度（25%~29%）吸氧，如病情需要可在应用呼吸兴奋剂刺激通气或使用呼吸机改善通气的条件下提高吸氧浓度。对因气道阻塞导致低氧血症和二氧化碳潴留的患者，提倡长期家庭氧疗，氧流量为2L/min，每天氧疗时间不少于 15 小时，睡眠时不可间歇，以防熟睡时呼吸中枢兴奋性更低或上呼吸道阻塞加重低氧血症。

5. 指导缓解期患者进行呼吸肌功能锻炼

（1）腹式呼吸训练（膈肌训练）：患者取立位或半卧位或坐位，一手按在上腹部，另一手按在胸部，全身放松。用鼻深吸气，使腹部尽量隆起，胸部保持不动；用口缓缓呼气，使腹部尽量收缩，胸部保持最小活动状态。频率 8~10 次／分，每日进行数次锻炼，每次 10~20 分钟，长期坚持下去，使之成为不自觉的呼吸习惯。此法可增加腹肌和膈肌的活动，改善呼吸功能。

（2）缩唇呼吸锻炼：用鼻吸气，用口呼气。呼气时口唇缩拢（成鱼口状），并用手按压腹部，使气呼尽，呼出的气流以能使距离口唇 15~20cm 处，与口唇等高的蜡烛火焰倾斜而又不会熄灭为宜。吸气与呼气的时间之比为 1∶2 或 1∶3。此项锻炼可提高呼气末肺泡压，防止小气道过早闭陷。

6. 心理护理 由于病程长、反复急性发作，给患者和家属带来较重的经济负担和精神压力，对治疗丧失信心。护士要针对患者现存的心理问题或思想顾虑，采取相应的护理措施。

7. 全身运动锻炼 每天有计划地进行运动锻炼，如散步、慢跑、打太极拳、做气功等，以改善患者体质和呼吸功能。

（五）健康教育

1. 疾病知识指导 向患者和家属讲解本病发生的原因、诱因、防治措施及自我护理的方法；注意保暖，防止各种呼吸道感染；鼓励患者戒烟，改善环境卫生，加强劳动保护，避免吸入尘埃、刺激性气体。

2. 生活指导 教育患者遵循饮食原则。指导患者坚持呼吸锻炼和全身运动锻炼，提高机体抵抗力，延缓病情的发展。

3. 用药和保健指导 遵医嘱用药，坚持家庭氧疗，定期随访；教会患者和家属促进排痰和观察病情的方法，若病情变化或出现并发症应及时就诊。

三、慢性肺源性心脏病患者的护理

（一）概述

慢性肺源性心脏病（简称慢性肺心病）是由于支气管、肺组织、胸廓或肺血管慢性病变所致的肺循环阻力增加、肺动脉高压，进而引起右心室肥大甚至发生右心衰竭的心脏病。

（二）临床表现

除原发病表现外，主要是心、肺功能损害的表现。根据其功能代偿状态可分为两期：

1. 肺、心功能代偿期　主要为原发病的表现如慢支、肺气肿的症状和体征；肺动脉瓣听诊区第二心音亢进，提示有肺动脉高压；剑突下见心脏搏动或三尖瓣出现Ⅱ～Ⅲ级收缩期吹风样杂音，提示有右心室肥厚、扩大。

2. 肺、心功能失代偿期　主要表现为呼吸衰竭和右心衰竭。呼吸衰竭最突出，多因急性呼吸道感染而诱发，呼吸困难严重，发绀明显，重者出现肺性脑病。体检可见颈静脉怒张、肝大、肝颈静脉回流征阳性、下肢水肿或出现胸、腹水等。

3. 并发症

（1）肺性脑病：因呼吸功能不全导致缺氧、二氧化碳潴留而引起的神经、精神障碍。表现为头痛、神志恍惚、谵妄、躁动、肌肉抽搐、球结膜水肿、生理反射迟钝，直至昏迷。

（2）酸碱失衡、电解质紊乱：以呼吸性酸中毒最常见。

（3）消化道出血及弥散性血管内凝血。

（三）护理诊断/问题

1. 气体交换受损　与低氧血症、二氧化碳潴留、肺血管阻力增高有关。

2. 清理呼吸道无效　与患者呼吸道感染、分泌物黏稠、年老体弱、无力咳嗽有关。

3. 活动无耐力　与肺部原发病及肺、心功能下降引起慢性缺氧有关。

4. 体液过多　与心脏负荷增加、心肌收缩力下降、心输出量下降有关。

5. 潜在并发症　肺性脑病、上消化道出血、弥散性血管内凝血、水电解质及酸碱平衡失调、心律失常。

（四）护理措施

1. 维持呼吸道通畅　遵医嘱给予祛痰、解痉药物，及时清除痰液。对神志清醒者，鼓励深呼吸，有效咳嗽；痰稠、体弱无力、不易咳出者，应有效湿化气道使分泌物变稀充分引流；危重体弱者，定时更换体位，叩击背部，使痰易于咳出；神志不清者，可机械吸痰，抽吸压力适当，动作轻柔，每次吸痰时间不超过 15 秒，以免加重缺氧。必要时遵医嘱建立人工气道。

2. 合理给氧，纠正低氧血症　原则为低流量（1~2L/min）、低浓度（25%~29%）持续吸氧。原因为：①失代偿期多为慢性Ⅱ型呼吸衰竭，患者的呼吸中枢对二氧化碳刺激的敏感性降低，甚至已处于抑制状态，呼吸中枢兴奋主要依靠缺氧对外周化学感受器的刺激作用，当吸入氧浓度过高时，解除其对中枢的兴奋作用，结果使呼吸受抑制，二氧化碳潴留加重，甚至诱发肺性脑病；②根据氧离曲线的特点，吸入低浓度氧使患者 $PaCO_2$ 适当提高，即能使 SaO_2 明显提高。

3. 水肿患者的护理　限制水、钠摄入，记录 24 小时出入量；加强皮肤护理，防止褥疮；遵医嘱使用利尿剂，观察水肿消长情况。

4. 并发症的护理　观察有无并发症的表现，如头痛、烦躁不安、神志模糊或嗜睡、昏迷、呕血、黑便、肌肉软弱无力或疼痛性抽搐、表情淡漠、腹胀、恶心、呕吐、呼吸深长、心悸、皮肤黏膜出血、注射部位渗血等。一旦出现上述情况，应立即报告医生并协助处理。

5. 饮食护理　给予高蛋白、高维生素、清淡、易消化的饮食。

6. 休息与活动　急性发作期卧床休息，视病情采取适当的体位；病情缓解期指导患者进行呼吸功能锻炼，并按心肺功能及体力强弱进行体育锻炼。

7. 心理护理　关心、体贴患者，使患者了解疾病特点，树立长期与疾病做斗争的思想准备。

四、肺炎患者的护理

肺炎是由病原微生物或其他因素所致的肺实质或间质内的炎症。

（一）分类及特点

1. 按病变的解剖学分类 可分为大叶性肺炎、小叶性肺炎、间质性肺炎。

2. 按病因分类 可分为细菌性肺炎、非典型病原体肺炎（嗜肺军团菌、肺炎支原体、肺炎衣原体等）、病毒性肺炎、真菌性肺炎、其他病原体所致肺炎（立克次体、弓形体、原虫、寄生虫等），及放射性、化学性、过敏性、风湿性肺炎等。其中细菌性肺炎最常见。

3. 感染性肺炎按获得方式分类 可分为：①社区获得性肺炎，在医院外患有感染性肺炎，病原体主要为肺炎球菌、肺炎支原体等；②医院获得性肺炎，患者入院时不存在，也不处于感染潜伏期，在入院48小时后在医院内发生的肺炎，病原菌主要为革兰阴性杆菌。

（二）肺炎球菌性肺炎

1. 肺炎球菌 肺炎是由肺炎球菌或肺炎链球菌引起的肺段或肺叶的急性炎性实变。

2. 临床表现

（1）典型症状：起病急骤，常有畏寒、高热、全身肌肉酸痛、咳嗽、咳铁锈色痰、胸痛、呼吸困难，数小时内体温骤升到39~41℃，呈稽留热型。部分患者有恶心、呕吐、腹痛等症状。严重时，可出现感染性休克。呼吸系统症状常被掩盖而不明显。

（2）体征：急性病容，口角和鼻周有单纯疱疹。早期肺部无明显体征，肺实变时触觉语颤增强，叩诊呈浊音，听诊闻及支气管呼吸音。休克型肺炎，可有休克的症状和体征。

3. 护理诊断／问题

（1）体温过高：与肺部感染引起有关。

（2）清理呼吸道无效：与痰液增多、黏稠、无力咳出有关。

（3）气体交换受损：与肺部炎症致呼吸面积减少和气道分泌物增多有关。

（4）疼痛：胸痛，与肺部炎症累及胸膜有关。

（5）焦虑：与患者对疾病过程及病情变化不了解有关。

（6）潜在并发症：感染性休克。

4.护理措施

（1）休息：嘱患者卧床休息，安置有利于呼吸的体位如半卧位或高枕卧位。

（2）饮食护理：给予高热量、高蛋白、高维生素、易消化的流质或半流食饮食，鼓励患者多饮水，每日在3000 ml以上，以补充营养和丢失的水分，并有利于咳嗽、排痰。

（3）保持口腔、皮肤清洁：加强口腔护理，勤换衣服和被褥，保持床铺干燥。

（4）对症护理：①寒战时注意保暖，高热者给予物理降温，或按医嘱给予小剂量退热剂，补充液体，以免大量出汗导致虚脱；②鼓励患者深呼吸，指导有效咳嗽，协助翻身，胸部叩击，以利排痰，痰液黏稠者，给予雾化吸入，并按医嘱给予祛痰剂；③呼吸困难、发绀者遵医嘱给予吸氧，氧流量2~4L/min。若出现进行性呼吸窘迫，应及早报知医生，必要时建立人工气道；④胸痛明显者，宜患侧卧位，指导其在咳嗽和深呼吸时用手或枕头按压患侧胸部，以减少患胸活动，减轻疼痛，必要时遵医嘱使用镇痛剂。

（5）用药护理：遵医嘱早期应用有效抗生素，注意药物浓度、配伍禁忌、滴速和用药间隔时间。用药前应详细询问过敏史。用药期间观察疗效及毒副作用，发现异常及时报告医生，并配合处理。

（6）感染性休克的抢救配合：密切观察生命体征和病情变化，若发现患者神志模糊或烦躁不安、面色苍白或发绀、血压下降、脉搏细速、四肢厥冷、尿量减少等休克征象，应立即通知医生并配合抢救。①取平卧位或中凹位（抬高头胸部20°、下肢抬高约30°，有利于呼吸和静脉血回流）；②高流量吸氧，维持PaO_2在60mmHg以上，保持气道通畅；③迅速建立两条静脉通道，一条快速滴注补充血容量的液体，可加入糖皮质激素和抗生素；另一条先滴注5%碳酸氢钠，而后再输注血管活性药物。在快速扩容过程中应注意观察脉率、呼吸频率、肺部啰音、出入量等，以防诱发肺水肿。必要时在中心静脉压监测下进行调整；④持续心电及生命体征监测，密切观察病情变化。

（7）心理护理：肺炎起病急，病情变化快，患者对疾病进程不了解，往往表现焦虑、恐惧。护士应鼓励患者说出内心的感受，并采取相应的心理护理措施。

5.健康教育　向患者介绍肺炎的基本知识，避免受寒、淋雨、过劳、酗酒等诱发因素，预防上呼吸道感染。指导患者摄取营养丰富的饮食，积极锻炼身体，增强抗病能力。

五、肺结核患者的护理

（一）概述

肺结核是结核分枝杆菌引起的肺部慢性传染病，占各器官结核病总数 80% 以上。临床上常有低热、乏力、消瘦等全身症状和咳嗽、咳痰、咯血等呼吸系统表现。

（二）临床类型

1.原发型肺结核（Ⅰ型）　人体初次感染结核菌后在肺内形成的病灶，并引起淋巴管炎及淋巴结炎。肺部的原发病灶、淋巴管炎及局部淋巴结炎，统称为原发综合征。多发生于儿童，多数无症状，或仅有轻微类似感冒的症状，如低热、轻咳等，历时数周即好转。

2.血行播散型肺结核（Ⅱ型）　由结核菌侵入血循环引起。急性粟粒型肺结核起病急，有全身毒血症状，常伴有结核性脑膜炎，X 线显示双肺在浓密的网状阴影上，满布境界清晰的粟粒状阴影，直径约 2mm，大小及密度均大体相等；亚急性或慢性血行播散型肺结核是少量结核菌分批经血循环进入肺部，其血行播散灶常大小不均匀、新旧不等，在双肺上中部呈对称性分布，无显著中毒症状，患者可无自觉症状。

3.继发型性肺结核（Ⅲ型）　是肺结核中最常见的一种类型，多见于成人，其症状、体征及 X 线表现可因病变的性质、范围、发展阶段的不同而有很大差异。包括浸润型肺结核、慢性纤维空洞型肺结核。

4.结核性胸膜炎（Ⅳ型）　结核菌可由肺部病灶直接蔓延，也可经淋巴或血行到胸膜。青少年多见，有干性和渗出性两个阶段。前者主要表现为胸痛，听诊有胸膜摩擦音；后者主要表现为呼吸困难，有胸腔积液的体征。

（三）临床表现

1. 全身症状　有午后低热、乏力、盗汗、食欲减退、消瘦等，女性患者可有月经失调或闭经。重者有高热。

2. 呼吸系统症状　通常为干咳或带少量黏液痰，继发感染时，痰呈黏液脓性。约 1/3 患者有不同程度咯血，痰中带血多因炎性病灶的毛细血管扩张所致；中等量以上咯血，则与小血管损伤或来自空洞的血管瘤破裂有关；大咯血时可发生失血性休克，偶因血块阻塞大气道引起窒息。病变累及壁层胸膜时可引起胸痛，随呼吸及咳嗽而加重。慢性重症肺结核时，呼吸功能减退，常出现渐进性呼吸困难，甚至缺氧发绀。

3. 体征　早期多无异常体征。若病变范围较大，患侧呼吸运动减弱，叩诊呈浊音，听诊呼吸音减低，或为支气管肺泡呼吸音。锁骨上、下及肩胛间区叩诊略浊，咳嗽后偶可闻及湿啰音。肺部病变发生广泛纤维化或胸膜粘连增厚时，患侧胸廓下陷、肋间隙变窄、气管移位与叩浊，对侧可有代偿性肺气肿征。

（四）护理诊断/问题

1. 体温过高　与结核毒血症状有关。

2. 知识缺乏　缺乏肺结核治疗、传染和预防的知识。

3. 营养失调　低于机体需要量，与肺结核导致机体消耗增加、食欲减退、营养摄入不足有关。

4. 潜在并发症　窒息、慢性肺源性心脏病。

（五）护理措施

1. 休息与活动　有明显毒血症状、活动性肺结核、咯血等应卧床休息，宜采取患侧卧位，以利于健侧通气和防止病灶向健侧播散。轻症及恢复期患者不必限制活动。

2. 饮食护理　指导患者进高热量、高蛋白、高维生素易消化饮食。

3. 心理护理　向患者讲解疾病的知识及治疗的进展，并给予帮助和心理支持。

4. 用药护理　鼓励患者坚持规则、全程化疗，防止治疗失败而产生耐药结核菌。观察药物不良反应：①异烟肼可引起周围神经炎、皮疹、肝功能损害，应避免与抗酸药同服；②利福平可引起胃肠道不适、肝功能损害、皮疹和发热等，应定期检查肝功能；③链霉素可引起听力障碍、眩晕、肾功能损害等，用药前和用药后 1~2 个月进行听力检查，定期检查尿常规和肾功能；④吡嗪酰胺可引起肝功能损害、高尿酸血症等，应定期复查肝功能；⑤乙胺丁醇可引起球后视神经炎，故用药前、后检查视觉灵敏度和颜色的鉴别力，每 1~2 个月一次；⑥对氨基水杨酸可引起胃肠道反应、肝功能损害，应定期复查肝功能。

5. 对症护理　结核毒血症状一般在化疗 1~2 周内即可消失。胸痛者取患侧卧位，指导患者采用减轻疼痛的方法，必要时遵医嘱使用镇痛药。有盗汗症状者，用温毛巾擦干身体汗液，及时更换内衣、被单等。

6. 预防传染　①控制传染源；②消毒隔离，切断传播途径，如痰菌阳性患者的痰、日用品及周围的东西要正确处理和消毒，注意个人卫生，严禁随地吐痰等；③保护易感人群，如接种卡介苗，在开放性肺结核患者的家庭内，对结核试验阴性且与患者密切接触的成员、结素试验新近转为阳性的儿童可服用异烟肼 6~12 个月进行预防。

（六）健康教育

1. 疾病知识指导　向患者和家属讲解坚持化疗的重要性；指导患者和家属了解结核病防治、呼吸道隔离、家庭消毒的方法。

2. 生活指导　加强营养，提高机体抵抗力；指导患者合理安排休息与活动，避免劳累、呼吸道感染，保证充足的睡眠。

3. 保健指导　定期随访，复查胸片和肝、肾功能，以了解药物疗效及身体恢复情况。

六、原发性支气管肺癌患者的护理

（一）概述

原发性支气管肺癌简称肺癌，起源于支气管黏膜和腺体，是肺部最常见的恶性肿瘤。

（二）分类

1. 按解剖学分类 分为中央型肺癌和周围型肺癌。

2. 按细胞分化程度、形态特征和生物学特点分类 ①鳞状细胞癌，最常见，多见于老年男性。与吸烟关系密切，生长慢、转移晚，手术切除机会多；②小细胞未分化癌，生长快、转移早，恶性度高，对放化疗敏感；③大细胞未分化癌，恶性率高，转移较小细胞癌晚，手术切除机会较大；④腺癌，女性多见，恶性度介于鳞癌和小细胞癌之间，对放化疗敏感性较差。

（三）临床表现

1. 由原发肿瘤引起的症状 ①刺激性咳嗽，最常见的早期症状，无痰或少量黏液痰。肿瘤引起远端支气管狭窄，咳嗽呈高音调金属音的特征性阻塞性咳嗽。继发感染时，痰量多，为黏液脓性；②咯血，多为痰中带血或间断血痰，如侵蚀大血管，可引起大咯血；③局限性喘鸣；④胸闷、气急，当肿瘤阻塞或压迫支气管，转移至胸膜、心包或膈麻痹、上腔静脉阻塞及肺部广泛受累时，均可因其胸闷、气急；⑤消瘦或恶液质；⑥发热，肿瘤坏死或肿瘤导致阻塞性肺炎所致，抗生素治疗疗效不佳。

2. 肿瘤局部扩展引起的症状 ①肿瘤直接侵犯胸膜、肋骨和胸壁或压迫肋间神经，可引起不同程度的胸痛；②癌肿侵犯或压迫食管引起咽下困难；③压迫或侵犯喉返神经引起声音嘶哑；④癌肿侵犯纵隔，压迫上腔静脉时，出现头面部、颈部和上肢水肿以及胸前部淤血和静脉曲张；⑤位于肺尖部的肺癌称上沟瘤（Pancoast 瘤），可压迫颈部交感神经引起 Horner 综合征，表现为病侧眼睑下垂、瞳孔缩小、眼球内陷，同侧额部与胸壁无汗或少汗。

3. 由癌肿远处转移引起的症状 ①转移至脑，出现头痛、呕吐、眩晕、共济失调、脑神经麻痹、一侧肢体无力等，重者出现颅内高压的症状；②转移至骨骼，有局部疼痛和压痛；③转移至肝时，可有厌食、肝区疼痛，肝肿大、黄疸和腹水等；④右锁骨上淋巴结、腋下淋巴结常因淋巴转移而肿大。

4.癌肿作用于其他系统引起的肺外表现 包括内分泌、神经肌肉、结缔组织、血液系统和血管的异常改变，又称副癌综合征。如肥大性肺性骨关节病；分泌促性激素引起男性乳房发育；分泌促肾上腺皮质激素样物，引起 Cushing 综合征；分泌抗利尿激素引起稀释性低钠血症；神经肌肉综合征；高血钙症等。

（四）护理诊断/问题

1.气体交换受损 与肿瘤阻塞支气管、继发感染有关。

2.营养失调 低于机体需要量 与疾病消耗、手术、化疗、放疗等有关。

3.焦虑 与担心疾病的预后等有关。

4.疼痛：胸痛 与癌肿浸润、压迫或转移有关。

5.活动无耐力 与消瘦及治疗的副作用有关。

（五）护理措施

1.心理护理 向患者和家属介绍疾病知识、治疗方案等，认真回答患者提出的各种问题。关心、同情患者，动员家属给予情感和经济方面的支持。

2.饮食护理 提供高热量、高蛋白、高维生素易消化饮食，不能进食者鼻饲或静脉补充营养。

3.对症护理 呼吸困难者取半坐卧位，必要时吸氧，大量胸水者，协助胸腔穿刺。胸痛的护理如下：

（1）指导患者采取减轻疼痛的方法 如放松技术、穴位按压等。

（2）遵医嘱使用止痛药物 ①可采用WHO推荐的三阶段止痛方案。一阶段：非阿片类，如阿司匹林、布洛芬；二阶段：弱阿片类，如可待因、曲马多、布桂嗪；三阶段：强阿片类，如吗啡，能控制患者痛苦的最小剂量为宜；②24小时内按规律用药，而不是在患者疼痛发作或加重时用药；③首选口服，尽量避免肌内注射。

4.治疗配合 手术治疗者做好术前准备和术后护理。遵医嘱使用化疗药物，观察药物不良反应，常见不良反应有胃肠道反应、骨髓抑制、局部刺激、出血性膀胱炎、肝功能损害等。治疗前后 2 小时避免进餐，有恶心、呕吐时减慢滴速；定期观察血象了解有无骨髓抑制；静脉给药时防止药物外漏。

（六）健康教育

向全社会宣传吸烟、大气污染等对肺部健康的危害，号召人们戒烟、防治大气污染。成年人出现反复呼吸道感染、经久不愈的咳嗽、咳血痰等，应及早到医院进行有关检查。积极防治慢性肺部疾病。

七、慢性呼吸衰竭患者的护理

（一）概述

慢性呼吸衰竭是由于慢性呼吸系统疾病引起的肺通气和（或）换气功能严重障碍，以致不能进行有效的气体交换，导致缺氧伴（或不伴）二氧化碳潴留，从而引起一系列生理功能和代谢紊乱的临床综合征，称为慢性呼吸衰竭。静息状态下呼吸海平面大气压下的空气，动脉血氧分压（PaO_2）低于 8.0kPa（60mmHg），或伴有二氧化碳分压（$PaCO_2$）高于 6.7kPa（50mmHg），即为呼吸衰竭。按动脉血气分析分为Ⅰ型（即低氧血症型）呼吸衰竭和Ⅱ型（即低氧血症伴高碳酸血症型）呼吸衰竭。

（二）临床表现

除原发病的症状外，主要是缺氧和二氧化碳潴留所致的多脏器功能紊乱的表现。

1. **呼吸困难** 是呼吸衰竭最早、最突出的症状，表现为频率、节律和幅度的改变。

2. **发绀** 是缺氧的典型症状，红细胞增多者更明显。

3. **精神神经症状** 轻度缺氧有智力或定向力障碍，严重缺氧嗜睡、意识模糊、昏迷；轻度二氧化碳潴留出现躁动不安、昼睡夜醒，重者出现精神错乱、狂躁、昏迷、抽搐等症状，称"肺性脑病"。

4. **呼吸循环系统症状** 早期呼吸及心率增快，血压升高，周围血管扩张如多汗、皮肤潮红、结膜充血水肿、浅表静脉充盈，后期心率缓慢、心律失常、血压下降，循环衰竭。

5.消化和泌尿系统症状 上消化道出血、黄疸、蛋白尿、氮质血症等。

（三）护理诊断／问题

1.气体交换受损 与肺通气或换气功能障碍有关。

2.清理呼吸道无效 与呼吸道感染、痰多而黏稠、咳嗽无力有关。

3.急性意识障碍 与缺氧、二氧化碳潴留导致中枢神经系统抑制有关。

4.自理缺陷 与长期患病、反复急性发作致身体每况愈下及重度呼吸困难有关。

5.语言沟通障碍 与人工气道及持续机械通气使语言表达障碍有关。

6.潜在并发症 上消化道出血、电解质紊乱和酸碱失衡。

（四）护理措施

1.病情监测 安置患者于呼吸监护病房，取半卧位。监测生命体征、意识状态、皮肤黏膜色泽、尿量变化等，持续心电监护，配合进行血气分析监测。

2.饮食护理 指导患者进高热量、高蛋白、高维生素、易消化、少刺激的流质、半流质或软食，鼓励患者多饮水，加强口腔护理。神志不清或昏迷者给予鼻饲。如有上消化道出血，可暂时禁食，必要时遵医嘱静脉补充营养。

3.遵医嘱氧疗 观察氧疗效果，根据血气分析调整氧气的流量和浓度。

4.保持呼吸道通畅 及时清除气道分泌物，必要时遵医嘱使用祛痰剂和支气管舒张剂。

5.遵医嘱使用呼吸兴奋剂（如尼可刹米、洛贝林）、抗生素等 观察药物疗效及副作用。呼吸兴奋剂应用过程中如出现恶心、呕吐、烦躁、颜面潮红、肌肉颤动或肢体抽搐，提示药物过量，应及时报告医生，及时减量或停药；烦躁、失眠者，慎用地西泮等镇静剂，禁用吗啡等中枢镇静剂，防止呼吸中枢被抑制。

　　6. 机械通气　　做好机械通气患者的护理。

　　7. 心理护理　　关心、体贴患者，对建立人工气道和使用呼吸机治疗的患者，要通过语言或非语言方式交流、抚慰患者。鼓励家属表达对患者的关心和爱护，给予精神上的支持。

第二章　循环系统疾病患者的护理

一、心力衰竭患者的护理

心力衰竭是各种心脏疾病导致心功能不全的一种综合征，绝大多数情况下，是指心肌收缩力下降使心排血量不能满足机体代谢的需要，器官、组织血液灌注不足的一种病理生理状态。临床上是以肺循环和（或）体循环淤血为主要特征，故又称为充血性心力衰竭。心力衰竭按其发展速度可分为急性心力衰竭和慢性心力衰竭，以慢性居多；按其发生的部位可分为左心衰竭、右心衰竭和全心衰竭。

（一）慢性心力衰竭

1. 诱因

（1）感染：各种感染尤其是呼吸道感染，是心力衰竭最重要的诱因。

（2）心律失常：特别是心房颤动，其他快速型心律失常及严重的缓慢型心律失常均可诱发心力衰竭。

（3）血容量增加：如钠盐摄入过多，静脉输液或输血过多、过快等。

（4）过度体力劳动或情绪激动：如心理压力过大，精神过于紧张等。

（5）妊娠和分娩：妊娠和分娩可加重心脏负荷，增加心肌耗氧量，诱发心力衰竭。

（6）其他：药物使用不当（如不恰当停用洋地黄等药物），合并甲状腺功能亢进、贫血、肺栓塞等。

2. 临床表现　绝大多数心力衰竭患者均以左心衰竭开始，逐渐发展而出现右心衰竭。既有左心衰竭又有右心衰竭则称为全心衰竭，在临床上很常见。

（1）左心衰竭：以肺淤血及心排血量减低表现为主。

1）症状：①呼吸困难，是左心衰竭的典型表现。表现形式有夜间阵发性呼吸困难、劳力性呼吸困难、端坐呼吸，重者可发生急性肺水肿；②咳嗽、咳痰和咯血，咳嗽多在体力活动或夜间发生，痰为白色浆液性泡沫状，肺水肿时可有粉红色泡沫状痰；长期慢性肺淤血导致支气管黏膜下静脉淤血扩张，一旦破裂引起大咯血；③其他症状，常出现疲乏无力、尿少、心悸等心排血量不足的表现。

2）体征：左心室增大，心率加快，心尖部可闻及舒张早期奔马律，肺动脉瓣区第二心音亢进。两肺有较多湿啰音，并可闻及哮鸣音，啰音可随体位而移动。

（2）右心衰竭：以体循环静脉淤血为主要表现。

1）症状：患者可出现腹胀、食欲不振、恶心、呕吐等胃肠道及肝脏淤血的表现；肾脏淤血引起尿少、夜尿增多、蛋白尿和肾功能减退。

2）体征：①颈静脉征，颈静脉搏动增强、充盈、怒张是右心衰竭最早出现的体征；肝颈静脉反流征阳性，则更具特征性；②肝肿大，并常伴有压痛，长期淤血可发展成为心源性肝硬化；③水肿，是右心衰竭的主要表现。严重者遍及全身，并可出现胸水和腹水；④心脏体征，右心室增大，剑突下可见明显心脏搏动。

（3）全心衰竭：左、右心衰的临床表现并存。右心衰继发于左心衰而形成的全心衰，因右心排血量减少，可使左心衰的呼吸困难等肺淤血症状减轻。

3. 护理诊断/问题

（1）气体交换受损：与左心衰竭致肺循环淤血有关。

（2）活动无耐力：与心排血量下降有关。

（3）体液过多：与右心衰竭致体循环淤血有关。

（4）潜在并发症：洋地黄中毒。

4. 护理措施

（1）休息：休息是减轻心脏负荷的重要方法，休息的方式和时间需根据患者心功能情况安排。心功能 I 级者应避免重体力活动；心功能 II 级者应充分休息，可增加午睡时间及夜间睡眠时间，有利于下肢水肿的消退；心功能 III 级者以卧床休息为主，但允许患者慢慢下床进行排尿、排便等活动；心功能Ⅳ级者则需绝对卧床休息，自理活动由他人协助。对长期卧床的患者，应鼓励患者经常变换体位，在床上常做深呼吸运动和下肢被动性或主动性活动，以避免褥疮、肺部感染、下肢深静脉血栓形成及肌肉萎缩等并发症的发生。

（2）饮食：患者应少量多餐，并进食清淡、易消化的食物以免加重消化道水肿。限制钠盐摄入，每日的摄盐量在5克以下为宜，中度心衰摄入量为3g，重度者控制在1g以下。除钠盐外，其他含钠多的食品、饮料也应限制。

（3）吸氧：遵医嘱给予低流量持续氧气吸入，观察患者口唇、末梢发绀的改变，并及时调整流量。

（4）病情观察：注意监测患者心力衰竭的症状、体征的变化情况，包括心率、呼吸的节律、频率，发绀、颈静脉怒张、肺部啰音、心脏大小、肝脏有无肿大、下肢有无水肿等。护士夜间应加强巡视，一旦发现病情加重，及时告知医生给予处理并配合抢救。

（5）用药护理

1）密切观察洋地黄毒性反应：洋地黄中毒最重要的反应是各类心律失常，最常见者为室性期前收缩，多表现为二联律或三联律，其他如房性期前收缩、心房颤动、房室传导阻滞等。胃肠道反应如恶心、呕吐，以及中枢神经的症状如视力模糊、黄视、倦怠等。

2）洋地黄毒性反应的处理：①早期诊断，及时停药是治疗的关键；②补充钾盐，可口服或静脉补充氯化钾，停用排钾利尿剂；③纠正心律失常，快速性心律失常首选苯妥英钠或利多卡因，缓慢性心律失常者可用阿托品，电复律一般禁用，亦导致心室颤动。

（6）心理护理：护士要给予患者足够的关注和精神安慰，鼓励患者说出内心感受，指导患者进行自我心理调整，必要时遵医嘱应用镇静剂。

5. 健康教育

（1）疾病知识指导：向患者及家属讲解本病的基本知识，如慢性心力衰竭的病因、诱因、常见症状，学会自我护理的方法。

（2）避免诱因，防止复发：绝大多数心力衰竭患者的基本病因不易根除，因而避免诱因和防止复发就十分重要。避免感冒，尽早治疗呼吸道感染；避免劳累、情绪激动；育龄女患者应避孕。

（3）生活指导：合理安排活动、休息与饮食，根据患者心功能情况适度安排活动量，如散步、打太极拳、练气功等，以不出现心悸、气急为原则。保证足够的睡眠时间。合理饮食，宜清淡、富营养、易消化饮食，每餐不宜过饱，戒烟酒等刺激物。

（4）用药指导：告知患者继续服药的重要性，讲解所用药物的名称、作用、剂量、用法、服药时间、可能出现的不良反应及预防方式等，强调严格遵医嘱用药，不得随意增减或撤换药物。

（5）教会患者自我监测，及时发现病情变化：①注意足踝部有无水肿，它是水肿最早出现的部位；②注意体重有无增加，即使尚未出现水肿也应警惕心力衰竭先兆，如气急加重、夜尿增多、有厌食饱胀感常提示心力衰竭复发；③夜间平卧时有无出现咳嗽、气急加重等左心衰竭的表现，若存在应立即就医。

（二）急性心力衰竭

1.概念　急性心力衰竭是指由于急性心脏病变引起的心排血量显著、急骤降低，导致组织器官灌注不足和急性淤血综合征。临床上以急性左心衰竭较为常见，表现为急性肺水肿或心源性休克，是严重的急危重症，应积极而迅速地抢救。

2.临床表现　急性左心衰竭发病急骤，主要表现为急性肺水肿。患者突然出现严重呼吸困难，呼吸频率可达 30~40 次／分，有窒息感，常取坐位，极度烦躁不安，大汗淋漓，面色青灰，皮肤湿冷，有时有咳嗽，咯大量粉红色泡沫痰，听诊心率加快，心尖部可闻及舒张期奔马律，两肺满布湿啰音及哮鸣音，严重者可出现心源性休克。

3.护理措施　见慢性心力衰竭。

二、心律失常患者的护理

心律失常是指心脏冲动起源、频率、节律、传导速度和传导顺序等异常。心律失常可分为冲动形成异常和冲动传导异常，前者包括窦性心律失常和异位心律（如期前收缩、心动过速、扑动与颤动等）；后者包括房室传导阻滞、预激综合征等。心律失常可见于各种心脏病或非心源性疾病，亦可由电解质紊乱、药物作用、自主神经功能紊乱、吸烟饮酒、过劳或精神紧张等功能性因素诱发。

（一）窦性心律失常

正常心脏起搏点位于窦房结，由窦房结发出冲动引起的心律称窦性心律，成人频率为每分钟 60~100 次。正常窦性心律的心电图特点是：① P 波在 Ⅰ、Ⅱ、aVF 导联直立，aVR 导联倒置；② P-R 间期 0.12~0.20 秒；③ P-P 间期之差小于 0.12 秒。

1. 窦性心动过速　成人窦性心律的频率超过每分钟 100 次，称为窦性心动过速。常见原因包括吸烟、饮浓茶、咖啡、剧烈运动、情绪激动等生理状态以及发热、甲状腺功能亢进、贫血、心力衰竭等病理状态，也可见于应用异丙肾上腺素、阿托品等药物。心电图特点为：窦性心律；P 波频率 >100 次 / 分（成人频率大多在 100~180 次 / 分）。窦性心动过速一般不需特殊治疗，主要是治疗原发病和去除诱因，必要时可应用 β 受体阻滞剂（如普萘洛尔）或镇静剂（如地西泮）。

2. 窦性心动过缓　成人窦性心律的频率低于每分钟 60 次，称为窦性心动过缓。可见于健康的青年人、运动员、老年人，也可见于器质性心脏病、甲状腺功能减退、颅内病变，服用 β 受体阻滞剂、洋地黄等药物的患者。心电图特点为：窦性心律；P 波频率 <60 次 / 分，常伴窦性心律不齐，即 P-P 间期之差 >0.12 秒。窦性心动过缓若无自觉症状，一般无须治疗。但若心率过慢，出现胸闷、心悸等症状时，可使用阿托品、异丙肾上腺素等药物治疗。

3. 病态窦房结综合征　病态窦房结综合征简称病窦综合征。由窦房结及其邻近组织病变引起的窦房结起搏功能和（或）窦房结传导功能障碍，从而产生多种心律失常的综合表现。冠状动脉供血不足、心肌炎、心肌病是导致病窦综合征的常见疾病。患者常出现因心动过缓致心排血量下降而引起的心、脑供血不足的症状。心电图特点：持续心动过缓，心率小于 50 次 / 分；出现窦房阻滞与窦性停搏；心动过缓 - 心动过速综合征，又称慢 - 快综合征。治疗原则为积极寻找病因，治疗原发疾病。无症状者，不必给予治疗，仅定期随访观察。反复出现严重症状者宜首选安装人工心脏起搏器。

（二）期前收缩

期前收缩简称早搏，是由于异位节律点兴奋性增高，过早发出冲动或形成折返现象而引起心脏激动。早搏是最常见的心律失常。根据异位节律点的不同，可将早搏分为房性、房室交界区性和室性，其中以室性早搏最多见。

偶发早搏一般不引起症状，患者仅可产生漏跳感；频发的早搏可使患者有心悸、乏力、胸闷感。听诊心律不齐，早搏的第一心音常明显增强，而第二心音大多减弱或消失。

（三）阵发性心动过速

1. 概述　阵发性心动过速是一种阵发性快速而规律的异位心律，由三个或三个以上连续发生的期前收缩形成，具有突然发生、突然停止的特点。根据异位起搏点的部位可分为房性、房室交界区性和室性阵发性心动过速。但由于房性与房室交界区性阵发性心动过速不易区分，故将二者统称为阵发性室上性心动过速。

2. 临床表现

（1）阵发性室上性心动过速：临床特点多为突然发作、突然终止，大多心律整齐，持续时间长短不一。听诊心律规则，心率 150~250 次 / 分，第一心音强度不变。

（2）阵发性室性心动过速：非持续性室速（发作时间小于 30 秒）患者通常无症状或仅有心悸；持续性室速在发作时可严重影响心脏排血量，造成血流动力学障碍，患者可出现严重的心绞痛、呼吸困难、低血压、晕厥、休克甚至猝死。听诊心律略不规则，心率常在 100~250 次 / 分，第一心音强度可不一致。

（四）扑动与颤动

当自发性异位搏动的频率超过了阵发性心动过速的范围，即形成扑动或颤动。根据异位搏动起源的部位不同，可分为心房扑动、心房颤动及心室扑动、心室颤动。其中房颤是成人最常见的心律失常之一。

1. 心房扑动和心房颤动

（1）房扑、房颤的病因基本相同，绝大多数的持续性房扑、房颤见于有器质性心脏病的患者，如风湿性心脏病、冠心病、高血压性心脏病、甲状腺功能亢进、心肌病等。

（2）临床表现：心室率不快时可无症状，心室率超过 150 次 / 分时可诱发心绞痛或心力衰竭。心脏听诊第一心音强弱不等，心律极不规则，当心室率快时有脉搏短绌。可引起心房内血栓形成，部分血栓脱落可引起体循环动脉栓塞。

2. 室扑与室颤

（1）常见于缺血性心脏病，如急性心肌梗死，此外，严重缺氧、低血钾、奎尼丁、洋地黄等药物中毒，心脏手术、电击伤等也可引起，室扑和室颤是猝死前心电图的常见表现之一。

（2）临床表现：室扑、室颤对血流动力学的影响均等于心室停搏，其临床表现无差别，一旦发生，很快便引起昏厥，随之出现意识丧失、抽搐、呼吸停止甚至死亡。体检血压、脉搏无法测出，听诊心音消失。

（五）房室传导阻滞

1. 房室传导阻滞　是指冲动从心房传到心室的过程中，冲动传导的延迟或中断。按阻滞程度可分为三类：①一度房室传导阻滞，指传导时间延长（PR 间期延长）；②二度房室传导阻滞，指心房冲动部分不能传入心室（心搏脱漏）；③三度房室传导阻滞或称完全性房室传导阻滞，指心房冲动全部不能传入心室。

2. 临床表现

（1）一度房室传导阻滞：多无自觉症状，听诊时第一心音可略为减弱。

（2）二度房室传导阻滞：心室搏动脱漏偶尔出现时，患者多无症状或偶有心悸；如心室搏动脱漏频繁、心室率缓慢时，可有乏力、头晕甚至短暂晕厥。听诊可有心音脱漏，触诊脉搏脱落。

（3）三度房室传导阻滞：症状取决于心室率的快慢，如心室率过慢，心排血量减少，可出现头晕、疲乏、心绞痛、心力衰竭等。如心室搏动停顿超过15秒可引起晕厥、抽搐，即阿-斯综合征发生，严重者可猝死。听诊心律慢而规则，心室率多为35~50次/分，第一心音强弱不等，间或闻及心房音及响亮清晰的第一心音。

（六）心律失常患者护理诊断/问题

1. 活动无耐力 与心律失常导致心排血量减少有关。

2. 焦虑 与心律失常致心跳不规则、停跳及反复发作治疗效果不佳有关。

3. 潜在并发症 洋地黄中毒、猝死。

（七）心律失常患者护理措施

1. 体位与休息 ①对无症状或症状较轻的患者，鼓励其正常工作和生活，注意劳逸结合；②对症状明显的心律失常患者采取高枕卧位、半卧位或其他舒适体位，尽量避免左侧卧位；③频发性期前收缩、阵发性室性心动过速、二度Ⅱ型及三度房室传导阻滞发作时，患者应绝对卧床休息。

2. 饮食 应选择低脂、易消化、清淡、富营养、少量多餐饮食；戒烟、戒酒、减咖啡浓茶，保持大便通畅，养成良好的生活习惯。心动过缓者应避免屏气用力的动作，如用力排便等，以免因兴奋迷走神经而加重心动过缓。

3. 病情观察 ①有无心悸、乏力、胸闷、头晕等心律失常的症状，观察其程度、持续时间及给日常生活带来的影响；②定时测量脉率、心率、心律，判断有无心律失常的发生；对于房颤患者应同时测量心率和脉率一分钟，并记录，观察脉搏短绌的变化；③发现频发、多源性、成联律出现的室性期前收缩或RonT现象、阵发性室性心动过速、二度Ⅱ型或三度房室传导阻滞时，应立即报告医生，配合紧急处理。

4. 用药护理 严格遵医嘱按时按量应用抗心律失常药物。静脉注射抗心律失常药物时，速度应缓慢，严密监测脉率、心率、心律及心电图的变化，及时发现因用药而引起的新的心律失常和药物的不良反应。

5. 心理护理 告知患者心律失常的可治性，提供安静舒适的环境、解除患者的焦虑情绪。多与患者沟通，教会患者自我控制，疏导紧张和压抑的心理，如读书、看报、听音乐等。

6. 健康教育 告诉患者和家属出现下述情况应来医院就诊：①脉搏过缓，少于 60 次 / 分，并有头晕、目眩或黑矇；②脉搏过快，超过 100 次 / 分，休息及放松后仍不减慢；③脉搏节律不齐，出现漏搏、期前收缩超过 5 次 / 分；④原本整齐的脉搏出现脉搏忽强忽弱、忽快忽慢的现象；⑤应用抗心律失常药物后出现不良反应。出现上述情形应及时就诊，并能按时随诊复查。

三、心脏瓣膜病患者的护理

心脏瓣膜病是由多种原因引起单个或多个瓣膜的结构异常，导致瓣膜狭窄或关闭不全。临床上最常见的瓣膜病为风湿热所致的风湿性心脏瓣膜病，其次可见于动脉硬化及老年性退行性变所致的瓣膜钙化、增厚。最常累及的瓣膜为二尖瓣，其次为主动脉瓣。本节主要介绍风湿性心瓣膜病。

（一）常见临床类型及临床表现

1. 二尖瓣狭窄

（1）症状：代偿期无症状，随病情进展出现呼吸困难、咳嗽、咯血，严重者可出现急性肺水肿。进一步发展可出现右心衰竭症状。

（2）体征：二尖瓣面容；心尖部可触及舒张期震颤，听诊心尖部第一心音亢进，可闻及舒张期隆隆样杂音，若闻及二尖瓣开瓣音，则提示瓣膜弹性及活动度尚好。

2. 二尖瓣关闭不全

（1）症状：早期无症状，左心功能失代偿时可出现乏力、劳累后心悸、呼吸困难等症状。

（2）体征：心尖部可闻及收缩期吹风样杂音，向左腋下、左肩胛下处传导。

3. 主动脉瓣关闭不全

（1）症状：早期可无症状，病变严重时可出现劳累后呼吸困难等左心功能不全的表现。亦可出现头晕及心绞痛症状。

（2）体征：心尖搏动向左下移位，胸骨左缘第3、4肋间可闻及舒张期杂音，向心尖部传导。严重主动脉瓣关闭不全者可出现周围血管征，如脉压差增大、毛细血管搏动征、水冲脉、股动脉枪击音等。

4. 主动脉瓣狭窄

（1）症状：狭窄程度轻者多无明显症状。中、重度狭窄可有劳累后呼吸困难、晕厥、顽固性心绞痛三联征表现。个别患者出现急性左心功能不全，甚至猝死。

（2）体征：心尖搏动呈抬举性，主动脉瓣听诊区可触及收缩期震颤，听诊可闻及收缩期杂音。

（二）并发症

1. 心力衰竭　是晚期常见并发症及主要死亡原因。

2. 心律失常　以心房颤动最常见。

3. 栓塞　以脑动脉栓塞最多见。

4. 急性肺水肿　是重度二尖瓣狭窄的严重并发症。

5. 感染性心内膜炎　较少见。

（三）护理诊断/问题

1. 体温过高　与风湿活动或并发感染有关。

2. 潜在并发症　充血性心力衰竭、栓塞。

（四）护理措施

1. 休息与活动　根据心功能情况，合理安排活动与休息。轻者避免重体力劳动，注意劳逸结合；中、重度患者则需限制活动或卧床休息，协助生活护理，待病情好转，实验室检查正常后再逐渐增加活动。

2. 饮食　给予高热量、高蛋白、高维生素易消化的低盐饮食，戒除烟酒。

3. 病情观察

（1）定期测量生命体征，注意心脏大小、杂音情况。观察有无风湿活动的表现，如低热、皮肤环形红斑、皮下结节、关节红肿及疼痛不适等。

（2）加强对心脏瓣膜病并发症的观察，及时发现，协助医生处理。观察有无心力衰竭的征象，评估患者有无呼吸困难、乏力、食欲减退、尿少等症状，检查有无肺部湿啰音、肝大、下肢水肿等体征。注意脉搏、心律和心率的变化，及时发现心律失常。对并发心房颤动者，应注意有无体循环动脉栓塞的表现。

（五）健康教育

1. 疾病知识指导　向患者及家属介绍本病的病因、病程进展特点及危险因素，阐明风心病防治重点是防止风湿活动和预防并发症。有手术适应证者建议尽早择期手术以根治本病，提高生活质量，延长寿命。

2. 生活指导　指导患者根据病情合理安排活动与休息，提高心肌储备力。对心功能代偿期患者，应鼓励作适当运动，防止血栓性静脉炎；而心功能失代偿期患者，应增加卧床休息时间，所有活动均以不出现心悸、气短等症状为度。育龄妇女要根据心功能情况在医师指导下控制好妊娠与分娩时机。

3. 预防风湿热反复发作　尽可能改善居住环境，避免潮湿、寒冷等不良条件，加强体育锻炼，增强体质，预防上呼吸道感染和风湿活动；一旦发生上呼吸道感染或风湿活动应遵医嘱积极治疗。

4. 用药指导　指导患者定期复查，对需长期服药者，应告诉患者坚持按医嘱服药的重要性，指导患者及家属观察药物疗效及不良反应。

四、冠状动脉粥样硬化性心脏病患者的护理

冠状动脉粥样硬化性心脏病简称冠心病，是指冠状动脉粥样硬化，使血管腔狭窄、阻塞，导致心肌缺血、缺氧或坏死而引起的心脏病，它和冠状动脉功能性改变（痉挛）一起，统称冠状动脉性心脏病。冠状动

脉粥样硬化是多种因素作用的结果，这些因素亦称为危险因素或易患因素，主要有年龄、性别、血脂异常、高血压、糖尿病、吸烟、肥胖、遗传、和行为习惯（A 型性格）、饮食方式等因素。

1979 年 WHO 将冠心病分为五种临床类型，分别为无症状性心肌缺血、心绞痛、心肌梗死、缺血性心肌病和猝死。

（一）心绞痛

1. 心绞痛　心绞痛是一种由于冠状动脉供血不足，导致心肌急剧暂时的缺血、缺氧所引起的临床综合征。

2. 临床表现　以发作性胸痛为主要表现，疼痛的特点为：

（1）部位：位于胸骨体上段或中段之后，其次为心前区，常放射至左肩、左臂内侧达无名指和小指，或至咽、颈、背、上腹部等。

（2）性质：为压迫性不适或紧缩、发闷、堵塞、烧灼感，偶伴濒死感。

（3）诱因：常因体力劳动或情绪激动而诱发，也可在饱餐、寒冷、吸烟时发病。疼痛发生在体力劳动或激动时。

（4）持续时间：疼痛多持续 3~5 分钟，于停止原来的活动后或舌下含服硝酸甘油后缓解。

（5）体征：平时无异常体征。心绞痛发作时可见面色苍白、表情焦虑、出汗、血压升高、心率增快，有时心尖部可出现第四心音、一过性收缩期杂音。

3. 心绞痛的类型

（1）稳定型心绞痛：又称劳力型心绞痛，为临床最常见的类型，指在冠状动脉狭窄的基础上，由于劳累、情绪激动等因素使心肌负荷增加诱发的心绞痛，休息或含服硝酸甘油后可迅速缓解，在 1~3 个月内发作时的表现、持续时间和发作频率无明显变化。

（2）不稳定型心绞痛：指除劳力型心绞痛之外的所有缺血性胸痛。此类心绞痛临床上不稳定，具有进展至心肌梗死的危险，必须给予足够重视，包括初次发生未到 1 个月的心绞痛；原为稳定型心绞痛近 1 个月发作频繁、持续时间延长、硝酸甘油不能缓解。

4. 护理诊断 / 问题

（1）疼痛：心前区疼痛，与心肌缺血、缺氧有关。

（2）活动无耐力：与心肌氧的供需失调有关。

5. 护理措施

（1）休息：心绞痛急性发作时嘱患者立即停止活动，安置患者于舒适的体位，静坐或半卧位休息。

（2）吸氧：持续鼻导管吸氧 2~4L/min，以缓解疼痛，并通知医生。

（3）病情观察：了解患者发生心绞痛的诱因，发作时疼痛的部位、性质、持续时间、缓解方式等，特别注意观察心绞痛的特征和类型有无变化，应警惕急性心肌梗死的发生。如可能应在发作时描记心电图，以明确心肌供血情况。

（4）用药护理：心绞痛急性发作时，指导患者立即将硝酸甘油或硝酸异山梨酯置于舌下含化或轻轻嚼碎后含化，硝酸甘油用药后 1~2 分钟起效。告诉患者含药后不要迅速站立，首次用药时应平卧片刻，以防低血压发生。

6. 健康教育

（1）生活指导：积极防治危险因素，以低盐、低脂肪、低胆固醇、富含植物蛋白的清淡饮食为宜，少食多餐，避免饱餐，肥胖者应限制热量摄入，维持理想体重。定期检测血压、心电图、血糖、血脂。

（2）合理安排休息与活动：缓解期患者一般不需卧床休息，鼓励患者参加适当的体力劳动和锻炼，以不出现心绞痛为度；冬季外出时应保暖。保持乐观、平和的心态。

（3）用药指导：按医嘱服药，定期复查。平时携带保健药盒以备急用，并注意定期更换。一旦心绞痛发作频繁、程度加重、持续时间延长、硝酸甘油疗效差，应警惕心肌梗死，立刻由他人护送就诊。

（二）心肌梗死

1. 心肌梗死 指因冠状动脉供血急剧减少或中断，相应的心肌严重而持久地缺血导致心肌坏死。临床上表现为持久的胸骨后剧烈疼痛、发热、白细胞计数和血清心肌酶增高、心电图进行性改变；可发生心律失常、心源性休克或心力衰竭，属冠心病的严重类型。

2.临床表现

（1）先兆表现：约有半数患者在起病前数日至数周有乏力、胸部不适、心悸、烦躁等前驱症状，其中以初发型心绞痛或恶化型心绞痛最为突出。心绞痛发作较以往频繁且程度加重，时间较长，服用硝酸甘油效果不佳，诱发因素不明显。

（2）主要症状

1）疼痛：为最早出现的最突出的症状。其性质和部位与心绞痛相似，但多无明显诱因，程度更剧烈，伴有大汗、烦躁不安、恐惧及濒死感，持续时间可长达数小时或数天，服硝酸甘油无效。少数急性心肌梗死患者可无疼痛，一开始即表现为休克或急性心力衰竭。

2）全身症状：有发热、心动过速、白细胞增高和血沉增快等。体温在38℃左右，持续约一周。

3）胃肠道症状：疼痛剧烈时常伴频繁的恶心、呕吐和上腹胀痛，与迷走神经受坏死心肌刺激和心排血量降低组织灌注不足等有关。

4）心律失常：见于75%~95%的患者，是急性心肌梗死患者死亡的主要原因。多发生在起病1~2周内，尤以24小时内最多见。以室性心律失常最多见，尤其是室性期前收缩。下壁梗死易发生房室传导阻滞。

5）休克：主要为心源性休克，多在起病后数小时至一周内发生。主要表现为面色苍白、皮肤湿冷、脉细而快、大汗淋漓、烦躁不安、尿量减少，严重者可出现昏迷。

6）心力衰竭：主要为急性左心功能不全，患者表现为呼吸困难、咳嗽、发绀、烦躁等，重者出现肺水肿。

（3）体征：心率增快或减慢，心尖部第一心音减弱，可闻及舒张期奔马律；部分患者在起病2~3天出现心包摩擦音；可有各种心律失常。几乎所有患者都有血压降低。

3.并发症

（1）乳头肌功能失调或断裂：造成二尖瓣脱垂及关闭不全，重者可出现心力衰竭。

（2）心脏破裂：常发生于起病1周内，游离壁破裂时可发生急性心包压塞而猝死。

（3）心室壁瘤：主要见于左心室，可导致心脏扩大、左心衰竭和栓塞、心律失常等。

（4）心肌梗死后综合征：为机体对坏死物质的过敏反应，可表现为心包炎、胸膜炎或肺炎，有发热、胸痛等症状。

4. 护理诊断 / 问题

（1）疼痛：心前区疼痛　与心肌缺血坏死有关。

（2）活动无耐力：与氧的供需失调有关。

（3）恐惧：与剧烈疼痛产生濒死感、处于监护病室的陌生环境有关。

（4）潜在并发症：心律失常、心力衰竭、休克。

5. 护理措施

（1）休息与活动：根据病情安排患者的休息与活动，第1周患者绝对卧床休息，协助患者进行翻身、进食、洗漱、大小便等；第2周可安排在床上活动如伸屈双下肢或作四肢轻缓的主动与被动活动，以防静脉血栓形成、关节僵硬、便秘；第3周开始可鼓励患者下床在床边踱步或室内走动，逐步过渡到室外行走；第4周可协助上下楼梯或出院。病情严重或有并发症者，应适当延长卧床时间。密切观察患者活动后的反应，如出现呼吸困难、脉搏过快、胸痛、眩晕、血压异常等，应停止活动继续卧床休息。

（2）饮食：给予低盐、低脂、低胆固醇、清淡易消化、无刺激性的饮食，少量多餐，避免暴饮暴食而加重心脏负荷。第1周给予流质饮食，第2周改为半流质，第3周可吃软饭，一个月后恢复为普通饮食，严禁烟酒。

（3）止痛治疗的护理：遵医嘱给予吗啡或哌替啶止痛，注意有无呼吸抑制等不良反应。给予硝酸酯类药物时应随时监测血压的变化，维持收缩压在100mmHg以上。

（4）溶栓治疗的护理：使用溶栓及抗凝药前，要询问患者是否有出血、消化性溃疡和肝功能不全等病史；使用过程中遵医嘱监测患者出凝血时间、生命体征，进行心电监测，观察患者皮肤黏膜、尿液、呕吐物及颅内有无出血表现，一旦出血，应紧急处理。

（5）排便护理：因用力排便可诱发或加重心肌梗死。故应向患者解释保持大便通畅对控制病情的重要性，指导患者多食富含纤维素的蔬菜和水果，便秘时遵医嘱应用缓泻剂如番泻叶、果导等或给予开塞露塞肛，嘱患者切勿用力屏气，以免发生意外。

（6）观察病情：密切观察心率、心律、心功能及血流动力学变化，如心电监护发现危险信号（室性早搏、房室传导阻滞），立即告知医生并协助处理。

（7）心理护理：关心、体贴、安慰、鼓励患者，以最和善的态度、最妥善的语言回答患者提出的问题以帮助其树立战胜疾病的信心。

6. 健康教育

（1）防治危险因素：如积极治疗高血压、高血脂、糖尿病等，自觉戒烟酒，控制体重。定期进行心电图、血糖、血脂检查。

（2）生活指导：合理安排休息与活动　适当参加体力活动，调整生活方式，缓和工作压力，保证充足睡眠，以促进心功能恢复。合理选择食谱，应少量多餐，避免饱餐，限制高脂食物，多食粗纤维和富含维生素 C 的蔬菜、水果，以保持大便通畅，戒烟酒以免增加心率。

（3）康复锻炼：可缩短患者住院时间，减少医疗费用，降低病死率和致残率，包括住院期康复（Ⅰ期）、中间期康复（Ⅱ期）、维持期康复（Ⅲ期）三个阶段，根据病情需要指导患者康复内容，一般活动可安排在下午。但如果出现下列情况应减少或停止活动：①明显劳累；②头痛、虚脱和气短；③心绞痛发作；④出现心律失常的症状等。

（4）用药指导：坚持治疗，定期复查。随身携带保健盒并告知患者应用的方法，以备急用，此外，硝酸甘油见光易分解，应放在棕色瓶中，6 个月更换一次，以防止药物受潮、变质而失效。出院后按医嘱继续用药，每月定期复查。

五、原发性高血压患者的护理

（一）概述

原发高血压是以体循环动脉血压升高为主要表现的综合征，简称高血压。高血压发病率高，可影响心、脑、肾等重要器官的结构与功能，最终导致器官功能衰竭；高血压是多种心、脑血管疾病的重要病因和危险因素，也是心血管疾病死亡的主要原因之一。在血压升高的患者中，约5%为继发性高血压，是指由某些明确而独立的疾病引起的血压升高。

根据1999年世界卫生组织和国际高血压学会（WHO/ISH）高血压治疗指南，高血压的诊断标准为：未服抗高血压药的情况下，收缩压 ≥ 140mmHg（18.7kPa）和（或）舒张压 ≥ 90mmHg（12kPa）。

（二）临床表现

1. 一般表现　大多数患者起病缓慢，早期多无症状，患者常因体检而发现血压升高，可有头痛、头晕、心悸、耳鸣、失眠等症状，休息后可恢复正常。体检时可听到主动脉瓣第二心音亢进，主动脉瓣区收缩期杂音或收缩早期喀喇音。

2. 并发症　随病程进展，血压持久升高，可导致心、脑、肾等靶器官损害。

（1）心脏表现：血压长期升高使左心室后负荷过重，左心室肥厚扩张，最终导致充血性心力衰竭，高血压可促使冠状动脉粥样硬化的形成及发展并使心肌耗氧量增加，可出现心绞痛、心肌梗死、心力衰竭及猝死。

（2）脑部表现：主要为脑血管意外，高血压可促进脑动脉粥样硬化的发生，引起短暂性脑缺血发作及脑血栓形成。长期血压升高可发生脑出血。

（3）肾脏表现：长期持久血压升高可致进行性肾小动脉硬化，使肾功能减退，出现多尿、夜尿、尿中有蛋白及红细胞，晚期可出现氮质血症及尿毒症。

（4）眼底表现：可以反映高血压的严重程度，分为四级：Ⅰ级，视网膜动脉痉挛、变细；Ⅱ级，视网膜动脉狭窄，动脉交叉压迫；Ⅲ级，眼底出血或棉絮状渗出；Ⅳ级，出血或渗出伴有视神经乳头水肿。

3. 高血压急症

（1）恶性高血压：约 1%~5% 的中、重度高血压患者可发展为恶性高血压。发病急，多见于中、青年；血压明显升高，舒张压持续在130mmHg（17.3Kpa）以上；心、脑、肾损害进展迅速，如不及时治疗，可死于肾衰竭、脑卒中或心力衰竭。

（2）高血压危象：患者血压在短时间内剧升，出现头痛、烦躁、心悸、多汗、恶心、呕吐、面色苍白或潮红、视力模糊等征象。血压以收缩压显著升高为主。发作一般历时短暂，控制血压后病情可迅速好转，但易复发。

（3）高血压脑病：是指血压急剧升高的同时伴有中枢神经功能障碍如严重头痛、呕吐、神志改变，重者意识模糊、抽搐、癫痫样发作甚至昏迷。其发生机制可能是过高的血压导致脑灌注过多，出现脑水肿所致。

4. 高血压的分级和危险度分层　高血压的分级根据血压高低可分为1、2、3级。危险度分层根据靶器官的损害和血压水平可分为低危、中危、高危和极高危。

（三）护理诊断／问题

1. 头痛　与血压升高有关。

2. 有受伤的危险　与头晕、急性低血压反应、视力模糊或意识改变有关。

3. 潜在并发症　高血压急症、急性脑血管病。

（四）护理措施

1. 生活护理　患者血压较高、症状明显时应卧床休息，保证充分的睡眠时间。给予低盐、低脂、低胆固醇饮食。

2. 监测血压　定期监测血压并做好记录，为减少误差，测量血压时应注意：①患者在测血压前 30 分钟不要吸烟，不要饮用刺激性饮料如浓茶、可乐、咖啡等；②患者应在安静状态下休息5分钟后再测血压；③应固定部位，一般以右上肢为准；④固定使用同一血压计；⑤应采用统一体位，取坐位或卧位。

3. 病情观察 严密观察病情变化，发现血压急剧升高、剧烈头痛、呕吐、大汗、视力模糊、面色及神志改变、肢体运动障碍等症状，立即报告医师。

4. 用药护理 遵医嘱予以降压药治疗，测量用药后的血压以判断疗效，并观察药物副作用。使用噻嗪类和袢利尿剂时应注意补钾，防止低钾血症；用β受体阻滞剂应注意其抑制心肌收缩力、心动过缓、房室传导时间延长、支气管痉挛、低血糖、血脂升高等副作用；钙道阻滞剂硝苯地平的副作用有头痛、面红、下肢浮肿、心动过速，而地尔硫卓可致心肌收缩力减弱作用和心动过缓；血管紧张素转换酶抑制剂可有头晕、乏力、咳嗽、肾功能损害等副作用。

5. 高血压急症护理 一旦发生高血压急症，应迅速建立静脉通道，遵医嘱尽早准确给药并注意用药原则，如硝普钠静脉滴注过程中应避光、调整给药速度，严密监测血压，脱水剂滴速宜快等。保持呼吸道通畅，吸氧。安定患者情绪，必要时用镇静剂。连接好心电、血压、呼吸监护，密切观察病情变化。

6. 心理护理 保持健康心态、减少精神压力对患者十分重要。了解和熟悉患者的性格特征及有关社会因素，给患者以直接的心理援助；在血压控制后，根据患者的性格特点，结合疾病的有关知识，进行解释和心理疏导，提出改变不良性格的方法，使患者心态平和、轻松、稳定，保持乐观情绪。

（五）健康教育

1. 疾病知识指导 向患者及家属解释引起原发性高血压的生物、心理、社会因素及高血压对机体的危害，以引起患者足够的重视，坚持长期的饮食、运动、药物治疗，将血压控制在接近正常的水平，以减少对靶器官的进一步损害。

2. 生活指导 指导患者合理饮食，改变不良的生活方式。饮食原则为限钠、限盐、限动物脂肪、限胆固醇，食入钠盐以每天 5g 左右为好，不要超过 10g，胆固醇每天不超过 300mg，多食含纤维素较高的食物。劝戒烟，限饮酒，劳逸结合，保证充分的睡眠。学会自我心理平衡调整，保持乐观情绪。

3. 用药及出院指导　告诉患者及家属有关降压药的名称、剂量、用法、作用与不良反应。教育患者服药剂量必须遵医嘱执行，不可随意增减药量或突然撤换药物。教会患者或家属定时测量血压并记录，定期门诊复查。若血压控制不满意或有心动过缓等不良反应应随时就诊。

第三章 消化系统疾病患者的护理

一、胃炎患者的护理

胃炎是由各种原因所致的胃黏膜炎症。按临床发病的缓急，可分为急性和慢性胃炎两大类。急性胃炎分急性单纯性胃炎、糜烂性胃炎、化脓性胃炎和腐蚀性胃炎四种。其中以急性单纯性胃炎为多见，其次为急性糜烂性胃炎及急性腐蚀性胃炎，急性化脓性胃炎罕见。

（一）急性单纯性胃炎

一般在进食后数小时至 24 小时发病。表现为中上腹部不适、腹痛、食欲减退、恶心、呕吐等。伴有肠炎者可出现腹泻，严重者可有发热、脱水、酸中毒，甚至引起休克。上腹部或脐部有轻压痛，肠鸣音亢进。

（二）急性糜烂性胃炎

急性糜烂性胃炎是以胃黏膜多发性糜烂为特征的胃炎，又称急性胃黏膜病变，常伴出血，故又称为出血性胃炎。

（三）急性腐蚀性胃炎

最早出现的症状为口腔、咽喉、胸骨后及上腹部剧痛，常伴有吞咽疼痛或困难。可有频繁的恶心呕吐，呕出血性黏膜，严重者可引起休克、食管或胃穿孔，最终会导致食管、贲门或幽门的瘢痕性狭窄。不同腐蚀剂，可在口腔、咽喉部黏膜上呈现不同颜色的灼痂，如硫酸为黑色痂、硝酸呈深黄色痂、盐酸为灰棕色痂、醋酸或草酸为白色痂，强碱呈透明水肿，有助于腐蚀剂的鉴别。

（四）慢性胃炎

1. **慢性胃炎**　是指不同病因引起的各种慢性胃黏膜炎性病变。
2. **临床表现**　慢性胃炎多无明显症状。部分患者有消化不良的表现，少数患者有呕血与黑便。A 型胃炎可有舌炎及贫血、体重减轻。

（五）急、慢性胃炎的护理诊断 / 问题

1. 疼痛 上腹部痛，与胃黏膜的炎性病变有关。

2. 营养失调 低于机体需要量，与胃炎所致的食物摄入、吸收障碍有关。

3. 焦虑 与呕血、黑便及病程迁延不愈有关。

4. 知识缺乏 缺乏急、慢性胃炎的病因及病情进展知识及自我护理知识。

（六）护理措施

1. 休息 急性胃炎及慢性胃炎的急性发作期，或伴有消化道出血时应卧床休息。慢性胃炎恢复期，注意劳逸结合。

2. 疼痛的护理 遵医嘱给予局部热敷、按摩、针灸或遵医嘱给止痛药物等缓解上腹部的疼痛。

3. 饮食护理 急性胃炎及慢性胃炎急性发作期的患者可给予无渣、半流质的温热饮食。剧烈呕吐、呕血的患者应禁食，恢复期可进高热量、高蛋白、易消化的饮食，忌食刺激性食物。

4. 用药护理 硫糖铝在餐前 1 小时或睡前服用效果最好，如需同时服用制酸药，制酸药应在硫糖铝服前半小时或服后 1 小时给予，此外，可用多潘立酮（吗丁啉）或西沙必利促进胃排空。

5. 心理护理 应向患者耐心说明原因，告知患者，通过有效的自我护理和保健，可减少本病的复发次数。

（七）健康教育

1. 向患者及家属讲明病因，指导患者避免各种诱发因素，如戒烟、戒酒等。

2. 向患者介绍药物知识，如常用药物的名称、作用、服用的剂量、方法及时间。

3. 强调饮食调理对预防慢性胃炎反复发作的重要性。指导患者应及时治疗急性胃炎，以免发展为慢性胃炎。

4.告知患者坚持定期复查的重要性。

二、消化性溃疡患者的护理

（一）概述

消化性溃疡主要指发生在胃和十二指肠黏膜的慢性溃疡，由于溃疡的形成与胃酸及胃蛋白酶的消化作用有关，故称为消化性溃疡。由于本病绝大多数（95%以上）位于胃和十二指肠，故也称为胃溃疡、十二指肠溃疡。消化性溃疡也可发生在食管下段和 Meckel 憩室。

（二）临床表现

临床特点为慢性病程、周期性发作、节律性上腹痛，冬末春初、秋末冬初易发病。

1.症状

（1）上腹痛：是消化性溃疡最主要的症状，胃溃疡和十二指肠溃疡在疼痛部位、疼痛时间、疼痛节律性方面等有所不同。胃溃疡患者多出现剑突下正中或偏左疼痛，多在进食后 0.5~1 小时发生，至下次进餐前缓解，疼痛节律性表现为进食 – 疼痛 – 缓解；十二指肠溃疡患者疼痛多位于上腹正中或偏右，多在进食后 2~3 小时发生，至下次餐后缓解，常发生夜间痛，疼痛节律性表现为疼痛 – 进食 – 缓解。

（2）其他消化道症状：反酸、嗳气、恶心、呕吐、食欲不振、畏食等。

（3）全身症状：表现为自主神经功能失调的症状如失眠、多汗、脉缓等，部分胃溃疡也可出现消瘦、贫血等营养不良症。

2.体征　缓解期多无明显体征，溃疡活动期上腹部有固定而局限的压痛点。

3.并发症

（1）上消化道出血：是本病最常见的并发症，十二指肠溃疡更易发生。

（2）穿孔：可表现为急性穿孔、慢性穿孔和亚急性穿孔。急性穿孔在临床上常见，当溃疡疼痛的节律性消失，或变为持续性疼痛，进食或用制酸药后不能有效缓解，并向背部或两侧上腹部放射时，常提示可能出现穿孔。

（3）幽门梗阻：常见于十二指肠溃疡或幽门管溃疡患者。表现为餐后上腹部饱胀，反复大量呕吐，呕吐物是呈酸腐味的宿食，大量呕吐后腹痛可暂时缓解。严重时可引起水和电解质紊乱，常表现营养不良和体重下降。上腹饱胀、逆蠕动的胃型、空腹时检查胃内有振水音、抽出胃液量 >200ml，是幽门梗阻的特征性表现。

（4）癌变：少数胃溃疡可发生癌变。对有长期胃溃疡病史，年龄在 45 岁以上，经严格内科治疗 4~6 周症状无好转，大便隐血试验持续阳性者，应高度怀疑癌变的可能。

（三）护理诊断 / 问题

1. **疼痛**　上腹痛，与消化道黏膜溃疡有关。

2. **营养失调**　低于机体需要量，与疼痛导致摄入量减少及消化吸收障碍有关。

3. **知识缺乏**　缺乏溃疡病防治知识。

4. **潜在并发症**　上消化道出血、穿孔、幽门梗阻、癌变。

（四）护理措施

1. 评估疼痛的部位、程度、性质、持续时间、诱发因素和缓解因素。

2. 指导患者合理休息　对较重的活动性溃疡患者或大便隐血试验阳性患者应嘱其卧床休息 1~2 周，病情较轻的患者注意劳逸结合。

3. 做好心理护理。

4. 指导患者合理饮食　嘱患者规律进食，忌食粗糙、生冷及刺激性食物。

5. 遵医嘱指导患者正确服药，观察药物疗效及副作用。

6. 帮助患者使用非药物性方法减轻腹痛　如指导患者使用放松技术、局部热敷、针灸、理疗等方法。

（五）健康教育

1. 向患者及家属宣传全面治疗的重要性。

2. 根据患者的了解程度，采用多种方法进行健康教育，内容包括规律生活与充分休息的重要性；如何进行长期饮食调节；药物的正确使用方法及其不良反应；消化性溃疡的并发症及表现，应如何观察；定期随诊的重要意义。

3. 对于年龄偏大的胃溃疡患者应嘱其定期复查，防止癌变。

4. 应在社区中大力宣传有关溃疡病的防治知识，以减少溃疡病的发病率。

（六）胃镜、十二指肠镜检查的护理

1. 目的 诊断胃及十二指肠疾病，明确上消化道出血的部位及性质，对急性胃出血可在内镜直视下作止血处理，对胃息肉进行胃镜下摘除。

2. 适应证与禁忌证

（1）适应证：①不明原因的消化道出血；②X线钡餐检查发现上消化道有病变，性质不能确定等；③反复或持续出现上消化道症状和（或）粪便隐血阳性；④吞咽困难、吞咽疼痛或胸骨后烧灼感；⑤慢性萎缩性胃炎伴肠上皮不典型化生者的定期随访；⑥食管、胃手术后症状复发或加重，怀疑吻合口病变；⑦药物治疗后随访或手术后效果的观察；⑧行胃内息肉摘除，取食管或胃内异物，局部止血，黏膜下注射、曲张静脉结扎、硬化等治疗；⑨疑胰腺、胆囊病变，通过十二指肠进行逆行性胰胆管造影。

（2）禁忌证：①严重的心、肺、肝、肾功能不全者；②局部有障碍因素，如口、咽、食管、胃的急性炎症，特别是腐蚀性炎症，主动脉瘤；③严重的凝血障碍、活动性肝炎；④神志不清及精神失常者。

3. 护理

（1）检查前准备：①给患者讲解检查目的及过程，教给检查中的配合方法，告知可能出现的不适反应与应对方法，了解有无麻醉药过敏史及心血管疾病史。②告知患者做好检查前的准备，禁食、禁药12小时，有幽门梗阻者检查前2~3天进流质饮食，检查当天晚上应先抽尽胃内容物，必要时洗胃；做过钡餐检查的患者需要3天后再行胃镜检查，以免影响观察效果。③检查前半小时给予皮下注射地西泮、阿托品。④帮助患者摘除义齿，协助医师于检查前5~10分钟用2%利多卡因喷雾咽部2~3

次，或吞服1%丁卡因糊剂10ml，麻醉咽喉部。

（2）检查中配合：①协助患者取左侧卧位，头稍向后仰，放松领口和腰带，患者口边置弯盘，嘱其咬紧牙垫；②插镜过程中，密切观察患者反应，保持患者的头部不动，当胃镜到达咽喉部时应嘱患者作吞咽动作，以助胃镜顺利通过，恶心时嘱患者做深呼吸；③检查过程中随时观察患者的面色、呼吸、脉搏，如有异常应告知医师立即停止检查并作相应处理。

（3）检查后护理：①嘱患者不要吞咽唾液，待麻醉作用消失后，可嘱其先饮少量水，2小时可进流质饮食，做活检者，4小时后方可进温凉流质饮食；②若出现咽痛、咽喉部异物感等症状，可含喉片或温水，以减轻疼痛，若出现腹痛、腹胀等症状，可按摩腹部，促进排气；③数日内应观察有无消化道出血、穿孔、感染等并发症。

三、胃癌患者的护理

（一）概述

胃癌是我国最常见的恶性肿瘤之一，居消化道肿瘤死亡原因的首位。

（二）临床表现

1. 早期胃癌　大多数可无任何症状及体征，部分患者表现类似慢性胃炎及溃疡病的非特异性消化不良表现。

2. 进展期胃癌　随着病情的进展可出现由于胃癌引起的症状和体征。

（1）上腹痛：是进展期胃癌最早出现的症状。开始表现为上腹部饱胀不适，而后出现隐痛。最后疼痛逐渐加重、持续而不能缓解。

（2）消化道症状：恶心、呕吐，食欲减退常很突出，并伴有逐渐消瘦、体重进行性下降。

（3）呕血与黑便。

（4）其他症状：胃壁受累时可有易饱感；贲门癌累及食管下端时可出现吞咽困难；胃窦癌引起幽门梗阻时出现严重恶心、呕吐；溃疡性胃癌可有黑便和呕血；转移癌转移到相应脏器引起相应表现。

（5）体征：上腹部可触及肿块，有压痛，癌肿转移可出现相应脏器受累的体征。

3. 并发症　大出血、幽门或贲门梗阻以及胃穿孔等是胃癌的主要并发症。

（三）护理诊断／问题

1. 疼痛　上腹痛，与胃癌或其并发症有关。

2. 营养失调　低于机体需要量，与腹痛、恶心、呕吐、厌食引起的摄入量减少及消化吸收障碍有关。

3. 恐惧　与得知癌症诊断有关。

（四）护理措施

1. 休息　早期胃癌经过治疗后可从事轻工作，中、晚期患者则需卧床休息。

2. 饮食护理　给予适合患者口味的高热量、高蛋白、易消化的饮食，少量多餐；如有幽门梗阻需禁食，必要时行胃肠减压；对化疗患者应多鼓励患者进食，必要时遵医嘱给予静脉营养。

3. 疼痛护理　遵医嘱给予止痛剂，并评估止痛效果。

4. 心理护理　应给予患者心理支持。

5. 预防感染　应鼓励癌症晚期患者进行深呼吸和有效咳痰，定时更换体位，以防止肺炎及肺不张的发生。保持患者口腔、皮肤的清洁，尽量避免患者与患呼吸道感染的人群接触。

（五）健康教育

1. 指导患者多食新鲜蔬菜、瓜果，不食用熏烤和盐腌食物，不食霉变食物，防止暴饮暴食。

2. 积极治疗与胃癌有关的疾病，如萎缩性胃炎、胃息肉、胃溃疡等。

四、肝硬化患者的护理

（一）概述

肝硬化是由于一种或多种致病因素长期或反复地作用于肝脏，造成肝组织慢性、进行性、弥漫性损害而引起的以门静脉压增高和肝功能障碍为主要临床表现的一种常见的慢性肝病。

（二）临床表现

肝硬化起病隐匿，病程发展缓慢，潜伏可达 3~5 年或更长，临床上将其分为肝功能代偿期和肝功能失代偿期。

1. 代偿期 以疲乏无力、食欲减退为主，可伴腹胀、恶心、腹泻等，劳累或发生其他疾病时症状加重，休息或治疗后症状可缓解。肝轻度大，质变硬，脾轻度大。

2. 失代偿期 主要为肝功能减退和门脉高压两方面表现。

（1）肝功能减退表现

1）全身症状和体征：一般营养状况较差，可有低热、消瘦、乏力、精神欠佳、皮肤干枯、面色灰暗黝黑（肝病面容）等。

2）消化道症状：食欲减退或厌食，食后上腹饱胀不适、恶心、呕吐；稍进油腻食物易引起腹泻。

3）出血倾向和贫血：由于肝合成凝血因子减少、脾功能亢进、毛细血管脆性增加等使皮肤出现紫癜，有鼻出血、牙龈出血或胃肠出血等倾向。因营养不良、肠道吸收障碍、脾功能亢进等原因，患者可出现贫血。

4）内分泌紊乱：由于雌激素在体内蓄积，雄激素和肾上腺糖皮质激素减少，男性可有性欲减退、睾丸萎缩、乳房发育等；女性可有月经失调、闭经等。面颈、上胸、上肢等部位可见蜘蛛痣，在手掌大小鱼际及指端腹侧有红斑（称为肝掌）。因肝功能减退，使继发性醛固酮和抗利尿激素增多，引起水钠潴留，对腹水形成起重要作用。

（2）门静脉高压表现：脾肿大、侧支循环的建立和开放、腹水是门脉高压的三大表现。

1）脾大和脾功能亢进：多为轻、中度大，晚期伴脾功能亢进，表现为白细胞、血小板和红细胞计数减少。

2）侧支循环的建立和开放：①食管下段和胃底静脉曲张，可发生破裂引起呕血、黑粪及休克症状；②腹壁和脐周静脉曲张；③痔静脉扩张形成痔核，破裂时引起便血。

3）腹水：是肝硬化最突出的临床表现。腹水的患者常有明显腹胀感，尤以饭后显著，大量腹水使横膈抬高可出现呼吸困难、脐疝及双下肢水肿，腹部膨隆呈蛙状腹，腹部皮肤绷紧发亮，有移动性浊音。腹水形成的原因：①门静脉压力增高；②低蛋白血症；③肝淋巴液生成过多；④抗利尿激素和继发性醛固酮增多；⑤肾小球滤过率降低。

（3）并发症

1）上消化道出血：是最常见的并发症。常突然发生大量呕血或黑粪，可造成出血性休克或诱发肝性脑病，死亡率高。

2）肝性脑病：是晚期肝硬化最严重的并发症，也是常见死亡原因。

3）感染：由于肝硬化患者抵抗力降低，常易并发细菌感染如肺炎、大肠杆菌脓毒症、胆道感染及自发性腹膜炎等。

4）功能性肾衰竭（肝肾综合征）：肝硬化出现大量腹水时，由于有效循环血容量不足，可致功能性肾衰竭，表现为少尿或无尿，氮质血症、稀释性低钠血症。其原因是肾血管收缩，引起肾皮质血流量减少及肾小球滤过率降低所致。

5）原发性肝癌：若患者在短期内出现肝脏迅速增大，且表面发现肿块，持续肝区疼痛或腹水增多且为血性，不明原因发热等，应考虑并发原发性肝癌，需作进一步检查。

6）电解质和酸碱平衡紊乱：由于钠摄入不足、长期使用利尿剂或大量放腹水等易出现低钠血症；摄入不足、呕吐、腹泻、长期应用利尿剂或高渗葡萄糖液，易造成低钾、低氯，导致代谢性碱中毒，从而诱发肝性脑病。

（三）护理诊断/问题

1.体液过多 与肝功能减退、门静脉升高、低蛋白血症等有关。

2.营养失调 低于机体需要量，与肝功能减退、食欲减退、消化吸收功能障碍等有关。

3.潜在并发症 上消化道出血、感染、肝性脑病。

（四）护理措施

1. 休息 代偿期患者可参加轻体力活动，避免过度疲劳。失代偿期患者应卧床休息，有利于肝细胞修复。腹水患者以卧床休息为主。

2. 饮食护理 饮食以高热量、高蛋白、高维生素、易消化的食物为主，忌酒及避免摄入粗糙、尖锐或刺激性食物。蛋白质来源以豆制品、鸡蛋、牛奶、鱼、精瘦肉为主。血氨偏高者应限制或禁食蛋白质，待病情好转后再逐渐增加蛋白质摄入量。有腹水时应给予低盐或无盐饮食，钠限制在每日 500~800mg（氯化钠 1.2~2.0g），进水量限制在每日 1000ml 左右。对于剧烈恶心、呕吐、进食甚少或不能进食者，可遵医嘱给予静脉补充水分和营养。出现消化道出血时，应暂禁饮食。

3. 腹水的护理 ①少量腹水者采取平卧位，以增加肝、肾血流量；大量腹水者可取半卧位，以使膈肌下降，减轻呼吸困难、心悸和腹胀症状；②限制水和钠的摄入；③测量腹围和体重，记录出入量，以了解腹水的消长情况；④给予利尿剂、泻药及输注全血、血浆或白蛋白等。⑤做好皮肤护理，以预防褥疮。

4. 腹腔穿刺放腹水的护理 术前向患者解释操作过程及注意事项，测量体重、腹围、生命体征，排空膀胱以免误伤。术中及术后监测生命体征，观察有无不适反应。术后用无菌敷料覆盖穿刺部位，并观察穿刺部位是否有渗液。术毕应缚紧腹带，以免腹内压突然下降。记录抽出腹水的量、性质，标本及时送检。

5. 观察病情 监测生命体征、尿量等情况；注意有无发热、呕血及黑便、精神行为异常等表现，若发现上述情况，应及时协助处理。

6. 皮肤护理 每日可用温水擦浴，保持皮肤清洁，避免用力搓拭。患者衣着宜宽大柔软、宜吸汗，床铺应平整洁净。嘱患者定时更换体位，以防发生褥疮。皮肤瘙痒者可给予止痒处理，嘱患者勿搔抓，以免皮肤破损引起感染。

7. 心理护理 理解和同情患者，关心患者，鼓励其说出内心感受，耐心解答患者提出的问题，帮助其树立战胜疾病的信心和勇气。

（五）健康教育

1.疾病知识 讲解本病的有关知识，强调预防肝炎的重要性。

2.休息和饮食 指导患者保证充分睡眠，避免过分劳累。遵医嘱选择饮食，戒烟酒，避免进食刺激性或过于干硬、粗糙食物，并保持大便通畅，防止便秘。

3.指导用药 遵医嘱使用保肝药物，避免使用对肝脏有损害的药物。

4.复诊和保健 定期复查肝功能，做好自身保健，消除各种并发症的诱发因素。

五、原发性肝癌患者的护理

（一）概述

原发性肝癌（简称肝癌）是指原发于肝细胞或肝内胆管细胞的癌肿。

（二）临床表现

原发性肝癌起病隐匿，早期缺乏典型表现，经甲胎蛋白普查检出的早期患者可无任何症状和体征，称为亚临床肝癌。出现症状而就诊时多进入中晚期，主要表现如下：

1.肝区疼痛 常局限于右上腹肝区。呈持续性胀痛或钝痛，肿瘤侵犯膈，疼痛可放射至右肩。

2.消化道症状 有食欲减退、腹胀、恶心、呕吐、腹泻等。

3.全身性症状 可有乏力、进行性消瘦、低热等，晚期可出现恶液质，若引起胆道梗阻可出现黄疸。

4.原有肝硬化表现 肝癌伴有肝硬化门脉高压者，常有脾大、腹水、上消化道出血、贫血等症状，腹水增加迅速，一般为漏出液。有些患者伴蜘蛛痣及肝掌。

5.肝大 肝脏常呈进行性增大，质地坚硬，表面凹凸不平，呈结节状，边缘不规则，可有触痛。

6.并发症

（1）上消化道出血：肝癌患者常伴有肝硬化或门静脉、肝静脉癌栓导致门静脉高压引起食管胃底静脉曲张破裂出血。也可因胃肠道黏膜糜烂、凝血功能障碍等引起出血。

（2）肝性脑病：常是肝癌的终末期并发症，是导致肝癌患者死亡主要原因。

（3）癌结节破裂出血：癌结节破裂仅限于肝包膜下，可有局部疼痛，约10%的肝癌患者因癌结节破裂出血而死亡。

（4）继发感染：由于长期消耗及放疗、化疗引起的副反应等导致患者抵抗力低下，易发生继发感染如肺炎、脓毒症、肠道感染等。

（三）护理诊断／问题

1. 疼痛　肝区疼痛，与肝癌增长致肝包膜张力增大；肝癌转移至其他组织有关。

2. 营养失调　低于机体需要量，与肝癌所致的食欲减退、恶心、呕吐及腹胀有关。

3. 潜在并发症　肝性脑病、上消化道出血、继发感染。

4. 体液过多　腹水，与肝癌所致的门脉高压、低蛋白血症、水钠潴留有关。

5. 预感性悲哀　与临近死亡有关。

6. 知识缺乏　缺乏放疗和化疗所致副作用的知识。

（四）护理措施

1. 疼痛护理　遵医嘱给予止痛药物。

2. 心理护理　应主动关心和帮助患者；多与患者交谈，了解其心理活动和对治疗护理要求，有针对性的做好心身护理。

3. 饮食护理　选用适当热量、高蛋白、高维生素、易消化的食物，促进肝组织修复。有肝性脑病倾向者，应减少蛋白质摄入，以免诱发肝昏迷。鼓励进食，以提高抵抗力，有利化疗、放疗的顺利进行。定期评估营养状况，及时调整饮食计划。

4. 肝动脉栓塞化疗的护理

（1）饮食与营养：术后禁食2~3天，以减轻恶心、呕吐。进食初期可摄入流质饮食并少量多餐。因术后肝缺血可影响蛋白质合成，应密切监测血浆蛋白，如少于 30g/L，应静脉输注白蛋白，适量补充葡萄糖液，并维持水、电解质平衡。

（2）止痛：术后 48 小时内可给予止痛药，以减轻腹痛。

（3）预防并发症：鼓励患者深呼吸、排痰，以预防肺部感染。

5. 观察病情 密切观察抗肿瘤治疗的效果及病情的进展，如肝区疼痛、肝脏的大小变化；有无黄疸、发热、腹水、恶心、呕吐等症状；有无肝性脑病、出血性休克等并发症表现。发热为肝动脉栓塞化疗后正常反应，但持续高热应向医生报告。若发现肝性脑病等前驱症状如精神错乱、行为异常时应及时通知医师。

（五）健康教育

重点是指导患者保持乐观情绪，建立积极的生活方式。坚持饮食原则，保证营养摄入，戒烟、酒，减轻对肝的损害，提高机体抗病能力。按医嘱服药，忌服损肝药物。患者出院时，应对患者及其家属进行有关肝癌自我护理方法及并发症预防的知识教育，学会随时自我监测病情，如有异常情况出现，及时就诊。

六、肝性脑病患者的护理

（一）概述

肝性脑病又称肝昏迷，是严重肝病引起的以代谢紊乱为基础的中枢神经系统功能失调的综合征，主要临床表现为意识障碍、行为失常和昏迷。

（二）临床表现

根据意识障碍程度、神经系统表现和脑电图改变，将肝性脑病的表现分为四期。

一期（前驱期）：轻度性格改变和行为失常，有睡眠时间颠倒现象。可有扑翼样震颤，也称肝震颤。肌张力正常，反射正常。脑电图多数正常。

二期（昏迷前期）：以意识错乱、睡眠障碍、行为失常为主。有明显的神经系统体征，如腱反射亢进、踝痉挛、巴宾斯基征阳性等。扑翼样震颤存在，脑电图异常。

三期（昏睡期）：以昏睡和精神错乱为主。扑翼样震颤仍可引出，肌张力增加，神经系统体征持续或加重。锥体束征常呈阳性，脑电图异常。

四期（昏迷期）：神志完全丧失、不能唤醒，扑翼样震颤无法引出，脑电图明显异常。

（三）护理诊断／问题

1.意识模糊　与血氨增高、干扰脑细胞能量代谢和神经传导有关。

2.知识缺乏　缺乏预防肝性脑病的有关知识。

3.营养失调　低于机体需要量，与肝功能减退、消化吸收障碍以及控制蛋白质摄入有关。

4.有受伤的危险　与肝性脑病致精神异常、烦躁不安有关。

（四）护理措施

1.严密监测病情变化　严密观察患者思维、认知的变化，以判断意识障碍的程度。监测血压、脉搏、呼吸、体温、瞳孔并作记录。定期复查肝肾功能、电解质，发现异常情况，及时报告医生，并协助处理。

2.消除诱因、促进意识恢复　①输血应输新鲜血；②清除肠道内积血，上消化道出血停止后应使用生理盐水或弱酸性溶液灌肠，给导泻药物，以清除肠道内积血，减少氨的吸收，灌肠液要用；③避免快速利尿和大量放腹水，防止大量输液而加重肝性脑病；④限制高蛋白饮食，昏迷患者禁食蛋白质；⑤防治感染，遵医嘱及时、准确地应用抗生素；⑥避免应用镇静安眠药、麻醉药；⑦禁食时，应避免发生低血糖。

3.饮食护理　①热量应维持在 5040~5720 kJ/d，并以碳水化合物作为主要能量来源；②昏迷期应禁食蛋白质，神志清醒后可逐渐增加蛋白质摄入，以植物蛋白为主；③尽量少含脂肪类食物，以免延缓胃的排空，增加肝脏负担；④多食新鲜蔬菜、水果，补充维生素 C 等，可适量补充钙、镁、锌、铁等矿物质，每日液体总入量以不超过 2500ml 为宜；⑤显著腹水患者的入液量一般约为尿量加 1000ml，摄钠量应限制在 250mg/d；⑥伴有肝硬化的患者应避免刺激性、粗糙食物，及时纠正缺钾和碱中毒，高血钾时避免摄入含钾食物。

4. 意识混乱和昏迷患者的护理　①躁动不安者需加床档，必要时宜用保护带约束，以防坠床；②剪短指甲，以防抓伤皮肤；③以尊重、理解的态度对待患者的某些不正常的行为，避免嘲笑，向家属等做好解释工作，使其了解这是疾病的表现，能正确对待患者；④昏迷者，按昏迷患者护理常规护理。

5. 用药护理　观察降氨药物的疗效及副作用，一旦发现异常，及时报告医生并协助处理。

（五）健康教育

给患者和亲属讲解肝性脑病的基本知识，使其能识别肝性脑病的先兆症状，减少诱发肝性脑病的各种诱因，若出现上消化道出血、肝性脑病征兆时，应及时就诊。

七、急性胰腺炎患者的护理

（一）概述

急性胰腺炎是指胰腺分泌的胰酶在胰腺内被激活后引起胰腺及其周围组织自身消化的化学性炎症。临床特征主要为急性上腹痛、恶心、呕吐、发热、血及尿淀粉酶增高。根据病理损害程度分水肿型和出血坏死型。

（二）临床表现

1. 腹痛　为主要表现和首发症状。突然起病，常在饮酒和饱餐后发生。疼痛剧烈而持久，可呈钝痛、刀割样痛、钻痛或绞痛，可有阵发性加剧。疼痛部位多在中上腹，可向腰背部呈带状放射，取弯腰抱膝位可减轻疼痛，一般胃肠解痉药不能缓解，进食诱发加剧。

2. 恶心、呕吐及腹胀　胰腺炎患者呕吐频繁，呕吐后腹痛并不减轻。同时有腹胀，甚至出现麻痹性肠梗阻。酒精性胰腺炎患者的呕吐常在腹痛时出现，胆源性胰腺炎患者的呕吐常在腹痛后发生。

3. 发热　多数患者有中度以上发热，持续 3~5 日。

4. 黄疸　多见于胆源性胰腺炎，严重者可合并肝细胞性黄疸。

5. 水、电解质及酸碱平衡紊乱　多有轻重不等的脱水，呕吐频繁时可有代谢性碱中毒。重症者尚有明显脱水与代谢性酸中毒,伴血钾、血镁、血钙降低。

6.腹膜炎体征 水肿性胰腺炎时,压痛只限于上腹部,常无明显肌肉紧张;出血坏死性胰腺炎压痛明显,并有肌紧张和反跳痛,范围较广或波及全腹。

7.并发症表现 见于严重水肿性胰腺炎和出血坏死性胰腺炎。①休克,最常见,个别患者以突然休克主要表现,称为暴发性急性胰腺炎;②化脓性感染;③急性呼吸窘迫综合征、急性肾衰竭、心力衰竭与心律失常、肝性脑病等多器官功能衰竭;④胰腺坏死、胰腺假性囊肿、胰腺脓肿等。

8.皮下瘀血斑 少数患者因胰酶及坏死组织液穿过筋膜与肌层渗入腹壁下,可在季肋部及腹部出现蓝—棕色斑（Grey-Turner 征）或脐周皮肤青紫（Cullen 征）。

（三）护理诊断/问题

1.疼痛 腹痛,与急性胰腺炎所致的胰腺组织水肿有关。

2.体温过高 与胰腺的炎症过程有关。

3.有体液不足的危险 与禁食、呕吐、胰腺的急性出血有关。

4.潜在并发症 休克、急性腹膜炎、急性肾功能衰竭、急性呼吸窘迫综合征。

5.知识缺乏 缺乏预防疾病复发的知识。

（四）护理措施

1.减轻或消除疼痛 绝对卧床休息,安置弯腰抱膝体位可减轻疼痛。禁食、禁水,必要时进行胃肠减压,以减少胃液与胰腺分泌,缓解腹痛、腹胀症状。

2.严密监测病情 对出血坏死型胰腺炎应密切监测生命体征,及时留取标本,动态观察血、尿淀粉酶、电解质、血气变化,以便综合评估病情,及时发现休克、上消化道出血、感染、ARDS 等并发症。

3.控制饮食、抑制胰腺分泌 轻者在腹痛和呕吐基本消失后,可进食少量糖类流食,以后逐步恢复饮食,但忌油脂食品;宜选用少量优质

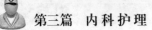

蛋白质，每日供25g左右，以利于胰腺的恢复。重者禁饮食，胃肠减压，同时做好口腔护理。

4. 维护肾功能 记录每小时尿量、尿比重、出入水量；如尿量＜30ml/h，应用利尿剂，防止肾衰。

5. 应用抗生素预防感染。

6. 高浓度吸氧，维持正常呼吸功能。

7. 及时补充液体，维持水、电解质和酸碱平衡。

8. 做好心理护理。

（五）健康教育

1. 预防诱因 避免暴饮暴食及酗酒，要少量多餐，食用富有营养、易消化的食物；有胆道疾病病毒感染者应积极治疗；告知会引发胰腺炎的药物种类，并强调无乱服药的重要性。

2. 掌握活动原则 合理安排工作和休息，避免精神紧张、疲劳和情绪激动。

3. 指导患者定期复诊。

第四章　泌尿系统疾病患者的护理

一、慢性肾小球肾炎患者的护理

（一）概述

慢性肾小球肾炎（简称慢性肾炎）是最常见的一组原发于肾小球的疾病。慢性肾炎具有多种病理类型，临床特点是病情迁延，病变缓慢进展，表现为不同程度的水肿、高血压、蛋白尿、血尿、管型尿，最终将缓慢发展成慢性肾功能衰竭。

（二）临床表现

起病缓慢、隐匿，主要表现如下：

1. **蛋白尿**　蛋白尿是慢性肾炎必有的表现，尿蛋白量常在 1~3g/d。

2. **血尿**　多为镜下血尿，也可出现肉眼血尿及管型尿。

3. **水肿**　多为轻、中度水肿，表现为晨起眼睑及颜面水肿，下午双下肢水肿明显。少数重者可出现全身水肿。

4. **高血压**　多数患者在肾功能不全时出现，部分患者可以高血压为首发症状。多表现为持续性轻、中度高血压，严重者血压明显增高可导致高血压脑病等。持续高血压数年之后可使心脏肥厚、增大，甚至发生心力衰竭。

5. **肾功能损害**　呈慢性进行性发展，可因感染、劳累，血压升高或使用肾毒性药物等原因而急剧恶化。去除诱因后肾功能可在一定程度上缓解。

6. **并发症**　慢性肾炎容易并发尿路感染，上呼吸道感染等，主要与患者抵抗力低下及应用免疫抑制药物等有关，慢性肾衰竭为其终末期并发症。

（三）护理诊断/问题

1. 体液过多 与肾小球滤过率下降及血浆胶体渗透压下降等有关。

2. 营养失调 低于机体需要量，与肾功能损害、蛋白质丢失及摄入不足有关。

3. 焦虑 与担心疾病复发和预后有关。

4. 有感染的危险 与机体抵抗力下降有关。

5. 知识缺乏 缺乏有关慢性肾炎防治知识。

（四）护理措施

1. 休息 卧床休息，能增加肾血流量，减轻水肿、蛋白尿及改善肾功能，慢性肾炎患者宜多休息，避免重体力活动。

2. 饮食 帮助患者制定合理的饮食计划。

（1）限水、限钠：水肿少尿者每日进液量超过1500ml/d，记录24小时液体出入量；食盐摄入量为1~3g/d，并每日测腹围、体重，检查水肿消退情况。

（2）低蛋白、低磷：减少蛋白质和磷的摄入，可减轻肾小球内高压、高灌注及高滤过状态，延缓肾小球硬化及肾功能减退，宜采用富含必需氨基酸的优质低蛋白饮食（如鸡肉、牛奶、瘦肉等），蛋白质的摄入量为0.5~0.8g/(kg·d)。每克蛋白质饮食中约含磷15mg，低蛋白饮食亦即达到低磷饮食的目的。

（3）增加糖摄入：增加糖的摄入，可保证足够热量，减少自体蛋白分解，同时补充多种维生素。

3. 心理支持 慢性肾小球肾炎需要较长时间的卧床休息，患者会面临工作、经济、家庭等问题，又因病情迁延不愈，常使患者焦虑不安。要鼓励患者说出最关心的问题，与其共同研究解决方案，还要对病情变化给予恰当的解释。

4. 控制及预防感染 ①遵医嘱连续使用抗生素1~2周；②监测体温及白细胞的变化；③避免与上呼吸道感染者接触，避免劳累、受凉，预防感冒；若有喉痛、鼻塞等症状及时就医；④保持口腔及皮肤清洁，注意个人卫生。

5. 用药护理　①使用利尿剂时防止低钠、低钾血症及血容量减少等副作用；②降压不宜过快或过低，以免影响肾灌注；③遵医嘱坚持长期用药，以延缓或阻止肾功能恶化。

（五）健康教育

1. 坚持合理饮食，生活要有规律，保持精神愉快，轻症者可坚持上班，避免劳累。

2. 进行适当的锻炼，提高抵抗力，预防呼吸道感染。

3. 禁烟酒。

4. 定期复查尿常规和肾功能，病情有变化及时就医。

二、原发性肾病综合征患者的护理

（一）概述

肾病综合征为一组临床症候群，表现为大量蛋白尿（24 小时尿蛋白量 >3.5g）、低清蛋白血症（血浆清蛋白低于 30g/L），常伴有高度水肿及高脂血症。肾病综合征是多种肾脏疾病的共同表现，不是一独立疾病。

（二）临床表现

原发性肾病综合征有前驱感染者起病较急，部分可隐匿起病。典型临床表现如下：

1. 大量蛋白尿和低蛋白血症。

2. 水肿：水肿部位常随体位而移动，晨起时眼睑、头枕部及腰骶部明显，起床后则逐渐以下肢为重。严重时遍及全身，并可出现体腔积液，常见腹腔及双侧胸腔积液，心包腔积液偶见。水肿时伴有尿量减少。

3. 高脂血症。

4. 高血压：成人肾病综合征患者部分表现有高血压。

5. 其他：患者面色苍白，疲乏无力，站立时或体位由卧位变为立位时常易晕厥（与低蛋白血症致血容量不足、低血压有关）。

6. 并发症

（1）感染：是常见的并发症，与蛋白质不足、免疫功能紊乱及使用糖皮质激素治疗有关。常发生呼吸道、泌尿道、皮肤及腹腔感染。感染是肾病综合征复发及疗效不佳的主要原因之一。

（2）血栓及栓塞：可见于肾静脉、下肢静脉，较少见于其他静脉及动脉。是由于血液呈高凝状态及高脂血症等所致。

（3）肾衰竭：是肾病综合征导致肾损伤的最终结果。

（4）其他：长期高脂血症可导致动脉粥样硬化、冠心病等心血管并发症。

（三）护理诊断／问题

1. 体液过多　与低蛋白血症致血浆胶体渗透压下降等有关。

2. 营养失调：低于机体需要量　与大量蛋白丢失、食欲下降有关。

3. 有感染的危险　与抵抗力下降有关。

4. 有皮肤完整性受损的危险　与皮肤高度水肿有关。

5. 活动无耐力　与低蛋白血症、体质虚弱有关。

6. 焦虑　与疾病反复发作和担心治疗效果及预后有关。

（四）护理措施

1. 休息　严重水肿、体腔积液时要卧床休息，取半坐卧位。平时注意劳逸结合，适当的休息可以减轻肾脏的负担。

2. 饮食　蛋白质摄入量应为正常入量，即 1g/（kg·d），选用高生物效价的优质蛋白（富含必需氨基酸的动物蛋白）；保证足够热量，每日每千克体重不少于 126~147kJ（30~35kcal）；脂肪能占总热量的30%~40%，多食不饱和脂肪酸（植物油及鱼油），少食富含饱和脂肪酸的食物（如动物油脂），利于减轻高脂血症；钠的摄入量不超过 3g/d；水的摄入量据病情而定，高度水肿而尿少者应严格控制水入量，准确记录出入量；及时补充各种维生素及微量元素。

3. 皮肤护理　保持皮肤清洁干燥，衣服要宽松、柔软，并经常更换。要经常更换体位，避免皮肤长时间受压；水肿部位适当支托，避免皮肤受摩擦或损伤。注射时宜选用 5~6 号针头，拔针后要按压至针眼无渗液。

（五）健康教育

告知患者及家属积极预防感染的重要性；遵医嘱用药，并知道各种药物的毒副作用；定期门诊随访，密切监测肾功能变化。

三、肾盂肾炎患者的护理

（一）概述

肾盂肾炎是由病原体引起的肾盂、肾盏和肾实质的感染性炎症。是泌尿系感染中常见的重要临床类型，一般都伴有尿道炎和膀胱炎。临床上分为急性和慢性，多发生于育龄妇女。

（二）临床表现

1. 急性肾盂肾炎　具有急性感染和尿路刺激征特点。起病急，畏寒、发热，体温常在 38.5~40℃，伴全身毒血症状。泌尿系统表现有腰痛、肾区不适和尿路刺激征，上输尿管点或肋腰点压痛、肾区叩击痛、膀胱区压痛等。

2. 慢性肾盂肾炎　大都由急性肾盂肾炎治疗不彻底发展而来，患者经常反复发生尿路刺激症状，伴有菌尿，全身症状较轻，急性发作时与急性肾盂肾炎相似。慢性肾盂肾炎可有高血压、水肿及肾功能减退表现。部分患者临床表现隐匿，仅有低热、倦怠，无尿路感染症状，但多次尿细菌培养均为阳性，此称"无症状性菌尿"。

3. 并发症　多见于严重急性肾盂肾炎，可有肾周围炎、肾脓肿、脓毒症等。

（三）护理诊断 / 问题

1. 体温过高　与细菌感染有关。

2. 排尿异常　与尿路感染有关。

3. 疼痛　与感染性炎症有关。

4. 知识缺乏　缺乏本病的防护知识。

（四）护理措施

1. 休息　急性期患者应卧床休息，各项护理操作最好能集中进行。

慢性患者也不宜从事重体力活动。

2. 饮食 进食清淡富含营养的食物，补充多种维生素。多饮水，一般每天饮水量要在 2500ml 以上，并督促患者每 2 小时排尿一次，以冲洗细菌和炎症物质，减少炎症对膀胱和尿道的刺激。

3. 体温过高的护理 给予物理降温，必要时遵医嘱给予药物降温。

4. 疼痛护理 卧床休息，采用屈曲位，避免站立或坐位，以减轻疼痛。

5. 用药护理 遵医嘱给予抗生素，教育患者按医嘱坚持完成疗程。注意药物的副作用，诺氟沙星、环丙沙星可引起轻度消化道反应、皮肤瘙痒等；氨基糖苷类抗生素对肾脏和听神经有毒性作用，可引起耳鸣、听力下降、甚至耳聋；磺胺类药物服用期间要多饮水和同服碳酸氢钠以碱化尿液，增强疗效和减少磺胺结晶的形成。

6. 清洁中段尿培养标本的采集 ①留取标本前用肥皂水清洗外阴部，不宜用消毒剂；②宜在用抗生素前或停药 5 天后收集标本，不宜多饮水，并保证尿液在膀胱内停留 6~8 小时，以提高阳性率；③指导患者留取中段尿在无菌容器内，于 1 小时内送检，以防杂菌生长。

（五）健康教育

1. 加强体质锻炼，提高机体抵抗力。

2. 避免劳累、便秘和不必要的导尿。

3. 平时多饮水，勤排尿，以冲洗膀胱和尿道，排尿应彻底。

4. 注意个人卫生，尤其会阴部及肛周的清洁，女性患者忌盆浴，注意经期、妊娠期、产褥期卫生，性生活后宜立即排尿和行高锰酸钾坐浴。

5. 女婴应勤换尿布，避免粪便污染尿道。

6. 育龄期女性患者，急性期治愈后 1 年内应避免妊娠。

7. 慢性肾盂肾炎患者要定期门诊随访，监测肾功能变化。

四、慢性肾衰竭患者的护理

（一）概述

慢性肾衰竭（简称慢性肾衰）是各种肾脏疾病发展到晚期，造成肾实质广泛性损害，肾脏不能维持其基本功能，出现以代谢产物潴留、水电解质紊乱和酸碱平衡失调为主要表现的临床综合征。临床分为三期：

1. 肾功能不全代偿期 内生肌酐清除率下降，但在 50ml/min 以上，血尿素氮、肌酐正常，临床除原发疾病表现外，无其他症状。

2. 肾功能不全失代偿期 当内生肌酐清除率下降至 50~25ml/min 时，临床出现夜尿多、乏力、食欲减退和贫血，血肌酐 >178μmol/L，血尿素氮 >9mmol/L，又称氮质血症期。

3. 肾功能衰竭期 当内生肌酐清除率下降至 25ml/min 以下时，血肌酐 >445μmol/L，血尿素氮 >20mmol/L，临床出现水、电解质、酸碱平衡紊乱和明显的各系统症状，又称为尿毒症期。在这一时期，当内生肌酐清除率降至 10ml/min 以下时，即达到肾功能衰竭的极期，又称为尿毒症晚期或终末期。

（二）临床表现

1. 代谢产物潴留所致毒性症状

（1）消化系统：为本病最常见和最早期的症状。初有厌食、上腹饱胀、恶心、呕吐、腹泻等，晚期可有口腔氨臭味、消化道出血等。

（2）精神、神经系统：早期多有乏力、失眠、记忆力下降、头痛、头晕；晚期出现性格改变、抑郁，尿毒症时出现谵妄、抽搐和昏迷等。还可以出现周围神经病变，下肢多见，表现为肢体麻木、烧灼感或疼痛、感觉丧失，可能与尿潴留有关。

（3）心血管系统：高血压为最常见，其次为心力衰竭。尿毒症后期可发生尿毒症性心包炎，是病情危重的征兆。

（4）血液系统：贫血是尿毒症必有的症状，为正色素正细胞型贫血，主要原因是肾脏分泌促红细胞生成素减少，其次为代谢产物抑制骨髓造血、红细胞寿命缩短、铁及叶酸缺乏等。除贫血外，还常有出血现象，如鼻出血，严重时呕血、便血，这是因尿毒症时血小板容易破坏所致。

（5）呼吸系统：酸中毒时呼吸深而稍快，后期可出现尿毒症性肺炎、胸膜炎，甚至有胸腔积液。

（6）骨骼系统：慢性肾衰可引起骨营养不良症，又称肾性骨病。患者可有骨酸痛、行走不便等。肾性骨病是由于缺乏活性维生素 D_3、继发性甲状旁腺功能亢进、营养不良等因素引起。

（7）皮肤表现：常见皮肤瘙痒，由尿素刺激皮肤引起，有时也与甲状旁腺功能亢进引起的钙沉积于皮肤有关。面部肤色常较深并萎黄，有轻度浮肿感，称为尿毒症面容，与贫血、尿素沉着于皮肤有关。

（8）性功能障碍：女性患者月经不规则，甚至闭经。男性患者常有阳痿现象。

（9）代谢紊乱：尿毒症的毒素可干扰胰岛素的作用，且加强外周组织对胰岛素的抵抗性，故可表现空腹血糖轻度升高，糖耐量异常。因长期恶心、呕吐使蛋白质摄入不足，出现负氮平衡及低蛋白血症。

（10）继发感染：尿毒症患者免疫系统功能低下，易伴发感染，以肺部及泌尿系统感染多见，且不易控制，多为主要死亡原因之一。

2. 水、电解质和酸碱平衡失调

（1）脱水或水肿：因肾对尿的浓缩功能减退而致尿量增多，突出的表现为夜尿多，加上厌食、呕吐、腹泻等，易引起脱水。另一方面，肾排水能力差，多饮水或补液过多、过快，则引起水潴留，出现水肿、高血压，甚至产生心衰。容易发生脱水和水肿是尿毒症常见的特点。

（2）低钠血症或高钠血症：可因水潴留出现稀释性低钠血症，或长期低盐饮食、呕吐、腹泻和利尿作用造成低钠血症。表现为极度乏力、表情淡漠、恶心、肌肉痉挛、抽搐、昏迷等。若钠盐摄入量增加，肾脏不能相应增加排钠，则引起高钠血症，加重水肿、高血压及心力衰竭。

（3）高钾血症或低钾血症：少尿、无尿时钾的排除减少，保钾利尿剂的应用以及高分解代谢等，极易发生高钾血症。酸中毒、输血或摄入钾增加（包括含钾食物及药物）均可加重高钾血症。高钾血症可导致严重心律失常，甚至突发心跳骤停。由于利尿、呕吐、腹泻、摄入不足等可致低钾血症。

（4）低钙血症与高磷血症：慢性肾衰时，尿磷排出减少，血磷升高，为维持钙、磷平衡，血钙下降，患者可出现肌肉抽搐或痉挛。机体为调整高磷低钙使甲状旁腺激素分泌增加，导致骨质脱钙，引起肾性骨病。

（5）酸中毒：尿毒症患者都有不同程度的代谢性酸中毒，表现为乏力、嗜睡、恶心、呕吐，呼吸深而稍快，虚弱无力、头痛、躁动不安，严重者因呼吸中枢和血管运动中枢麻痹而死亡。

（三）护理诊断／问题

1. 营养失调　低于机体需要量，与肾功能不全代谢产物潴留有关。

2. 体液过多　与肾功能衰竭有关。

3. 有体液不足的危险　与肾脏对水的调节功能障碍、呕吐、腹泻、使用利尿剂和体液摄入不足等有关。

4. 有感染的危险　与免疫功能低下、低蛋白血症、透析治疗等有关。

5. 有皮肤完整性受损的危险　与水肿及皮肤瘙痒有关。

6. 活动无耐力　与营养不良、各系统受损致全身衰竭有关。

7. 焦虑　与病情反复发作、预后不良有关。

（四）护理措施

1. 合理膳食　①尽早采用优质低蛋白饮食，要求 60% 以上的蛋白质必须是富含人体必需氨基酸的动物蛋白，如瘦肉、鸡蛋和牛奶等；尽量少摄入植物蛋白，米面中所含的植物蛋白也要设法去除，如采用麦淀粉作为主食；②保证足够热量的供给，以使低蛋白饮食的氮得到充分利用，减少自体蛋白质分解，热量每日约需 125kJ/kg，糖占总热量的 2/3，其余由脂肪（植物油）供给；对伴有高代谢或长期热量摄入不足的患者，可经胃肠道外补充热量；③饮食宜清淡、易消化，富含维生素 B、维生素 C、叶酸和钙质等，以满足机体需要。

2. 调整水盐摄入，维持体内平衡　①严格控制饮水量和输液量，准确记录 24 小时出入量，按时测量体重；②有水肿、高血压和少尿时，应限制钠盐摄入，结合病情调整摄入钠量；③高血钾时，停止使用含钾药物和限制含钾量高的食物（如橘子、西瓜、葡萄等），及时纠正酸中毒，禁止输库存血。

3. 合理安排休息与活动　慢性肾衰患者应卧床休息，避免劳累，如病情允许活动，也应以不出现心慌、气短、疲乏为度。

4. 皮肤护理　应保持皮肤清洁，勤用清水擦洗，勤换衣裤，忌用肥皂和乙醇擦身。严重水肿患者，尤应做好皮肤护理。

5. 预防感染　多见呼吸道和尿路感染，其次是皮肤和消化道感染。

注意保暖和室内清洁消毒，减少探视，避免与呼吸道感染者接触，注意观察有无体温变化、咳嗽、咳痰、尿路刺激征和尿液改变等感染征象。

6. 心理支持 向患者和家属解释病情和治疗措施，鼓励患者正确对待疾病，积极参与治疗和护理。指导家庭成员参与患者的护理，给患者以感情支持。

（五）健康教育

1. 介绍慢性肾衰的基本知识，避免加重病情的各种因素，延缓病情进展，提高生命质量。

2. 教会制定选用优质低蛋白、低磷、高热量食谱的方法。教会记录液体出入量及控制水盐的方法。

3. 指导合理休息与活动，监测血压。

4. 指导合理、准确用药。

5. 指导自我保健，预防感染。

6. 需透析患者坚持透析，定期复查。

第五章 血液及造血系统疾病患者的护理

一、贫血患者的护理

（一）贫血分类

1. 按病因和发病机制分类

（1）红细胞生成减少性贫血

①造血物质缺乏：如缺铁性贫血、巨幼细胞性贫血。

②骨髓造血功能障碍：如再生障碍性贫血、骨髓被异常组织浸润伴发的贫血常见于白血病、淋巴瘤、多发性骨髓瘤等，某些慢性疾病伴发的贫血如慢性感染、尿毒症、垂体或甲状腺功能低下、严重肝病、系统性红斑狼疮等。

（2）红细胞破坏过多性贫血

①红细胞内在缺陷：红细胞膜异常如遗传性球形红细胞增多症；红细胞酶异常如葡萄糖6-磷酸脱氢酶缺乏症；珠蛋白合成异常如地中海贫血。

②红细胞外来因素：如免疫性溶血性贫血及物理、化学、生物因素引起的溶血性贫血。

（3）失血性贫血：常见各种原因引起的急性及慢性失血。

2. 按红细胞形态学分类

根据红细胞平均体积（MCV）、红细胞平均血红蛋白浓度（MCHC）、红细胞平均血红蛋白（MCH），将贫血分成三类。

（1）大细胞性贫血：MCV>100fl，MCH>32pg，MCHC 32%~35%。此类常见巨幼细胞性贫血。

（2）正常细胞性贫血：MCV 80~100fl，MCH 26~32pg，MCHC 32%~35%。此类常见再生障碍性贫血、急性失血性贫血、溶血性贫血等。

（3）小细胞低色素性贫血：MCV<80fl，MCH<26pg，MCHC<32%。常见缺铁性贫血、铁粒幼细胞性贫血、地中海贫血等。

（二）缺铁性贫血患者的护理

缺铁性贫血是最常见的一种贫血。是由于体内贮存铁缺乏，导致血红蛋白合成减少所引起的一种小细胞低色素性贫血，各年龄组均可发生，以育龄妇女和婴幼儿更多见。

1. 铁代谢

（1）铁的来源：正常人所需铁的大部分来源于衰老红细胞破坏释放的铁，成年人每天从食物中只需摄取 1~2mg 铁即可满足需要。含铁量丰富的食物有肝、瘦肉、蛋黄、豆类、紫菜、海带、香菇、黑木耳等，而谷类、多数蔬菜、水果含铁量较低，乳类（如牛奶）含铁量最低。

（2）铁的吸收：铁的主要吸收部位在十二指肠及空肠上段。铁的吸收受体内贮存铁控制，当铁贮备量充足时，铁吸收就减少，相反则增加。胃酸可将铁游离化、维生素 C 等还原物质可将高铁变成亚铁而利于吸收。

（3）铁的转运：经肠黏膜吸收入血的铁大部分被氧化为高铁与血浆转铁蛋白结合成为转铁蛋白复合体，将铁运送到骨髓和其他组织中。血浆转铁蛋白能结合的铁总量称为总铁结合力，正常情况男性为 2490~3870 μg/L，女性为 2040~4290 μg/L。正常血清铁男性为 760~1580 μg/L，女性为 600~1730 μg/L。转铁蛋白饱和度＝血清铁/总铁结合力 ×100%，正常值为 33%~35%。

（4）铁的贮存及排泄：正常成人血红蛋白铁约占 67%，贮存铁约占 29%。贮存铁主要以铁蛋白和含铁血黄素形式贮存在肝、脾和骨髓等器官的单核 - 巨噬细胞系统中。正常男性的贮存铁为 1000 mg，女性仅为 300~400 mg。正常男性每天排泄铁不超过 1mg，女性每天排泄铁 1~1.5mg。

2. 临床表现
缺铁性贫血除有一般贫血的表现外，还有一些特殊的表现。组织缺铁，表现为皮肤干燥皱缩，毛发无光泽易脱落，指（趾）甲扁平，甚至呈"反甲"或"匙状甲"。黏膜损害，表现为舌炎、口角炎、舌乳头萎缩，可有食欲不振、吞咽困难或梗阻感。神经精神系统异常，小儿表现较明显，可出现神经痛和末梢神经炎、行为异常、烦躁、注意力不集中。部分患者有异食癖，喜欢吃生米、冰块、泥土、石子等。

3. 护理诊断/问题

（1）活动无耐力：与贫血引起全身组织缺氧有关。

（2）营养失调：低于机体需要量与体内铁不足有关。

（3）有感染的危险：与严重贫血引起营养缺乏和衰弱有关。

（4）知识缺乏：缺乏缺铁性贫血预防知识。

（5）口腔黏膜损害：与贫血引起口腔炎、舌炎有关。

4. 护理措施

（1）合理休息：根据贫血程度合理安排休息与活动，活动量以不感到疲劳、不加重症状为度。重度贫血者要卧床休息。

（2）合理饮食：给予高热量、高蛋白、高维生素、含铁丰富、易消化的食物。

（3）铁剂治疗：①铁剂应用1周后血红蛋白开始上升，约8~10周可达正常，但仍需继续服3~6个月以补足体内贮存铁，以免复发；②铁剂饭后或餐中服用可减轻胃肠道反应，与维生素C同服利于铁吸收；③避免与咖啡、茶、蛋类、牛奶、植物纤维同时服用，否则不利于铁的吸收；④服用液体铁剂时应用吸管，以免牙齿染黑；④向患者解释服用铁剂时出现黑便属正常现象；⑤注射铁剂应深层肌内注射并经常更换部位，以减轻疼痛和避免硬结形成；⑥注射铁剂可引起局部疼痛、淋巴结肿痛、过敏反应，严重者可发生过敏性休克，注射后10分钟至6小时内注意观察是否出现不良反应。

5. 健康教育 开展预防缺铁性贫血的卫生宣教，强调高危人群食物铁或口服铁剂的预防性补充，如青少年、妊娠期和哺乳期妇女应通过食物补充铁剂，必要时应用铁剂。介绍疾病基本知识，指导患者均衡饮食，荤素结合。注意相关疾病的预防和治疗。教会患者进行自我监测病情。

（三）再生障碍性贫血患者的护理

1. 再生障碍性贫血 简称再障，是由多种因素导致造血干细胞数量减少和（或）功能障碍所引起的一类贫血。临床表现为进行性贫血、出血、感染及外周血中全血细胞减少。

2. 临床表现　临床上以进行性贫血、出血和继发感染为主要表现，但多无肝、脾、淋巴结肿大。

（1）急性再障：起病急，进展快，以出血、感染为主要表现，贫血进行性加重。出血部位广泛，除皮肤黏膜外，常有内脏出血，半数以上有颅内出血而危及生命。感染不易控制，常引起脓毒症。半数以上患者在数月至一年内死亡，死亡原因为脑出血及严重感染。

（2）慢性再障：此型多见，起病缓，进展慢，以贫血为主要表现。出血较轻，主要见于皮肤及黏膜，除女性有子宫出血外，很少有内脏出血。感染以呼吸道多见，合并严重感染者少。少数病例病情恶化可演变为急性再障，预后极差。

3. 护理诊断 / 问题

（1）有感染的危险：与白细胞减少有关。

（2）活动无耐力：与贫血导致机体组织缺氧有关。

（3）有损伤的危险：出血，与血小板减少有关。

（4）自我形象紊乱：与雄激素不良反应有关。

（5）焦虑或恐惧：与病情不断恶化，预后不良有关。

4. 护理措施

（1）合理休息与活动：急性再障患者需绝对卧床以减少出血。慢性再障轻、中度贫血者适当休息，避免劳累，如活动中出现心悸、气短应立即停止活动；重度贫血者要以卧床休息为主。

（2）出血及感染的护理：详见血液病常见症状护理。

（3）颅内出血护理：血小板低于 $20 \times 10^9/L$，应卧床休息，禁止头部剧烈活动，以防颅内出血。观察神志、意识、瞳孔及生命体征的变化，一旦患者突然出现头痛、呕吐、视力模糊、意识障碍等颅内出血征兆，立即通知医师。置患者于平卧位，头部置冰袋或冰帽，给予高流量吸氧，保持呼吸道通畅，建立静脉通路，按医嘱用药。输注新鲜血、浓缩血小板悬液，止血效果好。

（4）用药护理：雄激素治疗需 3~6 个月后见效，应鼓励患者坚持治疗，注意观察其不良反应，如须毛增多、痤疮、女性闭经、肝损害、浮肿等。此外，注射时需深部缓慢分层注射，以便于吸收，并注意更换注射部位。

（5）心理护理：针对急慢型再障患者的不同的心理状态做好解释工作，鼓励患者正确面对疾病；鼓励家属参与治疗和护理，消除患者的不良情绪，主动配合治疗和护理。

5. 健康教育

（1）对长期接触对骨髓造血有害物质的工作者，加强健康教育，提高对工作环境危害的认识，增强自我保健意识，自觉遵守规章制度，加强劳动防护。定期检查血常规，发现异常及时处理。

（2）教育人们不滥用药物，对氯霉素、磺胺药、解热镇痛药等，要在医生指导下正确使用。

（3）再障患者出院后要坚持治疗，注意预防出血、感染，定期门诊复查。学会自我病情监测，如有异常变化立即与医生联系。

二、特发性血小板减少性紫癜患者的护理

（一）概述

特发性血小板减少性紫癜（ITP）又称自身免疫性血小板减少性紫癜，是一种由于血小板受到免疫性破坏，导致外周血中血小板数目减少的出血性疾病。临床主要表现为自发性皮肤、黏膜甚至内脏出血。临床上分为急性和慢性两型。急性型多见于儿童，有自限性，预后良好；慢性型多见于青年女性，治疗后多数仍有复发。

（二）临床表现

1. 急性型　多见于儿童，起病前1~2周常有上呼吸道或病毒感染史。起病急，常有畏寒、发热及全身广泛出血。出血表现为皮肤、黏膜瘀点、瘀斑，甚至血肿或血疱，可有鼻腔、牙龈、消化道、泌尿道、阴道出血，颅内出血可危及生命，也是本病致死的主要原因。病程多在4~6周恢复。

2. 慢性型　常见于40岁以下的成年女性。起病缓慢，一般无前驱症状。出血症状较轻，表现为反复发作的皮肤及黏膜瘀点、瘀斑，牙龈

出血或鼻出血,女性患者月经过多也较常见,长期月经过多可出现与出血严重程度相一致的贫血。反复发作者可伴轻度脾脏肿大。

(三)护理诊断/问题

1.有损伤的危险出血 与血小板减少有关。

2.有感染的危险 与长期服用糖皮质激素治疗有关。

3.焦虑 与病情反复发作有关。

4.潜在并发症 颅内出血。

(四)护理措施

1.病情观察 注意出血部位、范围、出血量及出血是否停止,有无内脏出血。定期检查血小板计数。

2.预防、处理出血

3.心理护理 加强心理疏导,消除不良情绪。鼓励患者说出所关心的问题,给予耐心解释,消除顾虑。

4.用药护理 ①观察糖皮质激素的疗效及不良反应,如痤疮、多毛等;并向患者说明长期用药易合并感染、高血压、糖尿病,用药期间应定期检查血压、尿糖、血糖及血白细胞计数;②应用免疫抑制剂要注意骨髓造血功能抑制、末梢神经炎,出血性膀胱炎等副作用,必要时停药。

(五)健康教育

1. 介绍本病基本知识,指导患者坚持服药,定期检查血压、尿糖、白细胞和血小板。

2. 避免使用阿司匹林等影响血小板功能的药物。

3. 避免外伤,预防出血;注意保暖,预防感染。

4. 血小板在 50×10^9/L 以下时,不得做剧烈的体力活动。

5. 女性患者应注意避孕,妊娠期发病者应及早就医。

6. 服用糖皮质激素者,须按医嘱按时、按剂量、按疗程用药,不可自行停药或减量。

三、白血病患者的护理

（一）概述

白血病是造血系统的恶性肿瘤，其特征为骨髓或其他造血组织中白血病细胞大量异常增生，并进入外周血液中浸润、破坏机体其他器官或组织，产生症状和体征。白血病细胞大多是未成熟和形态异常的白细胞，正常造血功能受抑制。临床上以进行性贫血、持续发热或反复感染、出血和组织器官浸润等为表现，外周血液中出现幼稚细胞为特征。

（二）白血病的分类

1. 根据白血病细胞的成熟程度和自然病程分类　分为急性和慢性两大类。急性白血病起病急，骨髓及外周血中多为原始及幼稚细胞，病情发展迅速，预后差，自然病程仅数月。慢性白血病起病缓慢，白血病细胞多为成熟和较成熟的细胞，病情发展亦缓慢，自然病程可达数年。

2. 根据受累的细胞系列分类　将急性白血病又分为急性淋巴细胞白血病和急性非淋巴细胞白血病。慢性白血病又分为慢性粒细胞性白血病和慢性淋巴细胞性白血病。

我国急性白血病比慢性白血病多见，成年人以急性粒细胞白血病最多见，儿童以急性淋巴细胞白血病多见。男性略多于女性。

（三）急性白血病患者的护理

1. 临床表现

（1）贫血：常为首发症状，呈进行性加重，主要原因是由于骨髓中白血病细胞极度增生与干扰，造成正常红细胞生成减少。此外，无效红细胞生成、溶血、出血等也是影响因素。

（2）发热：是急性白血病最常见的症状。大多数发热由继发感染所致，但白血病本身也能引起发热。

①继发感染：是导致白血病患者死亡最常见的原因之一。主要表现为持续高热甚至超高热，常伴有畏寒、寒战及出汗。感染的主要原因是

正常粒细胞缺乏或功能缺陷，化疗药物及糖皮质激素的应用，白血病细胞的浸润使黏膜屏障破坏，各种穿刺及插管时间过长等因素。感染可发生于机体任何部位，以口腔黏膜、牙龈、咽峡部最多见，呼吸道、泌尿道感染及肛周脓肿亦较常见，严重时可致脓毒症，是致死原因之一。致病菌以革兰染色阴性菌为主。疾病后期常伴有真菌感染，与长期应用广谱抗生素、糖皮质激素、细胞毒类化疗药物有关。

②肿瘤性发热：与白血病细胞的高代谢状态及其内源性致热物质的产生有关。主要表现为持续低至中度发热，抗生素治疗无效。

（3）出血：几乎所有的急性白血病患者都有不同程度的出血。主要原因为血小板减少、血小板功能异常、凝血因子减少、白血病细胞浸润、感染等。出血可发生于任何部位，以皮肤、牙龈、鼻出血和子宫出血多见，颅内出血是白血病致死的主要原因之一，可表现为头痛、呕吐、瞳孔不等大、瘫痪，甚至昏迷或突然死亡。

（4）器官和组织浸润表现

①骨骼和关节：四肢关节和骨骼疼痛，胸骨下段压痛对白血病的诊断有一定价值。

②肝、脾、淋巴结：急淋白血病多有肝、脾和淋巴结肿大。

③口腔及皮肤：口腔浸润表现为牙龈可增生、肿胀，皮肤浸润表现为弥漫性斑丘疹、皮下结节、多形性红斑等。

④中枢神经系统白血病：常发生在缓解期，以急淋最常见。白血病细胞可浸润脑膜或中枢神经系统，出现头痛、头晕，重者可有呕吐、视乳头水肿、视力模糊、颈项强直、抽搐、昏迷等症状。

2. 护理诊断／问题

（1）有损伤的危险：出血，与血小板减少有关。

（2）有感染的危险：与白细胞减少有关。

（3）潜在并发症：化疗药物不良反应。

（4）活动无耐力：与贫血、组织缺氧及感染发热消耗增多有关。

（5）预感性悲哀：与白血病治疗效果差，预后不良有关。

（6）体温过高：与继发细菌感染及肿瘤细胞代谢亢进有关。

（7）知识缺乏：缺乏对急性白血病的相关知识。

3. 护理措施

（1）休息：急性期卧床休息，适当活动；缓解期可照常工作，但避免劳累。

（2）饮食：应给予高热量、高蛋白、高维生素饮食。向患者及家属说明化疗期间保证足够营养可有助于化疗顺利进行。

（3）病情观察：询问患者有无恶心、呕吐及进食情况，疲乏无力感有无改善。观察体温、脉率、口腔、鼻腔、皮肤有无出血，注意血象、骨髓象变化，准确记录出入量。

（4）化疗药物不良反应的护理

①局部血管反应：某些化疗药物如柔红霉素、长春新碱、阿霉素等多次静脉注射可引起静脉炎。此外，化疗药物外渗还可引起局部组织坏死。为防止局部血管反应，应将药物用适当的溶媒稀释至规定的浓度。注射药物前，先用盐水冲管，确定针头在静脉内后，边抽回血边推药。注射药物后，用10~20ml生理盐水冲洗静脉后，再拔针。要两侧轮换、由远及近地使用静脉。一旦发现药液溢出血管外，应立即停止注射，边回抽边退针，局部注射解毒药物、利多卡因或地塞米松等，以防局部组织坏死。出现血栓性静脉炎时，应停止相应血管给药，做对症处理。

②骨髓抑制：是化疗最严重的并发症。化疗期间应定期查血象、骨髓象，以便观察疗效及骨髓受抑制情况。同时应避免使用其他抑制骨髓的药物。当白细胞低于3×10^9/L或血小板低于80×10^9/L时，应协助处理。

③消化道反应：常见症状为恶心、呕吐、口腔溃疡等。恶心、呕吐多出现在用药后1~3小时，持续数小时至24小时。应为患者提供良好的休息和进餐环境，选择合适的进餐时间，嘱患者避免在化疗前后2小时进食。必要时，在治疗前1~2小时给予止吐药物。做好口腔护理，每天2次；口腔溃疡严重者，可于进食前用普鲁卡因稀释液漱口，以减轻进食时疼痛，保证进食量。患者宜少量多餐、细嚼慢咽、防止粗糙、带刺或刺激性食物。进食后取坐位或半坐位，避免饭后立即平卧。

④其他：长春新碱能引起末梢神经炎、手足麻木感，停药后可逐渐

消失。柔红霉素、三尖杉碱类药物可引起心肌及心脏传导损害，用药时要缓慢静滴，注意监测心率、心律，复查心电图。氨甲蝶呤可引起口腔黏膜溃疡，可遵医嘱用亚叶酸钙对抗其毒性作用。环磷酰胺可引起脱发及出血性膀胱炎致血尿，嘱患者多饮水，有血尿必须停药。

（5）心理护理：观察患者情绪反应，向患者说明长期情绪低落可造成内环境失衡，引起食欲低下、免疫功能低下，反过来加重病情；指导患者进行自我心理调节，鼓励家属参与护理过程，使患者感受到家人的爱与支持，增强战胜病魔的信心。

（6）贫血、出血、感染的护理。

4.健康教育　避免接触各种致病的理化因素；注意休息，加强营养，保持乐观情绪；注意个人卫生，保护皮肤黏膜免受损伤，预防感染、出血；坚持缓解期巩固维持治疗，指导患者按医嘱用药，定期复查血象。

（四）慢性白血病患者的护理

慢性白血病按细胞类型分为粒细胞、淋巴细胞、单核细胞三型，我国以慢性粒细胞白血病（简称慢粒）多见。慢粒多见于中年人，男性多于女性。慢淋多见于 50 岁以后，男性略多于女性。

1.临床表现　自然病程可分为慢性期、加速期和急变期。起病缓慢，早期常无症状，随着病情的发展出现乏力、低热、多汗或盗汗、体重减轻等代谢亢进的表现。大多数患者有胸骨中下段压痛。脾脏肿大为最突出的体征，可达脐水平以下，甚至可伸入盆腔，质硬无压痛。半数患者肝脏中度肿大，浅表淋巴结一般无肿大。慢性期持续 1~4 年后，70% 患者进入加速期，表现为原因不明高热、虚弱、脾脏迅速肿大及贫血、出血等；几个月到 1~2 年进入急变期，表现同急性白血病。

2.护理诊断/问题

（1）有感染的危险：与慢粒正常粒细胞减少有关。

（2）活动无耐力：与慢粒贫血有关。

（3）知识缺乏：缺乏慢粒疾病知识。

（4）潜在并发症：慢粒急性变。

3. 护理措施

（1）休息与活动：治疗期间要注意休息，尤其贫血较重患者（血红蛋白 60g/L 以下），以休息为主，不可过劳。慢性期病情稳定后可从事学习和工作。

（2）饮食：应进食高蛋白、高热量、高维生素、易消化吸收的饮食，如瘦肉、鸡肉、新鲜蔬菜及水果，每日饮水 1500ml 以上。

（3）症状护理：定期洗澡，注意口腔卫生，少去人多的地方，以预防感染。脾大显著者，易引起左上腹不适，可采取左侧卧位。

（4）药物护理：遵医嘱给患者服用白消安或羟基脲，定期复查血象，以指导调整剂量。白消安可引起骨髓抑制、皮肤色素沉着、阳痿、停经等，应向患者说明的情况，使之心中有数，能坚持治疗。

（5）病情观察：观察患者有无原因不明的发热、骨痛、贫血、出血加重及脾脏迅速肿大，如有变化应及时通知医生，以便得到及时的治疗。

4. 健康教育　向患者及家属讲解疾病知识，便于积极主动自我护理；帮助患者建立长期养病生活方式，缓解后可以工作或学习，但不可过劳；要安排好休息、锻炼、饮食，按时服药、定期门诊复查；保持情绪稳定，家庭应给予患者精神、物质多方面支持；学会自我监测病情变化，出现贫血、出血加重、发热、脾脏增大时，要及时去医院检查，以便及时得到治疗。

5. 预后　本病治疗中位数生存时间约为 3~4 年，5 年生存率 25%~35%。个别可生存 10~20 年。起病后 1~4 年间 70% 慢粒患者可进入加速期至急性变期，急性变疗效差，多数患者于几周或几个月内死亡。

第六章 内分泌与代谢性疾病患者的护理

一、甲状腺功能亢进症患者的护理

（一）概述

甲状腺功能亢进症简称甲亢，是指由多种病因导致甲状腺激素分泌过多引起的临床综合征。临床上以高代谢综合征及甲状腺肿大为其特征。最常见的甲亢是弥漫性毒性甲状腺肿（Graves 病）。

（二）临床表现

女性多见，多数起病缓慢，少数在精神创伤或感染等应激后急性起病。典型表现有高代谢症群、甲状腺肿及眼征。

1. 甲状腺激素分泌过多综合征

（1）高代谢症群：患者常有疲乏无力、怕热多汗、低热多食、消瘦、皮肤温暖而湿润等表现。

（2）精神、神经系统：神经过敏、多言好动、焦躁易怒、失眠等，有时有幻觉甚至精神分裂症表现。可有手、眼睑和舌震颤、腱反射亢进。

（3）心血管系统：表现为心悸、胸闷、气短、严重者可发生甲亢性心脏病。常见体征有心动过速，静息或睡眠时心率仍增快。严重者可有心律失常，甚至发生心力衰竭；收缩压增高，舒张压降低致脉压差增大，可出现周围血管征。

（4）消化系统：食欲亢进、多食消瘦。老年患者可有食欲减退、畏食、排便次数增多。

（5）肌肉骨骼系统：部分患者有甲亢性肌病、肌无力及肌萎缩。周期性瘫痪多见于青年男性，原因不明，可伴发重症肌无力。

（6）血液系统：白细胞计数偏低，可伴血小板减少性紫癜，部分患者出现轻度贫血。

（7）生殖系统：女性常有月经减少或闭经。男性有阳痿，偶有乳房发育。

2. 甲状腺肿 多呈弥漫性、对称性甲状腺肿大，随吞咽动作上下移动；质软、无压痛，久病者较韧；肿大程度与甲亢轻重无明显关系；左右叶上下极可触及震颤、闻及血管杂音。

3. 眼征 可分为非浸润性突眼和浸润性突眼。

（1）非浸润性突眼：①眼球向前突出，突眼度一般不超过 18mm；②瞬目减少；③上眼睑挛缩，睑裂增宽；④双眼向下看时，上眼睑不能随眼球下落；⑤向上看时，前额皮肤不能皱起；⑥两眼看近物时，眼球辐辏不良。

（2）浸润性突眼：约占 5%，多发生于成年患者。

4. 甲状腺危象 是甲亢急性恶化的严重表现。

（1）主要诱因：应激状态，如感染、手术、放射性碘治疗等；严重躯体疾病；严重精神创伤；口服过量 TH 制剂；手术中过度挤压甲状腺等。

（2）主要表现：早期表现为原有甲亢症状加重，继而出现高热（体温 $>39℃$）；心率快（140~240 次 / 分）；畏食、呕吐、腹泻、大汗淋漓、呼吸急促、虚脱、休克；烦躁、嗜睡、谵妄或昏迷。实验室检查可见白细胞总数及中性粒细胞升高，血 T_3、T_4 升高。

（三）护理诊断 / 问题

1. 营养失调 低于机体需要量，与代谢率增高导致代谢需求大于摄入有关。

2. 活动无耐力 与蛋白质分解增加、甲亢性心脏病、肌无力等有关。

3. 个人应对无效 与性格及情绪改变有关。

4. 有组织完整性受损的危险 与浸润性突眼有关。

5. 潜在并发症 甲状腺危象。

（四）护理措施

1. 生活护理 对病情较重的患者，安置其卧床休息，保证充足的睡眠，避免强光、减少噪音。对病情较轻者，告之可适当工作、学习，但不宜紧张和劳累。给予高热量、高蛋白、高脂肪、高维生素饮食，每日饮水 2000~3000ml。禁止摄入刺激性的食物及饮料，以免引起患者精神兴奋。勿进食增加肠蠕动及导致腹泻的食物，如高纤维食物。

2. 病情观察　监测体温、脉搏、心率（律）、呼吸改变，出汗、大便次数、突眼症状、甲状腺肿大等情况，定期测量体重。若出现高热、心率超过 140 次 / 分、呕吐、腹泻、烦躁、嗜睡，应考虑甲状腺危象。

3. 用药护理　指导患者正确用药，不可自行减量或停药，并密切观察药物不良反应，及时处理。如外周血白细胞低于 $3 \times 10^9/L$ 或中性粒细胞低于 $1.5 \times 10^9/L$，应考虑停药，并给予促进白细胞增生药。

4. 甲状腺危象的护理　①将患者安置于重症监护病房，密切观察病情，绝对卧床休息，烦躁不安者，按医嘱给予适量镇静剂；②给予低流量吸氧，物理或药物降温；③遵医嘱静脉补液，补充维生素；④遵医嘱给予大剂量丙硫氧嘧啶、复方碘溶液、普萘洛尔、氢化可的松等药物治疗；⑤有条件者可行血液透析或血浆置换等。

5. 放射性碘治疗的护理　遵医嘱给予空腹口服 ^{131}I 治疗，2 小时内不吃固体食物，以免引起呕吐而造成 ^{131}I 的丢失；服药前后 2~4 周避免用碘剂及其他含碘食物或药物，服药后第 1 周应避免挤压甲状腺、精神刺激或感染；服药后 2~3 日，嘱患者饮水 2000~3000ml/d，以增加排 ^{131}I 的排出。

6. 心理护理　理解和同情患者，限制探视时间，避免各种不良刺激，使患者保持心情平静，情绪安宁。

（五）健康教育

1. 生活指导　嘱患者合理安排生活，保证足够的营养，避免过度劳累和精神刺激，保持身心愉快。

2. 疾病知识指导　向患者宣教有关甲亢的疾病知识和保护眼睛的方法，使患者学会自我护理。上衣领宜宽松，避免压迫甲状腺，严禁用手挤压甲状腺以免甲状腺激素分泌过多，加重病情。

3. 用药指导　嘱患者坚持长期服药，并按时按量服用，不可随意减量和停药。用药期间每周查一次血象，每隔1~2个月做甲状腺功能测定。若出现高热、恶心、呕吐、腹泻、突眼加重等警惕甲状腺危象可能，应及时就诊。

4. 妊娠期甲亢患者的指导 嘱避免能对母亲及胎儿造成影响的因素。宜用抗甲状腺药物控制甲亢，禁用 ^{131}I 治疗，慎用普奈洛尔。产后如需继续服药，则不宜哺乳。

二、糖尿病患者的护理

（一）概述

糖尿病是由多种原因引起胰岛素分泌或作用的缺陷，引起以慢性高血糖为特征的代谢紊乱疾病。除糖代谢紊乱外，尚有蛋白质、脂肪代谢紊乱和继发性水、电解质代谢紊乱。临床特征为多尿、多饮、多食，消瘦乏力。长期患病可引起多系统损害，如眼、肾、神经、心脏、血管等组织的慢性进行性病变，出现功能缺陷及衰竭。糖尿病分为四大类型，即 1 型糖尿病、2 型糖尿病、其他特殊类型糖尿病和妊娠期糖尿病。

（二）临床表现

1. 代谢紊乱综合征 典型表现为"三多一少"症状。①多尿（尿量可达 2~3L/d）、烦渴、多饮；②善饥多食；③消瘦、体重减轻、疲乏无力。

2. 糖尿病慢性并发症

（1）大血管病变：有冠心病、出血性或缺血性脑病、肾动脉硬化、肢体动脉硬化（下肢动脉病变为主，表现为下肢疼痛，感觉异常和间歇性跛行，严重供血不足可导致肢体坏疽）。

（2）微血管病变：糖尿病肾病指毛细血管间肾小球硬化症，是糖尿病主要的微血管病变之一，多见于糖尿病病史超过 10 年者，是 1 型糖尿病患者的主要死亡原因。

（3）神经病变：糖尿病神经病变可累及中枢神经及周围神经，后者尤为常见，通常为对称性，下肢较上肢严重。

（4）眼部病变：糖尿病性视网膜病变也是糖尿病微血管病变的重要表现，多发生于病程超过 10 年者，是糖尿病患者失明的主要原因之一。

（5）糖尿病足：糖尿病患者因末梢神经病变，下肢动脉供血不足以及细菌感染等各种因素，引起足部疼痛、皮肤深溃疡、肢端坏疽等病变，统称为糖尿病足。

（6）感染：常见疖、痈等皮肤化脓性感染，可反复发生。泌尿系感染多见于女性，常反复发作，多转为慢性肾盂肾炎。肺结核发病率高，进展快，易形成空洞。

3. 糖尿病急性并发症 糖尿病酮症酸中毒最常见。常见的诱因有感染、胰岛素剂量不足或治疗中断、饮食不当、妊娠和分娩、创伤、精神紧张或严重刺激引起应激状态等。早期酮症阶段仅多尿、多饮、疲乏等；当酸中毒出现时则表现为食欲减退、恶心、呕吐，常伴头痛、嗜睡、呼吸深快有烂苹果味（丙酮味）。病情进一步发展出现严重失水、尿量减少、皮肤干燥、眼球下陷、脉细速、血压下降、甚至休克、昏迷。实验室检查尿糖、尿酮体强阳性。血糖多明显升高可达 16.7~33.3mmol/L 以上。血酮体升高，CO_2 结合力降低。高渗性非酮症糖尿病昏迷是糖尿病急性代谢紊乱的另一临床类型。

（三）护理诊断 / 问题

1. 营养失调：低于或高于机体需要量 与患者胰岛素分泌减少或作用缺陷引起糖、蛋白质、脂肪代谢紊乱有关。

2. 有感染的危险 与血糖增高、脂代谢紊乱、营养不良、微循环障碍等因素有关。

3. 潜在并发症 药物不良反应。

（四）护理措施

1. 饮食护理 合适的饮食护理有利于减轻体重，控制高血糖和防止低血糖，改善脂代谢紊乱和高血压。

（1）制订总热量：根据患者理想体重和工作性质计算每日所需总热量。成人每日每公斤体重休息状态下给予热量 105~125.5kJ（25~30kcal），轻体力劳动 125.5~146kJ（30~35kcal），中度体力劳动 146~167kJ（35~40kcal），重体力劳动 167kJ（40kcal）以上。

（2）食物营养成分分配：碳水化合物约占饮食总热量的 50%~

60%；蛋白质约占总热量的 15%，成人每日每公斤理想体重 0.8~1.2g；脂肪约占总热量 25%~30%，每日每公斤体重约 0.6~1.0g。

（3）每餐热量合理分配：每日三餐分配为 1/5、2/5、2/5 或 1/3、1/3、1/3；也可按四餐分为 1/7、2/7、2/7、2/7。

（4）饮食注意事项：①严格定时进食；②控制总热量，是控制饮食的关键，保持总热量不变的原则下，凡增加一种食物时应同时减去另一种食物，以保证饮食平衡；③严格限制各种甜食；④进行体育锻炼时不宜空腹，防止低血糖；⑤保持大便通畅，每日饮食中食用纤维含量 >40g 为宜；⑥每周定期测量体重一次，如果体重改变 >2kg，应报告医师。

2. 运动指导　根据年龄、体力、病情及有无并发症指导患者循序渐进、长期坚持，尤其对 2 型肥胖患者应鼓励运动、适当体力劳动。强调因人而异、循序渐进，相对定时、定量，适可而止。

3. 用药护理

（1）口服降糖药：应了解各类降糖药物的作用、剂量、用法外，还应注意药物的不良反应和注意事项，指导患者正确服用降糖药，及时纠正不良反应。磺脲类药物主要不良反应是低血糖反应，双胍类药物不良反应有腹部不适、口中金属味、恶心、畏食、腹泻等，偶有过敏反应。

（2）胰岛素治疗的护理

1）胰岛素不良反应及处理：①低血糖反应，是最主要的不良反应，与剂量过大或（和）饮食失调有关，应及时检测血糖，根据病情进食糖果、含糖饮料或静注 50% 葡萄糖液 20~30ml；②胰岛素过敏，表现为注射部位瘙痒，继而出现荨麻疹样皮疹；③注射部位皮下脂肪萎缩或增生，停止该部位注射后可缓慢自然恢复。

2）使用胰岛素注意事项：①剂量准确；②按时注射，普通胰岛素于饭前 30 分钟皮下注射，鱼精蛋白锌胰岛素在早餐前 1 小时皮下注射；③注射部位应选皮肤松软处，如上臂外侧、臀部、大腿前及外侧、腰部、腹部均可，且要按顺序轮流选择；④混合注射胰岛素时，先抽普通胰岛素，再抽中、长效胰岛素。

4. 糖尿病酮症酸中毒的护理

（1）病情观察：①监测生命体征及神志变化，尤其注意血压、体温、呼吸及呼气味；②观察尿量的变化，记录出入量；③监测血、尿糖，血、尿酮体，电解质，肾功能及血气分析。

（2）遵医嘱补液，给予胰岛素，纠正水、电解质及酸碱平衡紊乱。

（3）昏迷护理：对于昏迷者应加强口腔、皮肤护理，保持呼吸道通畅，预防呼吸系统、泌尿系统感染，防止血栓性静脉炎及肌肉萎缩，防止患者坠床等。

（五）健康教育

教会患者血糖、尿糖的测定方法，掌握糖尿病控制良好的标准。掌握口服降糖药的应用方法和不良反应，注射胰岛素的方法及低血糖反应的观察和处理。掌握饮食治疗的具体要求和措施。掌握体育锻炼的具体方法及注意事项。指导患者定期复诊，一般每 2~3 个月复检糖化血红蛋白，以了解病情控制情况，及时调整用药剂量。每年定期全身检查，以便尽早防治慢性并发症。

第七章　神经系统疾病患者的护理

急性脑血管疾病患者的护理

（一）概述

急性脑血管疾病是一组由于脑部血管病变或全身血液循环紊乱所致的急性脑循环障碍，迅速导致局限性或弥漫性脑功能缺损的临床事件，又称"脑卒中"。

（二）急性脑血管疾病分类

1. **出血性脑血管疾病**　脑出血为脑实质内出血，可发生于大脑半球、脑干、小脑，以内囊处出血最常见；蛛网膜下腔出血指脑表面血管破裂血液进入蛛网膜下腔而言。

2. **缺血性脑血管病**　短暂性脑缺血发作（又称小卒中）、脑血栓形成、脑栓塞。

（三）临床表现

1. **出血性脑血管病**

（1）脑出血：高血压和动脉粥样硬化是脑出血最常见的病因，多在白天体力活动、酒后或情绪激动时突然起病，病情进展迅速，症状多在数小时内达高峰。急性期可因出血部位及出血量不同而临床表现各异，常见的临床表现为头痛、呕吐、意识障碍、肢体瘫痪、失语等。内囊出血约占全部脑出血的 70%，除脑出血一般症状外，内囊出血的患者常有"三偏征"。

（2）蛛网膜下腔出血：多于活动中或情绪激动时急骤发病，表现为突然发生的剧烈头痛、恶心、呕吐、烦躁不安、短暂意识丧失，重者可迅速陷入深昏迷。

2.缺血性脑血管病

（1）短暂性脑缺血发作：发病突然，历时短暂。为脑某一局部的神经功能缺失，历时数分钟至数小时，并在 24 小时以内完全恢复而无后遗症，可有反复发作。

（2）脑血栓形成：最常见的病因为脑动脉粥样硬化，多发生于有动脉硬化、糖尿病、高脂血症的中老年人。起病缓慢，先有头痛、眩晕、肢体麻木或短暂脑缺血发作等前驱症状，常在睡眠或安静休息时发病。一般无意识障碍，局灶症状多在数小时或 2~3 小时达到高峰。神经系统体征视脑血管闭塞部位及梗死的范围而定，常见为各种类型的失语、偏瘫。

（3）脑栓塞：栓子来源中以心源性栓子最常见。起病急骤，在数秒或数分钟内症状发展到高峰，神经系统表现取决于栓塞的血管部位。

（四）护理诊断/问题

1.急性意识障碍 与颅内压增高有关。

2.自理缺陷 与椎体束受损以至肢体瘫痪、活动功能障碍有关。

3.语言沟通障碍 与脑血管病变累及舌咽、迷走神经及优势脑半球语言中枢有关。

4.有皮肤完整性受损的危险 与意识障碍、肢体瘫痪、长期卧床、营养不良、皮肤感觉减退有关。

5.有废用综合征的危险 与肢体瘫痪不能活动有关。

（五）护理措施

1.一般护理 急性期患者应绝对卧床，早期避免搬动。保证营养。

2.观察病情 定时监测生命体征、意识、瞳孔的变化，脑出血患者有无颅内压增高、脑疝早期表现，脑血栓形成患者有无因缺血、缺氧致脑水肿进而颅内压增高的症状。如发现颅内压增高，立即报告医生遵医嘱静脉快速滴注甘露醇等脱水剂，降低颅内压，避免脑疝发生。

3.协助治疗 防止并发症。

4.满足日常生活需要 协助料理日常生活，大小便护理，指导提高自我护理能力。

5. 指导功能锻炼 急性期应绝对卧床休息，每2小时翻身1次，以免局部皮肤受压。病情稳定后进行瘫痪肢体关节按摩及被动运动，加强功能训练，以免肢体废用。

（六）健康教育

1. 向脑出血患者及家属介绍本病基本知识，积极治疗原发病，避免诱因，防止再出血或再梗死。

2. 指导患者自我控制情绪、保持血压平稳。

3. 保持适当体力活动，促进心、脑血管功能。

4. 改善营养状况，饮食以清淡为主，多吃蔬菜、水果，戒烟酒，降低血脂并减肥。

5. 指导康复锻炼。

6. 定期复查，一旦出现前驱症状，应及早处理。

第四篇

外科护理

第一章　外科患者代谢失调的护理

一、水和钠代谢失调的护理

（一）脱水与缺钠

1. 护理评估

（1）高渗性缺水：又称原发性脱水。失水多于失钠，细胞外液呈高渗状态。临床最常见。

1）病因：①水分摄入不足，如长期禁食、上消化道梗阻等；②水分丢失过多，如高热大汗、气管切开、利尿等。

2）临床表现：①轻度，只有口渴，失水量为体重的 2%~4%；②中度，除口渴加重之外，还有唇舌干燥、皮肤弹性下降、眼窝凹陷等，失水量为体重的 4%~6%；③重度，除以上症状外，出现中枢神经系统功能障碍，可有烦躁不安、躁狂、幻觉、昏迷等，尿量少，尿比重明显增高，失水量为体重的 6% 以上。实验室检查血清钠高于 150mmol/L，即可确定诊断。

（2）低渗性脱水：又称继发性脱水、慢性脱水。失钠多于失水，细胞外液呈低渗状态。

1）病因：慢性呕吐、腹泻、肠瘘、长期胃肠减压、烧伤创面慢性渗液等，尤其是补水忽略了盐的补充，少数的可由限制盐的摄入引起。

2）临床表现：①轻度，血清钠在 135mmol/L 以下，失钠 0.5g/kg，乏力、头晕、手足麻木，无口渴，尿量变化不大，正常或偏多，尿比重低；②中度，血清钠在 130mmol/L 以下，失钠（0.50~75）g/kg，除以上表现外，还有脉搏细弱、血压下降、站立性晕倒、恶心、呕吐、皮肤弹性下降、尿量减少、比重低等；③重度，血清钠在 120mmol/L 以下，失钠 0.75~1.25g/kg，除以上表现加重外，还出现抽搐、休克、昏迷等。

（3）等渗性脱水：又称急性脱水、混合性脱水。是外科最常见的脱水。钠与水成比例丢失，细胞外液渗透压基本正常。

1）病因：急性腹膜炎、肠梗阻、肠瘘、大量呕吐，大面积烧伤等引起的水钠丢失。

2）临床表现：具备上两类脱水的表现，既有脱水症状，又有失钠的表现。可有口渴、恶心、呕吐、尿少、皮肤弹性下降、血压不稳、血压下降等。

2. 护理措施

（1）消除病因：去除引起缺水缺钠的原因，可防止脱水进一步恶化，并使脱水易于得到纠正。

（2）液体疗法：首先制定补液计划，要明确三个问题。

1）补多少：①生理需要量，一般以 2000~2500ml 计算，其中等渗盐水为 500~1000ml；②累积损失量，即从发病到就诊时总的损失液体量，估算后第一日只补给 1/2，其余在第二日酌情补给；③继续损失量，是在治疗开始后又丢失的体液量，如呕吐、腹泻、胃肠减压、高热出汗等，此量应如数补充，即丢多少补多少。前三日的补液量应是：第一日补液量 = 生理需要量 +1/2 累积损失量；第二日补液量 = 生理需要量 + 前一日的继续损失量 +1/2 累计损失量；第三日以后基本上是生理需要量 + 前一日继续损失量。

2）补什么：原则上是缺什么补什么：①生理需要量可补给 5% 葡萄糖等渗盐水 500~1000ml，5%~10% 葡萄糖液 1500ml，10% 氯化钾 30ml；②累计损失量可依据临床表现及辅助检查，确定脱水的性质，缺什么补什么；③继续损失液可根据出入量记录不同，如出汗，气管切开失液主要补充 5% 葡萄糖液；呕吐、腹泻丢失的消化液主要补充平衡液；频繁剧烈呕吐，胃液丢失过多易引起低钾、低氯，应补充氯化钾、氯化钠溶液。

3）如何补：补液以口服液最方便、安全，但脱水患者往往口服困难，常需静脉补液，静脉补液原则是：先盐后糖、先晶后胶、先快后慢、尿畅补钾、交替输注、宁少勿多。更重要的是依据病情、脱水性质、患者耐受能力灵活掌握，如高渗性缺水不宜先盐后糖。

4）补液观察与监测：①精神状况，安静、清醒、合作，表示病情稳定；反之表示病情加重；②脱水征象，观察口渴、皮肤弹性改变、浅表静脉充盈程度等有无好转；③血压、脉搏、呼吸，若各项指标平稳，提示病情好转，补液恰当；④尿量，为简单而有效的指标，尿量由少而多，表示补液有效；否则要考虑液量不足或出现肾衰竭，应测尿比重及肾功能；⑤中心静脉压测定，正常值为 0.49~0.98kPa（5~10cmH$_2$O），如中心静脉压低、血压也低，提示血容量不足，应加快补液；中心静脉压高、血压低，提示心功能不全，应停止输液，必要时应用强心药物；中心静脉压低、血压正常，血容量偏低，适当补液；中心静脉压正常、血压低，需补液试验来确定；⑥心电监测；⑦其他，如血生化等。

（二）水中毒

人为因素或病理原因，使体内水分进入过多或排出减少，形成稀释性低钠血症。细胞外液向细胞内渗入引起细胞水肿。急性者主要表现出脑水肿、肺水肿等症状。

护理要点：①严密观察病情，尤其警惕脑水肿、肺水肿；②严格限制水的入量，每日控制在 700~1000ml；③遵医嘱给予脱水剂和利尿剂；④病因治疗，对肾衰竭者进行透析疗法。

二、钾代谢失调的护理

（一）低钾血症

1. 护理评估

（1）致病因素：①入量不足，如长期禁食或因疾病不能进食者；②排出过多，如频繁严重的呕吐、腹泻、长期胃肠减压或使用利尿剂者；③分布异常，机体碱中毒时，氢离子转出细胞外，钾离子转入细胞内，使细胞外液低钾；当输注葡萄糖加胰岛素时，钾转入细胞内参与糖原合成，可使血清钾降低。

（2）临床表现：①神经肌肉兴奋性降低，软弱无力是最早的症状，重者抬头翻身费力，软瘫，腱反射降低；②腹胀、肠鸣音减弱或消失；③心功能障碍，表现心律不齐、心动过速、异位心律、心室纤颤；④表情淡漠、定向力差，甚至昏迷。

（3）辅助检查：①血清钾低于 3.5mmol/L；②心电图早期 T 波低平、倒置，之后 S–T 段降低；③ Q–T 间期延长，如有 U 波出现，则可确诊。

2. 护理措施

（1）控制病因：尽早治疗原发病。

（2）补钾：能口服的尽早口服 10%氯化钾溶液，不能口服的静脉补钾。静脉补钾注意四点：①尿少不补钾，成人尿量不得少于 30ml/h，这是第一位重要的；②浓度不过高，不得高于 0.3%；③滴速不过快，滴速控制在 60~80 滴/分；④总量不过多，每日补钾量一般不高于 6~8g。

（二）高钾血症

1. 护理评估

（1）致病因素：①入量过多，如不钾用量过多、浓度过大、滴速过快等；②排出障碍，临床常见于急性肾衰少尿期；③酸中毒，钾自细胞内转至细胞外；④钾自细胞内转出，如溶血反应、严重损伤、感染等。

（2）临床表现：高钾对神经肌肉和心血管的毒害作用严重。①无力，手足麻木，腱反射消失，重者软瘫，甚至呼吸肌麻痹窒息；②表情淡漠，神志恍惚，甚至昏迷；③面色苍白，四肢厥冷，肌肉酸痛；④心脏慢弱，心律不齐，甚至心跳骤停在舒张期。

（3）辅助检查：①血清钾高于 5.5mmol/L；②心电图改变，T 波高尖，QRS 波增宽，QT 间期延长等。

2. 护理措施

（1）积极治疗原发病。

（2）对高钾处理，做到以下四点：①禁钾，禁止给予含钾药物、食物、饮料等，禁用库血；②抗钾，钙剂可对抗钾对心肌的抑制作用，可用 10%葡萄糖酸钙或 5%氯化钙静脉慢注；③转钾，可应用葡萄糖加胰岛素促进糖原合成，使钾转入细胞内；也可应用碱性液，碱化细胞外液，使钾转入细胞内，暂时缓解高钾；④排钾，最有效的措施是透析治疗；也可采用阳离子交换树脂，经消化道排钾。

三、酸碱平衡失调

（一）代谢性酸中毒

1. 护理评估

（1）致病因素：①体内产酸过多，如高热、脱水、缺氧、休克等，导致体内产生和积存大量酸性产物；②排酸减少，如肾衰竭时大量酸性物排不出；③碱性物丢失过多，如肠梗阻、肠瘘、腹泻等，使碱性消化液大量丢失。

（2）临床表现：①呼吸改变，呼吸深而快，呼气有酮体味；②口唇樱红（小儿明显），心率快而弱，血压下降；③精神萎靡、头痛、头晕、嗜睡等中枢神经系统抑制表现。

（3）辅助检查：血 pH 低于 7.35，CO_2CP 降低、BE 减低、尿液强酸性。

2. 护理措施

（1）控制原发病。

（2）纠正酸中毒：轻度酸中毒，在脱水纠正后会自然好转。重度酸中毒，应使用碱性溶液纠正，常用 5% 碳酸氢钠溶液。计算公式为：① 5% $NaHCO_3$（ml）=（50- 患者 CO_2CP 测定的容积值）× 体重（kg）×0.5；② 5% $NaHCO_3$（ml）=[27- 患者 CO_2CP 值（mmol/L）]× 体重（kg）× 0.3。计算之后首次用 1/2 量。酸中毒纠正后有可能出现低钾、低钙，要注意补充。

（二）代谢性碱中毒

1. 护理评估

（1）致病因素：①碱性物质入量大，常见于医源性输入碱性液过多引起；②酸性物丢失过多，如幽门梗阻、急性胃扩张、高位肠梗阻、长期胃肠减压等。

（2）临床表现：①呼吸中枢受到抑制，呼吸浅而慢；②血红蛋白氧离曲线左移，脑细胞缺氧，头晕、嗜睡、谵妄、昏迷等；③血离子化钙减少，手足抽搐，腱反射亢进等。

（3）辅助检查：血 pH 高于 7.45，CO_2CP 增高，BE 升高。

2. 护理措施

（1）配合病因治疗。

（2）纠正碱中毒：轻度代谢性碱中毒补充等渗盐水和氯化钾即可改善，重症需用氯化铵或盐酸等酸性液纠正。

（3）有手足抽搐者：用 10％葡萄糖酸钙 20ml 静脉慢注。

（三）呼吸性酸中毒

多见于呼吸中枢抑制、呼吸肌麻痹、术后肺不张、肺炎等呼气功能低下时。护理时应去除病因，改善呼气功能，必要时辅助呼吸，严重的可静脉点滴三羟甲基氨基甲烷（THAM）。

（四）呼吸性碱中毒

由于过度呼气，CO_2 排出过多，血中 H_2CO_3 减少引起。护理时主要治疗原发病，限制换气，可用纸罩在罩住口鼻。有条件时可吸入含 5％CO_2 的氧气。

四、外科患者营养疗法护理

（一）护理评估

1. 健康史 有无进食不足或不能进食的病史，如食道癌、幽门梗阻、肠梗阻等；有无高代谢状态，如大面积烧伤、严重损伤、重度感染、大手术前后等；有无慢性消耗性疾病，如肠瘘、慢性腹泻、恶性肿瘤等。

2. 临床表现 ①体重下降，较理想体重降低 10％以上；②贫血；③水肿；④其他指标，如三头肌皮皱厚度下降。

3. 辅助检查 ①血浆蛋白低于 35g/L，严重营养不良可低于 21g/L；②血清转铁蛋白低于 2.0g/L，重度营养不良可低于 1.6g/L；③淋巴细胞计数低于 2×10^9/L 等。

（二）护理措施

1. 肠内营养

（1）适应证：①吞咽或咀嚼困难者；②意识障碍，无进食能力者；

③消化道疾病稳定期，如肠瘘、短肠综合征、炎性肠病、胰腺炎者；④高分解代谢状态，如严重感染、烧伤、创伤或大手术者；⑤慢性消耗性疾病者。

（2）常用营养制剂：①大分子聚合物，包括自制匀浆膳和大分子聚合物制剂；可经喂养管注入，适用于胃肠功能完全正常或基本正常者；②要素膳，其具有化学成分明确，无须消化，可直接被胃肠道吸收利用，无渣的特点，适用于胃肠功能减弱者；④特殊配方制剂，是在常用配方中增加或去除某种营养素，适用于肝、肾衰竭患者，具有营养支持和治疗脏器衰竭双重作用；④调节性制剂，添加某些营养素、ω-3脂肪酸、核苷酸、锌和精氨酸等，对免疫系统有正性调节作用。

（3）投给方法：①分次投给，适用于放置鼻胃管，胃功能良好者；包括分次推注和分次输注，每次投给100~300ml，间隔3~4小时1次；②连续输注，适用于放置鼻十二指肠管、鼻空肠管或空肠穿刺置管，胃肠道耐受性较差者，通常借助输液泵做24小时连续输注。

（4）护理措施

①营养液需在无菌条件下配制，暂存4℃冰箱中，使用时从冰箱取出，在室温下复温后使用，并在24小时内用完。

②营养液的用量、浓度、低速应由低到高，逐渐增加。

③滴注营养液的温度，应保持在38~40℃。

④保持滴注管道通畅、清洁，每日上、下午各冲洗1次。

⑤保持口腔、鼻腔或造口清洁，一般管饲导管3~5天更换1次，营养液的容器和导管每日更换。

⑥准确记录出入量，定期监测营养指标。

⑦预防和处理误吸　经鼻胃管灌注时，应确定喂养管在胃内，安置患者半卧位。每次灌注前抽吸次胃管，若胃内残留量在100~150ml以上，应延迟或暂停输注，可遵医嘱加用胃动力药物，以防胃潴留引起反流而致误吸。

⑧观察不良反应，如恶心、呕吐、腹痛、腹泻等；注意有无氮质血症、高血糖、高渗性非酮性昏迷等代谢并发症。

2.肠外营养

（1）适应证：①营养不良，不能经口进食者；②胃肠道梗阻或功能障碍者；③因疾病或治疗限制不能经胃肠道摄食或摄入不足者；④高分解代谢状态，如严重感染、烧伤、创伤或大手术等，不能进食者；⑤抗肿瘤治疗期间频繁呕吐者。

（2）常用营养制剂

①葡萄糖：常用制剂为25%、50%葡萄糖。是肠外营养的主要非蛋质能源之一。成人的代谢能力为（4~5）g/（kg·d），故每日供给葡萄糖的总量不超过300~400g，约占总能量的50%~60%。为促进合成代谢和葡萄糖的利用，应按比例加入胰岛素。

②脂肪：常用制剂脂肪乳剂。脂肪乳剂的供给量约占总能量的20%~30%，成人（1~2）g/（kg·d）；当脂肪与葡萄糖共同构成非蛋白氮能量时更符合生理，二者比例约为1：2~2：3。

③氨基酸：常用复方结晶氨基酸溶液。氨基酸的供给量成人（1~1.5）g/（kg·d），约占总能量的15%~20%。

④电解质：常用溶液生理盐水、氯化钾、硫酸镁、葡萄糖酸钙等。

⑤维生素：常用制剂有水乐维他、维他利匹特、维生素C注射液、维生素B_1注射液等。

（3）投给途径和方法：常用途径有二。①浅静脉营养，适用于不超过2周的短期补给，浅静脉营养操作简单，但浓度、速度受到限制；②深静脉营养，适用于长期补给营养的患者，但并发症较多如气胸、空气栓塞、导管脓毒症等。经外周静脉穿刺中心静脉置管（PICC），具有护理方便、使用时间长、并发症少的优点，已为临床所常用。

①全营养混合输注：又称"全合一"输注，即遵医嘱将每日所需的营养物质，在超净工作台内按次序混合，并装入由聚合材料制成的输液配制袋（常用3L袋）内再输注。这种方法以较好的热氮比和多种营养素同时进入体内增加节氮效果，简化输注过程节省护理时间，降低代谢性并发症的发生率，减少污染的机会。

②单瓶输注：在无条件以"全合一"方式输注时，可采用单瓶输注。这种方法各种营养素非同步输入可造成某些营养素的浪费；若单瓶输注

葡萄糖或脂肪乳剂，可因单位时间内进入体内的葡萄糖或脂肪酸较多而增加代谢负荷，甚至并发代谢性并发症。因此，单瓶输注时，氨基酸与非蛋白质能量溶液应合理间隔输注。

（4）护理措施

①营养液的配制要在无菌环境下操作,配制的营养液24小时内用完。

②做好静脉导管的护理，静脉导管专用营养液输注，不得用于输液、输血或采集血液标本；输注完毕用肝素盐水封管。

③每日更换输液管和输液瓶。

④观察插管部位有无红肿等感染征象，每日更换敷料。

⑤输注营养液的速度要恒定，最好适用输液泵控制滴速。

⑥观察有无发热等导管感染表现，一旦出现导管感染，应拔管，并剪下导管头端送细菌培养。

⑦准确记录出入量，定期测量体重，测定电解质、血糖、尿素氮、血浆蛋白、肝功能、血常规、尿糖等。

⑧观察有无气胸、空气栓塞、血栓性静脉炎、非酮性高渗性高血糖性昏迷、低血糖性休克、高脂血症、肝胆系统损害等并发症。

第二章　休克患者的护理

一、休克概述

（一）概念

休克是指机体受到有害因素的强烈刺激后，出现的一种危急综合征。其特点是有效循环血量锐减，组织灌流不足，细胞代谢紊乱和器官功能受损。

（二）维持有效循环的必备条件

有效循环血量的维持依靠三方面因素：①充足的血容量；②有效的心搏出量；③适宜的外周血管张力。其中任何一项失常均可引起有效循环血量的锐减，导致休克的发生。

（三）治疗原则

1. **一般紧急治疗**　采用上半身及下肢各抬高 10°~30° 体位，以利于血液回流；常规高流量吸氧（6~8L/min）、保暖、镇痛。穿休克裤能在短时间内发挥自体输血（750~1000ml）作用，还可压迫下肢伤口，减少出血，是抢救休克的紧急措施之一。

2. **补充血容量**　是治疗休克的关键，也是基本措施。根据患者液体丢失的种类、数量采用相应的液体补充，以迅速恢复有效的循环血容量。

3. **积极治疗原发病**　病因治疗是根本治疗，如内脏破裂出血、急性梗阻性化脓性胆管炎、绞窄性肠梗阻等，应及时进行手术治疗。

4. **纠正酸碱平衡失调**　休克时组织灌流不足，细胞缺氧，发生酸中毒，同时由于组织缺氧，心、肺、肾等功能障碍，酸性物质排出困难，酸性物质体内潴留，加剧了酸中毒。休克早期加强扩容可能使酸中毒得到纠正，但休克加剧，酸中毒严重时要用碱性液纠正。

5. 维护重要脏器功能 休克时由于全身各个脏器灌流不足，可引起心、肺、肾、肝、脑及胃肠道等功能衰竭。必要时应用强心药物；并注意在快速扩容中维护心、肺功能，防止心衰和肺水肿；肾脏功能维护要增加肾的灌流，同时避免使用对肾脏、肝脏有毒性的药物。

6. 血管活性药物应用 ①血管收缩剂，常用的有去甲肾上腺素、间羟胺等，血管收缩剂在休克早期除过敏性休克、神经源性休克外，一般不用，因为休克早期正是微循环的痉挛期，应用血管收缩剂加剧了组织缺血、缺氧；②血管扩张剂，常用的有阿托品、酚妥拉明等，血管扩张剂的应用要在充分补充血容量的基础上才能使用，否则血管床急剧加大，血压迅速下降。

7. 肾上腺皮质激素 在抗休克时应用肾上腺皮质激素具有以下作用：①兴奋心肌，增加心排出量；②降低细胞及血管壁的通透性；③扩张外周血管；④提高机体抗炎能力；⑤促进糖原异生，使乳酸转化为葡萄糖，减轻酸中毒。适用于感染性休克或严重休克患者。提倡足量、短期应用，常用氢化可的松、地塞米松静脉滴注。

二、休克患者的护理

（一）护理评估

1. 外科常见休克

（1）低血容量性休克：休克的起动环节在于血容量下降，其中包括失血性休克和失液性休克。如内脏破裂出血、大面积烧伤创面渗液引起的休克。

（2）创伤性休克：由于损伤刺激神经系统，引起疼痛和神经内分泌系统反应，影响心血管功能；损伤引起出血，使有效循环血量锐减而发生休克。如挤压综合征、股骨干骨折导致的休克。

（3）感染性休克：在严重感染时，细菌的内、外毒素及坏死组织对机体产生毒害作用，尤其是革兰阴性杆菌感染，其内毒素可引起血管痉挛并损伤血管内皮细胞，促使人体组胺等炎性介质释放引起全身炎症反应；毒素还可造成心肌损害、细胞的损害等，从而导致休克。如急性化脓性梗阻性胆管炎、急性腹膜炎引起的休克。

2.休克分期及表现特点

（1）休克早期：相当于微循环痉挛期，属于代偿期。表现特点是精神紧张，烦躁不安，面色苍白，四肢冰冷，脉搏细速，收缩压变化不大，舒张压升高，脉压缩小，尿量减少等。此期如能及时抢救，可较快好转。

（2）休克期：相当于微循环的扩张期。表现特点是表情淡漠，反应迟钝，皮肤黏膜由苍白转为青紫，四肢厥冷，脉弱，表浅静脉瘪陷，血压下降，呼吸急促，尿量进一步减少等。此期病情严重，如能积极抢救，仍可救治。

（3）休克晚期：相当于微循环衰竭期。表现特点昏迷，脉搏极弱或无脉，血压测不到，无尿，全身出血倾向，有皮肤黏膜下的瘀血点、咯血、呕血、便血、尿血等广泛出血，可并发多系统器官功能衰竭。此期救治困难，可死于多器官功能衰竭综合征。

3.辅助检查

（1）实验室检查：①测定血红细胞计数、血红蛋白和红细胞体积，了解失血及失血程度；②动脉血气分析，了解缺氧和酸中毒情况；③血尿素氮、肌酐；④尿常规；⑤血清钾、钠、氯等电解质；⑥血小板计数、凝血酶原时间、纤维蛋白原定量及鱼精蛋白副凝试验等，可判断有无DIC。

（2）特殊检查：①中心静脉压测定，反映右心房及胸腔内腔静脉的压力，正常值为 0.49~0.98kpa（5~10cm H_2O），结合血压可判断右心功能和血容量状况；②肺动脉楔压测定，反映肺循环及左心房压力，正常值为 0.8~2kpa（6~15mmHg）；③心电图。

（二）护理诊断/问题

1.体液不足　与失血、失液、体液重新分配有关。

2.组织灌流改变　与微循环痉挛、扩张和衰竭有关。

3.气体交换受损　与肺微循环改变、肺不张、肺炎等有关。

4.有受伤的危险　与休克脑血灌流障碍、昏迷、躁动等有关。

5.潜在并发症　感染、多系统器官功能衰竭。

（三）护理措施

1.观察病情

（1）意识：意识改变，反映脑部血液灌流及供氧情况。在休克早期，脑部轻度灌流障碍，表现为烦躁不安，当休克进一步恶化，脑部灌流严重障碍，表现为抑制、反应迟钝、昏迷等。

（2）生命体征

①体温：一般偏低，感染性休克体温升高；当体温突然升高到40℃或突然降至正常体温以下，要警惕病情恶化。

②血压：休克早期收缩压无明显变化，而脉压差缩小。当进入休克期，血压明显下降，休克晚期血压测不到。血压变化是休克的重要的体征之一，当收缩压低于80mmHg时，提示已经进入休克期。

③脉搏：脉率变化较早，常在血压变化之前就出现脉搏加快，当脉率恢复，血压虽然还较低，常提示休克有好转趋向。脉率/收缩压（mmHg）为休克指数，用以判断休克程度。指数0.5表示无休克，1.0~1.5表示休克，大于2.0提示休克严重.

④呼吸：休克时呼吸急促，过度换气。如出现进行性呼吸困难，一般吸氧无效，结合动脉血气分析，应考虑成人呼吸窘迫综合征，这是导致休克患者的主要死因之一。

（3）皮肤温度与色泽：是体表微循环灌注情况的标志。皮肤色泽由苍白转为青紫，或由青紫转为花斑，甚至有瘀点、瘀斑，提示休克在加剧，病情在恶化。反之，若皮肤温暖干燥，轻压指甲或口唇局部暂时苍白，按压后色泽迅速转为红润，表示微循环好转，休克减轻。

（4）尿量：尿量反映肾脏功能，是判断休克病情变化的简便而有效的指标。对疑有休克患者留置尿管，尿量逐渐减少或转为无尿，表示休克加重；尿量由少尿或无尿转为有尿或尿量增加表示休克好转。成人尿量30ml/h以上，可视为正常。

（5）中心静脉压：监测中心静脉压对判断扩容是否合适、心脏功能是否正常有重要意义（表4-2-1）。

表4-2-1　中心静脉压与血压监测的临床意义

CVP	BP	原因	处理原则
低	低	血容量不足	加速补液
高	低	心功能不全	减慢或停止输液、并应用强心剂
高	正常	血管过度收缩	应用扩血管药
低	正常	血容量相对不足	适当补液
正常	低	血容量不足或心功能不全	补液试验确定 *

　*补液试验：将250ml等渗盐水，于5~10分钟内静脉滴入观察，如血压升高，中心静脉压仍正常，提示血容量不足，应继续补液；如中心静脉压升高，血压不变，提示心功能不全，应停止补液，使用强心剂。

2. 体位　安置仰卧中凹体位或平卧位。

3. 给氧　应常规高流量（6~8L/min）吸氧。

4. 扩容　①迅速开放两条静脉通道，一条用于快速扩容，一条用于匀速滴入药物；②扩容时，一方面要保证速度；一方面要防止心、肺功能障碍，结合中心静脉压和血压变化来调整输液。

5. 遵医嘱给药　遵医嘱给予血管收缩剂、血管扩张剂、糖皮质激素、抗生素、肝素等，并观察药物的副作用。

6. 维护脏器功能

（1）维持心脏功能：休克时心脏功能受损，或因补液过多过快均可导致心功能不全，因此要严密监测心脏功能，心功能不全时应用强心剂。

（2）维持呼吸功能：休克时肺的病理变化使肺呼吸功能受损，对出现成人呼吸窘迫综合征者，要迅速采取措施。

（3）维护肾功能：休克早期肾血管开始痉挛，加上血容量的不足，早期肾脏缺血，易诱发急性肾功能衰竭，因此，在治疗休克中注意补液，同时，要注意尿量的改变，适当使用血管扩张剂和利尿剂，并避免应用对肾有毒害的药物。

7. 配合治疗原发病　需要手术治疗者，做好手术前准备。

8. 全身支持疗法　纠正水、电解质酸碱平衡失衡，维持患者营养状况。

第三章 麻醉与护理

一、概述

（一）麻醉的意义

麻醉是将麻醉药物通过各种途径作用于机体，暂时性地抑制痛觉或痛觉传导，以保证手术能顺利进行的一项措施。理想的麻醉不仅要无痛，更重要的是安全，还应依据手术的需要使肌肉松弛，便于手术的操作。

（二）麻醉的分类

依麻醉范围分为全身麻醉和部位麻醉两大类。全身麻醉分为吸入麻醉和非吸入麻醉剂；部位麻醉分为局部麻醉和椎管内麻醉。局部麻醉又分为表面麻醉、区域阻滞、神经阻滞、局部浸润等；椎管内麻醉又分为蛛网膜下腔麻醉和硬膜外麻醉。

二、麻醉前准备

（一）麻醉方法的选择

麻醉方法的选择，应以手术部位和患者的具体情况为重要依据，同时考虑麻醉师的习惯、经验和医院的条件等。

（二）评估患者对麻醉和手术的耐受力

在麻醉前麻醉医师和护士应访视患者，了解其全身状况，尤其注意各重要脏器功能，并要根据具体情况做相应的处理。

（三）心理护理

麻醉前患者会有担心麻醉的痛苦与安全、手术成功的可能性、术后并发症等，应根据具体情况做好心理护理。

（四）饮食护理

除门诊小手术外，麻醉前应常规禁食 12 小时，禁饮 4~6 小时，以防麻醉过程中出现呕吐，引起误吸和窒息。

（五）麻醉前用药

1. 用药目的 减轻患者的焦虑和恐惧；控制手术前疼痛；减少麻醉药物用量和局麻药物中毒反应；抑制呼吸道分泌物，保持呼吸道通畅；抑制迷走神经反射，预防麻醉意外。

2. 常用药物

（1）巴比妥类：有镇静、催眠和抗惊厥作用，并能防止和减轻局麻中毒反应。常用的有苯巴比妥钠 0.1g，麻醉前半小时肌注。

（2）镇痛类：提高痛阈，强化麻醉效果，减少麻药用量和减轻内脏牵拉反应，常用的有吗啡、哌替啶，吗啡 5~10mg 皮下注射，哌替啶 50~100mg 肌内注射。此类药物对呼吸中枢有抑制作用，吗啡作用更强，小儿、老人慎用，孕妇产前禁用。

（3）抗胆碱类：抑制呼吸道和口腔腺体分泌，保持呼吸道通畅，用于全麻；还能抑制迷走神经反射，从而防止心动过缓和心搏骤停，用于椎管内麻醉。常用药物有阿托品 0.5mg、东莨菪碱 0.3mg，麻醉前半小时肌内注射，由于该类药能抑制汗腺分泌和增快心率，故对甲亢、高热、心动过速患者不宜使用。

（4）安定类：可使情绪稳定，抗焦虑，抗惊厥，并有中枢性肌肉松弛作用，还有一定的抗局麻药中毒作用。常用的有地西泮 5~10mg、氟哌啶 5mg，术前半小时肌注。

三、全身麻醉及护理

（一）全身麻醉

1. 概述 将麻醉药物通过吸入或注射作用于大脑，使意识、感觉消失、反射抑制、肌肉松弛的方法称全身麻醉。

2. 分类

（1）吸入麻醉：通过呼吸道给药并吸收，使用药物为气体麻醉剂或可挥发性的液体麻醉剂。常用的方法为密闭式吸入（特制面罩和气管内插管），便于保持呼吸道通畅，控制呼吸，是开胸手术必须采用的方法。常用药物有氧化亚氮、异氟醚、氟烷、乙醚等。

（2）静脉麻醉

①硫喷妥钠：为一超短效的巴比妥类药物，作用发生快、消失也快，应小量反复给药，醒后无任何不适。不良反应有喉痉挛，麻醉前给阿托品可有一定作用，对咽、喉等处手术不宜使用；另一不良反应抑制呼吸中枢，注药不宜过快。目前常用于短小不需肌肉松弛的手术和静脉快速诱导。

②氯胺酮：特点是意识抑制浅而感觉消失深，因此又称为分离麻醉。另外可兴奋交感神经，引起心律快、血压高，因此对高血压、心脏病、颅内压增高、青光眼等忌用。无肌肉松弛作用，醒后常有幻觉等精神障碍。

（3）基础麻醉：又称辅助麻醉。通过肌注硫喷妥钠或氯胺酮，使患者深睡，再配合其他麻醉进行手术。

（4）复合麻醉：凡是两种麻醉剂或两种麻醉方法配合使用的为复合麻醉。其优点是用药量小、效果好、不良反应少。目前应用广，方法很多，其中普鲁卡因静脉复合麻醉最常用，此法安全、肌肉松弛好、苏醒快、并发症少。适用于呼吸道功能较差又需全麻的人，但心、肝、肾功能不全者忌用。

（二）全麻的护理

1. 麻醉前护理　①特别注意呼吸道状况和呼吸功能；②有呼吸道疾病的应首先治疗；③严格麻醉前用药、禁饮食。

2. 麻醉中护理　巡回护士协助麻醉师观察病情，执行医嘱，注意麻醉意外的预防和抢救。

3. 全麻苏醒期的护理

（1）密切观察：有专人护理，酌情每15~30分钟测一次血压、脉搏、呼吸，直至稳定、患者清醒。

（2）维持呼吸功能：取侧卧或去枕平卧头转向一侧，有呕吐物及时吸出，以防误吸和窒息。出现鼾声时，提示舌后坠，应托起下颌或应用口咽、鼻咽通气导管；出现尖锐的喉鸣音时，提示喉痉挛，应立即去除诱因，加压给氧，必要时环甲膜穿刺给氧。

（3）维持循环功能：做好血压、脉搏、心律、心电图等监测，如血压过低，应查找原因，如有无输液量不足或术后出血等。

（4）保持正常体温：体温过低者，应做好保暖，必要时可用热水袋；体温过高者，采用物理或药物降温措施。

（5）防止意外损伤：在麻醉的恢复过程中，可能出现躁动、幻觉等，应有专人守护，防止拔出各种导管、静脉输液针头，也应防止坠床。

（6）饮食管理：清醒后，非消化道手术如无呕吐、腹胀，可在术后 4~6 小时开始少量饮水，次日开始饮食。

四、椎管内麻醉及护理

（一）概述

将麻醉药物注入椎管内，阻止神经传导，使之所支配的区域产生麻醉，称为椎管内麻醉。

（二）蛛网膜下腔麻醉及护理

1. **适应证**　适用于脐以下部位的手术。

2. **禁忌证**　中枢神经系统疾病、身体状况极差或休克、穿刺部位感染或严重畸形者为禁忌证。老年人，尤其高血压、心脏病者，应慎用。

3. **护理**　①穿刺时协助患者侧卧在手术台边缘，取低头、弯腰、抱膝的姿势；②麻醉中，备好麻醉包，帮助患者固定体位，观察和保护患者，配合输液及用药；观察有无呼吸抑制、血压下降、心动过缓等并发症表现；③手术后，安置去枕平卧 6~8 小时，以预防腰麻后头痛；出现尿潴留时，应根据具体原因，给予处理。

（三）硬膜外麻醉及护理

1. **适应证**　比腰麻广泛，最常用于膈以下各种腹部、腰部和下肢手术，尤其更适应于上腹部手术。由于穿刺后留有导管可间歇的给药，可用于时间较长的手术。

2. 禁忌证 高血压、心脏病、严重贫血、休克、穿刺部位有感染或严重畸形者。

3. 护理 ①穿刺时协助患者侧卧在手术台边缘，取低头、弯腰、抱膝的姿势；②麻醉中备好麻醉包、固定好患者体位；观察有无全脊髓麻醉（最严重的并发症）、血压下降、心动过缓、呼吸抑制等并发症表现；④手术后，安置平卧位 6~8 小时，头偏向一侧；观察肢体活动、感觉情况，以判断有无脊神经损伤等并发症。

五、局部麻醉及护理

（一）常用药物及方法

1. 常用药物

（1）普鲁卡因：是一种弱效、短时效，较为安全的常用局麻药物。因其毒性小、麻醉效能较弱、黏膜穿透力很差，适用于局部浸润麻醉和细小的神经阻滞，也可用于蛛网膜下隙阻滞。成人一次限量为 1000mg。

（2）丁卡因：是一种强效、长时效的局麻药物。因其毒性大、黏膜穿透力强，适用于表面麻醉、神经阻滞、蛛网膜下隙阻滞和硬脊膜外隙阻滞，不用于局部浸润麻醉。成人一次限量表面麻醉为 40mg，神经阻滞为 80mg。

（3）利多卡因：是一种中效、中时效的局麻药物。因其组织弥散性能和黏膜的穿透性能均很强，在不同浓度下适用于不同的局麻方法。成人一次限量表面麻醉为 100mg，局部浸润和神经阻滞为 400mg。

（4）布比卡因：是一种强效、长时效的局麻药物。因其毒性较大、麻醉效能强，多用于神经阻滞、蛛网膜下隙阻滞和硬膜外隙阻滞，很少用于局部浸润麻醉。成人一次限量 150mg。

（5）罗哌卡因：是一种新的酰胺类局麻药物，作用强度类似布比卡因，但其心脏毒性较低，多用于神经阻滞和硬膜外隙阻滞。成人一次限量 150mg。

2. 常用方法 ①表面麻醉，麻醉黏膜的浅表神经末梢；②局部浸润麻醉，由浅而深按层次注入药物，以阻止神经末梢的传导；③区域阻滞麻醉，将麻醉药物注入到病灶周围及深层，以阻滞该区域神经末梢传导；④神经阻滞麻醉，将局麻药物注入神经干或神经丛周围，以阻断神经的传导。

（二）局部麻药中毒及护理

1. 中毒的表现和急救

（1）表现：①兴奋型，表现为多语、不安、紧张、呼吸及心率加快、血压增高、严重的谵妄、惊厥；②抑制型，表现为嗜睡、呼吸及心率减慢、血压下降、昏迷，甚至心跳呼吸骤停；抑制型较少见，多数为先兴奋后抑制。

（2）急救：一旦发现局麻药中毒，应立即停用药，并给予输液、吸氧等措施，维持呼吸和循环。①兴奋型，肌注苯巴比妥钠或地西泮，重症有惊厥者静脉缓慢注射 2.5% 硫喷妥钠 6~8ml。②抑制型，应酌情使用升压药、阿托品等，呼吸心跳停止者立即复苏。中毒经抢救恢复以后，也要密切观察。

2. 中毒的原因和预防

（1）原因：①用量过大；②浓度过高；③药物入血过快，如直接穿刺注入血管或在血循环丰富部位麻醉；④患者体质差，对局麻药耐受能力低下；⑤药物之间的相互影响。

（2）预防：预防措施包括①限量使用；②使用前配制至要求的浓度；③麻醉时要边回抽边注射，防止注入血管内，在血循环丰富部位应加入适量肾上腺素，但高血压、心脏病、甲亢、老年及指（趾）端手术患者例外；④对年老、体弱及对麻醉药耐受力差的患者，更要小心谨慎。

第四章　外科围手术期护理

一、概述

（一）围手术期的概念

围手术期是指术前、术中和术后三个时期。护理的重点是协助患者建立对手术治疗的良好心理适应，提高患者机体对手术的耐受性，减少或避免手术前后并发症发生。

（二）手术分类及其特点

1. 按手术时期

（1）择期手术：手术早与晚对患者无影响，可以充分地做好术前护理。

（2）限期手术：手术时间虽可选择，但有一定时限，不可拖得过长以免延误治疗。

（3）急症手术：短时间内必须手术，否则可能带来严重后果，如肝、脾破裂。

2. 按手术的彻底程度

（1）根治性手术：完全切除肿瘤和区域淋巴结。

（2）姑息性手术：一般指对晚期癌症已不能根治，为延长患者的寿命或减少痛苦，适当提高生活质量而做的手术。

3. 按术中细菌接触的情况

（1）无菌手术：手术的全过程都在无菌条件下进行，如疝修补术。

（2）污染手术：操作中很难避免细菌污染的手术，如结肠切除术。

（3）感染手术：针对感染病灶进行的手术，如脓肿切开引流术、急性腹膜炎剖腹探查术。

二、手术前期及护理

（一）概述

手术前期指从决定手术开始到进入手术室为止的这段时期。

（二）护理评估

1. 心理状况　患者手术前的心理状态主要是焦虑或恐惧。为此，应评估焦虑、恐惧的原因和程度，以及应对焦虑或恐惧的具体措施及实际效果。

2. 对疾病和手术治疗的理解程度　根据患者的性格、职业、文化程度等，通过交谈、观察和调查，了解对手术、麻醉及预后等知识的了解和认知水平。

3. 手术前机体的功能状态　通过病史、护理体检和辅助检查，了解患者各系统脏器功能状态。

4. 手术前后可能发生的并发症　根据患者既往健康史、疾病性质与程度、手术种类、部位和范围等进行综合分析，估计可能性发生的并发症。

（三）护理措施

1. 心理护理　根据患者身心和社会特点，进行有针对性护理，以使患者保持稳定的情绪，提高对手术治疗的心身适应能力。

2. 健康指导　主要是术前戒烟、手术体位的训练、卧位床上排便训练等。

3. 提高对手术的耐受力

（1）纠正营养不良及代谢失调：①纠正水、电解质及酸碱平衡紊乱；②贫血者适量输血，使血红蛋白在 90g/L 以上；③低蛋白血症者，给予高蛋白、高热量、高维生素饮食，必要时行静脉营养、输注人血白蛋白，使白蛋白在 35g/L 以上。

（2）保证睡眠和休息：保持安静舒适的病房环境。如有失眠，可遵医嘱应用镇静剂。

（3）保证和维持重要器官功能：对患有心、肺、肾疾病者及老年人，应采取相应的护理措施。如血压超过 160/100mmHg 者，应给予降压药物，使血压适当降低，但不要求降低到正常水平，以防术中发生心脑血管并发症；糖尿病者，应使用降糖药物，使血糖维持在 5.6~11.2mmol/L、尿糖在 +~++，以防术中、术后出现并发症；术前半年内连续使用糖皮质激素超过 2 周者，应给予糖皮质激素，以防发生肾上腺皮质不全。

4. 术前常规准备

（1）胃肠道准备：①一般患者手术前 12 小时禁食，4~6 小时禁饮，以免术中和术后呕吐，导致误吸、窒息；②胃肠道手术前 1~2 日进流质饮食，椎管内麻醉或全麻者，术前 1 日晚肥皂水灌肠或用缓泻剂，以免术后腹胀和便秘；③结肠或直肠手术，术前 3 日口服肠道不吸收的抗生素（甲硝唑、新霉素）及缓泻药，并作清洁灌肠等，以防止感染。

（2）呼吸道准备：吸烟者术前 1~2 周应戒烟；对痰液黏稠者给予超声雾化吸入；指导患者作深呼吸和有效的咳嗽练习；有支气管哮喘者，给予糖皮质激素；有呼吸道感染者，给予抗生素治疗，待炎症控制后再手术。

（3）配血：根据手术需要做好必要的准备。

（4）药物过敏试验：遵医嘱术前 1 日作普鲁卡因、青霉素等药物过敏试验。

（5）手术区皮肤准备：简称备皮。术前 1 日理发、洗澡、更换清洁的衣裤，做手术区皮肤准备，即去除手术区毛发、皮脂和污垢，以预防切口感染。

①备皮范围：各种手术均有规定的剃毛及清洁范围，原则上应超出切口范围四周各 20cm 以上，一般不剃除眉毛，小儿不剃毛。

②备皮方法：在治疗室进行，若在病房应用屏风遮挡。向患者说明备皮目的，在备皮区涂上肥皂液，一手用纱布绷紧皮肤，另一手用保险刀剃去毛发，再用温水和毛巾清洗干净。脐部污垢，可用棉签蘸汽油洗去。

③特殊部位备皮：骨科手术，应术前 3 天开始备皮，第 1、2 天先用肥皂水洗净，70% 酒精消毒，无菌巾包裹；第 3 天剃毛，清洗，消毒包裹；术日晨再次消毒后无菌巾包裹。颅脑手术，术前 3 日剃头，每日洗头 1 次（急诊例外），术前 2 小时再次剃净头发，洗头后戴清洁帽子。

面部手术，不剃眉毛。阴囊阴茎手术，术前每日用温水浸泡，肥皂水洗净局部，术前1日剃毛。

（6）手术日晨护理

①检查手术前的准备工作是否齐全．注意患者精神状态，测生命体征，如有感冒、月经来潮或不明原因的发热等，应及时与主管医师联系，必要时暂缓手术。

②给患者更换清洁衣裤、女患者取下发夹，如有活动义齿亦应取下，贵重物品交家属或护士长保管。

③根据不同手术需要，遵医嘱灌肠、插胃管、插导尿管，并给麻醉前用药。

④临去手术室前，嘱患者排尿，如已用过镇静剂，应防跌伤。向手术室人员介绍患者，并交接病历、X线片及手术所需其他物品。

⑤患者去手术室后，按手术大小，麻醉方法，准备好单元床及其他必需的专科用物和应急物品。

5. 急诊手术前准备　密切观察病情变化，注意心理护理。争取时间，作好手术前必要的辅助检查。嘱患者禁饮食，输液，应用抗生素，备皮，备血，做药物过敏试验，给麻醉前用药等。术前不灌肠，不用泻剂。有休克者尽快抢救，边抢救休克，边准备手术。在可能情况下，向患者家属简要介绍病情及治疗方案。

三、手术期及护理

（一）概述

手术期指患者入手术室至手术完毕返回病房为止的这段时间。

（二）手术室概况

1. 建筑要求　手术室应设于建筑物的高层，以保持环境安静、清洁、少交叉感染，同时应靠近手术治疗病区的中心或附近，并与某些辅助科室（血库、病理室、检验室）相距较近。手术间面积一般为24~40平方米。室内温度20~25℃，湿度45%~60%，并有完善的空气调节设备。

2. 设备　手术间基本设备有多功能手术床、吊式活动母子无影灯、器械台、器械托盘、麻醉机、麻醉桌、X线观片灯、输液架、敷料桶、手术用凳及踏脚凳、计时钟、心电监护设备、吸引及氧气设备、药品柜等。

3. **分区** 手术室内部应划分三个区：①非限制区，属污染区，设在最外侧；②半限制区，设在中间；③限制区，即清洁区，设在最内侧，包括手术间、刷手间、无菌敷料室等。手术间又分无菌手术间（靠内侧）和污染手术间（靠外侧）。

（三）手术室管理

1. **手术室管理** 目的是：①保证手术室无菌环境；②保证手术顺利进行，杜绝差错与事故；③保证重危患者及意外事故的抢救。

2. **手术室规则** ①参观制度；②接送患者制度；③清洁消毒制度；④分工负责制度。

（四）手术护士工作

1. **手术前准备** ①手术前1天，了解病情，根据手术种类和范围准备手术器械敷料；②手术开始前30分钟洗手，将器械台整理就绪；手术开始前与巡回护士共同清点并记录器械、敷料、缝针等；③协助手术者作手术区皮肤消毒和铺巾；④监督手术人员严格执行无菌操作规程。

2. **手术中配合**

（1）手术中的无菌原则：①手术者肩以上、腰以下、背部和手术台平面以下均视为污染区；②不可在手术人员背后传递器械和手术用品；③手套破损时立即更换，肘部或上肢其他部位触碰到有菌区（物）应更换无菌手术衣，或加戴无菌袖套，凡手术野或器械台无菌巾浸湿立即重新加盖；④已取出的无菌物品，虽未被使用也不能再放回无菌包或容器内；⑤术中被肠内容物、脓液等污染的器械，应另放于弯盘内不得再放回无菌区；⑥切开皮肤前或缝合皮肤前，均用70%乙醇再涂擦皮肤一次，胃肠切开前垫好纱布垫防止内容物造成腹腔污染。

（2）传递与管理器械：①密切注视手术进展步骤，手术中传递器械要及时、准确、灵活、方法正确；②器械用过后，擦净血迹，迅速放回至器械台，保持器械托盘及器械台干燥、整洁。

（3）手术切下的组织器官或病理标本应置容器内妥善保存，术后送检。

（4）胸、腹腔及深部手术在关闭切口产前，与巡回护士再次清点器械、敷料、缝针等是否如数，以防遗留在体内。

3. 手术后整理 ①协助包扎伤口；②将器械在流水下刷洗清洁，置电烤箱中烘干或煮沸消毒后揩干，涂液状石蜡，分类放入器械柜中或打包；③感染手术后，器械敷料应按一定程序处理；特殊感染的敷料要集中焚毁，布类打包注明感染。

（五）巡回护士工作

1. 手术前准备 ①检查手术室内各种用品是否齐全，设施设备是否完善；②接患者时必须核对患者姓名、性别、年龄、住院号、诊断、手术名称、手术部位、麻醉方式等；③协助麻醉建立静脉输液通道；④按手术要求安置手术体位，无论取何种手术体位，其要求是便于手术操作，手术区显露充分，不影响呼吸和循环功能，避免肢体神经和血管受压，尽量使患者舒适安全；⑤协助手术者作患者皮肤消毒；帮助手术人员穿好手术衣；与手术护士共同清点器械、敷料、缝针等，并作记录、签名。

2. 手术中配合 ①监督各类人员遵守无菌规则和管理制度；②密切观察手术进展情况，及时供应台上需用物品，执行口头医嘱并记录，协助麻醉师观察病情，配合抢救，保证输液、输血；③关闭体腔前，与手术护士共同清点器械、敷料、缝针等。

3. 手术后整理 ①协助手术人员包扎伤口，清点患者随身带来的物品；②与麻醉者一起送患者回病房、交班；③整理手术间，室内物品归原处，进行日常清洁消毒工作。

四、手术后期及护理

（一）护理评估

1. 手术对患者机体生命活动的影响程度：详细了解麻醉种类、手术方式、手术过程以及术中输液、输血和用药等对患者的影响程度。

2. 术后患者水、电解质平衡情况和营养状态。

3. 术后患者的不适和可能出现的并发症。

4. 心理反应：了解对术后护理和康复知识的认知程度。

（二）护理措施

1. 患者的搬移　①一般中小手术的患者可送回病房；全麻或大手术患者应送重症监护病房；②搬运患者要平稳，保护好手术部位、输液管道及各种引流管等。

2. 病情观察　①生命体征，对施行大手术、全麻患者及危重患者，应每 15~30 分钟测量一次脉搏、呼吸、血压并观察瞳孔、神志等，待病情稳定后可改 2~4 小时测量和观察一次或按医嘱；②体温变化，术后 3 日内可有轻度体温升高，一般不超过 38.5℃，为手术破坏组织及渗血、渗液吸收所致，可自然恢复，称为手术热；若术后即有高热应考虑肺不张；若 3 日后仍有发热应考虑感染等；③观察伤口有无渗血、渗液、敷料是否脱落等；④观察有无并发症的表现。

3. 术后卧位　根据手术部位、麻醉方式而定。①全麻未清醒患者，应去枕平卧头偏向一侧至清醒；②蛛网膜下腔麻醉患者应去枕平卧 6~8 小时，硬脊膜外麻醉患者应平卧 6~8 小时；③麻醉作用消失、血压平稳后，颈、胸、腹部手术患者可取半卧位，有利于血液循环，并增加肺潮气量，减轻腹部张力使患者舒适，可使腹腔渗血渗液流注盆腔，便于引流，避免形成膈下脓肿；颅脑手术后，可取头高斜坡卧位，即抬高床头 15°~30°，有利于头部静脉回流；骨科手术后应平卧于硬板床。

4. 饮食和输液　①非胃肠道手术、局麻或小手术后，饮食不必限制；椎管内手术患者如无恶心、呕吐，4~6 小时后可饮水或进流质，以后可改半流质或普食；全麻手术后宜在次日进食；②胃肠道手术后，一般术后 2~3 日内禁饮食，待胃肠道功能恢复、肛门排气后可进流质饮食，以后逐渐改为半流质以至普食；③输液，在禁食或饮食不足期间，需静脉补液；对贫血、营养不良的患者可适量输血或血浆等；长期禁食或不能进食者，可给予肠外营养或管饲饮食。

5. 活动与起床　早期活动可促进机体功能的恢复，有利于增加肺通气量，减少肺部并发症的发生；促进血液循环，防止静脉血栓的形成；促进肠蠕动及早恢复，减轻腹胀或便秘；促进排尿功能的恢复，解除尿潴留。①卧床活动，麻醉作用消失后，可在床上进行深呼吸运动，有效的咳痰练习，翻身及四肢屈伸等；②离床活动，手术后次日若无禁忌，协助患者半卧位或床边坐，随后可沿床边走动，观察患者情况，逐渐增加活动量；③病重或衰弱者（如休克、内出血、严重感染、开胸术后、颅脑术后等）及某些手术要求限制活动者（如断肢再植、脊柱手术、肝或肾损伤术后、疝修补术后等）不宜过早离床活动。

6. 引流管护理 各类引流管护理要点：①妥善固定，防止移位和脱落；②保持引流通畅，防止折曲、压迫、阻塞，如有阻塞应以无菌等渗盐水缓慢冲洗；③观察记录引流液的量和性状，如有异常及时通知医师；④无菌操作，每天更换接管及引流瓶1次；⑤熟悉各类引流管的所放部位、目的及拔管时间。

7. 其他 做好口腔、皮肤等基础护理。

（三）手术后不适的护理

1. 切口疼痛 发生在术后1~2日内，术后24小时内最明显，以后逐渐减轻。护理措施：①解释伤口疼痛的规律，取得患者配合；②分散患者的注意力，降低机体对疼痛的感受性，如听音乐、与人交谈等；③遵医嘱给予镇静、止痛剂如地西泮、布桂嗪（强痛定）、哌替啶等药物。

2. 恶心呕吐 常见的原因是麻醉反应，麻醉作用消失后即可恢复。护理措施：①可行针灸治疗或遵医嘱给予止吐药物、镇静药物及解痉药物；②若持续不止，应查明原因，注意有无水、电解质紊乱、急性胃扩张、胃肠道梗阻等。呕吐时，应防止呕吐物误吸，呕吐后及时清理呕吐物，并提供漱口水帮助患者清洁口腔。

3. 腹胀 腹部手术后因胃肠蠕动抑制，使空气滞留在胃肠道内而引起。一般手术后24~48小时，蠕动逐渐恢复后腹胀即可减轻。护理措施：①胃肠减压，肛管排气；②协助患者多翻身，下床活动；③腹部热敷；④如无胃肠吻合口，可给予新斯的明肌内注射；⑤如伴持续恶心、呕吐，应查找原因，做对因处理。

4. 尿潴留 尿潴留多发生在腰麻以及盆腔、肛门、会阴部手术后。

护理措施：①采用诱导排尿法，变换体位，下腹部热敷或按摩等；②遵医嘱采用针灸、电兴奋治疗，促进膀胱功能的恢复；③必要时在无菌操作下导尿。

（四）术后并发症的护理

1. 术后出血　常发生在术后 1~2 日内。护理措施：①严密观察生命体征、手术切口及引流液的情况，如有明显异常，及时通知医师；②安置平卧位，吸氧，遵医嘱输液、输血，使用止血药物等；③积极做好再次手术止血准备。

2. 肺部感染　常发生在胸部、腹部大手术后。护理措施：①术后鼓励患者有效咳嗽、咳痰，协助翻身、拍背；取半卧位，病情允许时，鼓励尽早下床活动；②保持病室适宜温度、湿度，维持每日液体摄入量；③痰液黏稠可给予雾化吸入；④遵医嘱应用抗生素及祛痰药物。

3. 消化道并发症　主要为急性胃扩张、肠梗阻等。护理措施：①胃肠道手术前灌肠、放胃管；②保持水、电解质平衡；③术后禁食、胃肠减压；④取半卧位；⑤早下床活动；⑥必要时做好手术治疗准备。

4. 泌尿系统并发症　术后长期卧床排尿不畅可引起泌尿系统的感染和结石。护理措施：①术前训练床上排尿；②因疼痛引起排尿不畅适当止痛；③鼓励多饮水，以利于冲洗尿路；④导尿或留置尿管，要严格无菌操作；⑤观察尿液，并及时送检；⑥遵医嘱应用抗生素。

5. 深静脉血栓形成及血栓性静脉炎　多因术后长期卧床、静脉多次输注高渗液体和刺激性药物等引起。护理措施：①鼓励早期活动，尤其早期下床走动；②停止在有炎症的静脉上输液；③抬高患肢，局部硫酸镁湿热敷，配合理疗和全身性抗生素治疗；禁忌局部按摩，以防血栓脱落。

6. 切口并发症

（1）切口感染：常发生在术后 3~5 日。感染初起时有局部红肿、压痛或体温升高等表现。护理措施：①观察手术切口情况，保持敷料清洁、干燥；②局部理疗，必要时拆除缝线引流，定时换药；③遵医嘱使用抗生素。

（2）切口裂开：可发生在年老体弱、营养不良的腹部手术后患者，以术后1周左右多见。护理措施：①安慰患者；②部分裂开，用蝶形胶布固定伤口，并以腹带加压包扎；③全层裂开，用无菌生理盐水纱布覆盖切口，加腹带包扎，与医师联系立即送往手术室重新缝合；肠管脱出切口外时，应妥善保护，不可将其回纳腹腔，以免引起腹腔感染。

第五章 外科感染与护理

一、概述

（一）外科感染的特点及分类

外科感染是指需要手术治疗的感染性疾病及与手术或创伤有关的感染，包括有创检查和治疗、静脉置管后的感染。具有以下特点：①多与手术或创伤有关；②大部分是由几种细菌引起的混合感染；③常有明显而突出的局部症状；④病变常需要手术或换药处理。外科感染可分为非特异性感染和特异性感染，前者由化脓性细菌引起；后者有由结核杆菌、破伤风杆菌、产气荚膜梭菌等引起。

（二）常见的病菌

1.金黄色葡萄球菌 革兰染色阳性，主要寄生地是咽、皮肤及其附属腺体，引起疖、痈、脓肿和全身化脓性感染。致病时产生溶血素、杀白细胞素和血浆凝固酶，感染易局限，脓液黏稠、浅黄色。

2.化脓性链球菌 革兰染色阳性，主要寄生在口、鼻、咽部，引起急性蜂窝组织炎、淋巴管炎、脓毒症等。致病时产生溶血素、透明质酸酶、链激酶，感染易扩散，脓液稀薄、粉红色、量大。

3.大肠埃希菌 革兰染色阴性，主要寄生在肠道内，常和厌氧菌一起引起腹腔内感染。混合感染时脓液有粪臭味。

4.铜绿假单胞菌 革兰染色阴性，主要寄生在肠道内，对大多数抗生素不敏感，主要引起继发感染，常见于大面积烧伤感染，也可引脓毒症。脓液有特殊的甜腥味。

5.脆弱拟杆菌 革兰染色阴性厌氧菌，主要寄生在口腔、肠道内，常与其他厌氧菌或需氧菌协同引起混合感染，是阑尾穿孔后腹膜炎和胃肠手术后感染的常见致病菌。脓液有恶臭味。

6. 变形杆菌　革兰染色阴性，主要寄生在肠道、尿道内，对常用抗生素有耐药性，为急性腹膜炎、尿路感染、烧伤创面感染的病菌之一。脓液有恶臭味。

（三）临床表现

1. 局部症状　急性者，局部红、肿、热、痛、功能障碍，可伴病灶周围蜂窝组织炎、淋巴管炎和淋巴结炎；后期局部可形成脓肿，浅部脓肿波动试验阳性，深部脓肿穿刺可抽出脓液。慢性者，局部症状不明显。

2. 全身症状　严重者，常有发热、头痛、脉快、乏力、食欲不振等中毒症状，甚至发生感染性休克。

3. 实验室检查　①白细胞计数增高，中性粒细胞比值增高、有中毒颗粒，若白细胞不升高或降低，提示病情极重；②感染部位分泌物和血细菌培养，可培养出致病菌，同时做药敏试验；做血培养时要在应用抗生素之前采血，高热时一日数次取样，并分别作普通菌和厌氧菌培养。

二、常见的非特异性感染

（一）软组织急性化脓性感染

1. 疖　为单个毛囊及其所属皮脂腺的急性化脓性感染。

（1）表现特点：常见致病菌为金黄色葡萄球菌，好发于头、面、颈、腋、会阴等毛囊丰富部位。初起在毛囊根部形成一个红肿热痛小结节，之后逐渐变大而中心为锥形隆起，继之顶部形成小脓栓，然后脓栓脱落脓液排出，炎症逐渐消退而愈。一般无全身症状。面部"危险三角区"内的疖，受到挤压后，细菌可沿内眦静脉和眼静脉进入颅内，引起化脓性海绵状静脉窦炎，出现寒战、高热、眼部周围红肿疼痛，甚至昏迷而危及生命。

（2）治疗：局部治疗为主，可涂2%碘酊、热敷、理疗、外敷鱼石脂软膏等，形成脓肿时作切开引流。感染严重者，全身使用抗生素。

2. 痈　为多个相邻的毛囊及其所属皮脂腺或汗腺的急性化脓性感染。

（1）表现特点：常见致病菌为金黄色葡萄球菌，好发于皮肤韧厚的颈部、背部。局部一片红肿浸润，略隆起，质地坚韧，界限不清，中央有多个脓栓，溃破后可形成蜂窝状溃疡；常有附近淋巴结肿大；多伴全身症状。唇痈可引起化脓性海绵状静脉窦炎。

（2）治疗：局部治疗与疖同，但切开引流时做"++"字或"+"字状切口，皮肤缺损大时应植皮；唇痈禁忌手术。

3. 急性蜂窝织炎 为皮下、筋膜下、肌间隙或深部疏松结缔组织的急性弥漫性化脓性感染。常见致病菌为化脓性链球菌，其次为金黄色葡萄球菌。

（1）表现特点：感染表浅者，局部红、肿、热、痛明显，与周围皮肤无明显界限，病变中央坏死；感染深在者，局部红不明显，但有水肿和深压痛；多有寒战、高热、头痛等全身症状。厌氧菌感染，全身症状严重，脓液恶臭，局部有捻发感。口底、颌下及颈部急性蜂窝组织炎，可引起喉头水肿或压迫气管，导致呼吸困难，甚至窒息。

（2）治疗：早期，局部抬高、制动、50%硫酸镁湿敷、理疗，全身使用抗生素。形成脓肿时切开引流，但口底、颌下及颈部急性蜂窝组织炎应及早切开。厌氧菌混合感染的蜂窝组织炎应尽早广泛多处切开，清除坏死组织并用双氧水冲洗或湿敷。

4. 丹毒 是皮肤及其网状淋巴管的急性炎症。常见致病菌为β溶血性链球菌。

（1）表现特点：好发于小腿和面部。局部皮肤鲜红，中央淡，周围深，界限清楚，伴烧灼样疼痛，一般不化脓。有明显全身中毒症状。面部丹毒呈现蝴蝶样红斑，易引起颅内海绵状静脉窦炎。

（2）治疗：患肢抬高、制动、局部硫酸镁湿敷。全身使用足量、足疗程的青霉素，以防复发。因有接触传染性，应床边隔离。

5. 急性淋巴管炎和淋巴结炎 细菌自原发感染灶进入淋巴管引起淋巴管炎，再扩散到淋巴结，引起急性淋巴结炎。常见致病菌为化脓性链球菌。

（1）表现特点：急性淋巴管炎分浅、深两种。浅层淋巴管炎，在原发感染灶近心端出现一条或多条"红线"，硬而压痛；深层淋巴管炎无"红线"，但有患肢肿胀，沿淋巴管压痛。急性淋巴结炎，轻者淋巴结肿大、压痛；重者皮肤红、肿、热、痛，可化脓或引起周围蜂窝组织炎，常有全身症状。

（2）治疗：治疗原发病灶。局部制动、抬高患肢、局部热敷、硫酸镁湿敷；淋巴结脓肿行切开引流。全身使用抗生素。

6. 脓肿　急性感染后期，组织或器官内病灶坏死、液化后形成的局限性脓液积聚，并具有一完整的脓腔壁者，称脓肿。常见致病菌为金黄色葡萄球菌。

（1）表现特点：浅部脓肿，局部隆起，红、肿、热、痛，界限清楚，若有波动感，即可确诊；深部脓肿，皮肤红热不明显，但局部有疼痛、压痛和凹陷性水肿，有全身症状，若穿刺抽出脓液，即可确诊。

（2）治疗：一旦确诊，即应切开引流。全身症状严重者，使用抗生素。

（二）手部急性化脓性感染

1. 甲沟炎　是甲沟或其周围组织的化脓性感染。可由轻微外伤，或撕倒刺等引起，致病菌多为金黄色葡萄球菌。

（1）表现特点：甲沟的一侧皮下组织红、肿、热、痛，并可蔓延到甲根或对侧，还可向甲下延伸形成甲下脓肿。

（2）治疗：早期热敷、敷药等，脓肿形成后切开引流，甲下脓肿应拔甲以免感染向深处蔓延，拔甲时要避免损伤甲床。

2. 脓性指头炎　指手指末节掌面皮下组织的急性化脓性感染。

（1）表现特点：多因刺伤引起，常见致病菌为金黄色葡萄球菌。初期，患指有针刺样疼痛，继之肿胀、苍白，出现搏动性疼痛，夜间尤甚，手下垂时加重，伴有全身症状。若不及时处理，可并发末节指骨坏死和骨髓炎。

（2）治疗：早期，患手抬高、70%乙醇浸泡患指，应用抗生素。如无好转，应及早切开减压，以防末节指骨坏死和骨髓炎。

3. 急性化脓性腱鞘炎和化脓性滑囊炎　为手指屈肌腱鞘的急性化脓性感染。

（1）表现特点：因刺伤所致。病情进展迅速，一般刺伤后24小时即出现患指均匀性肿胀、疼痛、沿腱鞘明显压痛、半屈曲和拒伸等化脓性腱鞘炎表现，伴全身症状。若不及时处理，可发生肌腱缺血坏死。拇指和小指腱鞘炎能分别引起桡侧和尺侧滑囊炎，再向上蔓延会引起前臂肌间隙感染。

（2）治疗：早期，患手抬高、制动、理疗，全身应用大量抗生素。如短期内无好转，应及早切开引流。

4. 手掌深部间隙感染　手掌深部间隙分为尺侧的掌中间隙和桡侧的鱼际间隙。掌中间隙感染多是中指和无名指的腱鞘炎蔓延而引起；鱼际间隙感染则因示指腱鞘感染后引起。

（1）表现特点

掌中间隙感染：①掌心凹陷消失；②局部肿胀明显；③手背部水肿明显；④中指、无名指、小指半屈曲状，被动伸指有剧痛；⑤伴有全身症状。

鱼际间隙感染：①大鱼际和拇指蹼明显肿胀和压痛；②拇指外展，示指半曲及拒伸；③伴有全身症状。

（2）治疗：休息、抬高患肢，制动，止痛，早期可作理疗，全身应用抗生素。如短期内无好转，应及早切开引流。

（三）全身化脓性感染

1. 病因　①多由严重创伤后引起；②也见于局部化脓性感染后；③深静脉营养时留置导管，也是引起全身化脓性感染的原因之一。

2. 临床表现　①发病急，进展快，病情严重；②寒战、高热、头痛、头晕、恶心、呕吐、出大汗、脉细数、神志淡漠、烦躁不安、谵妄和昏迷；③常伴有水、电解质平衡失调、肝肾损害；④易发生感染性休克和MODS。

3. 实验室检查　①白细胞明显升高，有核左移和中毒颗粒；②可有不同程度的贫血，电解质和酸碱平衡失调，肝肾功能损害；③寒战高热时血液细菌培养常为阳性。

（四）非特异性感染患者的护理

1. 护理评估

（1）健康史：了解有无开放性损伤、手术、营养不良、慢性消耗性疾病、使用免疫抑制剂等增加感染机会的危险因素。

（2）身体状况：了解感染的部位、性质、严重程度及有无并发症等，特殊部位感染要警惕可能带来的危险，如颅内感染、窒息等。

（3）心理状况：了解患者有无焦虑和恐惧心理。

（4）辅助检查：了解血常规、尿常规、血清电解质和血糖测定、肝肾功能测定等结果。必要时行B超、X线或CT检查、做脓液和血液细菌培养。

2. 护理措施

（1）局部疗法护理：①局部制动、休息，感染在颜面部应少说话，进软食，勿挤压，以防细菌进入颅内引起化脓性海绵状静脉窦炎；感染在肢体应抬高患肢并限制活动，以促进静脉回流，减轻肿胀和疼痛；②药物外敷，早期可用鱼石脂软膏或中药外敷，或25%~50%硫酸镁溶液湿热敷；③物理疗法，红外线或超短波照射局部，以促进炎症吸收；④脓肿切开引流后，保持敷料清洁干燥，保持引流通畅，按时换药，以促进创口愈合。

（2）全身疗法护理

1）支持疗法：①维持水、电解质及酸碱平衡，供给足量维生素和热量；②对严重感染者可少量多次输注新鲜血液、血浆或血浆蛋白等；③中毒症状严重者，可应用激素治疗。

2）应用抗菌药物：作为控制感染的重要措施，应熟知以下几点：①使用原则，感染较轻可不用抗生素，感染严重，应早期、足量、联合、经静脉给予有效的抗生素；根据细菌培养结果和药物敏感试验，选择有效抗生素；联合用药时应考虑药物的治疗作用和毒副作用；②给药方法，轻症患者可口服或肌内注射，严重症患者必须静脉注射，最好将当日用药总量分批、分次注入，以维持血中药物浓度；③用药期间观察患者的体温、脉搏、呼吸、血压、意识及局部感染情况，以判断治疗效果和有无并发症；观察药物不良反应，以便及早采取措施；④如需做血培养，最好在寒战发作时采血。

（3）对症护理：如高热者给予物理或药物降温，疼痛严重者遵医嘱给予镇静止痛药物等。

（4）健康教育：帮助患者树立保健和自护意识。告知面部疖肿忌挤压的道理、患肢抬高的意义、热敷和其他物理疗法的作用等；告知病情若有变化（如颈部蜂窝组织炎出现呼吸困难），及时通知医护人员；指导手部感染的患者进行功能锻炼等。

三、特异性感染

（一）破伤风

1. 破伤风杆菌　是一种革兰染色阳性厌氧性梭状芽孢杆菌，通过伤口进入人体，在缺氧的环境中生长繁殖，产生毒素，经 6~10 日（最短 24 小时，最长可达数月）的潜伏期后引起临床症状。破伤风杆菌产生两种外毒素：①痉挛毒素，引起全身横纹肌紧张性收缩和阵发性痉挛；②溶血毒素，引起局部组织坏死和心肌损害。

2. 临床表现　①前驱期，患者有乏力、头痛、咀嚼肌紧张和酸胀、烦躁不安等前驱症状；②发作期，按照如下顺序：咀嚼肌（张口困难、牙关紧闭）→面肌（苦笑面容）→颈肌（颈项强直）→胸、腹、背肌（角弓反张）→四肢肌（握拳、屈肘、屈髋、屈膝）→肋间肌、膈肌（呼吸困难、呼吸停止）；③在持续性肌肉收缩的基础上，任何轻微的刺激均可诱发强烈的阵发性痉挛、抽搐，持续数秒或数分钟，但意识始终清醒。可并发窒息、呼吸停止、骨折、关节脱位、脱水和酸中毒、营养不良、尿潴留和尿路感染、肺部感染等。

3. 护理措施

（1）一般护理：住单人隔离病室，按接触隔离制度要求。室内温度 15~20℃，湿度 60% 左右，避光、安静，减少外界刺激。治疗和护理操作要轻巧，尽量集中完成，必要时操作前 30 分钟给予镇静剂。

（2）创口处理：对有伤口的患者，协助医生清创，彻底清除坏死组织和异物，用 3% 过氧化氢或 1：5000 高锰酸钾溶液冲洗和湿敷。

（3）注射破伤风抗毒素（TAT）：早期使用可中和游离的毒素。首次剂量 2 万 ~5 万 U 加入 5% 葡萄糖溶液 500~1000ml 内静脉点滴，以后每日 1 万 ~2 万 U，共用 3~6 日。也可用破伤风免疫球蛋白 3000~6000U，一般仅做一次深部肌内注射。

（4）镇静、解痉：是治疗破伤风的中心环节。轻者给予地西泮、苯巴比妥钠、10%水合氯醛；重者可用冬眠药物；必要时使用硫喷妥钠和肌肉松弛剂。

（5）保持呼吸道通畅：对病情较重者，及早行气管切开，并做好气管切开的护理。

（6）防止感染：常用青霉素，既可抑制破伤风杆菌，又能控制其他需氧菌感染。

（7）支持疗法：提供高热量、高维生素、高蛋白、易消化饮食。不能进食者，给予鼻饲或静脉营养。

（8）严格隔离消毒：患者需专人护理，护理人员应穿隔离衣；器械物品为患者专用，伤口敷料应焚烧，器械需经特殊处理后才能高压灭菌。

4.预防

（1）正确处理伤口：是预防破伤风的关键措施。

（2）预防注射：①主动免疫，按免疫计划注射破伤风类毒素；②被动免疫，伤后12小时内，皮下或肌内注射TAT 1500U，伤口污染严重或受伤已超过12小时，剂量可加倍。成人与儿童剂量相同。必要时可在2~3日后再注射1次。TAT是血清制剂，注射前必须常规作过敏试验，以免发生过敏反应。

（二）气性坏疽

1.概述

产气荚膜杆菌广泛存在于泥土和人畜粪便中。致病须具备3个条件：①细菌直接侵入伤口，尤其肌肉丰富的下肢和臀部；②侵入后创口内无氧环境，尤其深层组织，血供不良或应用止血带者；③人体抵抗力低下。这样致病菌在局部伤口生长繁殖，分泌多种外毒素和酶，引起溶血，并可损害心、肝、肾等器官。另外，一部分酶有较强的分解糖和蛋白质的作用，糖类分解可产生气体，积存于组织间隙引起肿胀。蛋白质分解可产生硫化氢而具有恶臭，坏死组织产物和毒素的吸收，可引起严重的毒血症。

2. 临床表现

（1）局部表现：典型表现包括①伤部剧痛，常为最早出现的症状，呈特殊的"胀裂性"剧痛，用一般镇痛药不能缓解；②患部肿胀明显，压痛剧烈；③伤口周围皮肤水肿、紧张、苍白、发亮，很快变为紫红、紫黑，并出现大小不等的水疱；④伤口内可流出带有恶臭的浆液性或血性液体，伤口内肌肉坏死，呈暗红或土灰色，失去弹性，刀割时不收缩，也不出血；⑤轻压伤口周围皮肤，可有捻发音，或见气泡从伤口内逸出。

（2）全身症状：高热可达40℃以上、脉速、烦躁不安、呼吸急促、皮肤苍白、出冷汗、贫血等中毒症状。若感染不被控制，则可发展为感染性休克。

（3）实验室检查：由于溶血毒素作用，红细胞计数可迅速降至（1.0~2.0）$\times 10^{12}$/L，血红蛋白降到30~40g/L，白细胞计数一般不超过15$\times 10^9$/L。伤口渗液涂片检查可见大量革兰阳性粗大梭菌，厌氧培养可见到产气荚膜杆菌。

3. 护理措施

（1）隔离：立即执行接触隔离制度。患者用过的所有器械用具都必须进行高压蒸汽灭菌，敷料必须焚毁。为患者进行过手术的手术间应封闭，空气熏蒸消毒，48小时后开放。

（2）病情观察：对高热、烦躁、昏迷患者，应密切观察生命体征变化，注意有无感染性休克。如已发生感染性休克，按休克护理。

（3）心理护理：耐心解释各种治疗的必要性，使患者能积极配合治疗。

（4）预防：彻底清创是预防创伤后气性坏疽最可靠的方法。污染严重的伤口或战伤伤口，可用3%过氧化氢或1∶5000高锰酸钾溶液冲洗和湿敷，并敞开引流，不做缝合。

第六章　损伤患者的护理

一、概述

外界致伤因素作用于人体,造成组织破坏和生理功能障碍称为损伤。

(一)分类

按致伤因素分为:①机械性损伤;②物理性损伤;③化学性损伤;④生物性损伤。

(二)影响伤口愈合的因素

1.全身因素　①营养不良,尤其是贫血、低蛋白血症;②慢性消耗性疾病,如糖尿病、肝硬化、肾炎;③药物,如使用糖皮质激素和免疫抑制剂;④供氧不足,如休克等。

2.局部因素　包括伤口内有异物、血肿或坏死组织、缝合技术错误及局部感染、血供不良等。

二、机械性损伤

(一)概述

1.分类

(1)闭合性损伤　损伤部位的皮肤黏膜完整无损。常见的有①挫伤,系钝性暴力撞击所致的软组织损伤;②扭伤,关节异常扭转,超出其正常活动范围所造成的关节周围软组织的损伤;③挤压伤,较大重力持续作用于肌肉丰富部位所造成的损伤;④爆震伤,由爆炸产生的强烈冲击波而造成的损伤。

(2)开放性损伤　损伤部位的皮肤黏膜完整性破坏。常见的有①擦伤,粗糙物摩擦皮肤所造成的损伤;②刺伤,尖锐器物戳刺造成的损伤;③切割伤,锐利器具切割引起的损伤;④裂伤,钝性暴力打击造成的软组织的裂开；⑤撕脱伤，旋转或牵拉外力造成的大块皮肤及深部组织的撕脱；⑥火器伤，枪弹或弹片所致的损伤。

2.临床表现

（1）局部表现：均有疼痛、肿胀、瘀斑、功能障碍。开放性损伤还可见伤口和出血。若合并血管、神经或内脏损伤，可出现相应的局部症状和体征。

（2）全身表现：轻者无全身表现。重者有发热、脉快、乏力、体重减轻等，甚至出现休克和内脏功能损害，甚至发生多系统器官功能衰竭（MSOF）等。

（二）清创

清创术是使污染伤口转变成清洁或接近清洁伤口的方法，以防止感染，达到一期愈合。它包括清除伤口内的异物，切除失去活力和污染严重的组织，修整创缘，彻底止血，缝合伤口等步骤。

1.清创时机 伤后 6~8 小时内是清创缝合的最佳时机。一般超过此时限或伤口污染严重，清创后暂不缝合. 观察 2~3 日，如无感染再行延期缝合；若伤口污染较轻坏死组织少，局部血运丰富，早期已包扎并用抗生素或位于颜面、关节等特殊部位，时间限制可适当放宽。

2.清创原则 ①抢救生命在先，清创在后；②严格无菌操作，彻底清除异物、无活力和污染严重的组织；③重要的神经、血管、肌腱、器官要尽可能保存，若已断裂破损应争取一期修复，无条件时也可择期二期修复；④严重污染的伤口，骨折不做内固定；皮肤可暂不缝合，观察 4~6 天无感染征象，再延期缝合。

（三）护理

1.护理评估 ①详细询问受伤史；②观察局部和全身表现，尤其是头、胸、腹部损伤者，注意有无合并损伤及危及生命的紧急情况；③协助做好实验室检查、各种穿刺和必要的特殊检查。

2.护理措施

（1）现场急救：遵循保存生命第一，恢复功能第二，顾全解剖完整性第三的原则。首先救治心跳及呼吸骤停、窒息、大出血、开放性或张力性气胸、休克等危及生命的紧急情况。具体措施包括：①通气，清除口鼻分泌物、呕吐物、异物、血液等，保持呼吸道通畅；②止血，采取局部压迫、止血带、指压伤口近端血管等方法控制出血；③固定，采用夹板、木板等临时固定骨折，必要时用健肢固定伤肢，防止进一步加重损伤；④包扎，用无菌敷料或清洁的布单包扎伤口，防止伤口进一步污染；⑤转运，迅速而平稳地转运患者，运送时应患者头部在后，脚部在前，途中注意止痛、保暖、补充液体，并观察生命体体征。

（2）软组织闭合性损伤的护理：①局部用绷带或夹板制动，并抬高患肢；②早期冷敷，可减轻渗血和肿胀，后期热敷，以促进血肿吸收；③血肿较小的行加压包扎，较大的可抽吸后加压包扎；④病情稳定后，可按摩、理疗和功能锻炼。

（3）软组织开放性损伤的护理：作好必要的术前准备，如配血、抗休克等；配合医生行清创术，并应用抗生素和TAT。

（4）深部器官损伤的护理：见胸部、腹部、泌尿系及颅脑损伤等患者的护理。

三、烧伤

（一）概述

（1）休克期：大面积烧伤有大量血浆渗出，以伤后6~8小时内渗出最快，48小时达到高峰，72小时后开始回吸收，故伤后48小时内容易出现低血容量性休克，临床上称之为休克期。

（2）感染期：自烧伤渗液回吸收开始，感染即上升为主要矛盾。常有三个高峰时期：①早期感染，凶险，出现在烧伤后3~7天内，有效地抗休克治疗，可减少早期暴发型全身感染；②中期感染，多出现在伤后2~4周焦痂分离脱落时，为烧伤感染的主要阶段；早切痂、早植皮，可降低此期感染率；③后期感染，多出现在烧伤1个月后，与创面长期不愈合、患者免疫力极度低下有关；积极改善全身情况，早期植皮，常可避免。

（3）修复期：Ⅰ度烧伤，3~5日内自行修复，无瘢痕。浅Ⅱ度烧伤，2周愈合，局部留有色素沉着，无瘢痕。深Ⅱ度靠残存的上皮岛融合修复，

3~4周愈合，留有瘢痕。Ⅲ度愈合较慢，一般靠皮肤移植修复，留有瘢痕。

（二）护理

1.护理评估

（1）健康史：了解致伤原因、既往有无慢性疾病史以及患者和亲属的心理状况等。

（2）身体状况

1）烧伤面积估计：①手掌法，伤员五指并拢后一只手掌的面积为其体表总面积的1%；②新九分法（表4-6-1），即将人体的体表面积分成11个9%和1个1%。

表4-6-1　人体体表面积新九分法

		成人各部位面积（%）	小儿各部位面积（%）
头　颈	9×1=9	发部3、面部3、颈部3	9+（12-年龄）
双上肢	9×2=18	双手5、双前臂6、双上臂7	9×2
躯　干	9×3=27	腹侧12、背侧13、会阴1	9×3
双下肢	9×5+1=46	双臀5、双大腿21、双小腿13、双足7	46-（12-年龄）

2）烧伤深度估计　采用国际通用的三度四分法（表4-6-2）。

表4-6-2　烧伤深度的估计

深度	临床体征	局部感觉
Ⅰ度（红斑）	轻度红肿、干燥、无水疱	灼痛
浅Ⅱ度（大水疱）	水疱较大、疱壁薄、基底潮湿、鲜红、水肿明显	剧痛、感觉过敏
深Ⅱ度（小水疱）	水疱较小、疱壁厚、基底苍白或红白相间、水肿、可见网状血管栓塞	迟钝
Ⅲ度（焦痂）	无水疱、焦黄、蜡白、炭化、坚韧、可见树枝状栓塞血管	消失

3）烧伤严重程度估计　按烧伤面积分为大面积烧伤和小面积烧伤，成人Ⅱ度面积在15%（小儿10%）以下，或Ⅲ度面积在5%以下，为小面积烧伤；超过上述范围即属大面积烧伤。Ⅰ度烧伤不必估计在内。按烧伤面积和深度分为轻度、中度、重度和特重度烧伤（表4-6-3）。

表 4-6-3 烧伤严重程度的分度

	轻度	中度	重度	特重度
Ⅱ–Ⅲ度面积	<10%	10%~29%	30%~50%	>50%
Ⅲ度面积	散在	5%~9%	10%~20%	>20%

2. 护理措施

（1）现场救护

1）消除致热源：指挥或救助伤员迅速脱离现场，并消除致热源。如火焰烧伤，灭火、就地打滚，切勿奔跑、喊叫或用双手扑打火焰；热液烫伤，置于冷水中浸泡20分钟；化学烧伤，脱去衣服，用大量清水冲洗。

2）保护创面：剪开衣服，创面用干净的被单或无菌敷料包扎，不涂任何药物。

3）预防休克：止痛、口服含盐饮料、现场输液、止血、固定骨折等，禁用吗啡等抑制呼吸的药物。

4）保持呼吸道通畅：清理口咽部、安置正确的体位；头面部烧伤应尽早行气管切开。

5）安全转送：应在休克、出血基本控制、呼吸道通畅的情况下转送患者。

（2）门诊小面积烧伤患者护理：主要是清创、指导患者护理创面、注射抗生素和 TAT 等。

（3）住院大面积烧伤患者护理

1）休克期护理：快速补液是防治烧伤休克的根本措施。应熟知以下四方面知识：

①补液量计算：伤后第一个 24 小时，补充胶体和电解质溶液的量＝烧伤面积（Ⅱ、Ⅲ度）×体重（kg）×1.5ml（儿童 1.8ml、婴儿 2.0m1），另加日需量 2000ml（儿童 70~100ml/kg，婴儿 100~150ml/kg）。第二个 24 小时，补充胶体与电解质溶液的量一般为第一个 24 小时的一半，日需量不变。

②液体种类：胶体和电解质溶液的比例一般为 0.5：1，严重烧伤应为 1：1。胶体液以血浆为首选，面积大的深度烧伤应补给部分全血，也

可酌情使用右旋糖酐等血浆代用品。电解质以平衡盐溶液为主。日需要量用5%或10%葡萄糖溶液。上述液体应交替输入。

③液体分配：烧伤后第一个8小时渗出最快，故输入胶体和电解质溶液总量的1/2，余下的1/2在第二、三个8小时内输入。日需量，三个8小时内平均分配。

④观察指标：成人尿量应>30ml/h，有血红蛋白尿者需>50ml/h，但小儿、老年人、心血管疾病及呼吸道烧伤患者，可适当降低标准；收缩压>12kPa；脉搏<120次/分（小儿140次/分）；心音强而有力；肢端温暖；CVP在正常范围。

2）创面护理：是预防和控制局部感染，促进创面愈合及预防脓毒症的关键。

①早期清创：应在休克纠正以后进行。顺序是头部→四肢→胸腹部→背部→会阴部。先用肥皂水清洗正常皮肤，再用1∶1000苯扎溴铵或碘伏溶液消毒周围皮肤，清洗创面，大水疱抽去液体，疱皮已破者可去除疱皮，然后酌情采用暴露疗法或包扎疗法。

②包扎疗法的护理：适用于四肢、躯干等部位的小面积烧伤。清创后，创面敷贴一层油质纱布或药液纱布，再覆盖3cm厚的无菌敷料，以适当的压力包扎。包扎后将肢体抬高，观察肢端血运及有无高热、疼痛、臭味等感染征象。一般浅度烧伤在伤后1周，深度烧伤在伤后3~4日更换敷料，期间若外层敷料渗湿可加盖无菌敷料再包扎。但如有感染征象应及时换药；若为铜绿假单胞菌感染，应改暴露疗法。

③暴露疗法护理：适用于头颈部、会阴部烧伤及大面积烧伤或伤后严重感染的患者。护理要求是保持创面干燥，促使创面结痂，并保持痂皮或焦痂完整。采取的措施是创面抹1%磺胺嘧啶银霜；随时用无菌敷料吸附渗液；定时变换体位；每日更换无菌垫单；接触创面时遵守无菌原则；发现痂下感染时去痂引流；大面积烧伤应使用翻身床。

④焦痂的处理：焦痂在早期具有暂时保护创面作用。但溶解脱落前，易引起脓毒症。因此，焦痂宜暴露，涂碘酒，保持干燥，防止受压。一旦脱痂，需及早植皮覆盖创面。

⑤特殊部位烧伤护理：头面部烧伤，注意眼、耳、鼻护理。呼吸

道烧伤，应保持呼吸道通畅；常规准备气管切开包，及时吸出溶解脱落的坏死组织，以防窒息。会阴部烧伤，应将大腿外展，防止大小便污染创面，接触创面便器应清洁，便后清洁肛周。

3）烧伤脓毒症护理：对可疑脓毒症的患者，应取创面分泌物，抽血送细菌培养和药物敏感试验。早期足量联合应用有效抗生素；加强创面换药、全身支持疗法和加强基础护理等。

第七章 换 药

一、换药室的管理

（一）清洁消毒制度

换药室应由专人管理，要求所有器具、物品应定位放置。室内空气应在每日湿式打扫后用紫外线消毒，并 1~2 周进行药物熏蒸消毒一次，每月抽样做细菌培养。保证换药用品供应充足，并保证物品的灭菌效果及在灭菌有效期内使用。

（二）常用的外用药物

1. **药液类** 70%乙醇、2~3%碘酊、0.1%氯己定、0.5% PVP- 碘、0.01% ~0.05%苯扎溴铵、0.02% ~0.05%氯己定、含氯石灰 – 硼酸溶液、0.1%依沙吖啶、0.02%呋喃西林、3%过氧化氢、0.02% ~0.01%高锰酸钾、3% ~5%氯化钠、0.9%氯化钠、5% ~20%硝酸银等。

2. **药膏类** 10% ~20%鱼石脂软膏、10%鱼肝油软膏。

二、换药方法

（一）换药前准备

1. **环境准备** 换药室内空气清洁，光线充足，温度适宜。病房换药应准备屏风。

2. **患者准备** 做好解释工作，安置合适、便于伤口暴露和操作的体位。严重损伤或大面积烧伤患者可先给予镇静止痛剂，以减轻换药痛苦。

3. **操作人员准备** 戴口罩、帽子、穿工作服，每次换药前后要洗手。根据伤口情况，准备用物。

4. **用品准备** 换药盘内备无菌治疗碗一只，无菌镊两把，弯盘一只，胶布、剪刀、汽油、棉签等物及酒精棉球和盐水棉球各数个，分置于治疗碗的两侧，不要混在一起，干纱布若干块。特殊伤口还应备引流物、血管钳、探针等。然后将另一空的治疗碗覆盖在盛有敷料的治疗碗上。

5. 换药的原则 ①无菌原则，分清有菌和无菌，接触伤口的一切物品必须灭菌；②时间原则，换药宜安排在晨间护理之前，换药前 30 分钟室内不可打扫，还应避开患者进餐、睡眠或探视时间；③顺序原则，先换清洁伤口，再换污染伤口，最后换感染伤口；特异性感染伤口应专人换药；④次数原则，手术切口，术后第 3 日换药一次，如无感染，直到拆线再换即可；感染伤口，若分泌物少，肉芽组织健康，可隔日换药，若脓液较多，应每日或一日数次换药。

（二）换药操作

1. 揭除敷料 用手揭除外层敷料，污染面朝上放在弯盘中，再用镊子揭除内层敷料。如有分泌物干结粘着，可用盐水湿润后再揭除；如有渗血，用棉球压迫片刻即可。

2. 清理伤口 用双手执镊法操作。右手执镊接触伤口，左手执镊从换药碗中夹取无菌物品递给右手镊子，两镊不可相互触碰。先以 70%乙醇棉球自内向外消毒伤口周围皮肤，再用盐水棉球拭净创口分泌物，最后酌情敷以药液纱布或安放其他引流物。

3. 覆盖敷料 无菌敷料覆盖伤口，胶布固定，胶布粘贴的方向应与肢体或躯干长轴垂直，必要时用绷带包扎固定。

4. 不同伤口的处理

（1）缝合伤口：一般术后第 3 日换药一次，如无感染现象，可至拆线时再换药。如切口内放置引流物，外层纱布渗湿，应随时更换，一般术后 24~48 小时将引流物拔除。拆线时间：一般头、面和颈部 4~5 日，四肢 10~12 日，其他部位 7~8 日，减张缝合 14 日。年老体弱或营养不良者，可适当推迟。缝合切口愈合记录：缝合切口分为清洁、可能污染和污染三类，分别用"Ⅰ、Ⅱ、Ⅲ"表示。愈合分为甲、乙、丙三级，分别用"甲、乙、丙"表示。如记为：Ⅰ/甲，则表示一类切口甲级愈合。

（2）缝合伤口异常情况的处理：①缝线反应，针眼稍有红肿，用70%乙醇湿敷；②针眼脓疱，用棉球蘸去脓液，必要时提前拆去此针缝线；③切口感染，局部红肿范围大，并触到硬结，压痛明显，用红外线照射，必要时拆除缝线，放置引流物，按脓腔伤口换药。

（3）脓腔伤口：换药的关键是保持引流通畅。引流物应填塞到脓腔的底部，松紧适中，必要时可行脓腔冲洗。

（4）浅平肉芽组织创面：①健康肉芽，鲜红色、颗粒状、分泌物少、触之易出血，用等渗盐水或凡士林纱布敷贴；②水肿肉芽，淡红色、表面光滑、触之不易出血，用3%~5%氯化钠溶液湿敷；③生长过度肉芽，高出创缘，应予剪平或用10%~20%硝酸银烧灼；④创面脓液稀薄而量多，用0.1%依沙吖啶湿敷；⑤脓液稠厚而坏死组织多，且有臭味，可用硼酸溶液湿敷。

（三）换药后整理

换药完毕，安置患者于舒适体位，整理床单位。污染敷料倒入污物桶，器械、弯盘等用消毒液浸泡1~2小时，清洗后高压蒸汽灭菌备用。特异性感染伤口敷料立即焚烧，器械单独灭菌处理。

三、绷带包扎法

（一）卷轴带包扎法

1. 包扎要点 ①选择宽度合适的卷轴带；②安置患者于舒适坐位或卧位，扶托肢体，并保持在功能位置；③骨隆突处或凹陷处，应垫好衬垫；④自远心端向近心端包扎，指（趾）尽量外露；⑤开始先环绕2周，以后每一周应压住前周的1/3~1/2，用力均匀、松紧适宜，包扎完毕时再环绕2周，用胶布粘贴固定或撕开带端在肢体侧方打结，避免将结打在伤口或骨隆突处；⑥出血伤口处，宜稍加压力，起止血作用；脓腔伤口则不可太用力，以免引流不畅。

2. 基本包扎法 ①环形，在包扎原处环形缠绕，后一周完全盖住前一周；用于各种包扎的开始和结束，以及项、腕等处的包扎；②蛇形，作环绕包扎，每周互不遮盖；用于临时固定敷料或夹板；③螺旋形，螺旋状缠绕，后一周压住前一周的1/3~1/2；用于包扎上臂、大腿、躯干及手指等径相近的部位；④螺旋反折形，在螺旋形的基础上每周反折成等腰三角形，每次反折处应对齐；用于包扎径围不一致的小腿和前臂；⑤"8"字形，按"8"字的书写行径交叉缠绕；用于肩、肘、踝、膝等关节及腹股沟、手、足等部位的包扎；⑥回反形，从顶端正中开始，分别向两侧回反，直到顶端包没为止；用于头部和残肢的包扎。

（二）多头带包扎法

常用的有：①腹带，切口在上腹部时，自上向下包扎，切口在下腹部时，自下向上包扎；②胸带，用于胸部包扎，先放置两根竖带，再自下向上包扎；③四头带，用于包扎下颌、枕、额等部位；④丁字带，用于包扎会阴和肛门部位。

（三）三角巾包扎法

可包扎全身任何部位，多用于战地救护。

第八章　颈部疾病患者的护理

一、甲状腺功能亢进患者的护理

（一）概述

甲状腺功能亢进简称甲亢，是各种因素致甲状腺功能增强，使甲状腺激素分泌过多而出现以全身代谢亢进为主要特征的内分泌疾病。

（二）本病系一种自身免疫性疾病

精神刺激、应激、感染可能为诱发因素。

（三）分类

（1）原发性甲亢：最多见，甲状腺弥漫性、对称肿大；

（2）继发性甲亢：甲状腺肿大伴有结节，两侧不对称；

（3）高功能腺瘤：是继发性甲亢的一种特殊类型，腺体内含高功能结节，周围腺组织有萎缩。

（四）护理

1. 护理评估

（1）临床表现：①乏力、多食、消瘦、怕热、多汗、心慌、急躁易怒、脉搏快而有力；②甲状腺肿大，可有震颤或血管杂音、突眼征、双手细速震颤等。

（2）社会、心理状态：几乎所有患者都有情绪改变，敏感、易激动，思维判断能力下降，人际关系紧张，部分老年患者可表现为抑郁、淡漠。

（3）实验室检查：甲状腺功能检查、基础代谢率、甲状腺摄 ^{131} 碘率均异常。

2. 护理措施

（1）术前护理

1）一般护理：注意休息，保持环境舒适、安静，宜高枕侧卧；以高热量、高蛋白、富含维生素饮食为主，避免刺激性食物，戒烟、鼓励多饮水。指导患者进行头颈过伸练习，以适应术中体位。

2）心理护理：理解患者的情绪变化，多给予情感支持，讲解疾病基本知识，介绍手术方法及成功病例消除患者的焦虑、恐惧心理，帮助患者学会自我心理调节。

3）药物准备：降低基础代谢率、减轻甲状腺充血水肿是术前准备的重要环节。常用复方碘化钾溶液口服，从每日 3 次，每次 3 滴开始，依次逐日每次增加一滴至每次 16 滴为止，然后维持此量直至达到术前准备标准。复方碘化钾能抑制蛋白水解酶，减少甲状腺球蛋白的分解，从而减少甲状腺激素的释放，使大量的甲状腺激素贮存于腺泡内，其不能抑制甲状腺素的合成，故对不准备手术的患者不要服用，以防停服后使甲亢症状加重或诱发甲状腺危象。对服碘后症状控制不满意者，可加用硫氧嘧啶类药物，但停药后仍需继续单独服用碘剂 1~2 周，再行手术。对不能耐受服碘和抗甲状腺药物者，可使用普萘洛尔准备，每日 4 次，每次 20~60mg，连服 4~7 日，待脉率恢复正常后即可手术，普萘洛尔半衰期不足 8 小时，故最后一次给药应在术前 1~2 小时。

4）术前准备标准：患者情绪稳定，睡眠良好，体重增加，脉率降到 90 次 / 分以下，血压恢复正常，BMR 在 +20% 以下，腺体缩小变硬。

5）突眼的保护：采用高枕卧位，限制钠盐摄入，平时戴深色眼镜，减少光线和灰尘的刺激眼睛，勿向上凝视，眼睑不能闭合者可戴眼罩，睡前涂抗生素眼膏。

（2）术后护理

1）常规护理 ①床旁放置放置气管切开包和无菌手套，以备紧急情况下使用；②麻醉作用消失后取半卧位；③术后 6 小时如无呕吐，可进温凉流质饮食；④观察生命体征、颈部肿胀、发音等情况；⑤咳嗽时用手捂住切口，指导颈部活动方法；⑥观察切口及引流液情况，保持引流通畅，引流管一般术后 24~48 小时拔除；⑦术后继续服用复方碘化钾溶液，从每日 3 次，每次 16 滴开始，逐日逐次减少 1 滴，至每次 3 滴为止；如术前用普萘洛尔，术后继服 4~7 日。

2）并发症的观察及护理

①呼吸困难和窒息：是术后最严重的并发症。常见原因有切口内出血、喉头水肿、黏痰阻塞、气管塌陷及双侧喉返神经损伤。一旦出现，做对因处理，如切口内出血者，床旁拆除缝线，清除血肿；喉头水肿者应糖皮质激素；黏痰阻塞者吸痰；对上述方法无效或气管塌陷、双侧喉返神经损伤者，行气管切开术。

②喉返神经损伤：一侧喉返神经损伤可引起声音嘶哑，多在术后3~6月恢复，无须特殊处理；两侧喉返神经损伤可引起失音或呼吸困难，甚至窒息，必要时做气管切开。

③喉上神经损伤：喉上神经外支损伤音调降低，内支损伤可因误咽而呛咳。呛咳时避免流质饮食，多数在数日后恢复，无须特殊处理。

④甲状旁腺损伤：可引起甲状旁腺功能不足，出现低血钙，使神经肌肉应激性增高，症状多在术后1~2日出现。发生低血钙后，应限制高磷食品如蛋黄、牛奶、瘦肉等，口服钙片，可同时加用维生素 D_2，最有效的方法是口服二氢速固醇（AT10），有提高血钙的特殊作用。搐搦发作时应立即静脉推注10%葡萄糖酸钙或氯化钙10~20毫升。

⑤甲状腺危象：多由术前准备不充分所致。出现高热、脉快、烦躁、谵妄，甚至昏迷，并常有呕吐和腹泻。治疗措施：复方碘溶液 3~5ml 口服，紧急时可用 10%碘化钠 5~10ml 加入 10%葡萄糖液 500ml 中静脉点滴；应用肾上腺糖皮质激素、镇静剂、利血平等；进行物理降温，可配合冬眠药物；静脉输入大量葡萄糖液、维生素 C，以维持水、电解质平衡和能量供给；吸氧，以减轻组织的缺氧。

3）出院康复指导：充分休息，保持心情愉快；加强颈部功能锻炼；定期复查，按医嘱用药，注意有无甲亢复发或甲减症状。

二、甲状腺肿瘤患者的护理

（一）概述

1. 甲状腺良性肿瘤　主要为甲状腺腺瘤，以女性为多见，发病年龄多在 20~40 岁之间。肿块多为单个，呈圆形或卵圆形，局限于一侧腺体内，质地中等硬度，表面光滑，边界清楚，多无压痛，随吞咽上下活动，生长缓慢，大部分患者无症状。有时乳头状囊性腺瘤因囊壁血管破裂而引起囊内出血，瘤体可在短期内增大，局部出现胀痛。

2. 甲状腺恶性肿瘤 常表现为甲状腺单发肿块，质地偏硬，表面高低不平，边界不清，吞咽时活动度差，晚期可侵犯、压迫邻近器官和有转移症状，此时多于颈部发现肿大、硬而固定的淋巴结。

（二）护理措施

（1）心理护理：向患者讲解甲状腺肿瘤相关知识，告诉患者大部分甲状腺肿瘤预后良好，并介绍成功病例，以帮助患者消除焦虑、恐惧心理。

（2）手术前后的护理：参照甲状腺功能亢进患者的护理。

（3）服药指导：甲状腺全切患者为了满足机体对甲状腺素的需要，终生需要补充甲状腺素制剂，临床常用甲状腺素片、左旋甲状腺素片。应告知患者：①每天按时服药；②出现心慌、多汗、急躁等（甲状腺素过多表现）或畏寒、乏力、嗜睡、精神萎靡、食欲减退等（甲状腺素过少表现）应及时就诊，以便调整甲状腺素药物剂量；③不随意自行停药或改变服药剂量；④应坚持定期到医院复查。

第九章　乳房疾病患者的护理

一、概述

成年女性的乳房一般呈半球形，两侧对称，位于胸大肌的前方。乳房主要由腺体、导管、脂肪和结缔组织等构成，每一乳房有 15~20 个乳腺叶，每一腺叶有若干个乳腺小叶，每一腺小叶由 10~100 个腺泡组成，每一乳腺叶有各自汇总的大乳管，呈放射状向乳晕集中，开口于乳头。乳房腺叶间有许多条索状的纤维束，为乳房悬韧带（Cooper 韧带），对乳房有支持和固定作用。乳房的淋巴引流主要有四条途径：①外侧，占70%，首先流至腋窝淋巴结，再到锁骨下淋巴结，继之达锁骨上淋巴结；②内侧，占 20%~25%，流向胸骨旁淋巴结，再流向锁骨上淋巴结；③对侧，一侧乳房淋巴液经两乳间皮下淋巴网流向对侧乳房；④下侧，乳房深部淋巴网与腹壁淋巴管相通，乳房淋巴液可借此流向肝脏。

二、乳房的评估

（一）健康史

1.个人情况　患者的年龄、月经史、婚育史、哺乳史，并注意有无乳房外伤史，而饮食习惯、用药史也比较重要，特别应注意激素、避孕药的使用。

2.家族情况　家族中有乳癌或其他肿瘤患者。

3.局部症状　乳房有无疼痛、乳头有无溢液等。

4.自我检查情况　患者是否定期自我检查，有无发现肿块，发现时间，与月经的关系。

（二）乳房检查

乳房检查的最佳时间在月经干净后的 7~10 日，此时乳房质地最松软、腺体较薄，病变较易被查出。检查应在光线和隐秘性好的房间中进行，受检者取端坐位，双臂下垂，胸部自然放松，使两侧乳房充分显露，应先查健侧，后查患侧。

1. 视诊　①两侧乳房的大小、外形和位置是否对称，有无局部隆起或凹陷；②双侧乳头高低、形状、位置是否一致，乳头有无内陷、溢液、溢血、糜烂、破溃，乳晕周围有无湿疹；③乳房皮肤有无红肿、破溃、糜烂和酒窝征、橘皮征，浅表静脉有无扩张。

2. 触诊　①检查时五指并拢伸平，从乳房外上、外下、内下、内上、中央（乳头、乳晕）循序进行全面触诊。忌用手抓捏乳房，以免把正常腺体组织误认为肿块；②发现肿块应注意其位置、数目、大小、形状、质地、有无压痛、边缘是否清楚、表面是否光滑、与周围组织有无粘连、活动度等情况；③腋窝淋巴结应依次查中央组、胸肌组、肩胛下组、锁骨下和锁骨上组，应注意肿大淋巴结的大小、数目、硬度和活动度。

（三）特殊检查

1. 影像学检查　①钼靶 X 线摄影：可发现大于 5mm 以上的肿块，是早期发现乳癌的最有效方法，目前广泛应用于乳癌的普查；②B 超检查：可判别乳腺肿块的性质为实性或囊性；③近红外线扫描：操作简便、迅速、图像直观，对人体无损伤、无痛苦，适合各年龄组女性进行乳腺普查，是目前乳腺肿瘤普查的理想方法；④ CT：有利于发现乳房的小癌肿及有无区域淋巴结肿大；⑤乳腺导管造影：选用含碘造影剂行乳腺导管 X 线造影，对导管内病变和乳腺内肿块性质有一定价值；⑥乳管内视镜：是检查乳腺导管内病变的方法。

2. 细胞学和活组织病理学检查　①乳头溢液涂片、细针穿刺肿块抽吸细胞，进行细胞学检查；②切取肿块组织做病理组织学检查，诊断准确率最高。

三、急性乳腺炎的护理

（一）概述

1. 乳汁淤积　乳头发育不良、乳腺导管不畅、乳汁过多及吸出过少等均可导致乳汁淤积，为细菌的生长繁殖提供了有利条件。

2. 细菌侵入 当乳头或乳晕存在糜烂、破损的情况下，细菌侵入乳房。

（二）护理

1. 护理评估

（1）健康史：多见于产后 3~4 周的哺乳期妇女，尤以初产妇多见。

（2）局部表现：初期乳房出现红、肿、热、痛，并有触痛性肿块，可出现患侧腋窝淋巴结肿大；继之炎性肿块软化形成脓肿，浅表的脓肿有波动感，深部的脓肿穿刺可抽出脓液。

（3）全身表现：可出现发热、寒战、脉搏加快和白细胞计数增高等，重者可并发脓毒症。

（4）心理状态：由于乳房疼痛不适和不能有效母乳喂养患者常产生焦虑烦躁情绪。

4. 护理措施

（1）预防为主：①对于乳头凹陷者，妊娠期应每日捏积和提拉乳头，以纠正凹陷；②哺乳前后应清洗乳头，以保持乳头、乳晕的清洁；③防治乳头皲裂、破损，如有出现应暂停哺乳；④养成定时哺乳、婴儿不含乳头睡眠等良好习惯，注意婴儿口腔卫生；⑤每次哺乳尽量让婴儿吸净以防乳汁淤积，必要时用吸乳器帮助排除乳汁。

（2）炎症发生后的护理：①适当休息，加强营养，补充水分和维生素；②暂停患侧哺乳，用宽松的乳罩托起肿大的乳房，以减轻疼痛，同时用吸乳器吸净乳汁；③局部热敷、药物湿敷，以促进血液循环，有利于炎症吸收；④严密观察病情及血象变化，注意用药反应，高热患者可给予物理降温；⑤脓肿切开引流后应保持引流通畅，注意手术部位的清洁，按时换药。

四、乳房良性肿瘤

（一）乳腺纤维腺瘤

（1）发病特点：可发生于青春期后的任何年龄的女性，但以 20 岁前后最多见。生长速度很慢，但在妊娠、哺乳时常急剧增大。有少数病例可发生恶性变。

（2）临床特点：以无痛性肿块为主要症状。肿块大多在无意中被发现，单发、圆形或椭圆形、表面光滑、边界清楚、质韧、无压痛、与周围组织无粘连、活动度良好。

（3）治疗原则：一旦诊断应早期手术切除，并进行病理检查。

（二）乳管内乳头状瘤

（1）发病特点：可见于任何年龄的成年女性，有6%~8%的病例可发生恶变。多发生在大乳管近乳头的1/3段膨大处，瘤体较小，血管丰富且壁薄而脆、极易出血。

（2）临床特点：主要表现为乳头血性溢液。可在乳晕区扪及到数毫米大小、边界不清、质软、可推动的肿块或结节，轻压可有血性或浆液性液体溢出。一般无疼痛。乳腺导管造影、乳管内视镜常可显示肿瘤所在部位及大小。

（3）治疗原则：尽早手术治疗，切除标本需送病理检查，如有恶变应按乳癌处理。

五、乳腺癌患者的护理

（一）概述

1. **性激素紊乱**　雌酮、雌二醇、催乳素已证实有致癌作用，在更年期长期服用雌激素可能增加乳腺癌的危险性。

2. **遗传因素**　在乳腺癌家庭史的女性，发病相对危险性较高。

3. **乳房良性疾病**　乳腺纤维腺瘤、乳管内乳头状瘤等可恶变。

（二）临床分期

1. **分期**　①一期，癌肿直径小于3cm，与皮肤无粘连，完全位于乳房组织内，局部淋巴结无转移；②二期，癌肿直径在3~5cm，与皮肤、胸肌有粘连，但尚内能推动，同侧腋窝有散在而活动的淋巴结；③三期，癌肿直径大于5cm与皮肤及胸肌广泛粘连，且皮肤常有溃疡，同侧腋窝或锁骨上、下有融合成团的淋巴结，但尚能推动；④四期，癌肿广泛扩散，与皮肤、胸壁、胸肌紧密粘连，同侧腋窝淋巴结融合固定，或有远处转移。

2.转移途径　①局部扩散，癌细胞可沿乳腺导管和筋膜间隙直接蔓延浸润皮肤、胸肌筋膜；②淋巴转移，为最主要的转移途径，尤以腋下淋巴结转移为最常见，且较早出现；③血行转移，最常见的远处转移为肺，其次为骨骼、肝脏、软组织等。

（三）护理评估

1.健康史　包括家族史、既往史、月经史、生育史、哺乳史等。

2.临床表现

（1）乳房肿块：为乳腺癌的首要表现，多见于乳房外上象限。单发、无痛、质硬、表面不光滑、与周围组织界限不清，多在无意中发现。

（2）乳房外形改变：①当癌细胞侵犯乳房悬韧带，致使皮肤凹陷"称酒窝征"；②皮下淋巴回流受阻时，出现"橘皮样"改变；③晚期皮肤溃破形成溃疡或出现"卫星结节"。

（3）乳头改变：当癌细胞浸及乳管时，引起乳头内陷。外上象限癌肿会造成乳头抬高。

（4）疼痛：早期多无疼痛，仅部分患者可有不同程度的疼痛。

（5）区域淋巴结肿大：患侧腋窝淋巴结肿大，表现为少数、散在、质硬、无痛、可推动，逐渐增多融合成团，并固定。如大量癌细胞侵犯腋窝淋巴结，可使淋巴管受阻，引起患侧上肢水肿。

（6）血运转移症状：肺转移时可有咳嗽、胸痛、气急；骨骼转移时可出现骨痛、病理性骨折；肝转移时可出现肝大、黄疸。

（7）特殊乳癌表现

①炎性乳癌：又称弥漫性乳癌，主要表现为乳房红肿和明显疼痛，一般无明显肿块，貌似急性炎症。癌肿发展迅速，转移出现早且广泛，恶性程度高，预后极差。

②乳头湿疹样癌（Paget病）：临床表现类似慢性湿疹，刺痒、灼痛，乳头或乳晕皮损表现为淡红色、有鳞屑，并可有糜烂、溃疡，有些病例

有乳头渗液。

3. 心理社会状况　应了解患者的年龄、职业、文化程度、婚姻状况、家庭及社会背景，以及个人、亲属对疾病相关知识的了解和对治疗、预后的支持程度。

（四）护理

1. 护理诊断 / 问题

（1）恐惧、焦虑：对癌症的恐惧、对手术的惧怕及对器官缺失、外形的改变忧虑有关。

（2）潜在并发症：患侧上肢水肿、皮下积液、皮瓣坏死、感染。

（3）自我形象紊乱：与乳房切除有关。

（4）知识缺乏：缺乏术后患肢功能锻炼的知识。

2. 护理措施

（1）术前护理：①一般护理，提供安静舒适的环境，保证其睡眠与休息，指导进食高营养易消化食物，并保持大便通畅；②心理护理；③术前准备，完善有关检查，做好手术区皮肤的准备。

（2）术后护理：①体位，手术结束后取平卧位，待生命体征平稳后可给予半卧位；②密切观察病情，包括生命体征、伤口渗血渗液、患侧肢体血运情况等；③预防术侧肢体水肿，适当抬高患肢，避免在术侧肢体行静脉穿刺、测血压；④伤口护理，注意包扎松紧度应是否合适；皮瓣下负压引流是否通畅，观测引流液性质；⑤功能锻炼，通常于术后24小时指导患者开始患侧手指、手腕活动；3~5天后开始肘部活动；1周后可行肩部活动；10~12天可以进行全范围关节活动；⑥饮食护理，以高热量、高蛋白质、富含维生素的食物为主，以促进组织生长和伤口愈合。

（3）出院指导：向患者讲解合理饮食和康复知识，教会乳房自我检查方法，嘱其定期复诊、遵医嘱按时化疗、放疗及术后5年内应避免妊娠，并告诉家属注意患者心理及病情的变化，警惕肿瘤的复发。

第十章　腹外疝患者的护理

一、概述

（一）腹股沟疝

腹股沟疝是指腹腔内脏器或组织通过腹股沟区的缺陷薄弱部位向体表突出所形成的疝。

1.腹股沟斜疝

（1）易复性疝：主要表现为腹股沟区反复出现一个梨形或椭圆形包块，腹内压增高时出现，平卧或用手按压时包块可消失。在疝块回纳时有气过水声，还纳后，压内环口，肿块不突出，指尖伸入腹股沟管外环，发现外环扩大，嘱患者咳嗽，指尖有冲击感，疝块并不出现。

（2）难复性疝：主要临床表现为疝块不能完全回纳，并感局部疼痛和坠胀感加重。

（3）嵌顿性疝：腹内压增高，疝块突然增大，并完全不能回纳，伴有局部明显疼痛，包块紧张发硬，且有明显触痛。如嵌顿为肠祥有急性肠梗阻表现。

（4）绞窄性疝：在嵌顿疝的基础上，疝块出现红、肿、热、痛等急性炎症表现，并可有急性腹膜炎体征。

2.腹股沟直疝：主要表现为站立时在腹股沟三角出现一半球形包块，不进入阴囊，平卧时可消失，多无疼痛及其他不适。由于直疝囊颈宽大，极少发生嵌顿。

（二）股疝

1.临床特点　当站立或腹内压增高时，腹股沟下方近大腿根部出现一半球形突起，内容多为大网膜，可回纳，但平卧多不易使疝块缩小或消失。股疝极易引起嵌顿。

2. 治疗原则 由于股疝极易出现嵌顿和绞窄，所以一经诊断应尽早手术。

（三）脐疝

1. 临床特点 ①小儿脐疝为先天性，多发生于婴儿期，常在出生后数周、数月发病，表现为啼哭时在脐部出现一球形或半球形肿块，安静或指压后可消失，小儿脐疝极少发生嵌顿；②成人脐疝为后天性，较为少见，多发生于中年以上女性，由于疝环狭小，成人脐疝发生嵌顿或绞窄的机会增多。

2. 治疗原则 绝大多数小儿脐疝可在一岁内自愈，因此 2 岁以之前，除非嵌顿，可采用非手术治疗；2 岁以后且疝环较大者，应采用手术治疗。成人脐疝因其不易自愈，并易嵌顿，应尽早实施手术治疗。

（四）切口疝

1. 临床特点 主要表现是腹壁切口疤痕处出现柔软肿块。肿块通常在站立时明显，平卧时缩小或消失。

2. 治疗原则 主要采取手术治疗方法。

二、腹外疝患者的护理

（一）护理诊断／问题

潜在并发症：肠坏死、术后阴囊血肿、术后感染。

（二）护理措施

1. 术前护理

（1）心理护理：讲解手术治疗的必要性及方法，以减轻对手术的恐惧感。

（2）消除诱因：积极处理咳嗽、便秘、排尿困难等可引起腹内压增高的因素，指导患者戒烟、练习深呼吸、有效咳嗽、床上排便等。

（3）皮肤准备：严格备皮是防止切口感染，避免疝复发的重要措施。

（4）灌肠及排尿：灌肠可预防术后腹胀及便秘，排尿可预防术中误伤膀胱。

（5）嵌顿及绞窄性疝：除做好急诊手术的术前准备外，还应及时做好输液、抗感染、胃肠减压等护理。

2. 术后护理

（1）体位：术后一般应平卧 3 天，膝下垫枕，使髋关节微曲，以减轻腹内压力和腹壁张力，有利于伤口愈合及减轻疼痛。

（2）活动：一般术后 3~5 天可下床活动，年老、体弱、复发疝者不宜过早下床活动。

（3）防治腹内压过高：术后注意保暖，以免受凉而引起咳嗽，如有咳嗽应及时治疗，并嘱患者在咳嗽时用手按压伤口。保持大小便通畅。

（4）预防感染：注意保持敷料清洁、干燥，避免污染。必要时应用抗生素。

（5）预防术后出血：腹股沟斜疝术后切口处可放置沙袋压迫 12~24 小时，并可使用阴囊托或丁字带托起阴囊，以防发生阴囊血肿。

（6）出院指导：①3 个月内避免参加重体力劳动或剧烈活动，以防疝复发；②保持大小便通畅，多饮水，多食高纤维饮食，养成定时大便习惯，若有便秘可用缓泻剂；③积极防治引起腹内压增高的相关疾病，如肺部疾患、前列腺增生等。

第十一章　急性腹膜炎与损伤患者的护理

一、急性腹膜炎

（一）解剖生理概要

1.解剖　腹膜是由间皮细胞组成的一层很薄的浆膜，面积很大，分壁层及脏层两部分。腹膜腔有两层腹膜共同围成。壁层腹膜受周围神经支配，痛觉敏感，定位准确，受到刺激时，可出现腹膜刺激征；脏层腹膜受内脏神经支配，痛觉不敏感，痛觉定位差，但对牵拉、膨胀、痉挛等刺激较为敏感。

2.生理　正常情况下，腹膜向腹膜腔渗出少量浆液，起润滑和减少脏器间摩擦的作用。急性炎症时，分泌大量渗出液，可以稀释毒素，减少刺激；腹膜具有强大的吸收功能，上部腹膜的吸收能力较下部强。

（二）疾病概要

1.分类

（1）原发性腹膜炎：是致病菌经血行、淋巴道或女性生殖道进入腹腔所致。

（2）继发性腹膜炎：最常见，是由腹腔内脏器穿孔、破裂、炎症或手术污染所引起。

2.临床表现

（1）腹痛：是最主要的症状。始于原发病变部位，呈持续性，活动时加重，以病变部位为中心向周围扩散可波及全腹，但始终以原发病处疼痛为重。

（2）恶心、呕吐：早期为反射性呕吐，晚期由于肠麻痹引起。

（3）中毒症状：高热、脉快、大汗等，严重者出现脱水、代谢性酸中毒和感染性休克。

（4）腹部体征：最重要的体征是腹膜刺激征，即腹部压痛、反跳痛和腹肌紧张；有明显腹胀；腹式呼吸减弱或消失；胃肠穿孔时肝浊音界缩小或消失；腹腔渗液较多时移动性浊音阳性；肠鸣音减弱或消失。

3.辅助检查　①实验室检查，白细胞计数及中性粒细胞比例升高；②腹部 X 线检查，可见肠腔内积气或有液平面等肠麻痹表现；胃肠道穿孔时可见膈下游离气体；③ B 超，显示腹腔内有无液体及实质性脏器病变；④腹腔穿刺，胃及十二指肠溃疡穿孔时腹腔穿刺液呈黄色混浊、无臭，有时可见食物残渣；急性阑尾炎穿孔抽出液为稀脓性略带臭味；绞窄性肠梗阻可抽出血性渗液，臭味重；如血性渗液中胰淀粉酶含量高，提示出血坏死性胰腺炎；若抽出不凝固血液，说明有腹内实质性脏器破裂。

4.治疗原则　原发性腹膜炎采用非手术治疗。继发性腹膜炎大多数情况下需要手术治疗，包括处理原发病灶、清理腹腔、必要时安置腹腔引流。

（三）护理

1.护理措施

（1）非手术治疗或观察期间的护理：①休息与体位，安置患者卧床休息，血压平稳者应取半卧位，有利于炎性渗出物向盆腔局限，减轻中毒症状，同时减轻腹胀对呼吸循环的影响；②观察病情，定时观察生命体征，腹部症状及体征，观察期间对诊断不明或治疗方案未确定的患者，禁用吗啡类镇痛剂、禁灌肠、禁导泻；③静脉输液，迅速建立静脉通道，遵医嘱补液，纠正水、电解质及酸碱失衡，保持每小时尿量 30ml以上；④控制感染，遵医嘱使用抗生素；⑤禁饮食，胃肠道穿孔或肠麻痹的患者应行胃肠减压，长时间禁食时应考虑经肠外途径补给人体所需营养；⑥非手术治疗无效或观察中出现手术适应证时，应尽快做好手术准备。

（2）手术治疗后护理：①休息与体位，患者回病房后，取平卧位，全麻未清醒者头偏向一侧，全麻清醒或椎管内麻醉平卧 6 小时后，改为半卧位，并鼓励患者翻身、床上活动，如病情允许，应尽早下床活动，预防肠粘连；②观察病情，观察生命体征、腹部症状及体征，尤应注意是否并发腹腔脓肿；③做好伤口、腹腔引流护理；④做好胃肠减压护理，肠蠕动恢复肛门排气后拔除胃管开始流质饮食，逐渐过渡到半流质和普通饮食；⑤遵医嘱输液、应用抗菌药物。

二、腹腔脓肿

（一）膈下脓肿

脓液积存于膈肌下、横结肠及其肠系膜上方的间隙内，称为膈下脓肿。以右膈下脓肿多见，常继发于阑尾炎、胃十二指肠溃疡及胆囊炎穿孔或肝脓肿穿破后。主要表现为发热、脉快、乏力、厌食、消瘦等，上腹部可有持续钝痛，深呼吸时加重，可向肩背部放射，炎症刺激膈肌可引起呃逆，感染波及胸膜、肺时，出现胸水、气促、咳嗽、胸痛等。B超及 CT 检查可以明确脓肿部位及范围，并可协助定位行诊断性穿刺。膈下脓肿较小时，行非手术治疗或穿刺抽脓治疗。较大脓肿则必须及时切开引流。

（二）盆腔脓肿

最常见，腹内炎性渗出物或腹膜炎的脓液易积聚于盆腔形成盆腔脓肿。主要表现是，全身中毒症状较轻，局部症状明显，常有典型的直肠或膀胱刺激症状。直肠指诊前壁饱满并有触痛的包块，有时有波动感。脓肿形成初期，特别是小脓肿可进行物理治疗、热水坐浴、温盐水灌肠等，并给予抗生素抗感染治疗。脓肿较大时，须手术切开引流。

（三）肠间脓肿

较少见，系腹内炎性渗出物或腹膜炎的脓液易积聚于肠管、肠系膜、网膜之间形成的。出现发热、腹痛，可有不完全性肠梗阻表现。根据脓肿大小采用抗感染治疗或手术引流。

三、腹部损伤

（一）疾病概要

1. 分类 腹部损伤根据有无内脏损伤分为腹壁损伤和腹腔内脏损伤。根据腹腔是否与外界相通分为开放性损伤和闭合性损伤，脏器损伤可以分为实质性脏器和空腔脏器损伤。开放性损伤多为锐器伤，闭合性损伤多由钝性暴力引起。

2. 临床表现

（1）单纯性损伤：局部腹壁肿胀、瘀斑、压痛。

（2）实质性脏器损伤：主要表现是腹腔内出血，出血量大可有失血性休克，体检可见腹胀和移动性浊音，腹膜刺激征较轻（肝、胰破裂时除外）。

（3）空腔脏器损伤：主要表现为急性腹膜炎，有持续性剧烈腹痛和腹膜刺激征，伴有消化道症状。严重者发生感染性休克。

3. 辅助检查

（1）实验室检查：实质性脏器破裂时有红细胞、血红蛋白、红细胞比容等下降；空腔器官破裂时有白细胞增高；胰腺、胃或十二指肠损伤时血、尿淀粉酶升高。

（2）X线检查：空腔器官破裂时，70%可见膈下游离气体。

（3）B超、CT检查：显示实质性脏器损伤情况以及腹腔内有无积液等。

（4）诊断性腹腔穿刺：抽出不凝固血液，提示腹内实质性脏器破裂出血；腹腔穿刺抽出混浊液体或食物残渣，提示为空腔器官穿孔。

4. 治疗原则

（1）现场急救：首先处理危及生命的损伤；对已发生休克者迅速输液、输血；有肠管脱出时原则上暂不回纳腹腔，用清洁碗覆盖后再包扎。

（2）非手术治疗：适用于轻度单纯性实质脏器损伤或暂时不能确定有无内脏损伤者。

（3）手术治疗：对已确定内脏损裂者或非手术治疗无效者，应及时手术治疗。

（二）护理

1.护理诊断／问题

（1）体液不足：与腹部内出血、腹膜炎、呕吐致体液丢失过多有关。

（2）疼痛：与腹部损伤、出血刺激腹膜及手术切口有关。

（3）焦虑／恐惧：与意外创伤的刺激、出血与内脏脱出等视觉刺激等有关。

（4）潜在并发症：腹腔感染。

2.护理措施

（1）术前护理：①绝对卧床休息，吸氧，病情稳定，取半卧位；②禁饮食，胃肠减压；③补液、应用抗生素，纠正水、电解质及酸碱平衡失调，防止感染；④诊断不明者不予注射止痛剂，防止掩盖伤情；⑤怀疑结肠破裂者，严禁灌肠或导泻；⑥观察病情变化，尽快做好术前准备。

（2）术后护理：①严密观察生命体征、意识、尿量，注意有无腹腔感染征象；②连接固定各种管道，并保持通畅、观察引流的量和性质；③肛门排气后可停止胃肠减压，开始进食；④病情许可尽量早下床活动，但肝、肾修补术后例外，以防发生术后出血；⑤输液、使用抗菌药物等。

（3）出院指导：适当休息，加强锻炼，增加营养，促进康复。若有腹痛、腹胀、肛门停止排气排便等不适，应及时到医院就医。

四、胃肠减压的护理

（一）胃肠减压的作用

（1）对肠梗阻患者，能减轻胃肠道内压力、改善肠壁的血液循环；

（2）对胃肠穿孔者防止消化液继续漏入腹腔；

（3）胃肠手术后可促进胃肠吻合口的愈合；

（4）对术前患者可消除胃肠道胀气，有利于腹腔内手术的操作，术后有利于胃肠蠕动恢复。

（二）护理要点

（1）向患者说明胃肠减压的意义及操作方法。

（2）正确安装，妥善固定，并检查是否通畅、有无漏气。

（3）胃肠减压期间，患者应禁食、禁饮并停止口服药物。如需经胃管内给药物，应在注药后夹住胃管暂停减压 0.5~1 小时。

（4）保持胃肠减压持续通畅，每 2~4 小时用生理盐水 10~20ml 冲洗一次。

（5）每日更换收集瓶或引流袋，观察和记录引流液的颜色、量和性质，记录 24 小时引流液的总量。一般胃肠手术后 24 小时内，胃液多呈暗红色，2~3 天后逐渐减少；如有鲜红色液体吸出，说明有术后出血，应停止负压吸引，并告知医生。

（6）加强口腔护理，预防口腔感染和呼吸道感染。

（7）拔管：①时间，通常术后 2~3 天拔除；②指征，病情好转，腹胀消失，肠蠕动恢复，肛门排气；③方法，先将胃管与负压吸引器分离，捏紧胃管管口，嘱患者吸气末屏气，迅速拔出，以减少刺激，防止误吸；擦净鼻孔及面部胶布痕迹，整理用物，妥善处理胃肠减压装置。

第十二章　胃、十二指肠疾病患者的护理

一、解剖生理概要

（一）胃

位于左上腹，上有贲门下有幽门，另有大小两个弯，前后两个壁。胃有运动和分泌两大功能。幽门部是溃疡和胃癌的好发部位。

（二）十二指肠

十二指肠位于幽门和空肠之间，分球部、降部、水平部和上升部四部分呈 C 行包绕胰腺头部。球部是溃疡的好发部位。

二、胃、十二指肠溃疡的外科治疗

（一）疾病概要

1. 病因　①胃酸分泌过多是胃十二指肠溃疡形成的最重要的因素；②胃黏膜屏障受损；③其他精神神经因素、遗传因素、应激性因素、幽门螺杆菌感染等也是致病因素。

2. 辅助检查

（1）胃镜检查：是确诊胃、十二指肠溃疡的首选方法。可明确溃疡部位，并可在直视下取活组织作幽门螺旋杆菌及病理检查。

（2）X 线钡餐透视：主要征象为溃疡龛影。上消化道出血时不宜行此检查。

（3）大便隐血试验：阳性提示有活动性溃疡；如大便隐血试验持续阳性，提示有癌变可能。

3. 常见并发症

（1）急性大出血：表现为呕血或（和）黑便，出血量超过800ml，可出现出血性休克。

（2）急性穿孔：突然上腹部刀割样疼痛很快转移到右下腹，并弥漫至全腹，出现急性弥漫性腹膜炎表现，腹肌紧张可呈"板状"硬。X线检查若膈下发现游离气体支持穿孔的诊断，但无此征象者也不能完全排除穿孔。

（3）瘢痕性幽门梗阻：主要表现为大量、顽固呕吐，呕吐隔餐或隔夜食物，不含胆汁。患者有营养不良，水、电解质紊乱及酸碱失衡表现。体检：上腹部膨隆，可见胃型及自左向右的胃蠕动波，可闻及振水音。X线钡餐检查发现胃内有大量潴留液，钡剂排空明显延迟。

（4）癌变：原有腹痛规律改变、大便隐血试验持续阳性，提示有癌变可能。胃镜检查及病变组织活检可证实诊断。

（二）护理

1. 护理诊断 / 问题

（1）焦虑或恐惧：与担忧手术风险及预后有关。

（2）体液不足：与溃疡病穿孔后腹膜渗出、胃十二指肠出血、幽门梗阻后呕吐等有关。

（3）营养失调：低于机体需要量，与食欲减退、消耗增加、呕吐丢失等有关。

（4）潜在并发症：吻合口出血、十二指肠残端瘘、梗阻性并发症、倾倒综合征及低血糖综合征。

2. 护理措施

（1）术前护理

1）心理护理：针对患者情况，采取相应的护理措施。

2）择期手术患者的护理：①告知患者宜少量多餐，进食高蛋白、高热量、高维生素、易消化及无刺激性的食物；②迷走神经切断术术前应作基础胃酸分泌量和最大胃酸分泌量测定；③营养不良者应输全血、血浆、清蛋白等改善营养状况；④幽门梗阻者应纠正水、电解质及酸碱失衡，必要时术前2~3日每晚用盐水洗胃；⑤术前按常规禁饮食、插胃管、术前晚肥皂水灌肠一次。

3）急症手术患者的护理：①急性穿孔者，取半卧位，禁饮食，胃肠减压，输液，应用抗生素，密切观察腹部情况及全身中毒症状；②急性大出血者，取平卧位，禁饮食，置胃管，胃管内可注入冷去甲肾上腺素盐水，静点西咪替丁，快速输液，急查血型、配血、输血抗休克，密切观察生命体征、意识、尿量及末梢循环情况。

（2）术后护理

1）一般护理：①术后取平卧位，血压平稳后取低半卧位；连接固定好各种管道，并保持通畅，记录胃管和引流管引流液体的性质和量；②严密监测生命体征，当应用止痛药物；③协助患者翻身，若病情允许，鼓励早期活动；④术后继续补液、禁饮食、胃肠减压、使用抗生素；肛门排气后可拔出胃管，拔除胃管当日可饮少量水或米汤；第2天进少量流质饮食，若无腹痛、腹胀等不适，第3天进全量流质。

2）胃大部切除术后并发症及护理

①吻合口出血：观察生命体征及胃肠减压引出液的性状和量。手术后有少量暗红或咖啡色胃液引出，属正常现象，一般24小时内自行停止。若术后短期（24~48小时）内胃管引出大量鲜血，甚至呕血或黑便，应考虑吻合口出血。一般施行内科疗法，绝大多数有效，如无效，则手术治疗。

②十二指肠残端瘘：多发生在手术后4~6日。表现为右上腹突发剧烈疼痛和腹膜刺激征。需立即手术治疗，行十二指肠残端造口引流术，另外，放置残端周围烟卷引流。术后做好营养支持及造口周围皮肤护理。

③吻合口梗阻：分机械性梗阻和胃排空障碍两种。表现为进食后呕吐、呕吐物不含胆汁。经禁食、胃肠减压、补液等措施，多可缓解；胃吻合口排空障碍，切忌再次手术。

④输入段肠袢梗阻：急性完全性梗阻：为闭袢性肠梗阻，易发生肠绞窄，病情极重。表现为突发剧烈腹痛，呕吐频繁，量少，不含胆汁，上腹偏右有压痛及包块，随后可出现烦躁、脉速和血压下降，应及早手术治疗。不完全性梗阻：食后30分钟内即发生呕吐，呕吐物主要为胆汁，

多数采用非手术疗法，少数需再次手术。

⑤输出段肠祥梗阻：表现为上腹饱胀、呕吐食物和胆汁、不能进食，先非手术治疗，无效再手术治疗。钡餐检查，可明确梗阻的部位。

⑥倾倒综合征与低血糖综合征：倾倒综合征：表现为进甜流质饮食后 10~20 分钟，出现剑突下不适、心悸、乏力、出汗、头晕、恶心、呕吐甚至虚脱，常伴有肠鸣及腹泻，餐后平卧 10 多分钟，症状可缓解。告知患者应少量多餐，避免进甜的过热流质，进餐后平卧 10~20 分钟。多数半年至 1 年自愈。低血糖综合征：多发生在进食后 2~4 小时，表现为心慌、乏力、眩晕、出汗、手颤、嗜睡，也可导致虚脱。告知患者出现症状时，进少量软食，尤其是糖类，即可缓解，少食多餐可减少发生。

3）迷走神经切断术后并发症及护理

①吞咽困难：常在手术后早期开始进固体食物时出现。告知患者大多于术后 1~4 个月自行缓解。

②胃潴留：多在术后 3~4 日，拔除胃管后出现症状。一般在术后 10~14 之内逐渐自行消失。出现症状后，应禁食、持续胃肠减压、输液、温热高渗盐水洗胃，也可用新斯的明促进胃蠕动。

③胃小弯坏死穿孔：表现为急性腹膜炎症状，积极术前准备，立即手术修补。

④腹泻：应调节饮食或服用助消化药及收敛剂，告知患者多数于术后数月内自愈。

三、胃癌

（一）疾病概要

胃癌诊断一旦确立，应争取行胃癌根治术，晚期无法根治者，可行姑息手术，以解决进食问题。也可辅助化疗、中医中药治疗等。

（二）护理措施

1. 术前护理　①进食高蛋白高、高热量、富含维生素、易消化的食物，少量多餐；②营养不良者输注血浆或全血，以提高对手术的耐受力；③术前一日进流质饮食；④协助做好术前各种检查及手术前常规准备。

2. 术后护理　　①全麻清醒、血压平稳后取半卧位；卧床期间协助患者翻身，病情允许时指导患者早期活动；②禁饮食、做好胃肠减压护理，待肠蠕动恢复、肛门排气后拔出胃管，开始流质饮食，饮食护理同胃十二指肠溃疡手术后；③遵医嘱静脉补液，必要时输注血浆或全血；④并发症的观察和护理，同胃十二指肠溃疡。

第十三章　肠疾病患者的护理

一、急性阑尾炎

（一）解剖生理概要

阑尾长约 5~6cm，为一细长盲管状器官。阑尾系膜短于阑尾，使其呈现不同程度的弯曲状态。阑尾动脉为回结肠动脉的终末分支，无交通支。

（二）类型

分为急性单纯性、化脓性、坏疽性及穿孔性阑尾炎和阑尾周围脓肿四种类型。感染严重时，细菌可经血液扩散到门静脉系统，引起门静脉炎。

（三）临床表现

1.**症状**　①转移性右下腹疼痛，是典型症状，即腹痛开始位于上腹部或脐周，数小时后疼痛转移并固定在右下腹；②胃肠道症状，厌食、恶心、呕吐、便秘或腹泻等；③全身症状，早期体温正常或轻度增高，炎症加重后可有明显全身中毒症状；并发门静脉炎时，可出现寒战、高热、黄疸、肝大伴压痛等。

2.**体征**　①右下腹固定压痛，是最重要的体征，通常在麦氏点；②腹膜刺激征，阑尾化脓、坏疽、穿孔时可出现腹膜刺激征；③右下腹包块，阑尾周围脓肿形成后，右下腹可触及边界不清的固定的压痛性包块；④辅助试验，结肠充气试验阳性表示阑尾有炎症；腰大肌试验阳性提示阑尾位置较深时；闭孔内肌试验阳性说明阑尾贴近闭孔；直肠指检时直肠右前方有触痛，提示阑尾位于盆腔。

3.**实验室检查**　白细胞计数及中性粒细胞比例升高。当盲肠后位阑尾炎刺激输尿管时，尿中可出现少量红细胞和白细胞。

（四）治疗原则

急性阑尾炎应行阑尾切除术。对于单纯性阑尾炎、阑尾周围脓肿可行非手术治疗。

（五）护理

1. 护理措施

（1）非手术治疗及术前护理：①取半卧位；②静脉输液、应用抗生素；③提供易消化的软食或半流质饮食；若不排除手术治疗应禁饮食；④病情变化，观察期间禁用止痛剂，以免掩盖病情；禁服泻药和灌肠，以免肠蠕动加快，导致阑尾孔或炎症扩散；⑤对非手术治疗无效或病情加重者，应做好手术治疗准备。

（2）术后护理：①术后平卧6~8小时，麻醉作用消失、生命体征稳定后改半卧位；②单纯性阑尾炎术后6小时可试进流食，其他阑尾炎术后需禁饮食、补液，待肠蠕动恢复、肛门排气后逐渐恢复饮食；③遵医嘱使用抗生素；④指导患者早期下床活动，减少肠粘连的发生；⑤观察有无腹腔内出血、切口感染、腹腔脓肿、粪瘘等并发症。

（六）特殊类型阑尾炎

1. 小儿急性阑尾炎 临床特点：①病情发展快而重，早期即出现高热、呕吐等；②腹部体征不明显；③阑尾管壁薄，穿孔率高；④大网膜发育不完全，炎症不易局限。应及早手术治疗。

2. 老年人急性阑尾炎 临床特点：①对疼痛感觉迟钝，就诊较晚，病理改变重于临床表现；②因腹肌萎缩，腹部体征不明显；③动脉粥样硬化，阑尾易缺血、穿孔。应尽早手术治疗。

3. 妊娠期急性阑尾炎 临床特点：①妊娠期子宫增大使腹壁绷紧和阑尾位置改变，故临床表现不典型；②大网膜被推向一侧，炎症不易局限，且易因炎症刺激引起流产或早产。宜手术治疗。

二、肠梗阻

（一）解剖生理概要

小肠分空肠和回肠；结肠分升、横、降和乙状结肠。小肠的血液供应来自肠系膜上动脉，经肠系膜上静脉回流至门静脉。小肠是食物消化和吸收的重要部位。

（二）疾病概要

肠梗阻的分类如下所述。

1. 按梗阻的原因分 ①机械性肠梗阻，最常见，可由于肠腔堵塞、肠管受压、肠壁病变引起；②动力性肠梗阻，肠管本身没有病变，主要由肠麻痹和肠痉挛引起；③血运性肠梗阻，由于肠系膜血管栓塞或血栓形成，使肠管血运障碍，继而发生肠麻痹所致。

2. 按肠壁有无血运障碍分 分为单纯性肠梗阻和绞窄性肠梗阻。

3. 梗阻部位分 分为高位肠梗阻（空肠上段）和低位肠梗阻（回肠末段和结肠）。

4. 按梗阻程度分 分为完全性肠梗阻和不完全性肠梗阻。

（三）临床表现

1. 症状

（1）腹痛：单纯性机械性肠梗阻为阵发性绞痛；绞窄性肠梗阻为持续性腹痛阵发性加重；麻痹性肠梗阻为持续性胀痛。

（2）腹胀：高位梗阻腹胀轻；低位梗阻腹胀明显；麻痹性肠梗阻呈均匀性全腹胀。

（3）呕吐：高位梗阻呕吐出现早、频繁、量小；低位梗阻呕吐出现迟、次数少、量大，呕吐带臭味的粪样物；麻痹性肠梗阻呕吐呈溢出性；肠绞窄时呕吐物呈血性。

（4）停止排气排便：完全性肠梗阻排气、排便停止，但高位肠梗阻早期或不完全性梗阻仍有少量排气、排便。

2. 体征

（1）视诊：机械性肠梗阻可见肠型和肠蠕动波；麻痹性肠梗阻有均匀性全腹胀；绞窄性肠梗阻可见不对称性腹胀。全身有脱水表现。

（2）触诊：绞窄性肠梗阻可有腹膜刺激征，有时可触到孤立的肿块，伴有压痛。

（3）叩诊：肠管胀气可叩鼓音；绞窄性肠梗阻还可有移动性浊音。

（4）听诊：机械性梗阻时肠鸣音亢进，有气过水声或金属音；麻痹性肠梗阻时肠鸣音减弱或消失；肠鸣音由强到弱，以至消失，提示绞窄性肠梗阻。

3.辅助检查

（1）实验室检查：由于血液浓缩，血红蛋白和血细胞比容可增高。血气分析和血清电解质测定，可反映水、电解质及酸碱平衡紊乱情况。

（2）X线检查：可见阶梯状气液平面及胀气肠袢；绞窄性肠梗阻可有孤立、固定的胀气肠袢。

（四）常见肠梗阻

1.粘连性肠梗阻 常由腹腔手术、炎症、损伤等引起，以非手术治疗为主。

2.肠套叠 最多见的是回肠末端套入结肠，多见于2岁以下的小儿。以阵发性腹痛、果酱样黏液血便和腹部蜡肠样肿块为特征。早期行空气灌肠复位，如灌肠复位失败或肠管已坏死者，应采用手术治疗。

3.肠扭转 小肠扭转多见于青壮年，以饮食后突然改变体位为诱因；表现为突然剧烈腹部绞痛，常牵涉腰背部，腹胀呈不对称膨隆，腹部可触及压痛性包块，早期出现休克，应及早手术复位。乙状结肠扭转多见于老年，多有慢性便秘史；主要表现为下腹部压痛性包块、腹胀、排气排便停止等，也宜手术治疗。

4.蛔虫性肠梗阻 多因驱虫不当、蛔虫聚结成团引起。腹部可扪及条索状、易变形移位的肿块。一般采用非手术疗法。

（五）肠梗阻患者的护理

1.护理诊断／问题

（1）体液不足：与呕吐、禁食、肠腔积液、胃肠减压致体液丢失有关。

（2）疼痛：与肠内容物不能正常运行或通过障碍、手术治疗有关。

（3）腹胀：与肠梗阻致肠腔积液、积气有关。

（4）知识缺乏：缺乏术前术后相关配合知识。

（5）潜在并发症：肠坏死、腹腔感染、感染性休克。

2. 护理措施

（1）非手术治疗的护理

1）遵医嘱禁饮食、胃肠减压、补液、使用抗生素。

2）观察病情变化　当患者出现下列情况之一者，提示有较窄性肠梗阻可能。①腹痛由阵发性转为持续性，有阵发性加剧；②病情发展迅速，中毒症状加重，休克出现早或难以纠正；③腹膜刺激征明显，体温上升，脉速，白细胞计数增高；④腹胀不对称，腹部可触及痛性包块；⑤出现移动性浊音或出现气腹征；⑥呕吐物、胃肠减压液、肛门排出物呈血性；⑦腹部 X 线显示孤立、胀大、固定的肠袢影像，假肿瘤阴影，或肠间隙增宽。

（2）手术治疗的护理

1）术前护理：同非手术治疗的护理，并做好急诊手术前准备。

2）术后护理：①麻醉作用消失、血压平稳后取半卧位；②禁饮食、胃肠减压，待肠蠕动恢复肛门排气后，则开始进食少量流质，并逐步过渡到半流质饮食；③遵医嘱补液、用抗生素；④密切观察病情；⑤切口术后 3 日换药，观察有无感染征象；引流管应妥善固定、保持通畅、观察和记录引流液的性质及量，术后 24~48 小时拔除；⑥早期指导患者床上翻身、活动肢体，若病情允许尽早下床活动。

三、大肠癌

（一）结肠癌

1. 病因　与家族性结肠息肉病、结肠慢性炎性疾病、结肠腺瘤、晚期血吸虫病及高脂肪、高蛋白和低纤维饮食等有关。

2. 临床表现　①排便习惯和粪便性状改变，是最早出现的症状，多表现为大便次数增多、腹泻、便秘，粪便带血、脓或黏液；②腹痛，常为隐痛、胀痛、不适感，发生肠梗阻时腹痛加重或呈阵发性腹痛；③肠梗阻症状，多表现为慢性低位不完全性肠梗阻症状；④全身症状，如贫血、消瘦、乏力、低热等，甚至恶病质。右半结肠癌以肿块和全身症状较为主；左半结肠癌以肠梗阻症状为主。

3. 辅助检查 ①结肠镜检查，是最可靠的诊断方法；②X线钡剂灌肠或气钡双重对比造影检查，是常用的诊断方法；③大便潜血试验，可用于结肠癌的筛查；④癌胚抗原（CEA），可用于诊断及估计预后和复发情况。

4. 治疗 以手术治疗为主。①根治性手术，切除范围包括癌肿所在肠袢及其两侧不少于10cm的正常肠管和其相应的系膜及区域淋巴结，根据肿瘤所在的部位采取右半结肠切除术、左半结肠切除术、横结肠切除术、乙状结肠切除术等；②姑息手术，适用于已有广泛转移、不能行根治术的晚期病例，可行捷径吻合术、肠造口术等。化疗可作为辅助治疗措施，常用药物有氟尿嘧啶（5-FU）、丝裂霉素等。

（二）直肠癌

1. 临床表现 ①黏液血便，为较早症状；②直肠刺激症状，如排便次数增多，里急后重；③肠腔狭窄症状，如粪便变细、变形，甚至出现低位不完全肠梗阻症状；④晚期症状，如癌肿侵犯前列腺、膀胱，可发生尿频、尿痛；侵犯骶前神经则发生持续性剧烈疼痛；出现肝转移时有腹水、肝肿大、黄疸、贫血、浮肿等恶病质表现。

2. 辅助检查 ①直肠指检，是诊断直肠癌最简便的、首选的方法；②直肠镜检查，能直接观察病变的情况，并可取活检送病理学检查；③癌胚抗原（CEA）检查，对直肠癌术后判断预后和复发有一定价值。

（三）护理

1. 护理诊断/问题

（1）有皮肤完整性受损的危险：与结肠造口后粪便对皮肤的刺激有关。

（2）自我形象紊乱：与腹部结肠造口的建立、排便方式改变等有关。

（3）知识缺乏：缺乏肠道准备知识及结肠造口的护理知识。

（4）潜在并发症：感染、吻合口瘘、出血、尿潴留及造瘘口坏死、狭窄、回缩。

2. 护理措施

（1）术前护理

1）心理护理。

2）直肠癌术前 2 日每晚肛门坐浴，女患者应做阴道冲洗。

3）肠道准备：①多次灌肠法，是最常用的方法；术前 3 日进半流饮食，术前 1 日改流质饮食；术前 3 日口服肠道抑菌药物（如新霉素、甲硝唑），服药期间补充维生素 K；术前 3 日服泻药（硫酸镁、番泻叶等）；术前晚及术日晨做清洁灌肠；②全消化道灌洗法，术前 12~14 小时开始口服 37℃左右等渗平衡电解质液，以引起容量性腹泻，达到彻底清洗肠道目的，一般灌洗全过程约需 3~4 小时，灌洗液量不少于 6000ml，灌洗液中也可加入抗菌药物；③口服甘露醇法，术前 1 日午餐后 0.5~2 小时内口服 5% ~10% 的甘露醇 1500ml 左右，以吸收肠壁水分，促进肠蠕动，起到有效腹泻、清洁肠道的目的。注意：对年老体弱、心、肾功能不全者禁用全消化道灌洗法和甘露醇口服法。

（2）术后护理

1）卧位：麻醉作用用消失、生命体征平稳后改半卧位。

2）禁饮食、胃肠减压：禁饮食 2~3 日，待肠蠕动恢复、肛门排气或开放结肠造口后开始进流质饮食，逐渐过渡到半流质和普通饮食，禁饮食期间由静脉补充液体和营养。

3）预防感染：遵医嘱给予使用抗生素，以预防感染。

4）引流管护理：Miles 手术后骶前引流管接负压装置，2~3 日后无引流液排出即可拔除。

5）导尿管护理：直肠癌术后导尿管接集尿袋，按常规要求做好护理，一般术后 1 周左右拔除。

6）结肠造口的护理：术后第 3 日开放造瘘口；造瘘口开放后应取左侧卧位，并及时清除肠道分泌物及粪便，避免伤口污染；保护造瘘口周围皮肤，必要时涂抹氧化锌软膏；观察造瘘口有无水肿、出血、坏死、脱垂或回缩；教会患者正确使用人工肛袋、造瘘口扩张及造瘘口灌洗的方法；告知注意饮食卫生，避免摄入导致腹泻、便秘及产气性食物。

第十四章 直肠、肛管疾病患者的护理

一、直肠肛管解剖生理

（一）直肠肛管解剖

肛管上起自齿状线，下止于肛门缘，长 2~3 厘米，由肛门内外括约肌和肛提肌围绕。直肠上接乙状结肠，下连肛管，长约 12~15cm。直肠腔上段较窄，下段扩大成直肠壶腹，肌层是不随意肌，内环外纵，环肌层在直肠下段伸延并增厚，成为肛管内括约肌。在壶腹部有上、中、下三个横的半月形皱襞，称直肠瓣。直肠下端因括约肌收缩，黏膜成 8~10 个纵行皱襞，称直肠柱（也称肛柱），长 1~2 厘米，相邻两个直肠柱基底之间有半月形皱襞，称肛瓣，肛瓣与直肠柱之间的黏膜形成口向上、底在下的袋状小窝，称肛窝（隐窝），深约 3~5 毫米，底部有肛腺开口，此处常积存粪屑，容易感染，引起肛窦炎，肛管与直肠柱连接的部位，常有三角形乳头状隆起，称肛乳头。上述解剖结构，使直肠与肛管交界处形成一条不整齐的线，称为齿线。齿线为直肠与肛管的分界线。

（二）直肠肛管生理

直肠有排便、吸收和分泌功能，肛管主要是排便功能。直肠下端是排便反射发生的重要部位，是排便功能中的主要环节。

二、直肠、肛管良性疾病

（一）痔

1. **痔** 是直肠下端黏膜下和肛管皮肤下的静脉丛扩张、迂曲所形成的静脉团。

2.临床表现

（1）内痔：内痔位于齿状线上方，由直肠上静脉丛扩张、迂曲而成，好发于截石位3、7、11点处，表面覆盖直肠黏膜。主要表现为排便时出血和痔核脱出。临床上按病情轻重分为三期：①Ⅰ期，主要表现为便时出血或便后滴血；②Ⅱ期，便时出血、量大，且有痔核脱出，便后痔核自行回纳；③Ⅲ期，出血量可有减少，腹内压增高时痔核即可脱出，不能自行回纳；继发感染时有疼痛；嵌顿于肛门外疼痛较剧，称嵌顿性内痔。

（2）外痔：外痔位于齿状线下方，由直肠下静脉丛扩张迂曲而成，表面覆盖肛管皮肤。通常只见肛门外的皮垂或扩张的静脉团，无临床症状。当用力排便时皮下静脉丛破裂，即形成血栓性外痔，出现肛门部紫色肿块，伴剧烈疼痛。

（3）混合痔：同时兼有内痔和外痔的临床特点。

（二）肛裂

1.肛裂　肛裂是齿状线下肛管皮肤层裂伤后形成经久不愈的溃疡。

2.临床表现　主要有疼痛、便秘和血便三大症状。

（1）疼痛：规律性的便时痛和便后痛。排便时由于粪便冲击和扩张肛管产生剧烈的疼痛，呈烧灼感或刀割样；便后由于肛门括约肌痉挛性收缩，再度出现持续时间更长的剧痛；便后痛约在30分钟到数小时缓解，直至下次排便再次出现。

（2）便秘：患者由于惧怕疼痛而不敢排便，排便次数减少导致便秘，而便秘又使肛裂加重，形成恶性循环。

（3）血便：排便使溃疡裂隙加深而出血，表现为粪块表面带血或手纸染血。

（4）肛裂三联症：查体可见肛裂口、肛乳头肥大和"前哨痔"。

（三）直肠肛管周围脓肿

直肠肛管周围脓肿是指发生在直肠肛管周围软组织或其周围间隙的急性化脓性感染，并形成脓肿。

1.临床表现

（1）肛门周围皮下脓肿：最常见。全身感染症状不明显，以局部表现为主，肛周持续性剧痛和红、肿、热、触痛。

（2）坐骨肛门窝脓肿：较常见。脓肿位于肛提肌以下的坐骨、肛管之间的软组织间隙内，初期表现为局部疼痛，炎症较重时局部红肿热痛明显，炎症波及直肠和膀胱时，可出现直肠刺激症状和膀胱刺激症状。

（3）骨盆直肠窝脓肿：较少见。脓肿位于肛提肌以上的坐骨、直肠间隙内，由于脓肿位置较深，全身症状较重，甚至出现感染性休克，而局部体征可不明显。有直肠刺激症状和膀胱刺激症状，排便痛和排尿困难较为明显。

2.辅助检查　①肛门周围皮下脓肿，肛门视诊可见病变处明显红肿，检查有硬结和压痛，脓肿形成后有波动感，穿刺可抽出脓液；②坐骨肛门窝脓肿和骨盆直肠窝脓肿，直肠指检可触及肠壁波动感，穿刺可抽出脓液。

（四）肛瘘

肛瘘指直肠下部或肛管与肛周皮肤间形成的慢性感染性管道。常由脓肿自行溃破或切开引流后形成，少数是结核分枝杆菌感染或损伤引起。

1.组成与分类　典型肛瘘由内口、瘘管、外口三部分组成，内口多位于齿状线附近，外口位于肛周皮肤。按瘘管位置的高低，分为低位肛瘘（瘘管位于肛门外括约肌深部以下）和高位高瘘（瘘管位于肛门外括约肌深部以上并跨越外括约肌深部）。按瘘管、瘘口数，量分为单纯性肛瘘（一个内口、一个外口和一条瘘管）和复杂性肛瘘（多个瘘口和瘘管）。

2.临床表现　①瘘口反复排脓，是最常见的症状，脓液排出后外口可暂时闭合，当脓液积聚到一定量时再次冲破外口排出脓液，如此反复发作，经久不愈；②疼痛、发热，当肛瘘引流不畅，出现急性感染时可出现疼痛、发热等；③肛周瘙痒，瘘口排出的脓液刺激皮肤，使肛门部潮湿、瘙痒，久之形成湿疹。

三、直肠肛管疾病患者的护理

（一）护理评估

1.健康史 了解有无喜食刺激性食物或饮酒等习惯；有无长期站立、坐位及腹内压增高等因素；有无心血管疾病、糖尿病等病史。

2.身心状况

（1）症状：有无便血、排便困难、肛门脱出肿块、肛门疼痛、直肠或膀胱刺激症状等；有无发热、头痛、乏力、食欲下降、恶心等全身表现。

（2）体检：肛门周围有无红肿、发热、压痛、肿块、波动感、瘘口、分泌物、湿疹等；肛门有无血迹、痔核、肛裂三联症等。直肠指检有无肿块、条索状瘘管等。

3.辅助检查 血常规检查有无白细胞升高及中性粒细胞比例升高，有无贫血等；肛门镜检查是否明确了病变的性质及部位。

（二）护理诊断／问题

1.疼痛 与肛周疾病或手术等有关。

2.便秘 与肛门疼痛惧怕排便有关。

3.潜在并发症 尿潴留、肛门失禁、肛门狭窄、感染。

4.知识缺乏 缺少有关疾病治疗及预防术后复发的知识。

（三）护理措施

1.非手术治疗及手术前护理

（1）饮食护理：指导患者多吃新鲜蔬菜、水果及多饮水，少吃辛辣食物，避免饮酒；术前3天进少渣饮食，并口服缓泻剂或肠道杀菌剂，以预防感染，术前1天进全流饮食，术前1日晚上清洁灌肠。

（2）保持大便通畅：告知患者养成定时排便习惯。有便秘者，可服用缓泻剂，如蓖麻油、液状石蜡等。

（3）热水坐浴：用1:5000高锰酸钾溶液坐浴，每日2~3次或大便后随时坐浴，以增进血运、促进炎症吸收、缓解括约肌痉挛减轻疼痛，并能清除分泌物。坐浴时应注意：①如有伤口，坐浴后应及时换药；

②女患者经期、妊娠末期及盆腔炎急性期不宜应用；③对年老体弱及贫血患者，在坐浴结束时要搀扶起身，以免晕倒。

（4）纠正贫血：如贫血严重，应予以输血，且患者在排便或坐浴时，应有人陪伴，以免因贫血头晕而跌倒受伤。

2. 术后护理

（1）体位与饮食：平卧位或侧卧位，臀部垫气圈，以防伤口受压引起疼痛。一般术后不严格限制饮食，术后第1天进流质饮食，2~3天内进少渣饮食。

（2）观察病情：内痔切除术后，应定时查看创口敷料，了解渗血情况，测量血压、脉搏、呼吸及观察面色变化，以及早发现继发性出血。一旦发生出血，应准备消毒凡士林纱布，以填塞直肠肛管，压迫止血作用；同时做好输血准备。

（3）减轻疼痛：术后常有疼痛，与肛门对痛觉的敏感性较高和纱布条填塞过紧有关。若系纱条填塞过紧可适当抽出；必要时遵医嘱使用止痛剂。

（4）换药与肛门坐浴：有伤口者，应保持局部清洁，每次便后1：5000高锰酸钾溶液坐浴，再更换敷料。肛瘘挂线疗法，3~5日后应再次将橡皮筋拉紧、结扎，以保证疗效，一般10~14日橡皮筋脱落，肛瘘愈合。

（5）保持大便通畅：痔手术后2~3日，口服10%阿片酊5ml，每日2次，以减少肠蠕动、控制排便，保证手术切口的愈合；术后第3日起，每晚可给予口服液体石蜡30ml，以软化大便，防止便秘；术后7~10日内禁忌灌肠，以免造成大出血。

3. 并发症护理

（1）尿潴留：术后6小时检查有无膀胱充盈，一旦发现尿潴留，应及时采取处理措施。

（2）肛门失禁：如手术切断肛门直肠环，可造成肛门失禁，应做好肛门皮肤护理，如坐浴、涂氧化锌软膏等，以防粪液浸渍引起皮肤炎症。

（3）肛门狭窄：手术瘢痕或感染后瘢痕愈合会引起肛门狭窄，一旦发现，应进行扩肛治疗。

第十五章　肝外科疾病患者的护理

一、解剖生理概要

（一）肝的解剖

肝脏是人体内最大的实质性器官，重量 1200~1500g，大部分位于右膈下及季肋部的深面，小部分位于左上腹。肝脏有两个面，膈面向上呈凸形，大部分与膈肌相接触，其中有多条韧带对肝有固定作用。肝的脏面扁平与胃十二指肠、胆囊、结肠肝区、右肾及肾上腺相邻，有重要的肝胃韧带和肝十二指肠韧带，在肝胃韧带和肝十二指肠韧带内有门静脉、肝动脉、胆总管等称为肝蒂，在外科手术中极为重要。在肝内，胆小管汇合成小叶间胆管，小叶间胆管在逐渐汇合成左、右肝管出肝，左、右肝管在汇合成肝总管，最后与胆囊管汇合成为胆总管。

（二）肝脏的生理功能

肝脏的功能主要有以下五种：①每日分泌 600~1000ml 胆汁，经胆总管流入十二指肠，帮助消化脂肪和脂溶性维生素的吸收；②参与蛋白质、脂肪、糖、多种维生素和激素的代谢；③解除人体代谢过程中产生的和外来的毒物；④吞噬和免疫功能；⑤合成多种凝血物质，对协调凝血功能有重要作用。

二、门静脉高压症

（一）门静脉的解剖生理

1. **解剖**　门静脉是由肠系膜上静脉和脾静脉汇合而成，脾静脉又收集肠系膜下静脉的血液，门静脉主干在肝门处分为左、右两支，分别进入左、右半肝，并逐渐分支，其小分支和肝动脉小分支的血液汇合于肝小叶内的肝窦，然后流入肝小叶的中央静脉，再经肝静脉流入下腔静脉回流入心。以上可以看出门静脉的两端都是毛细血管网，一端是胃、肠、脾、胰的毛细血管网，另一端是肝小叶的肝窦。正常门静脉压力为13~24cm H_2O，平均为18cm H_2O。

2. 侧支循环　①胃底、食管下段交通支，门静脉血液可通过胃冠状静脉、胃短静脉、食管胃底静脉与奇静脉、半奇静脉的分支吻合，然后流入上腔静脉；②直肠下端、肛管交通支，门静脉血液可通过肠系膜下静脉、直肠上静脉与直肠下静脉、肛管静脉吻合，然后流入下腔静脉；③前腹壁交通支，门静脉血液可通过脐旁静脉与腹部上静脉或腹壁下静脉吻合，分别流入上、下腔静脉；④腹膜后交通支，在腹膜后，有许多肠系膜上、下静脉分支与下腔静脉分支相互吻合交通。

（二）护理措施

1. 术前护理

（1）充分休息：卧床休息，避免劳累。告知患者卧床休息可降低肝脏的代谢率、减轻肝脏的负担、增加肝脏的血流，从而有助于肝细胞的修复，从而改善肝循环。

（2）加强营养，实施保肝：①给低脂、高糖、高维生素饮食，限制蛋白质摄入量；②低蛋白血症者，可输注支链氨基酸、人体白蛋白或血浆等；③贫血者，输新鲜血；有凝血功能障碍者，应补充维生素 K；④使用保肝药物，避免应用对肝脏有损害的药物。

（3）防止食管、胃底静脉破裂出血：避免进干硬或有骨、刺的食物，饮食不可过热，宜进无渣半流质饮食；避免呕吐、咳嗽等使腹内压增高的因素；术前一般不放置胃管。

（4）术前常规准备：同一般术前准备，但应禁用肥皂液灌肠。

2. 术后护理

（1）病情观察：①密切观察神志、血压、脉搏变化；②胃肠减压和腹腔引流液的性状与量，若引流出较多的新鲜血液，应考虑内出血。

（2）保护肝脏：术后常规给予氧气吸入，以避免缺氧加重肝功能损害；禁用或少用吗啡、巴比妥类、氯丙嗪等有损肝脏的药物。

（3）卧位与活动：分流术后为防止血管吻合口破裂出血，48 小时内应取平卧位或 15° 低坡卧位，2~3 日后改半卧位，翻身时动作要轻缓，保持大便通畅，1 周后可下床活动。

（4）饮食指导：肠蠕动恢复后可指导患者摄取流质饮食，逐步过渡到普通饮食，食物应富含营养和维生素、容易消化；分流术后应限制蛋白质和肉类摄入，忌食粗糙、干硬、过热或刺激性食物，禁烟、酒。

（5）并发症的观察和护理

①肝性脑病：分流术后部分门静脉血流未经肝脏解毒直接流入腔静脉系统，其血氨含量较高，加之肝功能损害，易诱发肝性脑病。若患者出现神志淡漠、嗜睡、谵妄，应通知医生；遵医嘱测定血氨浓度、使用谷氨酸钾或谷氨酸钠，降低血氨水平；限制蛋白质的摄入，减少血氨的产生；忌用肥皂水灌肠，减少血氨的吸收。

②深静脉血栓形成：脾切除后血小板迅速增高，有诱发深静脉血栓形成的危险，故不用维生素 K 和其他止血药物；术后 2 周内每日或隔日复查一次血小板，若超过 $600 \times 10^9/L$，应通知医师，并给予抗凝治疗；用抗凝药物前后应注意凝血时间变化。

三、原发性肝癌患者的护理

（一）术前护理

1. 心理护理 为患者创造一个安静的环境，教会一些消除焦虑的方法，帮助患者树立战胜疾病的信心。

2. 疼痛护理 疼痛是造成患者焦虑和恐惧的主要因素之一，应遵医嘱给止痛药物。

3. 观察并发症 注意有无肝癌破裂、上消化道出血等并发症的表现。

4. 纠正营养不良和凝血机制 给高蛋白、高热量、高维生素饮食，纠正营养不良、贫血和低蛋白血症；给予保肝药物、补充维生素 K。

5. 肠道准备 术前 3 日口服肠道不易吸收的抗生素，术前 1 日用酸性溶液清洁灌肠（禁用肥皂水），以减少血氨来源，预防肝性脑病。

（二）术后护理

1. 观察病情　观察生命体征、尿量、意识，尤应注意有无术后出血或肝性脑病的前驱症状；观察腹腔引流管引流液的性质和量。

2. 给氧　常规给氧吸入，以减少缺氧对肝脏的损害。

3. 饮食和排便　肠蠕动恢复肛门排气后，提供高蛋白、高热量、高维生素、清淡、易消化饮食。保持大便通畅，必要时使用缓泻剂，以预防血氨升高。

4. 体位与活动　麻醉作用消失、生命体征平稳后改半卧位，卧床休息 1 周，避免过早起床活动，以防肝断面出血。

第十六章　胆道疾病患者的护理

一、解剖生理概要

（一）解剖

1.胆管系统　分肝内胆管和肝外胆管。前者包括毛细胆管、小叶间胆管、肝叶胆管、肝内的左右肝管等；后者包括左右肝管、肝总管及与胆囊管汇合成的胆总管。胆总管长 7~9cm，直径 0.6~0.8cm，直径 >1cm 时即为胆总管扩张。另外，胆总管下端在十二指肠降部与主胰管汇合形成一共同通道，并膨大形成乏特壶腹，其周围有 Oddi 括约肌，壶腹部末端开口在十二指肠乳头。

2.胆囊　为梨形的囊性器官，分底、体、颈三部分，颈部呈漏斗状与胆囊管相接，该处是结石易藏处。

（二）生理功能

1.分泌胆汁　胆汁大部分由肝细胞分泌，毛细胆管只分泌胆汁总量的 1/4。

2.输送胆汁　胆汁→左、右肝管→肝总管→胆囊管→胆囊→胆囊管→胆总管→十二指肠。

3.储存、浓缩、排泄胆汁　胆囊既有分泌功能也有吸收功能，临床上的胆囊积水就是分泌和吸收功能（胆红素被吸收，胆囊黏膜分泌无色透明液体）的具体表现。

二、胆道特殊检查与护理

（一）B 超检查

B 超检查是一种安全、快速、简便、经济而准确的检查方法，其图像清晰、分辨率高、重复性强、无创伤，是胆道疾病首选的检查。告知患者检查前应禁食 12 小时，禁饮 4 小时，以保证胆囊、胆管内胆汁充盈。

（二）X 线检查

1. 腹部平片　一般结石不显影，只有少数胆固醇、胆色素和钙盐形成的混合结石可在平片上显影。

2. 经皮肝穿刺胆道造影（PTC）及经皮肝穿刺置管引流术（PTCD）

（1）方法和目的：PTC 是经穿刺针将胆道造影剂直接注入肝内扩张的胆管；PTCD 是在 PTC 后，置管于肝胆管内进行引流。PTC 能了解胆管内病变部位、程度和范围，有助于黄疸的鉴别；PTCD 能对胆道进行减压引流，可改善肝功能，为手术治疗作好准备，还可防止 PTC 后胆瘘造成的腹膜炎。

（2）护理：①造影前，向患者说明检查的方法和目的；提前 3 日预防性应用抗生素；做碘过敏和普鲁卡因过敏试验；造影日晨禁食，造影前 2 小时灌肠一次；备 76 ％ 泛影葡胺；②造影后，当日卧床休息，观察生命体征，注意有无内出血或气胸表现；术后禁食，若无不良反应第二日进流质饮食；适当补液，给予抗生素、止血药物、维生素 K_1；PTCD 患者应接无菌瓶，妥善固定，保持通畅，观察引流液的性质和量。

3. 经内镜逆行胆胰管造影（ERCP）

（1）方法和目的：通过十二指肠镜，经十二指肠乳头开口处插管至胆总管或主胰管内，再经导管注入造影剂逆行造影。能显示胆胰系统情况，可鉴别肝内、外胆管梗阻的部位和病变的范围；还可经十二指肠镜切开乳头和 Oddi 括约肌，行胆管内取石和引流。

（2）护理：①造影前，向患者说明 ERCP 的方法和目的；检查前禁饮食 6 小时；检查前 30 分钟肌注阿托品 0.5mg、塞替哌 50mg、地西泮 10mg；备 76 ％ 泛影葡胺；②造影后，当日卧床休息，若无不良反应检查后 2 小时可进流质；观察腹部症状、体征，注意有无急性胰腺炎、胃肠道出血、穿孔等表现；适当补液，给抗生素、止血药物等。

（三）磁共振（MPI）检查

可取得软组织任何截面的清晰图像，有助于发现胆道梗阻的部位及原因。

三、常见胆道疾病

（一）胆石症

1.种类 ①按成分可分为胆固醇结石、胆红素结石和混合性结石；②按部位可分为胆囊结石、肝外胆管结石和肝内胆管结石。

2.分布 ①胆囊内占50%左右；②肝外胆管占20%~30%左右；③肝内胆管占20%~30%左右。

3.临床表现 一般无症状，当结石梗阻或继发感染时出现症状。

（1）胆囊结石：①较大结石无梗阻或感染时，仅有上腹部闷胀不适、消化不良、慢性胆囊炎的表现；②小结石阻塞胆囊管时，可出现剧烈腹痛，并发感染时则有急性胆囊炎的表现；③结石落入胆总管形成胆总管结石。

（2）胆总管结石：梗阻并发感染时，出现Charcot三联症，即①剑突下或右上腹剧烈刀割样绞痛；②寒战、高烧；③黄疸。另外，可有大便陶土色、小便黄色、肝脏和胆囊肿大等。

（3）肝内胆管结石：①肝区闷胀疼痛，伴有发热和黄疸；②长期广泛性肝内胆管结石，可引起胆汁性肝硬化；③结石移动入胆总管形成胆总管结石。

4.辅助检查 常用B超、CT、PTC等检查，有能提示胆道结石的部位、数目等。

（二）胆囊炎

1.急性胆囊 临床表现：①症状，右上腹持续性疼痛阵发性加重，并向右肩、背部放射，常因饱餐、进食油腻而引起，伴恶心、呕吐、发热；②体征，可伴有轻度黄疸，右上腹可触及肿大的胆囊，墨菲征阳性；③B超检查，显示胆囊肿大，可见结石；白细胞计数和中性粒细胞计数明显升高。

2.慢性胆囊炎 临床表现：①症状，有急性胆囊炎反复发作的病史，出现右上腹发胀、隐痛、泛酸、厌油等酷似"胃病"的症状；②体征，胆囊区有轻压痛，少数可触及肿大的胆囊；③B超检查，显示胆囊缩小、壁增厚、排空功能减退或消失，如显示结石，则更有助于诊断。

（三）急性梗阻性化脓性胆管炎

起病急骤，进展快为本病的主要特点。

（1）症状：在Charcot三联症的基础上，出现神志改变和休克症状，称Reynolds五联症。

（2）体征：①呼吸浅快、血压降低、脉搏120~140次/分；②体温常在40℃以上；③剑突下或右上腹压痛和肌肉紧张，肝脏肿大，有时可扪到肿大的胆囊。

（3）辅助检查：白细胞及中性粒细胞计数明显升高，可出现代谢性酸中毒；B超可显示肝内、外胆管扩张情况；CT检查可鉴别胆道或胰腺疾病。

（四）胆道蛔虫病

1. 临床表现　①突发性剑突下阵发性"钻顶样"剧烈疼痛，可向右肩背部放射；②发作时患者辗转不安，呻吟不止，大汗淋漓，可伴有恶心、呕吐或呕吐出蛔虫，但查体仅有剑突下或稍右方轻度深压痛，症状与体征不符是本病的特点；③疼痛可突然缓解，间歇期宛如常人；④合并感染时，可出现胆管炎症状；⑤B超检查，可发现胆道内虫体影像。

2. 并发症　①胆道感染，主要是蛔虫将肠道细菌带入胆管引起；②胆道出血，主要是蛔虫损伤胆道黏膜引起；③急性胰腺炎，主要是因堵塞胰腺管开口所至；④胆道结石，主要是蛔虫残体和虫卵形成胆石的核心；⑤胆囊穿孔，主要是蛔虫经胆囊管钻入胆囊引起。

四、护理

（一）非手术疗法护理

1. 心理护理　根据疾病情况，采取适当的护理措施，以减轻患者的焦虑或恐惧。

2. 止痛 胆石症和胆道蛔虫病出现胆绞痛时，应遵医嘱给予阿托品和哌替啶止痛。

3. 观察病情 观察生命体征、神志、黄疸、尿量、24 小时出入量；腹部症状和体征；实验室检查结果；注意有无急性梗阻性化脓性胆管炎及感染性休克的表现，必要时做好手术治疗的准备。

4. 饮食护理 以低脂、高糖、高维生素、易消化饮食为主；并应做好口腔护理。

5. 对症护理 高热者给物理降温，病重者应禁饮食、胃肠减压、补液、抗生素、抗休克。

（二）手术后护理

1. 观察病情 观察生命体征、意识、尿量、24 小时出入量、黄疸、腹部症状和体征等；观察腹腔引流管引流液的性质和量。

2. 给氧、输液、使用抗菌药物、保肝治疗

3. 禁饮食、胃肠减压 肠蠕动恢复、肛门排气后可给流质饮食，逐渐过渡到半流质、普通饮食，注意以低脂肪为宜。

4. 其他 同一般腹部手术后护理。

5. T 管的护理 T 型管一般在术后 2 周后拔除。护理要点：①妥善固定；②严防折曲、受压，若引流不畅可用生理盐水冲洗；③改变体位或活动时，引流管不要高于腹部引流管口水平，以防逆流造成感染；④定期更换引流管口处敷料，如有胆汁渗漏，应涂氧化锌软膏保护皮肤，每日更换引流袋，并记录胆汁的量和性状；⑤观察体温变化与黄疸消退情况；⑥如体温正常，黄疸消失，胆汁排出减至每天 200~300ml 时，先行夹管，若无腹胀、腹痛、发热、黄疸等症状，可持续夹管 1~2 日后行 T 管造影，如造影显示胆道通畅，再开放引流管 1~2 日，排出造影剂后即可拔管。拔管后引流管口用凡士林纱布堵塞。

第十七章　胰腺疾病患者的护理

一、解剖生理概要

（一）解剖

胰腺位于腹膜后，分头、颈、体、尾四部分，总长约 15~20 厘米，头部与十二指肠第二段紧密相连，胰尾靠近脾门。70% 人的主胰管与胆总管汇合形成共同通道开口于十二指肠第二段的乳头处，少数人胰管与胆总管分别开口于十二指肠。两者的共同通路是胆与胰疾病相关的解剖基础，两者开口于十二指肠又是胆、胰发生逆行感染的解剖基础。

（二）生理

胰腺具有内外分泌的双重功能，内分泌主要由分散在胰腺实质内的上百万个胰岛来实现的，分泌胰岛素调控血糖；胰腺的外分泌功能是分泌胰液，由腺细胞分泌的胰液，进入胰管，经共同通道进入十二指肠，总量每日分泌可达 750~1500ml，呈强碱性，主要含有淀粉酶、蛋白酶、脂肪酶等。

二、急性胰腺炎患者的护理

1. **多种管道的护理**

（1）连接固定好各种管道，注意每根导管的作用。

（2）保持通畅，防止引流管折曲、受压，如有阻塞可用无菌生理盐水冲洗。

（3）准确记录各引流管引流液的性状、颜色和量。

（4）定时更换引流袋，严格无菌操作，遵医嘱进行腹腔灌洗。

2. **伤口的护理**　观察有无渗液和裂开，按时换药；并发胰外瘘时，要注意保持负压引流通畅，用氧化锌膏保护瘘口周围皮肤。

3.**营养支持** 第一阶段全胃肠外营养，约2~3周，以减少对胰腺分泌的刺激；第二阶段肠道营养，采用经空肠造瘘口灌注要素饮食，约3~4周；第三阶段逐步恢复到经口进食。

4.**做好基础护理及心理护理** 预防褥疮、呼吸系统、泌尿系统等并发症。

5.**观察术后并发症** 观察有无休克、多器官功能衰竭、大出血、胰外瘘和胰腺脓肿或假性囊肿等并发症，一旦发生，及时通知医生，并协助处理。

三、胰腺癌、壶腹部癌患者的护理

1.**术前护理**

（1）心理护理：每次检查或护理前应给予解释，增强患者战胜疾病的信心。

（2）改善营养状况：鼓励患者多进富有营养的食物，必要时给予肠内或肠外营养；有明显黄疸者，给予维生素 K_1，以改善凝血功能；贫血和低蛋白血症者，应输注红细胞和白蛋白。

（3）控制血糖：对高血糖者，应在严密监测血糖、尿糖的基础上使用降糖药物，将血糖控制在稳定水平。

2.**术后护理**

（1）常规护理：包括手术后体位、观察病情、保持输液通畅、使用抗菌药物等同一般腹部外科手术后患者。

（2）引流管护理：手术后可能带有胃肠减压管、T形管、空肠造瘘管、腹腔引流管等多种管道，应按要求妥善连接各引流管，分别做好标记，保持引流通畅，观察引流液的性质和量，注意有无胆汁、胰液或新鲜血液等引出，以及早发现胆瘘、胰瘘、出血等并发症。若怀疑胆瘘或胰瘘，应将引流管接持续负压吸引，引流管口周围皮肤用氧化锌软膏保护。

（3）出院指导：指导患者高营养、清淡饮食，限制脂肪食物，每日少量多餐；定期来医院复查；若出现腹部不适、消化不良症状要及时就诊。

第十八章　周围血管疾病患者的护理

一、单纯下肢静脉曲张

（一）疾病概要

1. 临床表现　大隐静脉曲张较多见，病变早期无不适，随着病变进展，可在久站或行走后患肢酸胀、易疲劳，也可有小腿肌肉痉挛发作。继而患肢出现隆起、纡曲、扩张的静脉，重者呈团块状，久病者可于足靴区出现淤滞性皮炎、色素沉着、毛发脱落、皮肤变硬及慢性溃疡等，也可继发曲张静脉的血栓性静脉炎。

2. 辅助检查　为了鉴别下肢静脉曲张的性质，需做静脉瓣膜功能实验。

（1）深静脉通畅试验：又称为波氏（Perthes）试验。检查时，患者站立让下肢静脉充分曲张充盈，在大腿中部绑扎止血带以阻断下肢浅静脉，然后嘱患者用力踢脚20次，或反复下蹲15~20次后，观察静脉曲张程度的变化。若曲张静脉空虚萎陷或充盈度减轻，则表示深静脉通畅；若静脉充盈不减轻，甚至加重，或伴有患肢酸胀不适，表示深静脉不通畅。深静脉不通畅者不能手术。

（2）大隐静脉瓣膜功能试验：又称为曲氏（Trendelenburg）试验。让患者平卧，下肢抬高排空静脉，在大腿根部绑扎止血带阻断大隐静脉，然后让患者站立，10秒钟内松开止血带，若出现自上而下的静脉逆向充盈，提示大隐静脉瓣膜功能不全。若不未松开止血带，止血带下方的静脉在30秒钟内充盈，提示交通支瓣膜功能不全。此检查结果对选择手术方式有一定指导意义。

（3）B超和多普勒双功扫描：此项检查具有灵敏度高、特异性强的特点，能对深、浅及交通静脉分别进行检测，并对每一个静脉的功能状态进行定性、定位、定量诊断。

（4）下肢静脉造影检查：是确切诊断下肢静脉疾病的最可靠的方法。

（二）护理

1. 护理诊断／问题

（1）皮肤完整性受损：与静脉回流障碍导致的皮肤溃疡有关。

（2）活动无耐力：与下肢静脉曲张致血液淤积有关。

（3）潜在并发症：小腿慢性溃疡、湿疹、血栓性静脉炎、出血。

（4）知识缺乏：缺乏下肢静脉曲张的预防知识。

2. 非手术治疗的护理　①穿弹力袜或扎弹力绷带，以促进静脉回流；②采取良好坐姿，坐时双膝无交叉过久；③休息或卧床时抬高患肢30°~40°，以利静脉回流。

3. 手术治疗的护理

（1）术前护理：认真进行皮肤准备，小腿溃疡处加强换药，周围皮肤乙醇消毒并用绷带包扎，抬高患肢减轻水肿。并做好静脉曲张处的标记。

（2）术后护理：①术后抬高患肢30°~40°；②早期活动，促进静脉回流，可先做足背伸屈活动，术后24小时鼓励患者下地行走，防止血栓性静脉炎形成；③弹力绷带包扎维持2周；④及时观察有无出血和血栓形成。

4. 健康指导　非手术疗法者，指导穿弹力袜或用弹力绷带，适当休息，抬高患肢，避免外伤。注意坐卧姿势，避免静脉淤血。保持排便通畅，避免肥胖。

二、血栓闭塞性脉管炎

（一）临床表现

1. 局部缺血期　以血管痉挛为主，表现为：①间歇性跛行，患者行走一段距离后出现小腿肌肉抽痛，被迫停下，休息后疼痛可缓解，再行走又可发作；②患肢胫后动脉和足背动脉搏动明显减弱；③皮肤温度低于正常，肢端发凉、怕冷、麻木；④游走性浅静脉炎；⑤足背静脉充盈时间延长。

2. 营养障碍期　此期除血管痉挛继续加重外，还有明显的血管壁增厚及血栓形成，常出现：①静息痛，是此期的突出表现；②患肢皮肤温度显著降低，皮肤干燥变薄、苍白，汗毛脱落等；③常有肌肉抽搐，尤以夜间明显；④患肢胫后动脉和足背动脉搏动消失，小腿肌肉萎缩。

3. 坏疽期　患肢动脉完全闭塞，表现为：①皮肤呈暗红或黑褐色，逐渐向上扩展，可形成经久不愈的溃疡；②肢体远端发生干性坏疽，继发感染后转为湿性坏疽；③此期患者疼痛剧烈，常彻夜难眠，屈膝抱足为此期的典型体位。

（二）辅助检查

为确定动脉阻塞的部位、范围、侧支循环等情况。可进行多普勒超声、核素等检查。对准备手术治疗的患者，可行动脉造影。但由于动脉造影对动脉的刺激可引起动脉痉挛，加重患肢的缺血，因此不能作为非手术治疗前的常规检查手段，应选择其他非损伤性检查方法。

（三）护理

1. 止痛　早期轻症患者可应用血管扩张剂，疼痛较重者，可先试用吲哚美辛等。吗啡止痛效果较好，但要注意防止成瘾，也可经硬膜外插管，应用镇痛泵。

2. 绝对禁烟　告知患者尼古丁可使血管收缩及动脉痉挛，也可造成坏疽。

3. 保护患肢　保暖，避免受潮受寒，但不能加温，以免代谢加快，促进组织缺血坏死，注意足部卫生，防止外伤，保持干燥，对溃疡创面只用油纱布换药，忌用刺激性强的外用药。

4. 肢体运动　抬腿运动，促进侧支循环。指导患者做伯格（Buerger）运动和行走锻炼。利用改变姿势，来被动的增进外周血液循环，以促进侧支循环建立，但不适应于溃疡或坏疽的情况。Buerger 运动方法如下：①平卧，将双脚抬高 45°~60°，可架在棉被或倒置在椅背上，维持 2~3 分钟；②坐位，坐在床沿或椅子上，双腿自然下垂，脚跟踏在地面上，踝部施行背屈与屈曲，左右摆动的动作，其次将脚趾向上翘并尽量伸开，再往下收拢，每一组动作持续 3 分钟，此时的脚应该变为完全粉红色。

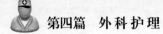

如果肤色变蓝或疼痛时，应立刻平躺，高举脚部，直到感觉舒服为止；③恢复平卧，双脚放平，并覆盖保暖，卧床休息 5 分钟；④抬高脚趾，脚跟运动 10 次。至此完成运动。

5. **测定皮温** 以半导体测温计定期测皮温，以观察疗效。

6. **血管重建手术患者的护理** 患肢应平置并制动 2 周。坚持做足背伸屈运动，密切观察患肢远端皮温、色泽、脉搏、感觉，警惕血管痉挛和继发性血栓形成，行抗凝治疗的患者注意出血倾向。

第十九章　颅脑损伤患者的护理

一、疾病概要

（一）头皮损伤

1.头皮血肿

（1）分类：①皮下血肿，较小而局限、张力高；②帽状腱膜下血肿，较大而软，有波动感，可漫及整个颅部，能引起休克；③骨膜下血肿，以骨缝为界，张力大，可有波动感。

（2）治疗原则：①较小血肿，早期加压包扎、冷敷，减少出血，24小时后热敷，促进血肿吸收；②较大血肿，在无菌操作下穿刺抽出积血并加压包扎；若血肿发生感染，尽早切开引流，并应用抗生素控制感染。

2.头皮裂伤
锐器伤，创缘较整齐，钝器伤，创缘一般不规则。头皮裂伤出血较多，不易自行停止。须立即加压包扎止血，尽早施行清创。清创时间可延长至72小时。

3.头皮撕脱伤
多因发辫受机械力牵拉所致，使大块头皮自帽状腱膜下层或连同骨膜一并撕脱。创面广泛出血，剧烈疼痛，可引起休克，也可合并颅骨及脑损伤、颈椎骨折或脱位等。应及时镇静止痛和控制出血，防治休克。用无菌敷料覆盖创面，加压包扎止血，同时将撕脱的头皮用无菌敷料包好，随患者速送医院。争取在6~12小时内彻底清创，行头皮瓣复位再植或自体皮移植术；对于骨膜已撕脱不能再植者，可清创后在颅骨外板上多处钻孔，深达板障，待骨孔内肉芽组织生成后再行植皮术。同时应用抗生素和TAT，预防感染。

（二）颅骨骨折

1.颅盖骨折
分类：①线性骨折，最常见，伤处可有压痛、肿胀。X线平片可明确诊断；②粉碎、凹陷性骨折，骨折片向颅腔内塌陷，在伤处可触及骨质凹陷,但头皮有血肿时,常不易鉴别,需行头颅X线摄片。

2.颅底骨折　骨折部通过鼻腔、耳道等处与外界相通,属于开放性骨折。分类:①颅前窝骨折,表现为眼眶周围及球结膜下瘀血斑,脑脊液鼻漏,可合并嗅神经、视神经损伤;②颅中窝骨折,表现为乳突部皮下和咽喉黏膜下瘀血斑,脑脊液鼻漏或耳漏,可合并面神经、听神经的损伤;③颅后窝骨折,乳突部及枕下区皮下瘀血斑,偶尔合并后组颅神经的损伤。颅底骨折的诊断主要依靠临床表现、CT检查等作出诊断,颅骨X线平片仅30%~50%能显示骨折线,对诊断帮助不大。

(三)脑损伤

1.脑震荡　临床表现:①外伤后短暂的意识丧失,一般不超过30分钟;②逆行性遗忘;③有头痛、头晕、恶心、呕吐等症状,短期内自行好转;④神经系统检查、脑脊液化验、CT检查无异常。

2.脑挫裂伤　临床表现:①昏迷程度深,时间长,超过30分钟,可持续数小时至数日、数周或更长时间;②有急颅内压增高的表现;③瞳孔变化;④依脑部不同区域损伤,可有相应偏瘫、失明、失语等症状和体征。

3.颅内血肿　可发生在颅内的不同部位,临床最主要的诊断手段是CT检查,可明确血肿的部位、大小、数目等。其临床表现如下所述。

(1)硬脑膜外血肿:①意识障碍,典型的表现是有"中间清醒期",即在原发性昏迷和继发性昏迷之间患者有一段时间的意识好转或清醒;②颅内压增高及脑疝表现,一般成人幕上血肿大于20ml,幕下血肿大于10ml,即可引起颅内压增高症状。幕上血肿者大多先经历小脑幕切迹疝,然后合并枕骨大孔疝,故严重的呼吸循环障碍常发生在意识障碍和瞳孔改变之后;幕下血肿者可直接发生枕骨大孔疝,较早发生呼吸骤停。

(2)硬脑膜下血肿:①急性和亚急性硬脑膜下血肿,症状类似硬脑膜外血肿,脑实质损伤较重,原发性昏迷时间长,中间清醒期不明显,有颅内压增高与脑疝的其他征象;②慢性硬脑膜下血肿,好发于老年人,大多有轻微头部外伤史,可有慢性颅内压增高表现,并有间歇性神经定位体征,有时可有智力下降、记忆力减退和精神失常等。

(3)脑内血肿:浅部血肿出血来自脑挫裂伤灶,常与硬脑膜下和硬膜外血肿并存。深部血肿多见于老年人，血肿位于白质深处，脑表面可无明显挫伤。主要表现为进行性加重的意识障碍，若血肿累及重要脑功能区，可出现偏瘫、失语、癫痫等局灶症状。

（四）颅内压增高和脑疝

1. 颅内压增高　颅腔内容物有脑组织、脑脊液和血液，在正常情况下三者保持一定的比例，使之与颅腔容积相适应，使颅内保持着稳定的压力称为颅内压。成人正常值为 70~200mmH$_2$O（0.7~2.0kPa），儿童为50~100mmH$_2$O（0.5~1.0kPa）。当颅内压持续高于正常值范围时称颅内压增高。

其临床表现如下所述。

（1）颅内压增高"三主征"：即头痛、呕吐和视神经盘水肿，这是颅内压增高的典型表现。①头痛，最常见的症状。以清晨和晚间多见，头痛程度随颅内压增高而进行性加重，咳嗽、打喷嚏、用力、弯腰、低头时可加重；②呕吐，头痛剧烈时可出现呕吐，多呈喷射状；③视神经盘水肿，是颅内压增高的客观证据。

（2）意识障碍：急性颅内压增高者常有进行性意识障碍，甚至昏迷；慢性颅内压增高者可表现为神志淡漠、反应迟钝。

（3）生命体征改变：可出现典型的 Cushing 反应，即血压升高，尤其是收缩压增高，脉压增大，脉搏缓慢而宏大有力，呼吸深慢等。严重者可因呼吸、循环衰竭而死亡。

（4）其他表现：如复视、头晕、猝倒等；婴幼儿可见头皮静脉怒张、囟门饱满、骨缝分离等。此外，还可有消化道出血、神经源性肺水肿等并发症的表现。

（5）辅助检查：① CT 扫描、MRI 检查、头颅 X 线摄片、脑血管造影或数字减影血管造影等有助于诊断；②腰椎穿刺检查，可测定颅内压，取脑脊液送检，但对已有明显颅内压增高症状和体征者应列为禁忌，以防引发急性脑疝。

2. 脑疝　当颅腔内某一分腔有占位性病变时，该分腔的压力高于邻近，脑组织由高压区向低压区移动，部分脑组织被挤入颅内生理空间或裂隙，产生相应的临床症状和体征，称为脑疝。

（1）临床表现：①小脑幕切迹疝，又称颞叶钩回疝，是位于小脑幕切迹缘的颞叶的海马回、沟回疝入小脑幕裂孔下方。主要表现为剧烈的头痛、频繁呕吐；进行性意识障碍；患侧瞳孔先缩小继之散大，对光反射迟钝或消失；对侧肢体瘫痪；生命体征的改变；晚期血压下降，最后呼吸、心跳停止。②枕骨大孔疝，临床表现为剧烈头痛、频繁呕吐、颈肌痉挛疼痛，生命体征紊乱出现较早，昏迷出现较晚，常突然呼吸停止，继之心跳停止。

（2）辅助检查：CT是确诊脑疝最常用的方法。

二、护理

（一）护理评估

1.健康史 着重了解受伤的经过及伤后的情况，尤其注意伤后的意识改变。

2.身体状况 ①生命体征；②意识状况；③瞳孔、肌张力、自主活动、感觉及反射；④颅内压增高的表现；⑤头皮和五官，有无脑脊液漏；⑥有无其他合并伤。

3.辅助检查 X线、CT、MRI等。

（二）护理措施

1.一般护理

（1）休息与卧位：卧床休息，床头抬高15°~30°，以减轻脑水肿，降低颅内压。

（2）持续或间断吸氧：改善脑缺氧，降低颅内压。

（3）饮食与补液：成人每日输入量不超过1500~2000ml，其中生理盐水不超过500ml，速度每分钟15~20滴，24小时尿量不少于600ml即可。病情稳定者可进流质饮食，吞咽障碍者给予鼻饲。

（4）避免颅内压突然升高：保持呼吸道、大便通畅，控制咳嗽、癫痫发作等，以免诱发脑疝。

（5）加强基础护理：做好口腔护理，防止口腔感染；定时翻身、拍背、雾化吸入，清醒者鼓励深呼吸、有效咳嗽，防止发生肺部并发症；保持会阴部、臀部清洁、干燥，以防发生褥疮；对留置导尿管者，做好导尿管护理，防止泌尿系感染。防止意外损伤。

（6）对症护理：高热患者给冰帽或在体表大血管处放冰袋物理降温，物理降温无效或有寒战反应时，遵医嘱给予冬眠低温疗法。

（7）脑脊液漏的护理：①床头抬高15°~30°，维持到脑脊液漏停止后5~7天；②保持外耳道、鼻腔、口腔清洁；③于鼻孔前或外耳道口松松地放置干棉球，随湿随换，24小时计算棉球数，估计脑脊液外漏量；④禁止耳道、鼻腔滴液、冲洗和堵塞；禁忌腰穿；鼻漏者严禁经鼻腔置胃管、吸痰、鼻导管吸氧；⑤避免用力咳嗽、打喷嚏、擤鼻涕及用力排便，避免脑脊液逆流；⑥密切观察有无颅内感染迹象，如体温、脑膜刺激征等；⑦按医嘱应用抗生素和TAT。

（8）便秘护理：鼓励患者进含纤维素高的食物；无颅内压增高者，可多饮水，腹部按摩；已有便秘者，给予开塞露或低压灌肠，禁忌高压灌肠。

2. 病情观察

（1）意识：根据患者对刺激的反应，将意识变化分为3级，即嗜睡、浅昏迷和深昏迷。也可用格拉斯哥昏迷计分法（GCS）（表4-19-1），用总分表示意识障碍程度，最高分15分（意识清醒），最低分3分。8分以下为昏迷，分值越低意识障碍越重。

表4-19-1　格拉斯哥昏迷计分法

睁眼反应	言语反应	运动反应
自动睁眼 4	回答正确 5	遵嘱活动 6
呼吸睁眼 3	回答错误 4	刺痛定位 5
刺痛睁眼 2	语无伦次 3	躲避刺痛 4
不能睁眼 1	只能发声 2	刺痛肢屈 3
	不能发声 1	不能活动 1

（2）瞳孔：瞳孔变化是颅脑损伤患者病情变化的重要体征之一。如伤后立即出现一侧瞳孔散大，可能是外伤性散瞳；伤后逐渐出现进行性一侧瞳孔散大，对侧肢体瘫痪，伴意识障碍，常提示颅内血肿、脑受压或脑疝；双侧瞳孔大小形状多变、对光反应差，多为脑干损伤；当患者出现双侧瞳孔散大，对光反射消失，眼球固定，伴有深昏迷，提示临终状态。

（3）生命体征：①伤后血压上升，脉搏慢而有力，呼吸深而慢，提示颅内压增高，警惕颅内血肿或脑疝发生；②无明显意识障碍和瞳孔改变的情况下，突然呼吸停止，为枕骨大孔疝的特征；③伤后立即出现高热，多系丘脑下部或脑干损伤；④伤后数日体温升高，需考虑伤口、肺部、泌尿系或颅内继发感染。

（4）神经系统体征：伤后立即出现一侧上下肢运动障碍而且相对稳定，多为对侧大脑皮质运动区损伤；伤后一段时间出现的一侧肢体运动障碍且进行性加重，多为对侧幕上血肿引起的小脑幕切迹疝。

（5）其他：如脑脊液漏、呕吐、头痛等，还应注 CT 检查结果的变化。

3. 术后护理

（1）体位：①全麻未清醒者取平卧位，头转向一侧，清醒后取半卧位；②颅神经受损，吞咽困难者侧卧位。

（2）观察病情：观察患者的意识、瞳孔、生命体征、肢体活动等情况。

（3）引流管护理：术后常有脑室引流、创腔引流、脑膜下引流。护理时应严格无菌技术、妥善固定、保持通畅并观察引流液的性状和量。

（4）术后并发症的观察和护理：术后常见的感染有切口感染、脑膜炎和肺部感染；若出现中枢性高热，需及时采用冬眠低温治疗；消化道出血可应用抑制胃酸分泌的药物和止血药；癫痫发作应卧床休息，避免情绪波动，按医嘱给药。

第二十章　胸部疾病患者的护理

一、胸部损伤

（一）肋骨骨折

1. 第 4~7 肋较长且固定，最易发生骨折。

2. 临床表现：①局部疼痛，咳嗽或深呼吸时加剧；②局部压痛明显，有时伴有畸形和骨擦音；③多根多处肋骨骨折时，呈反常呼吸运动，出现发绀、呼吸急促、血压下降，甚至休克；④ X 线可确定骨折部位和移位、有无血气胸及肺萎陷的程度等。

（二）损伤性气胸

1. **闭合性气胸**　损伤后空气进入胸膜腔，伤口闭合，空气不再进出。其临床表现：肺压缩在 30% 以下无症状，伤后 1~2 周自行吸收；超过 30% 者有呼吸急促、胸闷等症状，且纵隔移向健侧，伤侧叩诊鼓音，听诊呼吸音减弱或消失。

2. **开放性气胸**　胸壁有开放性伤口，呼吸时空气经伤口自由出入胸膜腔，伤侧胸膜腔负压完全消失。其临床表现：呼吸困难、面色苍白、口唇发绀、脉快甚至休克；胸壁伤口处呼吸时有气体出入声音，纵隔移向健侧，伤侧叩诊鼓音，听诊呼吸音消失。

3. **张力性气胸**　肺或支气管裂口与胸膜腔相通，且形成活瓣，每当吸气时气体进入胸腔，呼气时不能排出，患侧胸膜腔压力进行性增高。其临床表现：患者极度呼吸困难、口唇发绀和休克；纵隔移向健侧，伤侧肋间隙增宽，叩诊鼓音，听诊呼吸音消失，广泛皮下气肿。

（三）损伤性血胸

损伤性气胸的临床表现　少量血胸（成人 <500ml），无明显症状。中等量（500~1000ml）和大量血胸（>1000ml），表现为失血性休克和胸腔积液体征，出现脉搏细弱、血压下降、面色苍白、呼吸急促；X线片可见胸腔积液，纵隔向健侧移位，血气胸时可见气液平面；胸腔穿刺抽得不凝固的血液，即可明确诊断。

（四）胸部损伤患者的护理

1. 严密观察病情　①观察患者的意识、生命体征、尿量、引流液的量和性状等，如经补充血容量和闭式胸膜腔引流，休克仍不好转，应考虑进行性血胸存在；②观察有无胸腔内感染征象；③有无复合伤。

2. 消灭反常　对多发性肋骨骨折者，应配合加压包扎、牵引或手术固定骨折，以消灭反常呼吸。

3. 保持呼吸道通畅　无休克者安置半卧位；给氧；鼓励咳嗽和排痰；必要时吸痰、超声雾化吸入。

4. 防治休克　对有休克征象者，按休克护理，遵医嘱输液、输血、应用止血药物等，防治休克。

5. 防止感染　遵医嘱使用抗生素和TAT预防感染。

6. 做好胸腔闭式引流的护理。

二、脓胸

（一）临床表现

1. 急性脓胸　其临床表现：①患者常有高热、咳嗽、胸痛、呼吸急促，伴全身中毒症状，严重者可出现呼吸困难、发绀，甚至休克；②查体可见胸腔积液体征，患侧肋间饱满，呼吸运动减弱，叩诊浊音，呼吸音减弱或消失；③辅助检查，白细胞计数和中性白细胞比例增高，有核左移；X线检查可见胸腔积液，纵隔向健侧移位；胸腔穿刺抽出脓性液体。

2. 慢性脓胸　其临床表现：①患者常有低热、消瘦、营养不良、贫血、低蛋白血症、胸痛、咳脓痰；②查体，患侧胸壁塌陷，呼吸运动受限，叩诊浊音，听诊呼吸音减弱或消失，气管向患侧移位，可有杵状指（趾）。

（二）护理

1. 一般护理　①加强营养：给予高热量、高蛋白、高维生素饮食，必要时少量多次输血；②合理使用抗生素，注意药物的毒副作用。

2.局部治疗的护理 ①胸膜腔穿刺抽脓护理，穿刺中要观察患者有无不良反应，穿刺后观察患者有无呼吸困难、咯血等症状；②做好闭式胸膜腔引流术的护理；③开放引流术后，每天更换敷料 1~2 次，保持创口周围皮肤清洁；④对作胸膜纤维板剥除术患者，术后注意观察闭式引流瓶中有无大量出血或气体逸出；对胸廓改形术的患者，术后可能出现反常呼吸运动，故患侧胸廓需用纱布垫及多头带加压包扎固定 3~4 周。

第二十一章　泌尿及男性生殖系统疾病患者的护理

一、泌尿系损伤

（一）肾损伤

1.直接暴力和间接暴力均可引起肾损伤，临床上以闭合损伤常见。

2.临床表现：①休克，严重肾裂伤、肾蒂损伤或合并其他脏器损伤时，因创伤和失血，常发生休克；②血尿，是最主要症状，肾挫伤时血尿轻微，严重肾裂伤则呈大量肉眼血尿；③局部疼痛、肿块、发热、腹膜刺激征；④辅助检查，尿常规、血常规、B超、CT检查、排泄性尿路造影均有助于肾损伤的诊断。

（二）尿道损伤

1.是最常见的泌尿系损伤，主要见于男性。前尿道损伤，常发生于骑跨伤后；后尿道损伤，常发生于骨盆骨折后。

2.临床表现：①尿道出血，前尿道损伤时尿道滴血；后尿道损伤时有初期血尿；②排尿困难和尿潴留；③尿外渗，前尿道损伤时尿外渗范围为下腹部、阴茎、阴囊；后尿道损伤时尿外渗范围为腹膜外膀胱周围；④休克，骨盆骨折造成后尿道损伤时可有；⑤插导尿管检查，可明确诊断。

（三）膀胱损伤

1.**分类**　①挫伤，膀胱壁未破裂，仅伤及黏膜或肌层；②膀胱破裂，腹膜内型膀胱壁破裂伴腹膜破裂，大量膀胱内尿液流入腹腔，引起腹膜炎；腹膜外型膀胱破裂，腹膜完整，故尿外渗到腹膜外膀胱周围组织及耻骨后间隙。

2.**临床表现**　①休克，与骨盆骨折出血有关；②腹部剧痛，腹膜内型有急性腹膜炎征象，腹膜外型疼痛限于下腹部；③排尿障碍和尿潴留；④尿外渗；⑤导尿试验，是诊断膀胱破裂的可靠方法，将导尿管插入膀胱，可仅流出少量血尿，注入生理盐水 200 ml，5 分钟后抽吸，若液体进出量差异很大，提示膀胱破裂；⑥ X 线检查，腹部平片可发现骨盆或其他骨折；经导尿管将造影剂注入膀胱后摄片，可发现造影剂漏到膀胱外。

二、泌尿系结石

（一）概述

结石引起梗阻，梗阻诱发感染，感染又促成结石，三者互为因果，促使病变发展。

（二）临床表现

1. 肾、输尿管结石　①疼痛，为最突出症状，表现为腰部隐痛或肾绞痛。较大结石活动度小，仅有腰部隐痛；较小而活动的结石引起输尿管梗阻时，出现肾绞痛，表现突发的阵发性剧痛，从患侧腰部开始，放射至同侧下腹部、外生殖器或大腿的内侧；②血尿，活动或肾绞痛后出现肉眼血尿或镜下血尿；③感染症状，合并感染时腰痛加重，伴寒战、高热、脓尿等。

2. 膀胱结石　典型症状是排尿突然中断，改变体位可继续排尿，同时伴膀胱刺激征。

3. 尿道结石　表现为排尿困难及尿痛，甚至造成急性尿潴留。

三、泌尿系结核

（一）概述

原发病灶几乎在肺部，结核杆菌经血液播散至肾，几乎双侧同时感染，含结核杆菌的尿液经膀胱、尿道排出，可引起膀胱结核、男性生殖系结核等。临床以肾结核为主。

（二）临床表现

主要表现为：①尿频，是肾结核患者最早出现的症状，随之出现尿急、尿痛，是结核性膀胱炎所致；②终末血尿、脓尿；③晚期出现肾区疼痛和肿块，可为对侧肾积水或病侧肾积脓；④全身结核病中毒症状，甚至出现尿毒症。

四、泌尿系肿瘤

（一）肾肿瘤

绝大多数为恶性，成人主要是肾癌和肾盂癌，小儿主要是肾母细胞瘤。临床表现为：①血尿，间歇性、无痛性、全程、肉眼血尿是肾癌和肾盂癌的主要症状；②腹部肿块，是婴幼儿肾母细胞瘤的最早表现；③疼痛，腰部隐痛或钝痛，当血块阻塞输尿管时出现肾绞痛。治疗原则是早期行根治性肾切除术。

（二）膀胱肿瘤

临床表现为：①血尿，间歇、无痛、全程、肉眼血尿；②膀胱刺激症状，尿频、尿急、尿痛；③排尿困难等。治疗原则是早期手术治疗，配合膀胱灌注化疗和放疗。

五、良性前列腺增生

（一）概述

病因尚不清楚，可能与男性激素代谢异常有关。增生的前列腺可造成膀胱出口梗阻、后尿道受，引起排尿不畅、排尿困难，甚至输尿管、肾盂积水，导致肾功能损害。

（二）临床表现

主要表现为：①尿频，是最早出现的症状，尤其是夜尿增多；②进行性排尿困难，是最典型的症状，表现为排尿费力、尿线变细、甚至会呈滴状；在排尿困难的基础上，在劳累、受凉、吃辛辣食物时，可发生急性尿潴留；③其他，如合并泌尿系感染、膀胱结石、疝、痔、直肠脱垂等。

六、护理

（一）一般护理

加强营养，多饮水，预防泌尿系感染；戒烟酒，保持大便通畅，避免发生急性尿潴留。

（二）不同疾病的特殊护理

1. 泌尿系损伤患者的护理

（1）密切观察病情：监测生命体征，注意有无休克、感染发生；观察血尿、血肿等的动态变化；观察有无腹膜刺激征、术后并发症发生。

（2）防治休克：保证及时输血、输液、止痛、应用止血药。

（3）卧床休息：肾损伤后绝对卧床休息10~14日，一般至尿中红细胞消失1周后方能下床活动。

（4）解除尿潴留：对尿道损伤患者，应嘱其不要勉强用力排尿，以免加重尿外渗。有尿潴留者先试插尿管，若成功则保留尿管2周，无法插入者行耻骨上膀胱穿刺排出尿液。

（5）防治感染：及时应用抗生素预防感染。

（6）膀胱造瘘的护理：①保持造口引流管的通畅；②保持造口周围的皮肤；③暂时性膀胱造瘘引流管一般留置1~2周，拔管前需夹管，观察能否自行排尿，排尿通畅方可拔管。长期留置者，则需每隔2周在无菌操作下更换造口管1次。

（7）其他：尿道损伤修复后，要定期进行尿道扩张，预防尿道狭窄。

2. 泌尿系结石患者的护理

（1）一般护理：①解痉止痛，肾绞痛发作时应用阿托品、哌替啶等；②促进排石，鼓励患者多饮水、适当活动，改变体位；③防治感染，酌情使用抗生素。

（2）肾盂切开取石术后放置肾盂造瘘管的护理：①按泌尿系引流管常规护理；②肾盂造瘘管如引流不畅需要冲洗时，每次冲液量不超过5ml；③肾盂造瘘管留置时间10天以上，拔管前应夹管2~3天，观察有无患侧腰痛、漏尿、发热等现象，或经造瘘管注入造影剂，证明肾盂至膀胱通畅，方可拔管；④拔管后，患者向健侧卧位，以防尿漏。

3. 泌尿系结核患者的护理 ①术前、术后均须配合抗结核药物治疗，观察药物的毒副作用；②术后注意观察出血及排尿情况；③全肾切除者应卧床 2~3 天，无异常，可下床活动；④肾部分切除者应卧床 10~14 天，以防继发性出血。

4. 泌尿系肿瘤患者的护理

（1）术前护理：①心理护理；②每日观察和记录排尿情况和血尿程度；③改善全身营养状况；④行膀胱全部切除肠道代膀胱者，按肠切除术准备；⑤拟做双侧输尿管皮肤造口术的患者，术前彻底清洁腹壁皮肤，有利于成形皮肤乳头的成活，防止感染。

（2）术后护理

1）监测病情：生命体征、肾功能、白细胞变化等。

2）体位：血压平稳，取半卧位，膀胱全切除术后卧床 8~10 日，避免引流管脱落引起尿漏。

3）引流管的护理：各种引流管，应贴标签分别记录引流情况，保持引流通畅。因回肠膀胱或可控膀胱因肠黏膜分泌黏液，易堵塞引流管，注意及时挤压将黏液排出，有贮尿囊者可用生理盐水每 4 小时冲洗 1 次。

4）引流管拔管时间：输尿管末端皮肤造口术后 2 周，皮瓣愈合后拔除输尿管引流管；回肠膀胱术后 10~12 日拔除输尿管引流管和回肠膀胱引流管；可控膀胱术后 8~10 日拔除肾盂输尿管引流管，12~14 日拔除贮尿囊引流管，2~3 周拔除输出道引流管，训练自行导尿。

5. 良性前列腺增生患者的护理

（1）手术前护理：戒烟、禁酒、防便秘、防感染。术前残余尿多者，宜持续导尿引流，并定期冲洗膀胱。

（2）手术后护理：①密切观察生命体征、尿色的变化。②预防术后出血，前列腺摘除术后常规使用气囊导尿管压迫止血，一般在术后 10 天左右拔除；术后需间歇或持续膀胱冲洗，以防血块堵塞，如有出血，加快冲洗速度，或在冲洗液中加止血药，或全身应用止血药；术后 1 周内禁止肛管排气或灌肠。③缓解疼痛。④预防感染。

（3）康复指导：术后 1~3 个月内避免剧烈活动（跑步、骑自行车、性生活等），指导患者有意识地经常锻炼肛提肌，尽快恢复尿道约肌功能。

第二十二章　骨与关节疾病患者的护理

一、骨折与脱位

（一）骨折概论

1. 骨折　是骨的完整性或连续性发生部分或完全中断。

2. 分类

（1）根据骨折端与外界是否相通分为　①闭合性骨折，骨折处皮肤或黏膜完整；②开放性骨折，骨折端与外界直接或间接相通。

（2）根据骨折的类型：可分为裂缝、横断、斜型、螺旋、粉碎、嵌插、青枝、压缩和撕脱骨折。

（3）根据骨折的程度：①不完全骨折，骨的完整性或连续性发生部分中断；②完全骨折，骨的完整性或连续性全部中断。

（4）根据骨折处的稳定程度可分为：①稳定性骨折；②不稳定性骨折。

（5）根据骨折后时间长短可分为：①新鲜骨折，指 1~2 周内的骨折；②陈旧性骨折，骨折 2~3 周后的。

3. 临床表现

（1）全身表现：有无危及生命的表现出现，如昏迷、休克、呼吸困难等，骨折后体温可略升高，一般不超过 38℃。

（2）局部表现：①一般表现，局部疼痛、压痛、肿胀、瘀斑和功能障碍；②骨折的专有体征，畸形、反常活动和骨擦音、骨擦感。

（3）X 线检查：可显示骨折的部位、形态和有无移位，能明确诊断。

4. 并发症

（1）早期并发症：①休克，多为失血性；②血管损伤；③神经损伤；④内脏损伤；⑤脂肪栓塞综合征，骨折后，骨折断端血肿张力较大，使骨髓腔中脂肪滴进入破裂的静脉窦内，随血液循环进入肺、脑、肾等器官引起栓塞，而危及生命；⑥骨筋膜室综合征，骨筋膜室是由深筋膜与骨、骨间膜、肌间隔所围成的容量有限的软组织间室。骨筋膜室综合征是由于骨折时形成的血肿和严重软组织水肿，导致间室压力增高，使软组织的血液循环障碍，肌肉、神经急性缺血而出现的一系列症候群；多见于前臂和小腿骨折；⑦感染，开放性骨折易发生化脓性感染和厌氧菌感染，并可造成化脓性骨髓炎或脓血症。

（2）晚期并发症：①关节僵硬，受伤肢体长时间固定，未能及时有效进行功能锻炼造成；②损伤性骨化；③创伤性关节炎；④缺血性骨坏死；⑤缺血性肌挛缩，是骨折后血管损伤或骨筋膜室综合征的严重后果，多见于前臂和小腿骨折后。

5. 骨折的急救

（1）抢救生命：首先处理危及患者生命的损伤。如呼吸心跳停止、窒息、颅脑外伤、张力性气胸、大出血等。

（2）伤口包扎：用无菌敷料或现场清洁的布类包扎伤口，以免加重污染。外露骨折端不要进行现场复位，如骨折端自行滑入皮内，可在患者衣服上做记号，并报告医生。

（3）妥善固定：骨折患者，均应给予妥善固定，以免造成软组织再损伤，同时可减轻疼痛，便于搬运。

（4）运送：搬动脊柱骨折患者时由3人分别托扶患者的头背部、腰臀部及双下肢，平稳置于硬板上运送，防止脊髓损伤；疑颈椎骨折或脱位，搬运时，其中1人双手牵引头部使颈椎维持中立位，平置于硬板上，在头颈两侧填塞沙袋，限制颈部活动。

6. 影响骨折愈合的因素

（1）全身因素：①儿童骨折愈合快，老年人愈合慢；②营养不良、糖尿病、低蛋白血症及代谢紊乱、恶性肿瘤等疾病时，愈合较慢。

（2）局部因素：①局部血运；②手术复位较闭合复位愈合时间长，牵引过度、反复多次的手法复位、固定不当及过早或不恰当的功能锻炼等也能影响骨折的愈合；③周围软组织损伤严重，骨折断端分离或有软组织嵌入，骨缺损过多及局部感染等，均可引起骨折愈合延迟或不愈合。

（二）常见骨折及护理时观察要点

1. 肱骨髁上骨折　①肱骨髁上骨折，多见于儿童，分为伸直型和屈曲型两种，以伸直型最为常；②易损伤肱动、静脉或正中神经、桡神经、尺神经；③除骨折的一般表现及特殊体征外，肘后三角关系失常为其特点；④可合并肱动脉及正中、尺或桡神经损伤；⑤治疗多以手法复位外固定；⑥护理时注意患肢桡动脉搏动及外周血运情况，晚期注意有无骨化性肌炎、肘内翻畸形甚至缺血性肌挛缩等并发症发生。

2. 桡骨下端骨折　是指发生在桡骨远端 3cm 以内的骨折。分伸直型和屈曲型，伸直型最常见又称 Colles（科雷氏）骨折。①主要表现是局部典型移位，在侧面观呈"餐叉"畸形，在正面观为"枪刺刀"畸形；②治疗以手法复位为主；③护理时注意患侧手指血运、感觉、活动情况。

3. 股骨干骨折　①骨折移位因骨折部位不同而不同；下 1/3 骨折可合并腘动脉和坐骨神经损伤；因出血量大易发生休克；还可并发脂肪栓塞；②根据情况可行手法复位小夹板或石膏外固定、牵引复位和固定和手术治疗；③护理时应注意患肢远端的动脉搏动情况；如牵引治疗应指导股四头肌的功能锻炼。

4. 股骨颈骨折　①多发生于老年人，易发生股骨头缺血性坏死及不愈合；②患肢呈缩短、外旋、畸形；③治疗以持续皮肤牵引为主，必要时手术复位内固定或更换人工股骨头；③护理时注意患肢远端的动脉搏动及血运情况，牵引治疗期间注意股四头肌、踝关节的功能锻炼。

5. 脊柱骨折　①脊柱骨折绝大多数由间接暴力引起，少数因直接暴力所致；②临床表现主要是局部疼痛、肿胀、脊柱活动受限、骨折处棘突有明显压痛，胸腰段骨折时，常有后突畸形；合并脊髓损伤时，损伤平面以下感觉、运动、反射障碍；颈椎骨折所致截瘫，可出现呼吸困难或呼吸停止；③治疗原则是防止再损伤，伴有脊髓损伤者及早手术治疗；③护理措施，以防止并发症为主。

（三）脱位概论

关节脱位是指关节面失去正常的对合关系。

1. 分类　根据发生的原因分：①创伤性脱位；②先天性脱位；③病

理性脱位；④习惯性脱位。根据脱位发生的时间可分为新鲜脱位（脱位时间未满3周）和陈旧性脱位（脱位时间超过3周）。根据有无伤口通入关节内分为闭合性和开放性脱位。根据脱位程度分为全脱位和半脱位。

2.临床表现 ①一般表现，局部疼痛、肿胀、功能障碍；②专有体征，畸形、弹性固定和关节盂空虚；③X线检查，可明确脱位的类型、方向、程度、有无合并骨折。

（四）常见关节脱位

1.肩关节脱位 ①一般表现局部疼痛、肿胀、功能障碍；②有方肩畸形、杜加斯征（Dugas）阳性和关节与空虚；③治疗以手法足蹬复位为主，复位后伤肢肘关节屈曲90°悬托固定3周；④护理时注意患肢远端的血运情况，并指导功能锻炼。

2.肘关节脱位 ①一般表现肘关节肿胀、疼痛、功能障碍；②肘关节弹性固定于半伸直位，肘部畸形，肘后三角失去正常关系；③治疗大多采用手法复位；④护理时以指导患者进行患肢的功能锻炼为主。

3.髋关节脱位 以后脱位最多见。①临床表现有伤肢呈屈曲、内收、内旋、缩短畸形；②治疗以手法复位为主，失败者切开复位。

二、常见骨关节疾病

（一）急性血源性骨髓炎

1.概述 急性血源性骨髓炎最常见的致病菌是金黄色葡萄球菌。全身抵抗力下降情况下，身体其他部位感染病灶内细菌经血流播散至骨髓所致骨膜、骨质、骨髓的急性化脓性感染。多见于儿童，发病部位多在胫骨、股骨、肱骨等长骨的干骺端。

2.临床表现

（1）全身症状：早期就出现寒战、高热等全身中毒症状，严重时发生昏迷、感染性休克。

（2）局部体征：早期患处持续性剧痛及深压痛，患肢活动受限，保持半屈曲位。3~4天后，局部肿胀，压痛明显，此时骨膜下脓肿形成。当脓肿穿破骨膜时，疼痛减轻，但红、肿、热、压痛和波动感更为明显。

脓肿穿破皮肤形成经久不愈的窦道。1~2周后，由于骨骼破坏，有发生病理性骨折的可能。

（3）实验室检查：①血白细胞计数和中性粒细胞比例增高，血培养可阳性；②早期局部分层穿刺，若抽出脓性混浊液即可确诊；③X线摄片2~3周后可见骨破坏征象及骨膜反应，无助于早期诊断。

3. 治疗原则　全身支持疗法；早期联合、大剂量应用有效抗生素；患肢制动；局部尽早钻孔引流或开窗减压。

4. 护理要点　观察生命体征及神志变化、伤口引流情况等；患肢固定、抬高并维持功能位；合理使用抗生素，注意药物过敏反应及毒副作用；加强支持疗法；做好伤口持续冲洗引流的护理、对症护理和康复指导。

（二）骨关节结核

1. 概述　发于青少年及儿童，常继发于肺结核，以脊柱最多见，脊柱结核又以腰椎多见，病变部位多在椎体。关节结核初期多为单纯骨结核或单纯滑膜结核，若病变进一步发展，关节的骨端、软骨和滑膜同时受累，则成为全关节结核。

2. 临床表现

（1）全身表现：可有低热、夜间盗汗、消瘦、乏力、贫血等结核中毒症状。

（2）局部表现：①疼痛（小儿夜啼）；②肿胀、畸形，如膝关节结核呈"鹤膝"畸形；胸椎结核发生后突畸形，即呈"驼背"；③功能障碍，如髋、膝关节结核早期就有跛行；髋关节结核托马斯征（Thomas征）和"4"字试验阳性；腰椎结核拾物试验阳性；④寒性脓肿与窦道，脓肿可出现在局部也可出现在远处，如腰椎结核可发生髂窝、大腿外侧或膝部脓肿或窦道；⑤截瘫或四肢瘫，为脊柱结核最严重的并发症。

（3）辅助检查：化验可见贫血、血沉加快等；X线或CT可了解病变进展情况及程度等。

3. 护理要点　①改善营养，提高机体抵抗力；②局部固定、制动，以减轻疼痛，并防止病理性骨折或截瘫的发生；③遵医嘱应用抗结核药

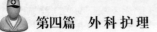

物，密切观察药物的毒副作用；④做好术前准备和术后护理。

（三）骨肿瘤

骨肿瘤的临床表现：①骨良性肿瘤，病程缓慢，无痛或仅有轻度疼痛，肿块质硬、界清、无压痛；②骨恶性肿瘤，最常见的为骨软骨瘤；生长快，疼痛明显，肿块质硬、界不清、压痛明显，皮肤表面发热，浅静脉怒张；③Ｘ线检查，骨肉瘤可见骨膜下的三角状新骨称Codman三角；沿新血管沉积的反应骨和肿瘤骨呈"日光放射"现象；周围有软组织肿块阴影；④病理学检查，是确诊的唯一手段。

第五篇

妇产科护理

第一章　妊娠期孕妇的护理及保健

一、妊娠期孕妇的表现

临床将妊娠全过程分为 3 个时期：妊娠 12 周末以前称早期妊娠，第 13~27 周末称中期妊娠，第 28 周及其以后称晚期妊娠。

（一）早期妊娠

1. 临床表现

（1）停经：月经周期正常的生育年龄妇女，一旦月经过期 10 天或以上，应首先考虑早期妊娠的可能。哺乳期妇女月经虽未恢复，也可能再次妊娠。

（2）早孕反应：约半数妇女在停经 6 周左右有嗜睡、困倦、择食、头晕、恶心、呕吐等现象，称早孕反应。一般于妊娠 12 周左右自行消失。

（3）尿频：子宫增大压迫膀胱可引起尿频。妊娠 12 周后子宫升人腹腔，尿频症状消失。

（4）乏力。

（5）乳房的变化：初产妇较经产妇明显。妊娠 6~8 周，乳房受雌激素及孕激素影响逐渐增大，乳晕着色，乳晕周围有深褐色蒙氏结节显现。

（6）皮肤色素沉着增加，腹部出现妊娠纹。

2. 妇科检查
阴道和子宫颈充血、变软，呈紫蓝色。子宫峡部更软，双合诊时感到子

宫颈和子宫体似不相连，称"黑加征"。子宫体增大变软，孕 7 周的子宫如鹅蛋大；孕 10 周的子宫如橙子大；妊娠 12 周后在耻骨联合上可扪及宫底。

3. 辅助检查

（1）妊娠试验：包括血 HCG 定量和尿 HCG 定性的检查。现多用

试纸法检测。在白色显示区呈现上下两条红线为阳性。

（2）超声波检查：孕 6 周后就可以通过 B 超探测到孕囊，孕 8 周以后可探测到胎儿心跳，并可探及胚芽。应用超声多普勒法在增大的子宫区内，探测到有节律、单一高调的胎心音，节律在 150~160 次 / 分，可确诊为早孕活胎，最早在孕 7 周。

（3）宫颈黏液检查：镜检见成行排列的椭圆体，则早期妊娠的可能性大。

（4）黄体酮撤退试验：利用孕激素在体内突然撤退可引起子宫出血的原理，用黄体酮 10~20mg 肌内注射，每日一次，连用 3~5 天，如停药后 3~7 天内有阴道出血，可以排除妊娠，如停药后 7 日仍未见阴道流血，则早期妊娠的可能性大。

（5）基础体温测定：双相型体温的妇女，如停经后高温相持续 18 天不下降，早期妊娠可能性大。如持续 3 周以上，早孕可能性更大。

（二）中、晚期妊娠

1. 临床表现

（1）病史：有早期妊娠的经过，感觉腹部增大，可感觉胎动。

（2）子宫增大：宫体随妊娠周数的增加而逐渐增大，宫底逐渐升高，腹部检查时可以根据手测宫底高度及尺测耻骨联合上子宫长度（表 5-1-1）。

表 5-1-1　妊娠周数的子宫长度和子宫底高度

妊娠周数	尺测耻上子宫长度(cm)	手测子宫底高度（横指）
12 周		耻骨联合上 2 ~ 3
16 周		脐耻之间
20 周	18（15.3 ~ 21.4）	脐下 1
24 周末	24（22.0 ~ 25.1）	脐上 1
28 周末	26（22.4 ~ 29.0）	脐上 3
32 周末	29（25.2 ~ 32.0）	脐与剑突之间
36 周末	32（29.8 ~ 34.5）	剑突下 2 指
40 周末	同 32 周或略高	脐与剑突之间或略高

（3）胎动：妊娠 18~20 周开始，孕妇可自觉胎动，每小时约 3~5 次，随妊娠周数的增加胎动趋于频繁。检查腹部时可触及胎动。

（4）胎心音：妊娠 18~20 周时经孕妇腹部可听到胎心音，似钟表的"嘀嗒"声，每分钟 120~160 次。

（5）胎体：妊娠 20 周后，经腹部可触及胎体。妊娠 24 周后，触诊可区分胎头、胎背、胎臀及胎儿肢体。

2. 实验室检查及其他检查

（1）超声检查：B 超可显示胎儿数目、胎儿大小、胎方位、胎动、羊水等的图像，测定胎头双顶径，观察胎体有无体表畸形，超声多普勒可探测胎心音、胎动音、胎盘血流音。

（2）胎儿心电图：妊娠 12 周以后可经腹壁显示胎儿的心电图形。

二、胎产式、胎先露、胎方位

（一）胎产式

胎体纵轴与母体纵轴的关系称胎产式。两纵轴平行者称纵产式，两纵轴垂直者称横产式。

（二）胎先露

最先进入骨盆入口的胎儿部分称胎先露。纵产式有头先露及臀先露，横产式有肩先露。头先露可分为枕先露、前囟先露、额先露及面先露，临床上最多见为枕先露。

（三）胎方位

胎儿先露部的指示点与母体骨盆的关系称胎方位。枕先露以枕骨、臀先露以骶骨、肩先露以肩胛骨为指示点。例如：枕先露时，胎儿枕骨位于母体骨盆左前方，为枕左前位。

三、产前检查

产前检查的目的在于明确孕妇及胎儿的健康状况，及早发现并治疗并发症、合并症，及时纠正胎位异常，发现胎儿发育异常等；结合母儿具体情况，初步确定分娩方案。并进行孕期卫生宣教。

（一）时间

产前检查时间从确诊早孕开始，妊娠 28 周前每 4 周查一次，妊娠 28 周后每 2 周查一次，妊娠 36 周后每周查一次，凡属高危妊娠者，应酌情增加产前检查次数。

（二）首次产前检查的内容

1. 询问病史

（1）一般情况：如职业、年龄。

（2）推算预产期：从末次月经的第一天算起，月数减 3（月份小于 3 或等于 3 者加 9），日数加 7 即为预产期（EDC）。若为农历日期，月份仍减 3 或加 9，但日期加 15；若末次月经记不清，平时月经不准或为哺乳期妊娠，则可根据早孕反应、首次胎动日期、宫底高度和胎儿大小估计预产期。

（3）本次妊娠情况：重点询问有无头痛、头昏、眼花、水肿、心悸、气急、阴道流血，有无病毒感染和服药史。

（4）月经史和孕产史：了解月经情况和过去详细的孕产情况。

（5）既往史：注意与妊娠有关的重要脏器疾病，如心脏病、肝炎、糖尿病等。

（6）家族史：家族中有无双胎、畸胎及慢性病、传染病、遗传病史等。

（7）丈夫健康状况：有无烟酒嗜好、遗传病、性传播疾病等。

2. 全身体格检查

（1）一般情况：①观察营养、身高、步态、脊柱和下肢有无畸形等；②听诊心、肺，检查乳房发育情况，注意有无乳头凹陷和下肢水肿、静脉曲张；③测血压，正常孕妇血压不超过 18.7/12kPa（140/90mmHg），或与基础血压相比，收缩压不超过 4kPa（30mmHg），舒张压不超过 2kPa（15mmHg）；④测体重，妊娠晚期每周体重增加不超过 0.5kg。

（2）辅助检查：常规检查血象、血型、出凝血时间、尿常规、肝功能及乙肝表面抗原等。

3.产科检查

（1）腹部检查

1）视诊：观察腹部外形、大小、妊娠纹，有无手术瘢痕、下肢水肿或悬垂腹等。

2）四步触诊法：孕妇排尿后，取仰卧位，双腿略屈曲稍分开，腹部袒露，检查者站在孕妇右侧，面向孕妇，运用四步触诊法，可了解胎方位、胎儿大小等情况，测量宫底高度和腹围。

第一步：检查者面向孕妇头部，双手置于子宫底部，了解子宫外形并摸清子宫高度，估计胎儿大小与妊娠月份是否相符，然后以双手指腹相对轻推，判断子宫底的胎儿部分，如为胎头，则硬而圆且有浮球感，如为胎臀，则软而宽且形状不规则。

第二步：检查者双手置于腹部两侧，一手固定，另一手轻轻深按压，两手交替进行。仔细分辨胎背和胎儿四肢各在母体腹壁的哪一侧。

第三步：检查者右手拇指及其他四指分开，置于孕妇耻骨联合上方，轻轻深触，握住先露部，进一步查清是胎头或胎臀，并左右推动以确定其是否衔接。如先露部仍高浮，表示尚未入盆，如已衔接，则胎先露部不能被推动。

第四步：检查者面对孕妇足端，两手分别置于先露部两侧，向骨盆入口方向轻轻深按，再一次核对胎先露的诊断是否正确，并确定先露部入盆的程度。

3）听诊：胎心音由胎背传出。正常胎心音每分钟 120~160 次。妊娠 24 周前胎心音多在脐下正中或略偏左、右处听到，24 周后根据胎方位选择不同部位听取，枕先露听诊部位在母脐下左右两侧，臀先露在脐上左右两侧；横位在脐周围听取。

（2）骨盆外测量：通过骨盆外测量可间接了解骨盆内径，判断分娩难易。主要测量以下几条径线：

1）髂棘间径：孕妇取伸腿仰卧位，测量两髂前上棘外缘间的距离。正常值为 23~26cm。

2）髂嵴间径：孕妇体位同上，测量两髂嵴外缘间最宽的距离。正常值为 25~28cm。

3）骶耻外径：取左侧卧位，右腿伸直，左腿屈曲，测量自第5腰椎棘突下到耻骨联合上缘中点的距离，正常值为18~20cm。

4）坐骨结节间径：取仰卧抱膝位，测两坐骨结节内缘间的距离，正常值为8.5~9.5cm。

5）耻骨弓角度：耻骨弓由左右两耻骨降支组成，正常值为90°，小于80°为异常。

（3）骨盆内测量：在妊娠24周后测量。检查者将示、中指伸入阴道内，测量耻骨联合下缘至骶骨岬上缘中点的距离，约12.5~13cm，此值减去1.5~2cm，为骶耻内径。此外，还需测量坐骨棘间径，正常为10cm。

（三）复诊

主要内容：询问上次检查后有无异常；测量血压、体重；产科腹部检查；进行孕期卫生宣教，根据需要做相关的特殊检查，预约下次复诊。

四、孕期保健指导

1.环境　孕妇居住环境舒适安静，卧室空气新鲜。被褥常在阳光下暴晒，家中不宜养猫、狗，防止弓形虫，病毒感染，保持室内清洁。

2.活动与休息　妊娠28周后适当减轻工作，避免夜班、重体力劳动、长期站立、震动或过度紧张的工作。每晚8小时睡眠，中午1~2小时午休。卧床休息时宜取左侧卧位，可减轻子宫对下腔静脉的压迫，改善子宫胎盘血循环。可适当户外活动，避免长途旅行。

3.饮食与营养　饮食要多样化，增加营养，摄取高蛋白、高热量、高维生素及微量元素的食物，特别是含钙、铁的食物。

4.个人卫生与衣着　妊娠期汗腺分泌旺盛，白带增多，故宜勤洗澡和换衣。外阴部每日清洗。以淋浴为宜，避免盆浴。衣着宜宽大、舒适，乳房和腰部不可束紧，不宜穿高跟鞋，以免引起腰酸腿痛。

5.乳房准备　妊娠24周开始，每日用手轻轻揉捏乳头数分钟；每日用毛巾擦洗乳头（不宜用肥皂），直至分娩，以清除乳头积垢，并使乳头皮肤坚韧，避免产后哺乳时发生皲裂。如乳头扁平或凹陷，经常用手指轻轻向外牵拉矫正，每日 10~20 次，以利产后哺乳。

6. 用药指导　特别孕 3 个月内，慎用抗早孕反应药、抗肿瘤、抗癫痫药、激素类药、抗生素药、解热镇痛药等，因其可能致畸，如因某种疾病必须用药，应在医生指导下使用。

7. 禁烟酒　孕妇主、被动吸烟引起流产、早产、死胎及低出生体重儿增加，易致胎儿畸形。孕妇饮酒对胎儿产生毒害可引起小头、小眼等畸形、智力低下及低出生体重儿等。

8. 避免感染　避免去公共场所，特别是疾病流行季节。

9. 避免接触有毒物　如铅、汞、苯、有机磷农药、放射线等。

10. 性生活　妊娠 12 周以前及 32 周后禁止性生活，以免引起流产、早产和感染。

11. 胎教　胎教有益于胎儿发育。孕妇可用适当音量的音乐进行胎教；选择性地读书、报、杂志、电影；参加社交活动等进行自我心理调节，保持稳定情绪。

12. 自我监护　教会孕妇和家属数胎动，正常 12 小时大于 10 次，胎心音正常为每分钟 120~160 次。如有异常即来院检查。

13. 锻炼　孕妇及家属学习孕、产期知识，指导孕期体操锻炼，以解除疲劳、改善血液循环、增强腹肌、盆底肌张力，增强会阴肌伸展力，为顺利分娩创造条件。

14. 心理调适　了解孕期体形变化的意义和复原过程，消除担心、忧虑，增加母性意识和情感，做好必要和充分的心理准备。

第二章　分娩期产妇的护理

一、决定分娩的因素

（一）分娩定义

妊娠满 28 周及以后，胎儿及其附属物从母体临产发动至全部娩出的过程，称分娩。妊娠满 28 周至不满 37 足周间分娩者，称早产。妊娠满 37 周至不满 42 足周间分娩者，称足月产。妊娠满 42 周及其以后分娩者，称过期产。

（二）决定分娩的因素

决定分娩的四因素是产力、产道、胎儿和待产妇的精神心理因素，若各因素均正常并能相互适应，胎儿顺利经阴道娩出，为正常分娩。

1.**产力**　将胎儿及其附属物从子宫腔内逼出的力量，称产力。产力包括子宫收缩力、腹肌及膈肌收缩力、肛提肌收缩力。

（1）子宫收缩力：是分娩的主要力量，贯穿于整个分娩过程中。临产后的子宫收缩力（简称宫缩）能迫使宫颈管缩短直至消失，宫口扩张、胎先露下降、胎儿及其附属物娩出。临产后的正常宫缩具有以下特点：

①节律性：每次宫缩均由弱到强，持续一定时间，再由强到弱，直至消失进入间歇期。

②对称性：正常宫缩起自两侧子宫角部，迅速向子宫底中央集中，左右对称。

③极性：指宫缩以子宫底部最强、最持久，向下移行逐渐减弱。

④缩复作用：宫缩时，子宫体部肌纤维缩短、变宽，收缩后肌纤维遂又松弛，但不能恢复到原有的长度，经过反复收缩，肌纤维越来越短，这种现象称缩复作用。

（2）腹肌和膈肌收缩力（腹压）：是第二产程的重要辅助力量。宫口开全后，产妇屏气用力使腹压增高，协同宫缩促使胎儿、胎盘娩出。

（3）肛提肌收缩力：可协助胎先露完成内旋转、仰伸和胎盘娩出。

2.**产道**　是胎儿娩出的通道，分骨产道和软产道两部分。

（1）骨产道：骨产道大小、形状与分娩关系密切。重要径线有

①入口前后径：耻骨联合上缘中点至骶岬前缘正中间的距离，平均值约为11cm。

②入口横径：左右髂耻缘间的最大距离，平均值约为13cm。

③入口斜径：平均值约为12.75cm。

④中骨盆前后径：平均值约为11.5cm。

⑤中骨盆横径：也称坐骨棘间径。两坐骨棘间的距离，平均值约为10cm。

⑥出口前后径：平均值约为11.5cm。

⑦出口横径：也称坐骨结节间径。是胎先露部通过骨盆出口的径线。

⑧出口前矢状径：平均值约为6cm。

⑨出口后矢状径：平均值约为8.5cm。

骨盆轴与骨盆倾斜度：①骨盆轴，为连接骨盆各假想平面中点的曲线；②骨盆倾斜度，指妇女直立时骨盆入口平面与地平面所成的角度，一般为60°。

（2）软产道：是由子宫下段、子宫颈、阴道和盆底软组织构成。

1）子宫下段的形成：子宫下段由非孕时长约1cm的子宫峡部形成，临产后的规律宫缩进一步使子宫下段拉长达7~10cm。由于子宫上下段的肌壁厚薄不同，在两者间的子宫内面有一环状隆起，称为生理性缩复环。

2）宫颈的变化：①宫颈管消失，初产妇多是宫颈管先消失，宫颈外口后扩张；经产妇则多是颈管消失与宫颈外口扩张同时进行；②宫口扩张，临产后宫口扩张主要是子宫收缩及缩复向上牵拉的结果；随着产程进展，宫口开全时，妊娠足月的胎头方能通过；③骨盆底、阴道及会阴的变化，破膜后胎先露部下降直接压迫骨盆底，阴道黏膜皱襞展平使腔道加宽。

3. 胎儿

（1）胎儿大小：是决定分娩难易的重要因素之一，胎头是胎体的最大部分、也是通过产道最困难的部分。

①胎头颅骨：由顶骨、额骨、颞骨各2块和枕骨1块构成。颅骨间的空隙称颅缝。两顶骨间为矢状缝；枕骨与顶骨间为人字缝。两颅缝交界的空隙较大处为囟门。两额骨与两顶骨之空隙为前囟门，呈菱形。两顶骨与枕骨间之空隙为后囟门，呈三角形。胎头有一定的可塑性，分娩时颅骨可稍微变性或重叠，缩小头颅的体积，有利于阴道分娩。

②胎头径线：双顶径为两顶骨隆突间的距离，B超可测定此值，判断胎儿大小，妊娠足月时平均9.3cm，枕下前囟径为自前囟门中心至枕骨隆突下方的距离，平均9.5cm；枕额径为自鼻根至枕骨隆突间的距离，平均11.3cm；枕颏径是自颏骨下方至后囟门顶部的距离，平均13.3cm。

（2）胎位：纵产式时容易通过产道。枕先露在分娩中颅骨重叠，周径变小，利于胎头娩出；臀先露时，胎臀软且小，不能使阴道充分扩张，而后出胎头无机会变形，使后出胎头困难。肩先露为横产式，妊娠足月活胎不能通过产道，对母儿威胁极大。

（3）胎儿畸形：如脑积水使胎头或胎体过大，通过产道时会发生困难。

4. 精神心理因素　分娩对于产妇是一种持久而强烈的应激源。可以产生生理上及精神心理上的应激。当初产妇获得分娩的负面信息，致使临产后出现紧张、焦虑、不安的情绪。这些情绪会使机体产生一系列变化，引致子宫缺氧、收缩乏力、宫口扩张缓慢、胎先露部下降受阻、产程延长、产妇体力消耗过多；同时也促使产妇交感神经兴奋，血压升高，使胎儿缺氧，导致胎儿窘迫。

二、枕先露的分娩机制

分娩机制是指胎儿先露部通过产道时，为适应骨盆各平面的形态和大小，被动地进行一系列适应性转动，以其最小径线通过产道的全过程。临床上以枕左前位为最常见，现以此为例说明分娩机制。

1. 衔接　指胎头双顶径进入骨盆入口平面，胎头颅骨最低点接近或达到坐骨棘水平。经产妇多在分娩开始后胎头衔接，初产妇多数在预产期前2~3周内胎头衔接。若初产妇分娩已经开始而胎头仍未衔接，应警惕有无头盆不称。

2.**下降**　胎头沿骨盆轴前进的动作，称下降。下降贯穿于分娩的全过程。临床上常以胎先露下降程度作为产程进展的判断标准之一。

3.**俯屈**　在下降过程中，胎头遇盆底阻力而发生俯屈，使胎头以最小径线继续下降通过产道。

4.**内旋转**　胎头为适应骨盆形态，由枕左前位的枕部向母体骨盆前方旋转45°，此动作于第一产程末完成。

5.**仰伸**　胎头下降达阴道外口时，胎头枕骨下部以耻骨弓为支点，在产力作用下发生仰伸，使胎头顶、额、鼻、口、颏相继娩出。

6.**复位及外旋转**　胎头娩出后，胎头枕部向左旋转45°，称复位；继续向左旋转45°，称外旋转。

7.**胎儿娩出**　外旋转完成后，前肩先从耻骨弓下娩出；胎体稍侧屈，后肩于会阴前缘娩出；此后胎身和四肢相继娩出。

三、分娩的临床经过

（一）先兆临产

1.**假临产**　其特点是宫缩持续时间短且不恒定，间歇时间长而不规则，强度不加强，不伴随出现宫颈管消失和宫颈口扩张，常在夜间出现，白天消失，给予镇静剂可以抑制。

2.**胎儿下降感**　由于胎先露下降入盆，使子宫底下降，初孕妇有胎儿下降感，感觉上腹部较前舒适，进食增多，呼吸轻快。

3.**见红**　分娩发动前24~48小时内，因宫颈口附近的胎膜与该处的子宫壁分离，毛细血管破裂经阴道排出少量血液，与宫颈黏液相混经阴道排出，称见红。是分娩即将开始比较可靠的征象。

（二）临产的诊断

临产开始的标志：有规律且逐渐增强的子宫收缩（每5~6分钟）持续30秒或以上，间歇5~6分钟，同时伴进行性宫颈管消失、宫口扩张和胎先露下降。

（三）产程分期

分娩的全过程从规律性子宫收缩开始至胎儿、胎盘娩出为止，称总产程。初产妇总产程约为 13~18 小时，经产妇约为 6~9 小时。临床上将总产程分为 3 个产程：

1. 第一产程（宫颈扩张期） 从规律性收缩开始到宫口开全（10cm）。初产妇约需 11~12 小时；经产妇约需 6~8 小时。

2. 第二产程（胎儿娩出期） 从宫口开全到胎儿娩出，初产妇约需 1~2 小时，经产妇约需数分钟至 1 小时。

3. 第三产程（胎盘娩出期） 从胎儿娩出到胎盘娩出，约需 5~15 分钟，一般不超过 30 分钟。

（四）各产程的临床表现

1. 第一产程的临床表现

（1）规律性宫缩：产程开始时，宫缩间歇时间长（5~6 分钟），持续时间短（约 30 秒）。随着产程进展，宫缩持续时间渐长，且收缩力不断增强，间歇时间逐渐缩短，到宫口接近开全时，宫缩可持续 1 分钟以上，间歇仅 1~2 分钟。

（2）宫口扩张：宫颈管逐渐缩短、消失，宫口逐渐扩张至开全。潜伏期是从规律宫缩开始到宫口扩张至 3cm（最大时限为 16 小时）；活跃期是从宫口扩张 3cm 至宫口开全，此期宫口扩张速度明显加快，约需 4 小时（最大时限为 8 小时）。

（3）胎先露下降：在宫口扩张的同时，伴有胎先露下降，下降程度以坐骨棘平面为标志。

（4）胎膜破裂：当羊膜腔内压力增加到一定程度时，胎膜自然破裂。多发生在宫口近开全时。羊水流出约 100ml。若破膜超过 12 小时尚未分娩者，酌情给予抗炎药物预防感染。

2. 第二产程的临床表现

（1）产妇屏气用力：宫缩增强，宫口开全，产妇有排便感，有屏气和向下用力的动作。

（2）会阴变化：会阴渐膨出变薄，肛门松弛。

（3）胎儿下降及娩出：宫缩时胎头露出阴道口，露出部分不断增大，间歇时又缩回阴道内，称胎头拨露，经几次拨露后，胎头双顶径已越过骨盆出口始终显露于阴道口不再回缩，称胎头着冠。此后，胎头显露部分更为增大，终于仰伸而出，接着复位、外旋转，肩与身体娩出，随后羊水涌出。

3. 第三产程的临床表现

（1）子宫收缩。

（2）胎盘娩出及阴道流血：胎儿娩出后，宫腔容积突然缩小，因胎盘不能相应缩小而与子宫壁发生错位导致胎盘剥离。胎盘剥离的临床征象为：①宫体变硬，宫底上移；②阴道少量流血；③阴道口外露的脐带自行下移延长；④在耻骨联合上方按压子宫下段时，子宫体上升而脐带并不回缩。

四、分娩期妇女的护理

（一）入院后护理常规

1. 测生命体征　每4~6小时测量一次并记录，在宫缩间歇时测血压。

2. 沐浴　可进行擦浴或淋浴，更换清洁衣服，然后送产妇至待产室。

3. 外阴清洁及备皮　剃净阴毛，勿划破皮肤，清洁外阴勿使肥皂水流入阴道。

4. 灌肠　用温热肥皂水灌肠。灌肠时间初产妇宫口开大4cm以内、经产妇宫口开大2cm以内，均在子宫收缩不强时进行。灌肠可清除肠道下段的粪便，避免临产时粪便排出造成污染；同时可刺激宫缩，加速产程进展。若阴道出血、胎膜已破、胎位异常、剖宫产史、先兆早产、胎儿窘迫、重症妊娠高血压综合征、妊娠合并心脏病等产妇禁忌灌肠。

（二）护理评估

1. 健康史　了解产妇本次妊娠的情况、临床情况、孕产史、月经史、既往史。

2. 身心状况

（1）产科情况：①宫缩持续与间歇的时间、宫缩强度；②宫口扩张的大小；③胎先露下降的程度；④胎膜破裂时间、羊水颜色、性状；⑤胎心音的频率、节律、强度。

（2）心理状况：了产妇对分娩知识的认识，思想顾虑，情绪、心理活动。

（3）辅助检查资料：围生保健卡、产前检查记录、相关化验检查，如胎儿监护仪描记的宫缩曲线、胎心曲线、血和尿常规等。

（三）护理诊断/问题

1. 疼痛 与子宫收缩有关。

2. 焦虑 与缺乏分娩知识，担心分娩能否顺利进行有关。

3. 潜在并发症 胎儿窘迫。

（四）护理措施

1. 减轻疼痛 允许产妇以适当方式表达疼痛的感受；指导与帮助产妇采用减轻疼痛的措施，如深呼吸、按摩下腹部、压迫腰骶部、交谈或回忆美好事物等分散产妇注意力。

2. 心理调适 热情接待产妇，介绍医院环境及用物；让产妇说出内心感受，宣传分娩知识，树立分娩信心；告知产程进展情况；做好生活护理，满足产妇需求。

3. 第一产程护理

（1）休息与活动：告知产妇在宫缩不强且未破膜时，可在待产室内适当走动。初产妇宫口近开全或经产妇宫口扩张 4cm 时，应卧床取左侧卧位。

（2）饮食：鼓励产妇少量多餐，注意补充热量和水，保持体力。

（3）大、小便：临产初期如无禁忌证，应予灌肠。鼓励产妇每隔 2~4 小时排尿一次，防止膀胱充盈影响胎先露下降和宫缩。

（4）观察产程进展

①观宫缩、听胎心：临产后在宫缩间歇时，每 1~2 小时听胎心音 1 次；宫缩频繁时，15~30 分钟听一次。肛门检查了解宫口扩张及胎先

露下降情况。

②注意破膜时间：破膜后，立即听胎心音、观察羊水性状，若头先露者羊水混有胎粪，提示胎儿窘迫；若破膜后胎头尚未入盆或臀位者，嘱产妇绝对卧床休息，并抬高臀部，以防脐带脱垂；破膜超过12小时者，遵医嘱给予抗生素。

③定时绘制产程图：产程图主要项目是连续记录宫口扩张曲线和胎先露下降曲线，可判断产程进展是否正常，并能指导产程处理。

④接生准备：初产妇宫口开全、经产妇宫口开大 3~4cm，即准备接生。

（五）接产的护理配合

1. 巡回护士

（1）保持合适体位：产妇入分娩室后仰卧于产床，准备接生。

（2）消毒外阴：产妇仰卧，双腿屈曲分开，臀下置清洁便盆。先用无菌肥皂水棉球按顺序擦洗小阴唇、大阴唇、阴阜、阴蒂、大腿内上 1/3、会阴和肛门周围。然后以消毒纱布球堵于阴道口，以防冲洗液进入阴道，用温开水冲洗干净，之后用消毒纱布球擦干，最后用碘伏溶液消毒，顺序同前；取出臀下便盆，臀下铺无菌巾。

（3）物品准备：开启产包，准备会阴切开包、局部麻醉用物、新生儿用物、氧气、吸痰管、急救车等。开启红外线辐射台。

（4）指导产妇屏气用力：指导产妇在宫缩开始时，双手拉住床旁的把手，深吸一口气，并随宫缩加强向下屏气用力；宫缩间歇时，全身放松休息。

（5）观察：观察产妇的表现及产程、孕妇神态、宫缩持续时间、间歇时间，勤听胎心音，每隔10分钟听一次；密切注意阴道口胎头娩出的情况。当胎儿娩出后，立即记录分娩时间，新生儿性别及测量产妇血压。遵医嘱注射子宫平滑肌兴奋药。

①接产要领：协助胎头俯屈，让胎头以最小径线在宫缩间歇时缓慢地通过阴道口，是预防会阴撕裂的关键，还必须正确娩出胎肩，胎肩娩出时也要注意保护好会阴。

②接产步骤：接产者站在产妇右侧。当胎头拨露使阴唇后联合紧张

时，开始保护会阴。

③会阴切开：会阴过紧或胎儿过大，估计分娩时会阴撕裂不可避免者，或母儿有病理情况急需结束分娩者，应行会阴切开术。常用会阴后 - 斜切开术、会阴正中切开术。

（6）新生儿护理

①保暖：分娩室保持适当的温度与湿度，新生儿娩出后，剪断脐带后即擦干身上的羊水和血迹，放在已开启的红外线辐射台上处理。

②呼吸道：新生儿娩出后，立即吸除口、鼻腔内的黏液、羊水，以保持其呼吸道通畅。

③新生儿 Apgar 评分：出生后 1 分钟的心率、呼吸、肌张力、喉反射及皮肤颜色五项标准进行评分，每项 2 分，共 10 分。7 分以上只需进行一般处理；4~7 分缺氧较严重，需清理呼吸道、人工呼吸、吸氧、用药等措施才能恢复；4 分以下缺氧严重，需紧急抢救，行喉镜在直视下气管内插管并给氧。应在出生后 5 分钟、10 分钟时再次评分。1 分钟评分反映在宫内的情况，而 5 分钟及以后评分则反映复苏效果，与预后关系密切。

④新生儿体检：脐带结扎后，测量身长、体重、听诊心肺、检查有无畸形、产伤。用抗生素眼药水滴眼。记录单上打上新生儿左足印及产妇右手拇指印，给新生儿系上标明姓名、性别、体重、出生时间、母亲姓名和床号的腕带，并将有同样记录的挂牌挂在包被上。

⑤早吸吮：在新生儿出生后 30 分钟内，首次吸吮乳头，增进母婴情感，促进乳汁分泌。

（7）第三产程、产后 2 小时巡回护士的配合

①预防产后出血：胎肩娩出后立即给予缩宫素 10U 加于 25% 葡萄糖 20ml 静注，以加强子宫收缩，减少出血。亦可常规肌注缩宫素 10U。

②产后观察：第三产程结束后，产妇在产房内观察 2 小时，注意其子宫收缩情况，阴道出血量，外阴、阴道有无血肿，膀胱是否充盈，测量血压、脉搏等。

2. 协助接生护士

（1）接生准备：按手术要求，洗手、穿手术衣、戴消毒手套。铺

接生的消毒巾。需会阴切开者，备好会阴切开物品。必要时给予产妇导尿。

（2）协助保护会阴、娩出胎儿：站在产床右侧，指导产妇把握屏气用力的时机，在胎头拨露、会阴后联合膨胀时，开始保护会阴。保护方法：右手垫消毒巾，肘关节支于产床上，大拇指与其他四指分开，利用大鱼际肌托起会阴部，宫缩时向内上方托起，左手持纱布轻压胎头，帮助胎头俯屈及缓慢下降，宫缩间歇时放松。胎头即将仰伸时，右手保护会阴并嘱咐产妇宫缩时张口哈气，宫缩间歇时略向下用力，以左手协助胎头仰伸，缓慢娩出胎头。之后，右手继续保护会阴，左手从鼻根向下挤抹胎儿口鼻内黏液和羊水，然后协助胎头复位和外旋转，继而左手轻轻下压胎头，使前肩娩出，再上托胎头，助后肩娩出后，此时方可松开保护会阴的右手。用双手扶持胎体，使其取侧位娩出胎体及下肢，再清理呼吸道。将弯盘置会阴处接血，然后在距脐轮 15cm 处，用两把止血钳夹住脐带并在两钳间剪断。

（3）脐带处理：70%乙醇消毒脐根周围，在距脐根约 0.5cm 处用粗棉线结扎第一道，于第一道结扎线外约 0.5cm 处再扎第二道。于第二道结扎线外 0.5cm 处剪断脐带；用棉签蘸 2.5%碘酊或 20%高锰酸钾液消毒断端。然后用无菌纱布覆盖包扎。

（4）协助胎盘、胎膜娩出及检查是否完整：胎盘剥离及排出方式有胎儿面娩出式和母体面娩出式两种。在确定胎盘已剥离后，接生者左手轻压宫底，右手轻轻牵拉脐带，让产妇稍向下用力，当胎盘娩出至阴道口时，双手托住胎盘向一个方向旋转、并向下外牵引，使胎盘、胎膜完整娩出。将胎盘铺平，检查母体面胎盘小叶有无缺损，再查胎儿面边缘有无断裂血管，及时发现副胎盘，之后提起胎盘检查胎膜是否完整，若发现异常情况及时报告医师。

（5）协助检查软产道：检查外阴、阴道和宫颈有无裂伤，如有裂伤，立即协助缝合。

第三章 产褥期妇女的护理

一、产褥期生理

（一）产褥期定义

产妇全身各器官（除乳腺外）从胎盘娩出至恢复或接近正常未孕状态所需的时间称为产褥期，一般为 6 周。

（二）产褥期各器官的生理变化

1. 生殖系统

（1）子宫：子宫是产褥期变化最大的器官。

①子宫复旧：胎盘娩出后，随着肌纤维不断缩复，子宫体积不断缩小，产后 10 日子宫降入骨盆腔内，在腹部扪不到子宫底，子宫产后 6 周恢复至非妊娠期大小。

②子宫内膜的修复：形成新的子宫内膜约需 3 周，胎盘附着处全部修复约需 6 周。

③子宫颈：产后 7~10 天子宫颈内口关闭，产后 4 周，子宫颈完全恢复至正常形态。

（2）阴道及外阴：产后阴道不能完全恢复至未孕状态，一般变为宽阔，皱襞少。黏膜皱襞约于产后 3 周重新出现。外阴水肿 2~3 天自行消退，裂伤或切口缝合术后 3~5 天愈合，处女膜撕裂形成处女膜痕。

（3）盆底组织：盆底肌及筋膜在分娩时过度扩张致弹性减弱，且伴有肌纤维部分断裂。

2. 乳房的变化
主要变化是泌乳。初乳是指产后 7 日内分泌的乳汁，含 β~胡萝卜素，呈淡黄色，含较多有形物质，质稠。蛋白质（尤其是分泌型 IgA）含量较多；脂肪及乳糖含量较少，极易消化，是新生儿早期理想的天然食物。

（1）产后激素水平变化：胎盘生乳素在 6 小时内消失；孕激素在几日后下降；雌激素在产后 5~6 日内下降至基线。

（2）影响产后泌乳的因素：①低雌激素、高催乳激素水平；②吸吮的刺激；③产妇营养、睡眠、情绪和健康状况。

3. 血液循环系统

（1）血细胞：产后红细胞计数和血红蛋白值增高，中性粒细胞和血小板数也增多，淋巴细胞的比例下降，一般于产后 1~2 周恢复至正常水平。产后一段时间，产妇血液处于高凝状态。

（2）血沉：于产后 3~4 周降至正常。

（3）血容量：妊娠期血容量增加，于产后 2~3 周恢复至未孕状态。产后 3 天内，因子宫胎盘循环停止，使循环血容量增加 15%~25%，特别是产后 24 小时，心脏负担加重。

4. 消化系统　妊娠期胃酸分泌减少，一般在产后 1~2 周恢复正常。

5. 泌尿系统　妊娠期体内潴留过多水分在产后主要由肾脏排出，尿量增多。妊娠期肾盂及输尿管生理性的扩张一般在产后 4~6 周恢复。

6. 内分泌系统　雌激素和孕激素产后 1 周降至未孕水平。胎盘生乳素于产后 3~6 小时已不能测出。不哺乳者产后 6~10 周恢复月经，平均 10 周恢复排卵。哺乳者平均 4~6 月恢复排卵，月经恢复前可有排卵。

7. 腹壁　紫红色妊娠纹变为白色，不能消退。产后腹壁明显松弛，约需 6~8 周恢复。

二、产褥期妇女的护理

（一）护理评估

1. 健康史　注意了解产妇孕产次、分娩方式、有无产后出血史、肝炎等传染病史；着重了解本次妊娠、分娩情况。

2. 身心状况

（1）生命体征：①体温，多数正常，若产程延长或过度疲劳，24 小时内可略升高，但不超过 38℃，胀奶时可达 38.5℃，但很快下降；②脉搏，略慢，60~70 次 / 分；③呼吸，深、慢，由妊娠期的胸式呼吸变为胸腹式呼吸，14~16次/分；④血压，平稳，妊高征产妇血压降低明显。

（2）乳房：产后可出现乳房胀疼、乳头皲裂、乳汁分泌不足等情况。

（3）子宫复旧及产后宫缩痛：妊娠子宫自胎盘娩出后逐渐恢复至未孕状态的过程称子宫复旧。子宫复旧包括子宫体肌纤维的缩复，子宫内膜再生，子宫颈复原和血管的变化。产后宫缩痛指产褥早期，因宫缩引起下腹部阵发性疼痛。一般在产后1~2天出现，持续2~3日后自然消失。经产妇比初产妇多见。

（4）恶露：产后随子宫蜕膜的脱落，血液、坏死蜕膜组织经阴道排出称恶露。可分为：①血性恶露，色鲜红，含大量血液，量多，时有小血块，有少量胎膜及坏死蜕膜组织；②浆液恶露，色淡红，含少量血液，有较多的坏死蜕膜组织，子宫颈黏液，阴道排液；③白色恶露，色较白，黏稠，含大量白细胞，坏死蜕膜组织，表皮细胞及细菌等。

（5）褥汗：大量多余的组织间液需要排泄，使皮肤排泄功能旺盛，大量出汗。尤其是睡眠和初醒时明显，产后1周好转。

（6）其他：可出现尿潴留、便秘、会阴切口胀痛或伤口不愈合等。

（7）心理状况：产妇初为人母，可表现出喜悦和兴奋，也会哭闹或照顾新生儿造成睡眠不足等小事而伤心流泪，情绪波动大。

（二）护理诊断/问题

1. 知识缺乏 与缺乏产褥期保健、母乳喂养、新生儿护理知识。

2. 有感染的危险 与产后生殖器官防御功能下降、生殖道创面有关。

3. 疼痛 与子宫复旧、会阴切口有关。

（三）护理措施

1. 产褥期常规护理

（1）测量生命体征：每日2次，若体温超过37.5℃，每4小时测1次，直至正常。产妇入母婴室后立即测脉搏、血压，2小时后复测，无异常每日2次。若脉搏快，注意有无出血及感染；若血压异常及时报告医师。

（2）饮食：产妇进食高蛋白、高热量、高维生素易消化饮食，多饮汤类以利乳汁分泌。一般产后当天进半流食，产后1天普食，餐间酌情加点心。

（3）休息和活动：鼓励产妇产后 24 小时下床活动，以利于子宫复旧、恶露排出、大小便通畅，并可促进盆底肌肉张力恢复，但不能从事重体力劳动或长时间站立及蹲位活动。

（4）大、小便：产后 4 小时提醒及鼓励产妇排尿，以免膀胱膨胀影响子宫收缩。若排尿困难，可试用诱导、热敷、针灸、使用药物等方法，无效者给予导尿。产后多吃蔬菜、水果，早日下床活动防止便秘。

（5）观察子宫复旧、恶露、会阴伤口情况：产后 2 小时内定时观察 4 次，产后 2~24 小时，每 4 小时一次，以后早晚各 1 次。观察前，排空膀胱，观察后按摩子宫，促进子宫收缩，同时观察恶露的量及性状、会阴切口情况。

（6）会阴护理：用消毒液擦洗会阴或行会阴冲洗每日 2 次。每次护理时更换消毒会阴垫。会阴切口应单独擦洗。会阴伤口水肿，应以 95% 乙醇纱布或 50% 硫酸镁湿敷，出现硬块、红肿、波动感，伤口裂开应及时通知医生。会阴伤口一般于产后 3~5 天拆线。切口感染或愈合不佳，可在产后 7~10 天开始用高锰酸钾坐浴。

（7）个人和环境卫生：勤擦浴，勤换衣裤。哺乳前后洗手，卧室要清洁温暖、空气流通。

（8）心理调适：真诚地关心、照顾产妇、婴儿，取得产妇的信任。指导产妇正确对待各种心理及社会因素，稳定产妇情绪。同时做好家属的工作，使产妇安心休养。

2. 哺乳指导及乳房护理

（1）宣传母乳喂养的优点。

（2）指导产妇掌握正确喂养方法。

1）哺乳时间：产后 30 分钟内开始哺乳，按需哺乳可促乳汁分泌。最初哺乳时间为 3~5 分钟，以后逐渐增加到 15~20 分钟。哺乳期以 10 个月至 1 年为宜。

2）乳房护理：哺乳前洗净双手并用温开水擦洗乳房及乳头；乳胀时可用温热毛巾湿热敷按摩乳房；乳汁不足，可增加哺乳次数，保持精神愉快，多进营养食物。不宜哺乳者，指导其回奶。乳头皲裂轻者在哺乳后局部涂鱼肝油铋剂，下次哺乳前洗净，重者停止哺乳。

3）哺乳体位：可采用坐位或卧位，注意乳房不要堵住新生儿鼻孔，吸空一侧乳房后再吸另一侧。喂完后将婴儿竖抱，轻拍背部 1~2 分钟，排出胃内空气以防吐奶。

4）乳房异常情况护理

①乳头凹陷：可用吸引器吸引使之突出，再用手指牵拉乳头，使其不再回缩。仍未纠正者，则可用玻璃乳罩间接哺乳；

②乳汁不足：首先产妇宜保持精神愉快；保证充足的睡眠；多食营养丰富的汤类食物。其次是定时哺乳及掌握正确的哺乳方法，通过婴儿吸吮乳头，可促进垂体生乳素的分泌，使乳汁更快分泌。每次哺乳后吸净乳汁，也有利于乳汁的分泌；

③乳头皲裂：多发生在初产妇。轻者仍可继续哺乳，每次哺乳后局部涂敷 10% 复方安息香酊或 10% 鱼肝油铋剂，下次哺乳前洗净。严重皲裂或哺乳时有剧痛者应暂停哺乳。乳头皲裂有引起乳腺炎可能，所以更应注意保持两乳清洁，使用合适的乳罩，勤换乳罩及内衣；

④退奶：产后立即退奶可用雌激素、溴隐亭，也可用皮硝退奶，如皮硝 250g，分装两个纱袋敷于两乳并用胸罩托住布带扎紧。退奶期间应适当减少汤类食物。

3. 促进舒适，缓解疼痛

（1）乳房胀痛：最常见发生在产后 2~7 天内。按乳房护理措施处理。

（2）会阴切口疼痛：告诉产妇，在坐、起立前先缩紧臀肌，可以减轻或避免疼痛；取侧卧位，也可减轻疼痛；上厕后用温水冲洗会阴，既可减轻疼痛，又可增加舒适感。

（3）产后痛：告知产妇产后痛由子宫收缩引起，以经产妇、剖宫产术后多见，一般在产后迅速发生，3~4 天可自行消失。

4. 预防感染及产后出血

（1）注意体温情况。

（2）观察子宫复旧及恶露：每日测宫底高度，观察恶露性状（颜色、气味）、量，了解有无感染征象。

（3）保持外阴清洁干燥：用消毒液冲洗或擦洗外阴每日 2~3 次，并用消毒会阴垫。伤口者大便后要冲洗，取健侧卧位。

（4）预防出血：加强巡视，严密监测血压、脉搏、阴道出血量、子宫收缩及膀胱充盈情况，及时发现出血征象。告知产妇出血的常见原因及预防、监测措施，共同配合防止并发症。严密观察子宫收缩情况，一旦发现子宫复旧不良，及时通知医生并寻找原因。按医嘱给予缩宫素。

（四）健康教育及计划生育指导

1. 产后保健指导　鼓励产妇提出产后保健的有关问题，给予解答并纠正其错误观点；指导产妇加强产后营养的方法；告知早期下床活动的意义；教会产妇自我护理会阴和观察子宫复旧的方法。

2. 产后锻炼　产后锻炼有利于子宫复旧，腹肌、盆底肌张力恢复和体型健美。产后24小时即开始做抬腿、仰卧起坐，产后2周可作胸膝卧位，预防或纠正后倾位子宫。

3. 计划生育指导　产褥期内禁止性交，产后6周，无特殊情况可恢复性生活，并采取避孕措施。不哺乳者可采取药物避孕，哺乳者宜用工具避孕。

4. 产后检查　嘱产妇在产后6周携带婴儿一同回医院作健康检查。

第四章　新生儿护理

一、正常新生儿的生理特点及护理

（一）正常新生儿的生理特点

孕龄达到 37 周至不足 42 周（259~263 天），出生体重大于或等于 2500g 的新生儿，称足月新生儿。从胎儿出生断脐到满 28 日内称为新生儿期，最初 7 日为新生儿早期。

1.**体温**　新生儿体温调节中枢尚未发育完善，皮下脂肪薄，保温能力差，体表面积相对较大，散热快，易受外环境温度影响而波动。

2.**呼吸**　新生儿呼吸浅而快，约 40~60 次 / 分，且时有节律不均的呼吸，两日后降至 20~40 次 / 分。以腹式呼吸为主。

3.**循环**　心率约为 120~140 次 / 分，易受啼哭、吸乳等多种因素影响而波动较大。

4.**消化**　新生儿胃容量小，呈水平位，入口较宽，但因食管无蠕动，贲门括约肌不发达，故哺乳后容易发生溢乳。新生儿出生后 24 小时内排出黏稠黑绿色的胎便。哺乳后，大便渐变为黄色，呈糊状，每日 3~5 次。

5.**啼哭**　新生儿娩出后即对外界环境的改变产生本能反应而啼哭。随着大脑皮层和感觉器官的发育，啼哭成为新生儿生理心理需要的表达方式，饥饿、过暖、刺激、疼痛、不适等都可引起啼哭。

6.**皮肤**　新生儿皮肤角质层薄，易受损而发生感染。出生时全身覆盖有胎脂。约有半数的新生儿出生后 24~48 小时出现全身性红斑，开始时为丘疹，第 2 天逐渐加重，成为红斑，多数第 3 天消失，不需治疗。

7.**排尿**　第一次排尿在出生后 12~24 小时内，注意观察尿量、颜色。

8.**血液**　新生儿血流分布多集中于躯干及内脏，故肝、脾易触及，四肢容易发冷及出现发绀。新生儿红细胞、白细胞计数均较高。

9.几种特殊生理状态

（1）生理性黄疸：约 50% ~75% 的新生儿生后 2~3 天出现黄疸，第 4~6 天达高峰，第 10~14 天消退，主要是胆红素来源增加及肝脏酶发育不成熟等。

（2）乳房肿大与阴道出血（假性月经）：无论男婴女婴，因受母亲雌激素的影响在出生后头 3 天可见乳房肿大，甚至有乳汁样液体分泌，2~3 周后自然消退，不需治疗。少数女婴在出生后第 1 周内阴道会有乳白色分泌物，甚至出现少量流血，持续 1~3 日自行停止。

（3）生理性体重下降：在出生后 2~4 出现生理性体重下降，比出生时下降约 6% ~9%，一般不超过 10%，4 日后开始回升，7~10 日时恢复到出生时体重。

（4）脱水热：多发生于产后 2~3 天，体温突然升高达 38℃ 以上，系由于室温过高或包被过多，新生儿通过皮肤蒸发和出汗散热减少，吃奶较少致体内水分不足，血液浓缩而发热，称"脱水热"。通风、降低室温、减少包被、补充水分，体温可很快降至正常。

（二）护理措施

1.维持正常体温

（1）环境：房间光线充足、空气流通、室温 20~24℃，相对湿度 55% ~65%。

（2）保暖：体温低于 36℃，可利用母体体温、增加包被、热水袋等保暖方法。

（3）测体温：每日测体温 2 次，如体温低于 36℃ 或高于 37.5℃ 应每 4 小时测 1 次。

2.保持呼吸道通畅

（1）避免阻塞呼吸道：经常检查鼻孔是否通畅，清除鼻孔内的分泌物。避免将物品阻于新生儿口鼻或按压其胸部。

（2）注意呕吐情况：新生儿取侧卧位。每次哺乳后，应将婴儿抱起轻轻拍背 1~2 分钟，避免呕吐。呕吐较多时应推迟哺乳。

（3）观察呼吸和面色：如面色青紫或苍白、呼吸急促、啼哭异常，提示呼吸道不通畅。应先清理呼吸道，必要时给予吸氧。

3.测体重　新生儿出生后即应测体重，以后每天测 1 次。

4.预防感染

（1）建立清洁、消毒与隔离制度：接触新生儿前后应洗手，预防交叉感染；病室定期清洁消毒；严格探视制度；新生儿患有传染性疾病应采取消毒隔离措施；推荐使用一次性尿布和布单。

（2）沐浴：每日 1 次，可评估新生儿情况、清洁皮肤、预防感染、促进舒适，还可促进亲子互动。

（3）眼耳口鼻护理：保持眼部清洁，如有分泌物，可用 0.25% 氯霉素溶液滴眼或红霉素眼药膏外涂，每日 2 次。

（4）脐部护理：断脐后 24 小时内，注意脐带断端有无出血。一般脐带于生后 3~7 天脱落。护理原则是保持脐部清洁干燥，每天沐浴后用75% 酒精擦净残端及脐轮周围，避免浸湿及弄脏。如脐部有脓性分泌物、脐轮有炎症表现，可用 2.5% 碘酒擦拭脐带残端及脐轮周围，并遵医嘱使用抗生素。

（5）皮肤及臀部护理：胎脂可于生后 6 小时，或第 1 次沐浴时用消毒植物油轻轻擦去。及时更换尿布，大便后用温水洗净臀部，擦干后涂 5% 鞣酸软膏。

（6）预防接种

1）卡介苗接种：凡新生儿出生 12 小时后，或难产儿出生 48 小时无禁忌证时，即可接种卡介苗。体重在 2500g 以下的早产儿、体温在37.5℃以上的新生儿、伴有严重腹泻、呕吐、皮疹及病危抢救儿皆应暂缓接种。

2）乙肝疫苗接种：正常新生儿于出生后 24 小时内可进行第一次乙肝疫苗接种。

二、手术产新生儿的护理

（一）护理评估

1.健康史　了解母亲是否属高危妊娠，有无宫内窘迫，分娩方式及施行何种手术助产，是否使用麻醉剂和镇静剂。

2.身体状况　①新生儿 Apgar 评分；②重点评估体温、呼吸、肤色、啼哭、呕吐、表情及四肢活动情况，囟门是否饱满；③了解大小便情况及哺乳情况。

（二）护理措施

1.预防颅内出血

（1）保持绝对安静：减少干扰，头肩略垫高，3 天内不沐浴，换尿布动作轻柔。

（2）遵医嘱给药：给予维生素 K、维生素 C 等止血药物。

（3）观察病情：观察呼吸、面色、哭声及四肢活动，注意有无呕吐、抽搐、发绀等。

（4）补充营养：如母乳不足，可添加母乳库奶，必要时静脉补液。

2.呼吸道保持通畅　取侧卧位，及时清理呼吸道分泌物和呕吐物。

3.预防感染　应及早使用抗生素。

4.头皮损伤、头颅血肿的护理　头皮水泡或破损者，局部可涂 1%甲紫。头颅血肿多不需特殊处理，但应防止揉擦，避免穿刺。初期可冷敷，肌内注射维生素 $K_1$10mg 每日 1~2 次，共 3 天。

三、母乳喂养

（一）概念

纯母乳喂养是指除给孩子哺喂母乳外，不给孩子其他食品及饮料，包括水（除药物、维生素、矿物质滴剂外），也可吃挤出的母乳。

（二）优点

母乳喂养的优点有：①母乳是婴儿最好的食品和饮料，富含营养，最容易被消化吸收，适合婴儿生长发育；②母乳含有丰富的免疫物质，能增强婴儿的抵抗力；③有利于联络母子间的情感，婴儿与母亲皮肤的频繁接触，母亲的爱抚与照顾，可促进婴儿的心理和智力发育；④有利于母亲的产后康复和健康，婴儿的吸吮动作通过神经反射，能促进子宫收缩，减少产后出血，促使子宫尽快恢复正常；母乳喂养还可抑制排卵，推迟月经复潮，并且能减少母亲乳腺癌和卵巢癌的发病率；⑤无菌、温度适宜、喂养方便、经济省时，对家庭和社会都有好处。

（三）促进母乳喂养成功的措施

促进母乳喂养成功的具体措施包括：①有书面喂养的母乳规定，并常规地传达到全体卫生人员；②对全体卫生人员进行必要的技术培训；③把母乳喂养的好处及处理方法教给孕妇；④帮助母亲在产后半小时内开始母乳喂养；⑤指导母亲如何喂奶，以及在需要与其婴儿分开的情况下如何保持泌乳；⑥除母乳外，禁止给新生儿吃任何食物或饮料，除非有医学指征；⑦母乳喂养期间实行24小时母婴同室；⑧鼓励按需哺乳（即指不定时喂养）；⑨不应给母乳喂养的婴儿吸人工乳头，或用奶头安慰剂；⑩促进母乳喂养支持组织的建立，并将出院的母亲转给这些组织。

第五章 异常妊娠患者的护理

一、妊娠早期出血性疾病

主要包括流产和异位妊娠。

（一）流产

1.概念 妊娠不足28周、胎儿体重不足1000g而终止妊娠者称流产。根据发生时间分早期流产（妊娠不足12周）和晚期流产（妊娠满12周而不足28周）。又分为自然流产和人工流产。本节主要介绍自然流产。

2.染色体异常是流产的主要原因

3.症状 主要症状是停经后阴道流血和下腹痛。早期流产一般先有阴道流血，后有腹痛。晚期流产常常先有腹痛，后有阴道流血。

4.临床类型 根据发展过程分为先兆流产、难免流产、不全流产、完全流产。还包括稽留流产、习惯性流产、流产合并感染三种特殊类型。

5.临床表现

（1）先兆流产：停经，少量阴道流血，下腹部轻微胀痛或无腹痛。妇科检查：宫颈口未开，子宫大小与停经月份相符，妊娠试验阳性，B超提示胚胎存活，如出血停止，腹痛消失，则妊娠继续。

（2）难免流产：流产已不可避免，阴道流血增多，下腹痛加剧，宫口已开，子宫符合妊娠月份（破水者子宫小于停经月份）。B超提示胚胎死亡。

（3）不全流产：指妊娠产物部分排出体外，部分组织残留于宫腔，阴道出血多或持续不止，易导致休克，宫口已开，有时可见胎盘组织堵塞宫颈口，子宫小于停经月份。

（4）完全流产：指妊娠产物已完全排出，阴道出血停止，子宫口关闭，子宫恢复正常大小（表5-5-1）。

（5）稽留流产：指胚胎或胎儿已死亡滞留宫腔内尚未自然排出者。

可有先兆流产症状,胎动消失。宫口关闭,子宫小于停经月份。

（6）习惯性流产:指自然流产连续三次或三次以上者。

（7）流产感染:流产过程中,若阴道流血时间过长,有组织残留于宫腔内,有可能引起宫腔感染,严重时扩展到盆腔、腹腔甚至全身,并发盆腔炎、腹膜炎、脓毒症及感染性休克等。

表 5-5-1　各类型流产的主要临床表现及鉴别

类型	病史			妇科检查	
	出血量	下腹痛	组织排出	宫口	子宫大小
先兆流产	少	无/轻	无	闭	与孕周相符
难免流产	中—多	加剧	无	扩张	基本相符
不全流产	多	减轻	部分排出	扩张/堵塞	小于孕周
完全流产	少—无	无	全排出	闭	正常/略大

6. 治疗原则

（1）先兆流产:保胎。无胚胎异常、胎儿存活者,注意监测症状、B超及HCG变化。

（2）难免流产:尽早使胚胎、胎盘组织完全排出。早期行刮宫术;晚期用缩宫素、米索引产等。

（3）不全流产:立即刮宫或钳刮,有休克者刮宫的同时进行抗休克治疗。

（4）完全流产:不做特殊处理。

（5）稽留流产:行凝血功能检查。①凝血正常者,用雌激素治疗5日,增加子宫肌对缩宫素的敏感性,子宫小于12周者行刮宫术;子宫大于12周者用缩宫素或米索引产;②凝血异常者,先纠正凝血功能,再做处理。

（6）习惯性流产:详细检查明确病因。早期补充黄体酮或HCG至10周或超过以往流产的月份;宫颈内口松弛者于孕14~18周行"宫颈内口环扎术"并于分娩前拆线。

（7）流产感染:原则是积极控制感染,尽快清除宫内残留物。出血不多,先抗感染再行清宫;出血多时,抗感染抗休克的同时行清宫术。严禁搔刮宫腔。脓肿时手术引流,必要时切除子宫。

（二）异位妊娠

1. 概念及发生部位　受精卵着床于子宫体腔以外，称异位妊娠，习称宫外孕。可发生在输卵管、卵巢、腹腔、子宫颈等部位，以输卵管妊娠最常见。输卵管妊娠以壶腹部最多，其次为峡部，伞部和间质部最少。

2. 慢性输卵管炎最常见　另外，输卵管手术、宫内节育器避孕失败而受孕、输卵管发育不良、输卵管功能异常、辅助生殖技术等也是异位妊娠的原因。

3. 临床表现

（1）停经。

（2）腹痛：为主要症状。患者突感下腹部一侧撕裂样疼痛，伴恶心、呕吐；因盆腔积血较多时可有肛门坠胀感，严重者为全腹疼痛，血液刺激膈肌时疼痛可放射至肩胛部。

（3）阴道出血：多为不规则点状出血。

（4）晕厥与休克：与阴道出血不成正比。

（5）腹部检查：下腹部有明显的压痛、反跳痛，尤以患侧为剧。若出血较多时，叩诊有移动性浊音。个别患者下腹部可触及包块。

（6）盆腔检查：宫颈举痛或摇摆痛为输卵管妊娠的主要体征之一。后穹窿饱满，有触痛。子宫稍大（与停经月份不符）、较软。出血多时，子宫有漂浮感。患侧附件区、子宫后侧方或在子宫直肠陷窝可触及包块。

（7）辅助检查：阴道后穹窿穿刺是一种既简单又可靠的诊断方法，若抽出暗红色不凝固血，可诊断腹腔内有积血；妊娠试验阳性对异位妊娠诊断有一定价值；B超检查若宫腔内未见孕囊而在宫旁见低回声区或孕囊提示宫外妊娠可能；子宫内膜病理检查，若仅见蜕膜未见绒毛有助于异位妊娠的诊断；腹腔镜检查适用于尚未破裂或流产的早期患者。

4. 结局　①输卵管妊娠流产；②输卵管妊娠破裂；③陈旧性宫外孕；④继发腹腔妊娠。

（三）妊娠早期出血性疾病的护理

1. 护理评估

（1）健康史：疑为流产者，评估患者有无过度吸烟或饮酒、是否接触铅、汞等、X线等，有无外伤，既往是否有过流产，疑输卵管妊娠者，询问有无慢性盆腔炎及妇科手术病史。

（2）身体状况及辅助检查：了解停经的时间及阴道出血的时间、出血量、腹痛情况。观察其神智、面色及有无组织物排出。测量生命体征。检查下腹部有无压痛、反跳痛及移动性浊音。

2. 护理诊断 / 问题

（1）组织灌流改变：与失血有关。

（2）有感染的危险：与失血、宫内有组织残留、手术有关。

（3）焦虑、恐惧：与出血多危及生命有关。

3. 护理措施

（1）急性出血者：重点是配合医生积极抢救休克、准备手术、控制出血。

①急症护理：休克者立即取平卧位、吸氧、保暖。建立静脉通道、输液，做好输血准备、尽快补充血容量纠正休克。

②做好术前准备：对难免流产及不全流产的孕妇，做好清宫术前手术器械及用物准备，术中积极配合医生完成手术过程。异位妊娠嘱孕妇禁食，迅速完成术前准备，如备皮、放置尿管、术前给药，护送患者进手术室，并向手术室护士介绍情况。

③遵医嘱用药。

④病情观察：严密观察生命体征、四肢温度、皮肤颜色及腹痛变化；注意有无胚胎排出；若出血多或有组织排出，应通知医生。

（2）防治感染：垫消毒会阴垫；保持会阴清洁，每日擦洗会阴2次；遵医嘱用抗生素。

（3）生活护理：①先兆流产保胎者，流血期间嘱患者卧床休息，将日常用品放在患者随手可及之处以便于拿取；②异位妊娠保守治疗者，目前主要采取中医治疗及MTX治疗。绝对卧床休息，加强营养，纠正贫血，给予半流饮食，保持大便通畅。密切观察病情变化，监测血 β -HCG 及 B超，如出血量增多，腹痛加剧等，应立即通知医生，必要时改手术治疗。

（4）心理护理：安慰患者，解除其恐惧和焦虑心理，使其能以正常的心态接受此次妊娠失败的现实，并讲述有关常识，提高患者的自我保健意识。

（5）健康教育：①先兆流产保胎者，嘱孕妇增加营养，适当休息，避免过累，避免外伤，保持情绪稳定。出院后应定期做产科检查，流血淋漓不断、量多、腹痛、发热及时就诊。②清宫术后，禁止盆浴及性生活1个月，以防感染。③指导避孕，再次受孕至少6个月以后，指导患者为下次妊娠做准备。

二、妊娠晚期出血性疾病

主要包括前置胎盘和胎盘早剥。

（一）前置胎盘

1.概念　孕28周后胎盘附着于子宫下段，甚至胎盘下缘达到或覆盖宫颈内口，其位置低于胎儿先露部，称为前置胎盘。

2.分类　分为完全性前置胎盘、部分性前置胎盘、边缘性前置胎盘。

3.临床表现

（1）主要症状：妊娠晚期或临产时，突发性、无诱因、无痛性阴道流血是典型症状；贫血、休克；胎位异常。

（2）并发症：产后出血；植入性胎盘；贫血及感染；围生儿预后不良。

（二）胎盘早剥

1.概念　妊娠20周后或分娩期，正常位置的胎盘在胎儿娩出前，部分或全部从子宫壁剥离，称胎盘早剥。

2.临床表现　妊娠晚期突发的持续性腹痛和阴道出血是胎盘早剥主要症状。胎盘早剥最常见于重度妊娠期高血压疾病。

（1）Ⅰ度：胎盘剥离面＜胎盘面积的1/3。主要症状：阴道出血，量较多，暗红，伴轻度或不伴腹痛，贫血程度与外出血相符。腹部检查：腹部压痛不明显。子宫大小与妊娠月份相符，胎位清楚，胎心率多正常。

（2）Ⅱ度：胎盘剥离面1/3左右。主要症状：突发的持续性腹痛，腰酸、腰背痛，程度与胎盘后积血量正相关，严重时伴恶心呕吐及休克表现。以内出血为主，贫血程度与外出血不相符。腹部检查：子宫硬，压痛，以胎盘剥离处最为显著。

（3）Ⅲ度：剥离面＞胎盘面积的1/2。主要症状：休克，子宫板样硬，宫底明显升高，胎儿死亡。

（4）并发症：弥散性血管内凝血、产后出血、急性肾功能衰竭、羊水栓塞。

（三）妊娠晚期出血性疾病的护理

1. 大出血需立即终止妊娠者 ①立即开放静脉通道，在输血输液纠正休克的同时作好终止妊娠准备工作及新生儿的抢救工作；②预防产后出血、感染和肾衰竭等并发症。胎儿娩出后，应立即给予宫缩剂、按摩子宫以促进宫缩，使用抗生素，监测生命体征和尿量；③需剖宫产者做好手术准备，经阴道分娩者行人工破膜，胎盘早剥者用腹带包裹腹部，静脉滴注缩宫素。

2. 期待疗法 目的是在保证母体安全的前提下，等待胎儿达到或接近足月以提高胎儿存活率。适用于阴道出血量不多，全身情况良好，胎儿存活，妊娠不满36周的前置胎盘患者。护理措施如下：

（1）一般护理：绝对卧床休息，取左侧卧位。加强营养指导，高蛋白、高维生素饮食，并给予足够水分。减少刺激，严禁肛查。

（2）病情观察：严密观察生命体征，注意阴道流血情况。观察胎心的变化，必要时胎心监护，并指导患者自测胎动。

（3）治疗配合

1）遵医嘱用药：①抑制子宫收缩，常用硫酸镁静脉滴注；②抗生素预防感染；③止血；④促胎儿肺成熟，如反复出血，孕周已达35~36周，需提前终止妊娠者，用地塞米松促胎儿肺成熟；⑤纠正贫血。

2）做好配血、备血准备，并备好抢救药品、仪器。

3）间断吸氧，3次／天，20~30分钟／次，以增加胎儿供氧。

（4）心理护理：帮助患者解除恐惧心理，告诉患者出血的原因及治疗方案，缓解患者的紧张情绪，使其配合治疗。

（5）健康教育：加强孕期的管理和宣传，防止多产，避免多次人工流产、引产而造成宫腔感染，减少子宫内膜损伤和子宫内膜炎。

三、妊娠期高血压疾病

（一）妊娠期高血压疾病的概念、高危因素、基本病理变化、临床表现及治疗原则

1. 概念　妊娠期高血压疾病是妊娠特有的疾病。多发生在妊娠 20 周后，临床以高血压，蛋白尿和水肿为主要表现，严重时出现抽搐，昏迷导致母儿死亡。是导致孕产妇死亡的重要原因。

2. 高危因素　高危因素有初产妇、年龄 <18 岁或 >40 岁、慢性高血压、慢性肾炎、糖尿病、双胎、羊水过多、营养不良、低社会经济状况等。

3. 分类及临床表现　妊娠期高血压疾病分类和主要临床表现（表5-5-2）。

表 5-5-2　妊娠期高血压疾病分类和主要临床表现

分　类	临　床　表　现
妊娠期高血压	BP ≥ 140/90mmHg，妊娠期首次发现，并于产后 12 周内血压恢复正常；尿蛋白（–）；患者可伴有上腹部不适或血小板减少，产后方可确诊
子痫前期　轻度	BP ≥ 140/90mmHg，孕 20 周以后出现；尿蛋白 ≥ 300mg/24h（+）。可伴有上腹不适、头痛等症状
子痫前期　重度	BP ≥ 160/110mmHg；尿蛋白 ≥ 2.0g/24h 或（++）；血肌酐 > $10^6\mu$mol/L；血小板 < 100×10^9/L；微血管病性溶血（血 LDH 升高）；血清 ALT 或 AST 升高；持续性头痛或其他脑神经或视觉障碍持续性上腹不适
子痫	子痫前期孕妇抽搐不能用其他原因解释
慢性高血压并发子痫前期	高血压孕妇妊娠 20 周以前无尿蛋白，若出现蛋白 ≥ 300mg/24h；高血压孕妇孕 20 周后突然尿蛋白增加，血压进一步升高或血小板 < 100×10^9/L
妊娠合并慢性高血压	BP ≥ 140/90mmHg，孕前或孕 20 周以前或孕 20 周后首次诊断高血压并持续到产后 12 周后

（1）高血压：是指持续血压升高至收缩压 ≥ 140mmHg 或舒张压 ≥ 90mmHg，血压升高至少应出现两次以上，间隔 ≥ 6 小时。

（2）蛋白尿：以 24 小时尿蛋白定量 ≥ 300mg 或至少间隔 6 小时的两次随机尿液检查中尿蛋白浓度为 0.1g/L（定性＋）。当尿蛋白 5g/24h 定义为尿蛋白（＋＋＋＋）；蛋白尿的多少标志着妊高征疾病的严重程度。

（3）水肿：体重异常增加是常见首发症状，孕妇体重突然增加 ≥ 0.9kg/ 周或 ≥ 2.7kg/ 月是子痫前期的信号。水肿特点：自踝部逐渐向上延伸的凹陷性水肿，休息后不缓解。水肿分度，+：膝以下；++：延及大腿；+++：延及外阴及腹壁；++++ 全身水肿或伴腹水。

（4）子痫抽搐：前驱症状短暂，发展迅速。表现为抽搐、面部充血、口吐白沫、深昏迷；随之深部肌肉僵硬，很快发展成典型的全身高张阵挛惊厥、有节律的肌肉收缩和紧张，持续约 1~1.5 分钟，其间患者无呼吸动作；此后抽搐停止，呼吸恢复，但患者仍昏迷，最后意识恢复，但易激惹、烦躁等。

（5）辅助检查

1）血液检查：可有红细胞比容升高、血黏度增高、凝血功能异常等。

2）尿液检查：尿比重（ ≥ 1.020 提示尿液浓缩）、尿常规、尿蛋白等。

3）肝肾功能：ALT、AST 升高、白蛋白降低，白 / 球蛋白比值倒置等；血清肌酐、尿素氮、尿酸升高，肌酐升高与病情严重程度相平行。

4）眼底检查：视网膜小动脉痉挛变细、视盘水肿、视网膜出血等。

5）其他：心电图、血气分析、电解质和胎儿情况等检查。

（二）护理

1. 用药护理

（1）解痉药物：首选硫酸镁，可控制子痫抽搐及防止再抽搐；预防重度先兆子痫发展成为子痫。可静脉给药结合肌内注射。

1）用法：每日总量为 25~30g，①静脉给药，首次负荷剂量 25% 硫酸镁 20ml 加于 10% 葡萄糖 20ml 中，缓慢静脉注入，5~10 分钟推完；继之 25% 硫酸镁 60ml 加入 5% 葡萄糖液 500ml 静脉滴注，滴速为 1~2g/小时；②根据血压情况，决定是否加用肌内注射，用法为 25% 硫酸镁 20ml 加 2% 利多卡因 2ml，臀肌深部注射，每日 1~2 次。

2）毒性反应：膝反射减弱或消失、全身肌张力减退、呼吸困难、复视、语言不清，严重者可出现呼吸肌麻痹，甚至呼吸、心跳停止。

3）注意事项：①定时检查膝腱反射是否减弱或消失；②呼吸不少于 16 次 / 分；③尿量不少于 25ml/h；④备钙剂；⑤有条件时监测血镁浓度；⑥肾功能不全时应减量或停药现硫酸镁多静脉用药。

（2）镇静：常用地西泮。具有较强的镇静、抗惊厥、肌肉松弛作用，对胎儿及新生儿的影响较小。冬眠药物（哌替啶 100mg 氯丙嗪 50mg 异丙嗪 50mg）可广泛抑制神经系统，有助于解痉降压，控制子痫抽搐，估计 6 小时内分娩者禁用。

（3）降压药物：对于血压 ≥ 160/110mmHg，或舒张压 ≥ 110mmHg 或平均动脉压 ≥ 140mmHg 者，以及原发性高血压、妊娠前高血压已用降压药者，须应用降压药物。

（4）扩容：一般不主张应用扩容剂，仅用于严重的低蛋白血症、贫血，可选用人血白蛋白、血浆、全血等。

（5）利尿：一般不主张应用利尿药物，仅用于全身性水肿、急性心力衰竭、肺水肿、血容量过多且伴有潜在性肺水肿者。常用利尿剂有呋塞米、甘露醇（心力衰竭者禁用甘露醇）。

2. 终止妊娠的准备工作及母儿抢救　适时终止妊娠是处理妊高征主要措施之一。

（1）终止妊娠指征：①子痫前期患者经积极治疗 24~28 小时仍无明显好转者；②子痫前期患者孕周已超过 34 周；③子痫前期患者孕龄不足 34 周，胎盘功能减退，胎儿已成熟者；④子痫前期患者，孕龄不足 34 周，胎盘功能减退，胎儿尚未成熟者，可用地塞米松促胎肺成熟后终止妊娠；⑤子痫控制后 2 小时可考虑终止妊娠。

（2）终止妊娠的方式

1）引产：病情控制后，宫颈条件成熟，短时间内可经阴道分娩。第一产程严密观察进展、第二产程缩短产程、第三产程预防产后出血，一旦出现病情加重或产程延长立即剖宫产。

2）剖宫产：适用于有产科指征者、宫颈条件不成熟，不能在短时间内经阴道分娩、胎盘功能明显减退或已有胎儿窘迫征象者。

（3）护理：①手术分娩者，应作好术前准备、术后护理；②阴道分娩者，要密切观察产程变化，新生儿按高危儿护理；③配合医生做好母儿抢救工作。

3. 必要时吸氧 持续低流量吸氧，流量 1~2L/min。

4. 病情观察 ①观察生命体征，每 4 小时测血压 1 次，有条件者使用监护仪；②加强胎心监护；③观察有无阴道出血、腹痛等；④观察尿量，记录出入量。

5. 子痫护理 子痫为妊高征的严重阶段，直接关系到母儿安危。

（1）遵医嘱用硫酸镁 2.5~5g 加入 25% 葡萄糖静脉推注（≥5 分钟），续之以（1~2）g/h 的速度静脉滴注，控制抽搐。

（2）单间专人护理，保持病房环境安静，减少一切刺激（如声、光），有利于孕妇睡眠。

（3）做好抢救物品的准备工作，配合医生进行紧急处理。

（4）保持输液管道通畅，子痫发作时，应将患者头偏向一侧。必要时用舌钳将舌拉住，防止舌后堵塞呼吸道，造成窒息。注意及时吸出鼻腔和口腔分泌物。

（5）昏迷者，应禁食禁水，取出义齿，加强口腔护理。

（6）持续低流量吸氧，流量 1~2L/min。

（7）保留尿管，详细记录出入量。

6. 健康教育 ①孕妇每周测体重 2 次，如体重每周增加超过 0.5kg 者，应注意有无隐性水肿；②加强产前检查，减少一切不良刺激，如情绪紧张、劳累或思想压力过大，都会影响血压的变化。正确对待目前的事实，消除不必要的顾虑。

第六章　异常分娩患者的护理

在分娩过程中，产力、产道、胎儿及精神心理因素中，任何一个或一个以上的因素发生异常以及四个因素相互不能适应，而使分娩进展受到阻碍，称异常分娩或难产。

一、产力异常

（一）概念及分类

产力异常主要指子宫收缩力异常。在分娩过程中，子宫收缩的节律性、对称性及极性不正常或强度、频率有改变，称子宫收缩力异常。可分为子宫收缩乏力和子宫收缩过强两类，每类分为协调性和不协调性两种。以协调性子宫收缩乏力最常见。

（二）临床表现

1. 子宫收缩乏力

（1）主要临床特点

1）协调性子宫收缩乏力（低张性子宫收缩乏力）：子宫收缩具有正常的节律性、对称性和极性，但收缩力弱，宫腔压力低，持续时间短，间歇期长且不规律。早期对胎儿影响不大。

2）不协调性子宫收缩乏力（高张性子宫收缩乏力）：子宫收缩的极性倒置，宫缩的兴奋点来自一处或多处，节律不协调。宫缩时子宫下段强，间歇期子宫壁不能完全松弛，收缩不协调，属无效宫缩。多为原发性宫缩乏力，可出现胎儿窘迫。

（2）共同特征：产程延长或停滞，产程曲线异常—分为以下 8 种情况：

1）潜伏期延长：初产妇潜伏期正常约需 8 小时，超过 16 小时。

2）活跃期延长：初产妇活跃期正常约需 4 小时，超过 8 小时。

3）活跃期停滞：进入活跃期后，宫颈口不再扩张达 2 小时以上。

4）第二产程延长：第二产程初产妇超过 2 小时，经产妇超过 1 小时尚未分娩。

5）第二产程停滞：第二产程达 1 小时胎头下降无进展。

6）胎头下降延缓：活跃晚期至宫口扩张 9~10cm，胎头下降速度每小时少于 1cm。

7）胎头下降停滞：活跃晚期胎头停留在原处不下降达 1 小时以上。

8）滞产：总产程超过 24 小时。

2. 子宫收缩过强

（1）协调性子宫收缩过强：子宫收缩的节律性、对称性和极性均正常，仅子宫收缩力过强、过频。若产道无阻力，宫口迅速开全，分娩在短期内结束，宫口扩张速度初产妇 >5cm/h 或经产妇 10cm/h，总产程不足 3 小时，称急产。

（2）不协调性子宫收缩过强

1）强直性子宫收缩：表现为产妇烦躁不安、持续性腹痛、拒按。胎位触不清，胎心听不清，病理性缩复环等先兆子宫破裂征象。

2）子宫痉挛性狭窄环：是指子宫壁某部肌肉呈痉挛性不协调性收缩所形成的环状狭窄，持续不放松。多发生在子宫上下段交界处，也可在胎体某一狭窄部，以胎颈、胎腰处常见。临床表现为：持续性腹痛、烦躁不安，宫颈扩张缓慢，胎先露部下降停滞。阴道检查可触及狭窄环，且不随宫缩上升。

（三）护理

1. 生活护理 改善全身状况，鼓励产妇进食，必要时适当补液；保证足够的休息，必要时给予镇静药如地西泮 10mg 缓慢静脉推注或哌替啶 50mg 肌内注射。鼓励产妇排尿，必要时可给予导尿。

2. 病情观察 严密观察子宫收缩、胎心、宫口扩张、先露下降、破膜和羊水情况并绘制产程图。

3. 治疗配合

（1）对协调性宫缩乏力的产妇，协助医生采用加强宫缩的措施。

1）人工破膜：破膜后胎头下降紧贴子宫下段及子宫颈反射性引起

宫缩加强。

2）催产素的应用：用催产素 2.5~5U 加入 5% 葡萄糖 500ml 内缓慢点滴，开始滴速 8~10 滴 / 分，以后根据子宫收缩的情况调节滴速，但最快不超过 40 滴 / 分。注意事项：应用前事先穿刺好静脉，调好滴速，然后再加入催产素摇匀，并需专人看护，严密观察产程和胎心情况。如第二产程出现协调性宫缩乏力，也可加强宫缩，并做好新生儿抢救的准备工作。如第二产程延长，先露在坐骨棘水平以下，可行胎头吸引术或产钳助产。

（2）对不协调性宫缩乏力的产妇：调节子宫收缩，给予吸氧、镇静休息，恢复协调性宫缩。当恢复协调性宫缩后再按协调性宫缩乏力处理。

（3）防止急产：有急产史的产妇应提前住院待产。发现宫缩过强时，左侧卧位、吸氧，及时通知医师，做好接产和抢救新生儿准备。产后仔细检查软产道有无裂伤。途中分娩及未消毒者，严格消毒外阴，注意检查胎盘和软产道，必要时探查宫腔。给予抗生素、TAT 预防感染；新生儿还要加用维生素 K_1。

（4）第三产程：预防产后出血及感染。

4. 心理护理　多陪伴在产妇身旁，给予心理上的支持，减轻疼痛和焦虑。

二、产道异常

产道包括骨产道及软产道，是胎儿经阴道娩出的通道。产道异常以骨产道异常多见。

（一）骨产道异常

1. 分类

（1）骨盆入口平面狭窄：称扁平骨盆，最常见。骶耻外径 <18cm，入口前后经 <10cm，对角经 <11.5cm。可分为 3 级：临界性、相对性和绝对性狭窄。

（2）中骨盆及骨盆出口平面狭窄：称漏斗骨盆。骨盆入口正常，中骨盆及骨盆出口平面均明显狭窄，坐骨棘间径 <10cm，坐骨结节间径 <8cm，坐骨结节间径与出口后矢状径之和 <15cm。常见于男型骨盆。

（3）横径狭窄骨盆：骶耻外径值正常，但髂棘间径及髂嵴间径均缩短。

（4）骨盆三个平面狭窄：骨盆外形属女性骨盆，三个平面径线均小于正常值2cm或更多，称均小骨盆。多见于身材矮小、体型匀称的妇女。

（5）畸形骨盆：骨软化症骨盆，偏斜骨盆。

2. 临床表现及诊断

（1）病史：有无佝偻病、脊柱和关节病变以及外伤史等。

（2）查体：身材矮小，悬垂腹、脊柱畸形；入口狭窄常致胎位异常；测量宫高、腹围，估计胎儿大小；进行骨盆外测量，了解骨盆大小；做胎头跨耻征检查，估计头盆是否相称。

（3）产程异常：产程延长或停滞。

（4）阴道检查：是临床诊断狭窄骨盆及决定分娩方式最主要方法。

3. 对母儿的影响　骨盆狭窄阻碍胎头入盆，常致胎位异常，易致胎膜早破、脐带脱垂及继发子宫收缩乏力，或因宫缩过强而发生子宫破裂。产程延长可引起产后感染和产后出血。胎头压迫软产道过久，以致形成生殖道瘘及新生儿产伤。

4. 处理原则　明确狭窄骨盆的类别和程度，了解胎位、胎儿大小、胎心、宫缩，结合年龄、产次、既往分娩史综合判断，决定分娩方式。具体如下：①明显骨盆狭窄，择期行剖宫产术；②入口平面轻度狭窄，严密监护下可试产，若试产 2~4 小时，产程进展不顺利，或伴胎儿窘迫，应及时行剖宫产术结束分娩；③中骨盆平面狭窄，胎头双顶径达棘下，可阴道助产，否则行剖宫产；④骨盆出口平面狭窄，原则不试产。

（二）软产道异常

软产道异常所致的难产少见。造成梗阻性难产者可行剖宫产。

（三）护理

1. 剖宫产结束分娩：对明显畸形骨盆、骨盆入口明显狭窄、中骨盆及出口狭窄、胎位不正以及试产失败者，为确保母婴安全，需行剖宫产结束分娩。应协助医生做好手术前准备。

2.试产：对骨盆入口相对狭窄的产妇，如胎儿不大，产力好，可以试产，试产过程中的护理应注意：

（1）保证良好产力：鼓励产妇饮进食、饮水，防止脱水和酸中毒。

（2）卧床休息，禁灌肠。

（3）根据情况，协助产妇取适当体位，如抬头未衔接，胎位异常胎膜已破者抬高床尾，预防脐带脱垂。

（4）专人守护，严密观察产程变化，勤听胎心，注意宫缩、产程有无进展或胎位异常，勿用镇静剂，试产时间为2~4小时。试产过程中如有异常应立即告知医师。

（5）破膜后立即听胎心音，观察羊水的性状。

（6）注意子宫破裂的先兆。

3.无论阴道或手术分娩，产后、术后常规给予宫缩剂、抗生素，保持外阴清洁，定时做外阴擦洗，预防产后出血和感染。

4.产后仔细检查新生儿有无异常，并按手术新生儿重点监护。

5.心理护理：多与产妇交谈，随时让产妇了解目前的状况及产程的进展，要树立信心，配合医护处理，如需要手术者给产妇讲清手术的必要性，减少产妇的焦虑和担心。

6.健康教育：对有头盆不称、胎先露高浮的产妇，应指导其预防胎膜早破、脐带脱垂的方法，并告知需提前住院待产；一旦发生胎膜破裂，需立即住院。产后保持外阴清洁、干燥，以防感染。

三、胎儿异常

（一）常见胎位异常

1.持续性枕后位、枕横位

（1）概念及原因：在分娩过程中，胎头以枕后位或枕横位衔接。在下降过程中，胎头枕部因强有力的宫缩绝大多数向前转135°或90°，转为枕前位自然分娩。仅有5%~10%胎头枕骨持续不能转向前方，直至分娩后期仍然立于母体骨盆的后方或侧方，致使分娩发生困难者，称为持续性枕后位或持续性枕横位。常见原因为中骨盆小，子宫收缩乏力等。

（2）临床表现

1）临产后胎头衔接较晚或俯屈不良，出现协调性子宫收缩乏力及宫颈扩张缓慢。产妇自觉肛门坠胀及排便感；宫颈前唇水肿，产妇疲劳；第二产程延长。腹部检查：胎背偏向母体后方或侧方，对侧可明显触及胎儿肢体。阴道检查：枕后位，感到盆腔后部空虚；查明矢状缝、前囟、后囟的方向和位置判断胎位。

2）B超检查：枕横位见枕骨和眼眶分别位于骨盆3点和9点处；枕后位见眼眶位于前半部。

（3）处理原则

1）第一产程：严密观察产程，注意胎头下降、宫颈扩张程度、宫缩强弱及胎心变化。宫缩欠佳，尽早静滴催产素。产程无明显进展、胎头较高或出现胎儿窘迫，应考虑行剖宫产。

2）第二产程：进展缓慢，应行阴道检查。胎头双顶径位置较低时可徒手转胎头，或自然分娩，或阴道助产。胎头位置较高疑有头盆不称，需行剖宫产术。

3）第三产程：易发生产后收缩乏力，肌注子宫收缩剂，以防产后出血。预防感染等。

2. 臀位

（1）分类及危害：臀位是常见的异常胎位，包括足先露、单臀先露和混合臀先露，足先露危害最大。易发生胎膜早破、脐带脱垂、胎儿窘迫、新生儿窒息、臂丛神经损伤及颅内出血等。围生儿死亡率较高。

（2）临床表现及诊断：腹部检查：宫底部可触及圆而硬、有浮球感的胎头，耻骨联合上方可触到胎臀，胎心在脐左/右上方最清。阴道检查：可触及胎臀、胎足或胎膝，应与颜面部、胎手相鉴别。B型超声检查可明确诊断。

（3）处理原则

1）妊娠期：妊娠30周前，多能自行转为头先露。30周后仍为臀先露应予以矫正。

2）分娩期

①剖宫产指征：狭窄骨盆、软产道异常、胎儿体重大于 3500 克、胎儿窘迫、胎膜早破、脐带脱垂、妊娠合并症、高龄初产、有难产史、不完全臀先露等。

②决定经阴道分娩的处理。

第一产程：产妇侧卧，少做肛查，不灌肠。一旦破膜，立即听胎心；了解有无脐带脱垂。监听胎心。当宫口开大 4~5cm 时，使用"堵"外阴方法，待宫口及阴道充分扩张后才让胎臀娩出。

第二产程：初产妇做会阴侧切术。3 种分娩方式。脐部娩出后，应在 2~3 分钟娩出胎头，最长不超过 8 分钟。

第三产程：防止产后出血、预防感染等。

3. 肩先露—横位　胎体横卧于骨盆入口之上，先露部为肩。是对母儿最不利的胎位。

病理性缩复环：子宫收缩增强，子宫上端越来越厚。子宫下段被动扩张越来越薄，由于子宫上下段肌壁厚薄相差悬殊，形成环状凹陷，并随子宫收缩逐渐升高，甚至可高达脐上，形成病理性缩复环，是子宫破裂的先兆。

（二）胎儿发育异常

1. 巨大胎儿　指胎儿体重 ≥ 4000g。患糖尿病者应予积极治疗。产前疑有巨大儿者，应作 B 超测定胎儿胸径和双顶径，以预测肩难产。分娩期有明显头盆不称，尤其是过期产，应行剖宫产术。第三产程预防产后出血。

2. 脑积水　过多的脑脊液潴留于脑室内外，而使颅腔体积增大所致。可致头围过大，故常常发生分娩梗阻，如处理不及时，可能造成子宫破裂而危及母体生命。B 型超声探测是主要诊断方法。脑积水的胎儿无生存价值，确诊后，应立即终止妊娠。

（三）护理措施

1. 妊娠期　在孕 30 周后仍为臀位或横位，应协助医师给予纠正。

（1）胸膝卧位：利用重心促其回转，每日早晚各一次，每次 15 分钟。一周后复查。

（2）艾灸至阴穴：孕妇先排空膀胱，松解裤带，取坐或平卧位，同时灸两侧至阴穴，每日1~2次，每次15分钟。

（3）外倒转术：如孕32~34周仍是臀位时可采用外倒转术。

（4）无法纠正者：近预产期少活动，禁性生活，提前住院。

2. **分娩期** 进行综合评估，选择适当的分娩方式。

（1）剖宫产：足月横位，高龄初产，骨盆小，胎儿较大，足先露等，应做剖宫产准备。

（2）阴道分娩的护理：决定经阴道分娩时，应作好新生儿抢救的准备。

1）若因子宫收缩乏力而产程进展慢，确定骨盆无明显头盆不称，可静脉滴注催产素加强宫缩。

2）持续性枕后位：产妇不要过早用力，预防宫颈水肿和滞产。

3）臀位：产妇卧床休息，少肛查，禁灌肠，预防胎膜早破和脐带脱垂。堵臀，一直堵到胎臀已下降，臀与足皆露于阴道口，每当宫缩时，患者向下屏气用力十分强烈，感到有堵不住的趋势时，表明宫口已开全，软产道已充分扩张，应准备接生。第二产程应导尿排空膀胱后，作会阴侧切，根据具体情况作臀助产。

3. **第三产程** 常规检查软产道，如有裂伤及时缝合。预防产后出血和感染，给予子宫兴奋剂和抗生素。为预防新生儿颅内出血，出生后3日内每日肌注维生素 K_1。

第七章 分娩期并发症妇女的护理

一、胎膜早破与脐带脱垂

（一）胎膜早破的定义、临床表现

1.定义 胎膜早破是指胎膜于临产前自然破裂。常引起子宫收缩，导致早产。

2.临床表现 孕妇突感较多液体自阴道流出，可混有胎粪，继而少量间断排出，腹压增加时羊水流出。肛门检查触不到前羊水囊，上推胎儿先露部流液量增多。

（二）脐带脱垂的定义、临床表现

1.定义 胎膜破裂后，脐带脱出于阴道或外阴部，称脐带脱垂。若胎膜未破，脐带位于先露部的前方或一侧，称脐带先露，又呈隐性脐带脱垂。

2.临床表现 脐带先露可因脐带一过性受压出现胎心率异常。脐带脱垂时若脐带受压于胎先露与骨盆之间，引起胎儿缺氧，甚至胎心完全消失。血运受阻超过7~8分钟，易导致胎儿死亡。

（三）护理

1.护理评估

（1）健康史：询问健康史，了解有无胎位不正或头盆不称、多胎、羊水过多、孕后期腹部受撞击、性交、胎膜感染等胎膜早破和胎先露衔接不良、留有空隙等脐带脱垂的好发因素，确定胎膜破裂的时间，妊娠周数，是否有宫缩和感染征象。

（2）身体状况

1）胎膜早破：观察阴道液体流出情况，是否有腹压增加后液体流出。

肛查触不到羊膜囊，上推胎儿先露可见液体自阴道流出。

2）脐带脱垂：观察胎心率，有无胎心率增加、减慢或不规则，变换体位或抬高臀部后胎心率是否得到改善。未破膜者，肛查可触及搏动的条索状物；已破膜者，阴道检查能触及或看到部分脐带。

（3）辅助检查

1）阴道液 pH 测定：pH>7.0 可确诊胎膜破裂。

2）阴道液涂片检查：吸取阴道穹隆液体，置玻片上烘干、镜检，见羊齿状结晶，或染色后见胎儿上皮细胞及毳毛，提示阴道液中含有羊水，可确诊胎膜早破。

3）胎心监护：胎心率呈变异减速，说明脐带受压。

2. 护理诊断 / 问题

（1）有感染的危险：与胎膜破裂后，下生殖道病原体上行感染有关。

（2）有胎儿受伤的危险：与脐带脱垂和早产儿未发育成熟有关。

3. 护理措施

（1）生活护理：说明卧床休息的重要性，取得患者合作。加强巡视，协助孕妇做好生活护理。

（2）防止脐带脱垂，促进围生儿健康：破膜后立即听胎心，记录破膜的时间，观察羊水的量、性状和颜色，检查胎位及胎先露高低。监测子宫收缩、胎心，发现异常及时通知医生。告知孕妇破膜后立即平卧，抬高臀部，禁止坐起或行走，尽快送医院。一旦发现脐带脱垂。如果宫口开全，先露部较低，立即协助接产；宫口未开全，立即让孕妇取头低臀高位，戴无菌手套，一手置阴道内上推先露，做好剖宫产及新生儿窒息抢救的准备。

（3）防止感染：密切观察体温变化、羊水性状和气味，监测血常规。做好外阴护理，每日擦洗 2 次，指导孕妇使用消毒的会阴垫并及时更换，勤换内衣裤。病室定时消毒、通风。发现羊膜炎及时协助医生结束分娩。

（4）减轻焦虑：向患者及家属说明目前的情况及治疗护理措施的意义；抢救过程中医务人员要保持镇静，说明发生的情况及采取的措施。

（5）健康教育：指导孕妇注意营养、卫生、及时纠正异常胎位，临产前 2 个月禁止性交、防止腹部受撞击，破膜后立即平卧，抬高臀部，尽快送医院。

二、子宫破裂

（一）概念、分类、临床表现及处理原则

1.概念　分娩期或妊娠晚期子宫体部或子宫下段发生裂伤，称子宫破裂。子宫破裂是产科最严重的并发症，威胁母儿生命。

2.分类　子宫破裂按发生原因分为自然破裂和创伤性破裂；按发生时间分为妊娠期破裂和分娩期破裂；按发生部位分为子宫体破裂和子宫下段破裂；按破裂程度分为完全破裂和不完全破裂。

3.临床表现　子宫破裂分为先兆子宫破裂和子宫破裂两个阶段，其症状与破裂的时间、部位、范围、内出血量、胎儿及胎盘排出情况及子宫收缩的程度有关。

（1）先兆子宫破裂：子宫形成病理性缩复环、下腹部疼痛、胎心率改变及血尿出现。表现为产妇烦躁不安、疼痛难忍，下腹部拒按，表情极其痛苦，呼吸急促，脉搏加快。由于压迫膀胱出现排尿困难和血尿。胎心先加快后减慢或听不清，胎动频繁，出现胎儿宫内窘迫。强有力的子宫收缩使子宫下段拉长变薄，而子宫体增厚变短，形成病理性缩复环。

（2）子宫破裂：产妇突感下腹部一阵撕裂样的剧痛，之后腹部疼痛缓解，子宫收缩停止，继而出现面色苍白，出冷汗，脉搏细数，呼吸急促，血压下降等休克征象。完全子宫破裂在腹壁可清楚扪及胎体，其旁有缩小的子宫，胎心消失，全腹压痛、反跳痛明显，阴道有鲜血流出，量可多可少。不完全破裂处明显压痛，胎心不规则，可形成阔韧带血肿。

（二）护理

1.护理评估

（1）健康史：询问有无子宫手术史、宫缩剂使用不当及难产手术操作史等。

（2）身心状况：评估产妇宫缩的强度、间歇时间、腹部疼痛的程度、性质，产妇有无排尿困难及病理性缩复环，监测胎心及胎动，了解有无

胎儿窘迫的表现。

（3）心理状况：产妇有无烦躁不安、恐惧、焦虑等。

2. 护理诊断 / 问题

（1）疼痛：与强制性子宫收缩、病理性缩复环或子宫破裂血液刺激腹膜有关。

（2）组织灌注无效：与子宫破裂后大量出血有关。

（3）预感性悲哀：与切除子宫及胎儿死亡有关。

3. 护理措施

（1）减轻疼痛，防止子宫破裂

①观察子宫收缩和腹部外形，及时发现先兆子宫破裂征象；如静脉滴注催产素应立即停止，并通知医生。

②吸氧、建立静脉通道，以缓解胎儿窘迫并预防产妇休克，同时做好术前准备。

③给予抑制子宫收缩的药物。

④安慰产妇，护送其去手术室，移动产妇力求平稳，减少刺激。

（2）抢救休克，维持生命体征：取中凹位或平卧位，迅速建立静脉通道，输液、输血、吸氧、保暖。前及术后密切观察和记录血压、脉搏、呼吸、意识、阴道流血等情况。

（3）心理护理：同情和理解死胎或子宫切除产妇及家属的悲伤、怨恨情绪，帮助其尽快从中解脱出来，树立生活的信心。

（4）健康指导：加强产前检查，有梗阻性难产因素的产妇提前住院。宣传计划生育，防止多次剖宫和分娩。子宫破裂后行修补术者，避孕 2 年后再孕，且不宜采用宫内节育器避孕。

三、产后出血

（一）概念、临床表现及处理原则

1. 概念　产后出血是指胎儿娩出后 24 小时内出血量超过 500ml。多发生在产后 2 小时内，是引起产妇死亡的主要原因之一。

2. 临床表现　主要临床表现为阴道流血过多和因失血引起的贫血、

休克等。胎儿娩出后立即发生阴道出血，应考虑软产道损伤；胎儿娩出后数分钟之后出现阴道出血与胎盘因素有关；胎盘娩出后的出血多为子宫收缩乏力或胎盘胎膜残留。持续性阴道流血，无凝血块为凝血功能障碍；阴道流血不多，但产妇失血表现明显，伴阴道疼痛应考虑阴道血肿。

（二）护理

1. 护理评估

（1）健康史：了解是否有出血性疾病、重症肝炎、子宫肌瘤等；多次人工流产及产后出血史、妊娠合并症；使用镇静剂、麻醉剂等。

（2）身体状况：评估产妇有无眩晕、口渴、恶心、呕吐、烦躁不安及面色苍白、出冷汗、脉搏细速、呼吸急促等出血性休克的表现。评估产后出血量，有无贫血、休克、感染、尿频或肛门坠胀感、排尿疼痛、精神紧张等。根据出血情况判断出血原因。①胎盘娩出前出血：胎儿娩出过程中或娩出后鲜红色血液自阴道流出，多为软产道损伤所致；如宫缩时阴道流血停止，松弛时量增多，胎盘娩出延迟，为胎盘因素所致。②胎盘娩出后出血：检查胎盘胎膜是否完整。腹部触诊宫体柔软，出血呈间歇性，按摩后宫缩好转，出血明显减少，为产后子宫收缩乏力所致。如果为持续性阴道流血，血不凝，并伴有注射部位出血、鼻出血及其他部位出血，多为凝血功能所致。③隐性出血：阴道出血量少，但宫底不断升高且柔软，按压宫底时有大量血块和血液自阴道涌出，为宫腔内积血。

2. 护理诊断/问题

（1）潜在并发症：出血性休克。

（2）有感染的危险：与失血后抵抗力降低及手术操作有关。

3. 护理措施

（1）早期发现出血，预防休克：仔细测量产后阴道出血量，有失血性休克表现立即通知医生。产后2小时内，每半小时观察并记录宫底高度和硬度，阴道流血量、避免膀胱充盈，产妇的面色、血压、脉搏及呼吸。准备好急救物品，使产妇平卧、保暖、吸氧、遵医嘱尽快输液输血，并记出入量，纠正酸中毒等。

（2）协助医生迅速止血：根据出血原因采取止血措施。

①子宫收缩乏力：加强宫缩的方法有腹部按摩子宫，子宫收缩剂，压迫法和手术止血。

常用子宫收缩剂有缩宫素，必要时使用麦角新碱（心脏病患者慎用）。

②胎盘滞留：立即行人工剥离胎盘术取出胎盘。植入性胎盘做好腹部手术的准备。

③软产道损伤：协助医生及时缝合止血。

④凝血功能障碍：去除病因，改善凝血功能，输新鲜血液、纠正酸中毒、抗休克等。

（3）缓解恐惧：护士保持镇静，陪伴、安慰产妇，适当向患者和家属解释有关病情和治疗护理措施，使其配合治疗。

（4）预防感染：止血过程中严格无菌操作。每日会阴消毒2次，观察恶露的颜色、气味和会阴伤口的情况。监测体温变化，每日测体温4次。定时进行血常规化验，发现情况及时通知医生。病室内注意通风和消毒，保持环境清洁。

（5）增强活动耐力：注意卧床休息，保持心情舒畅。协助做好生活护理。给予高蛋白、高维生素、高热量、易消化的饮食。贫血严重者静脉输血、补充铁剂等。

4. 健康教育 向产妇讲解正常分娩过程，教会自我观察恶露变化，发现异常及时就诊。指导会阴护理和哺乳方法，合理安排活动和休息。

第八章　产科手术受术者的护理

一、会阴切开缝合术

（一）术前用物准备

会阴切开剪刀或钝头直剪刀，有齿镊、无齿镊，持针器，三角、圆形缝针，丝、肠缝线，注射器、治疗碗各一，止血钳2~3把，带尾纱布块，生理盐水，0.5%~1%的普鲁卡因。

（二）操作步骤

1. 会阴侧切缝合术

（1）病员取膀胱截石位，常规消毒外阴，铺巾，用75%乙醇消毒切口处皮肤。

（2）用0.5%普鲁卡因作阴部神经阻滞麻醉。术者将左手示、中指放入阴道和先露之间，右手持剪刀，于宫缩时从会阴后联合中线间左侧45°方向剪开会阴，长约4~5cm，注意局部止血。

（3）胎盘娩出后，阴道内填塞带尾纱布块，记录塞入的纱布数量。

（4）检查并暴露切口顶端，在顶端上1cm处开始用肠线缝黏膜层第一针，连续缝合到处女膜缘打结。缝合时对齐各层组织，不留死腔，松紧适宜。

（5）缝闭，取出带尾丝纱布，清点数量，检查切口侧的阴道和肛门处，排除肠线穿透直肠黏膜或血肿。

2. 会阴正中切开

（1）准备同会阴侧切缝合术。

（2）会阴后联合处局部皮下麻醉。

（3）术者将手指伸入会阴后联合处阴道和先露之间，于宫缩时从会阴后联合中线间垂直方向剪开会阴全层，长约 2.5~3cm，局部止血。此法出血少，易缝合，但应避免发生会阴裂伤。缝合方法同上，术闭也应常规做肛门检查。

（三）护理措施

1. 术前护理：严密观察产程，正确掌握会阴切开时机。

2. 术后保持外阴清洁，每日常规擦洗 2 次，大便后及时擦洗，更换消毒会阴垫。

3. 会阴伤口肿胀、疼痛者，局部应用 50% 硫酸镁湿热敷，或 95% 乙醇湿敷，配合烤灯效果更好，但要防止烫伤。

4. 术后观察伤口，嘱患者向健侧卧位，如有异常情况，通知医生，以便及时处理。

5. 正常伤口 5 天拆线。

二、胎头吸引术与产钳术患者的护理

（一）术前用物准备

胎头吸引器（接 20cm 的硬质橡皮管）、50ml 注射器或电动吸引器、止血钳等；产钳、润滑剂、会阴切开缝合术的物品、新生儿急救用药及导尿包。

（二）适应证

1. 妊娠合并症孕妇、第二产程延长达 2 小时或胎头拨露于阴道口达半小时而未能娩出者。

2. 有剖宫产史或子宫瘢痕者。

3. 有胎儿窘迫征象。

4. 产妇有心脏病、妊娠高血压综合征或因临产后宫缩乏力，需缩短第二产程。

5. 持续性枕后位、持续性枕横位。

产钳术的适应证：除胎头吸引术的适应证外，还有吸引失败者和臀位产后出头困难者。

（三）操作步骤

1. 胎头吸引术

（1）放置胎头吸引器：产妇取膀胱截石位，导尿，阴道检查宫口是否开全、胎膜是否破裂，胎头高低及胎方位。作会阴切开术。吸引器开口处涂润滑油。在一手引导下，将吸引器徐徐送入阴道，紧贴胎儿头颅顶部。调整吸引器牵引柄，使其与胎头矢状缝方向一致，作为旋转胎头的标志。

（2）抽气：用 50~100ml 注射器街上胎头吸引器的橡皮管，分数次从橡皮管抽出空气共约 150ml~180ml，造成适当负压（27~40kPa），并用止血钳将橡皮管夹紧，等待 2~3 分钟，使胎头在负压下形成产瘤。

（3）牵引：先行牵引，若无滑脱或漏气现象，即可在子宫收缩时沿产轴方向牵引；边牵引边旋转至枕前位，子宫收缩间歇期暂停；当胎头枕部抵达耻骨联合下缘时，将吸引器逐渐上提，使胎头仰伸，同时注意保护会阴；待胎头即将娩出时放开止血钳，解除负压，取下吸引器；娩出胎头后，胎肩、胎身娩出同自然分娩，术中勤听胎心音。牵引如滑脱，可重复放置，一般不超过 2 次。全部牵引时间不宜超过 20 分钟，以免对胎儿造成不利影响。如牵引失败，可考虑改用产钳术或剖宫产术。

2. 产钳术

（1）术前准备：同胎头吸引术。

（2）放置产钳：以左手持左叶产钳置胎头右侧，继放右叶。

（3）合拢锁扣：两叶放置适当，锁扣很容易吻合，锁柄也自然对合，胎头矢状缝应位于两钳叶中间，检查钳叶与胎头之间应无软组织或脐带夹入。

（4）牵引：宫缩时合龙钳柄，向下、向外缓慢牵拉。注意保护会阴。

（5）取下产钳：胎头额部牵出后松解产钳，先取位于上方的右叶，再取位于下方的左叶，取出适应顺胎头慢慢滑出。

（四）护理

1. 解释阴道助产术的目的和必要性，减轻或消除产妇的恐惧心理，以取得配合。

2.备齐用物。

3.牵引时嘱产妇使用腹压,当胎头枕骨在耻骨弓下缘时,嘱产妇不用腹压,仅在宫缩间歇时向下屏气。

4.密切观察产妇一般情况及胎心音,做好物品供应。

5.胎儿娩出后,即协助清理呼吸道及 Apgar 评分。协助医生进行各项抢救。评估有无头颅血肿、头皮损伤、颅内出血等情况。注射子宫收缩剂。

6.产后立即配合检查及缝合会阴切口或软产道的损伤。

7.术后保持外阴清洁,嘱产妇向健侧卧位。用 0.1% 的苯扎溴铵棉球消毒外阴,每日 2 次,大便后也需擦洗。及时更换会阴垫。

8.每天检查会阴伤口,切口肿胀疼痛,用 50% 硫酸镁湿热敷,或95% 乙醇局部湿敷。

9.新生儿按手术产婴儿护理,并密切观察有无产伤。

三、剖宫产受术者的护理

(一)术式及其选择

1.**子宫下段剖宫产术** 在临床已经广泛应用,其优点是术后切口愈合好,与盆腔其他脏器粘连少,再次妊娠破裂机会少。

2.**子宫体剖宫产术** 仅用于急于娩出胎儿或不能在子宫下段进行剖宫产术时。

3.**腹膜外剖宫产术** 多用于子宫腔有急性感染者。

4.**剖宫产子宫切除术** 偶用于子宫腔有急性感染、子宫收缩乏力引起的出血不止、严重子宫胎盘卒中和胎盘植入。

(二)术前准备

1.术前禁用呼吸抑制剂,如吗啡,避免新生儿窒息。

2.将新生儿被服送手术室备用。

3.准备好新生儿急救用品。

4.准备剖宫包、器械等用物,基本同外科腹部手术。

5.备好子宫收缩剂。

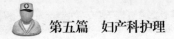

6.腹部消毒前常规复查胎心音。

（三）术后护理

1.按腹部手术患者护理。

2.术后第二天改半卧位，以利恶露排出。

3.鼓励产妇在床上活动肢体，早期下地活动以减少并发症。

4.按医嘱补液 2~3 天，并遵嘱使用抗生素。

5.按产褥期护理常规提供乳房、会阴部等护理。

6.遵医嘱术后 24h 拔出尿管，拔出前注意锻炼膀胱，促进正常排尿功能的恢复。

第九章 妇科病史及检查配合

一、妇科病史的特点

（一）主诉

妇科患者的主诉常为阴道流血、白带异常、腹部包块、腹痛、闭经、不孕或计划生育手术相关的症状。

（二）现病史

详细询问发病原因、时间、主要表现、发展变化和治疗经过。

1.阴道流血 出现的时间、量、颜色，有无血块，与月经周期的关系，末次月经日期及持续天数、有无伴发症状，如腹痛、发热、下腹包块或出血等。

2.白带异常 白带的量、颜色、性状、气味，与月经周期的关系，有无外阴瘙痒等。

3.腹部包块 发现的时间、部位、大小、生长速度、硬度及活动度，有无疼痛及阴道流血等。

4.腹痛 发生的时间、部位、程度，腹痛与月经或体位的关系，是否有伴随症状等。

（三）月经史

初潮年龄、月经周期、月经期、经量和性状，有无痛经及其他不适，末次月经日期、绝经年龄及绝经后有无出血、异常分泌物等。

（四）婚姻史

结婚或再婚年龄，是否近亲结婚，丈夫年龄及健康状况，性生活情况等。

（五）生育史

初孕或初产年龄，足月产、早产、流产次数和现存子女数，分娩方式、产后或流产后有无并发症。末次分娩或流产日期，是否哺乳。生育史可记为：足月产数 – 早产数 – 流产数 – 现存子女数，如足月产 2 次、无早产、流产 1 次、现存子女 2 个，可记为 2-0-1-2，也可用 G_3P_2（即孕 3 产 2）表示。

（六）计划生育史

询问采用何种避孕方法，效果如何，有无不良反应，是否实施人工流产或绝育术，了解手术情况。

（七）心理状况

妇科患者由于对生殖器官特有的心理感受，往往会出现不同的心理反应，如羞涩、焦虑、恐慌、忧郁、暴躁等。如不孕、性病、肿瘤或手术切除子宫或卵巢的妇女，严重的心理反应还会给家庭或社会造成影响。

二、妇科检查及护理配合

（一）检查注意事项

1. 检查一人一消毒垫：检查前应嘱患者排尿排便。协助脱去一侧裤腿后，取膀胱截石位，嘱深呼吸，放松腹肌。注意遮挡和保暖。

2. 协助老年人上下床，避免摔伤。

3. 月经期、阴道流血者或阴道手术短期内，不作妇科检查。必须时须消毒外阴，戴无菌手套操作。

4. 未婚者一般只作肛查，如确有检查必要时，应征得家属或本人同意后方可作阴道检查。

5. 协助危重患者检查时，注意观察脉搏、呼吸、血压及全身情况，并做好抢救的准备。

6. 检查时采集的标本及时送检。

7. 男医生检查患者时，需有其他医护人员在场。

（二）检查方法和步骤

1. 外阴检查　观察外阴部的发育，阴毛分布与量、阴道口和尿道口情况，有无水肿、炎症、溃疡、皮肤色泽变化、萎缩、畸形、静脉曲张、会阴陈旧裂伤、肿瘤等。根据病史，必要时嘱患者向下屏气，了解有无阴道前后壁膨出或子宫脱垂等。

2. 窥阴器检查　将窥阴器蘸润滑剂（取分泌物检查时，用生理盐水润湿）沿阴道后壁插入。

（1）观察阴道：观察阴道黏膜颜色、皱襞多少，有无炎症、畸形、肿瘤以及分泌物的量、性质、颜色、有无臭味等。

（2）观察子宫颈：观察宫颈大小、颜色、外口形状、有无糜烂、腺体囊肿、息肉、肿瘤或接触性出血。必要时做宫颈刮片或取分泌物作涂片检查。窥视完毕，取出阴道窥器。

3. 双合诊　指阴道和腹壁的联合检查方法。检查阴道和宫颈　检查者一手戴无菌手套，以示、中二指蘸无菌肥皂液少许后放入阴道内，了解阴道的深度，有无畸形、疤痕、肿块和宫颈后穹隆部的情况，然后将两手指置于宫颈下方，将宫颈向上推。同时用另一手的手指掌面向下按压腹部，使子宫置于两手之间，上下配合检查。

（1）检查子宫：可查清子宫的位置、大小、形状、软硬度、活动度及有无压痛等。正常子宫位置前倾前屈。

（2）检查附件及子宫旁组织：检查者将阴道内二指移向侧穹隆，放于下腹部的手也移向盆腔的一侧，在内外两手之间检查宫旁组织、卵巢、输卵管。正常输卵管难以扪清，卵巢有时可触及，压之有酸胀感。注意附件有无增厚、压痛或肿块，如有肿块，应进一步查清肿物的大小、形状、软硬度、活动度、有无压痛以及与子宫的关系。

4. 三合诊检查（阴道、直肠及腹部联合检查）　以一手食指伸入阴道、中指伸入直肠，另一手置于下腹部协同触诊。一般在双合诊查不清时进行，或后位子宫、子宫后壁肿块、宫骶韧带、子宫直肠凹陷及盆壁有病变时采用。

5. 肛腹诊（肛门、腹部联合检查）　以一手食指伸入直肠，另一手放在下腹部进行检查，适用于未婚妇女、阴道闭锁或月经期不宜做阴道检查者。

第十章 女性生殖系统肿瘤患者的护理

良性肿瘤中以子宫肌瘤最多见。女性生殖器三大恶性肿瘤包括子宫颈癌、卵巢癌、子宫内膜癌，以子宫颈癌最多见。

一、子宫肌瘤

1.病因 一般考虑与体内雌激素水平过高或长期刺激有关。30~50岁妇女多见。

2.类型 ①肌壁间肌瘤，最常见；②浆膜下肌瘤；③黏膜下肌瘤。子宫肌瘤多位于子宫体部，以多发性子宫肌瘤多见。

3.临床表现 症状与肌瘤的位置、大小和生长速度有关。

（1）月经改变：最常见。黏膜下肌瘤和大肌壁间肌瘤明显。如经量增多、经期延长等。

（2）继发症状：如贫血、不孕、尿频、便秘等。

（3）腹部包块、腰酸、下腹坠胀、疼痛，白带增多或排液有异味。

（4）妇科检查：子宫不规则增大或均匀性增大，质硬。

4.治疗原则 综合患者的年龄、生育要求、肌瘤大小、位置、临床症状考虑。

（1）随访观察：适用于肌瘤较小、症状不明显或近绝经的妇女，每3~6个月定期复查。

（2）药物治疗：适用于子宫小于妊娠2个月大小，症状不明显，尤其近绝经期或不能耐受手术者。常用雄激素，如丙酸睾丸酮；也可采用三苯氧胺治疗月经明显增多者，其不良反应为围绝经期综合征症状，如潮热、多汗、急躁、阴道干燥等。

（3）手术治疗：①肌瘤切除术，适用于年轻又希望保留生育功能的患者；②宫切除术，适用于子宫大于2.5个月妊娠大小，临床症状明显，或保守效果较差、不需保留生育功能的患者。卵巢外观正常者应保留。

二、子宫颈癌

1.确切病因不明 一般认为与早婚、早育、宫颈糜烂、性生活过早、性紊乱、单纯疱疹病毒Ⅱ、HPV 感染有关。年龄分布呈双峰状，发病有年轻化趋势。

2.发病部位 多发生于移行带区，即宫颈外口的鳞柱交界部。病理类型多为鳞癌，其次为腺癌。根据癌组织的发展分为不典型性增生、原位癌、浸润癌三个阶段。

3.临床表现 ①早期症状，早期常无症状，与慢性宫颈炎无明显区别；②典型症状，接触性出血和白带增多；③晚期症状，阴道出血、大量阴道排液、脓血性白带等，严重者可呈恶液质表现。

4.辅助检查 ①宫颈刮片细胞学检查，普查、发现癌前期病变和早期宫颈癌常用的方法；②宫颈和宫颈管活体组织检查，是确诊癌前期病变和宫颈癌的最可靠方法；③碘试验，碘不着色区可识别宫颈病变的危险区，不具有特异性。

5.预防 普及防癌知识，提倡晚婚、晚育。指导患者注意个人卫生和性生活卫生。积极开展普及防癌普查工作，做到"三早"。积极防治慢性宫颈炎等疾病，指导患者严密随诊。

三、子宫内膜癌

1.临床表现 ①典型症状，绝经后不规则阴道流血，出血量一般不多；其他症状，脓血样阴道排液，可有臭味，晚期可有下肢痛和腰骶部疼痛等；③妇科检查，子宫增大、质软，绝经后子宫不萎缩而较饱满。

2.辅助检查 ①分段诊刮，是目前早期诊断子宫内膜癌最常用的方法；②B 超检查、宫腔镜检查和细胞学检查等。

四、卵巢肿瘤

1.良、恶性卵巢肿瘤的鉴别 ①良性肿瘤，生育期多见，病程长，肿块增长缓慢；一般情况较好，多无不适，有并发症时有腹痛；肿块多为单侧、囊性、表面光滑，与子宫无粘连、活动；多无腹水；②恶性肿瘤，青春期和绝经后多见，病程短，肿块增长迅速；多有腹胀和腹痛，晚期呈恶液质；肿块多为双侧、实性或半实性，表面结节状凹凸不平、固定。常有腹水，多为血性，可查到癌细胞。

2. 常见种类　卵巢体积虽小，但卵巢肿瘤组织形态最复杂。卵巢恶性肿瘤死亡率也高居妇科恶性肿瘤之首。

（1）良性卵巢肿瘤：如浆液性囊腺瘤、黏液性囊腺瘤、成熟畸胎瘤（皮样囊肿）等。黏液性囊腺瘤是人体中生长最大的肿瘤；皮样囊肿是最常见的卵巢良性肿瘤；卵泡膜细胞瘤可分泌雌激素，有女性化作用；纤维瘤患者伴有腹水或胸、腹水者称梅格斯综合征（Meigs syndrome）。

（2）恶性卵巢肿瘤：如浆液性囊腺癌、黏液性囊腺癌、未成熟畸胎瘤等。浆液性囊腺癌最多见。无性细胞瘤对放疗特别敏感；内胚窦瘤可产生甲胎蛋白（AFP），多见于儿童和青少年，高恶，易早期转移；颗粒细胞瘤是最常见的功能性肿瘤，低恶，分泌雌激素，有女性化作用；库肯勃瘤（Krukenberg turmor）指来源于胃肠道的高度恶性肿瘤，预后极差。

（3）卵巢瘤样病变：如卵泡囊肿、黄体囊肿、黄素囊肿、多囊卵巢、巧克力囊肿等。

3. 转移途径　主要通过直接蔓延和腹腔种植方式转移。横膈为淋巴转移的好发部位。

4. 并发症

（1）蒂扭转：最常见，是妇科常见的急腹症。当体位突然改变、妊娠期、产后易发生，典型症状为突发一侧下腹剧痛，常伴有恶心、呕吐甚至休克。多发生于于蒂长、活动度大、中等大小、重心偏于一侧的肿瘤。蒂由骨盆漏斗韧带、卵巢固有韧带和输卵管组成。

（2）破裂：有自发性和外伤性两种。当破裂时，囊液流入腹腔，可引起剧烈腹痛和不同程度的腹膜刺激征。轻者仅感轻度腹痛。

（3）感染：较少见，表现为高热、腹痛、肿块、腹部压痛、肌紧张和白细胞增高等。

（4）恶变：肿瘤增长迅速尤其是双侧性时，应疑为恶变。

5. 健康教育

（1）预防高危因素：宣传卵巢癌高危因素，加强高蛋白、富含

VitA 的饮食，避免高胆固醇食物。高危妇女应预防性口服避孕药。

（2）开展普查普治：30 岁以上妇女每年 1 次妇检，高危人群每半年 1 次。

（3）早期发现及处理：卵巢肿瘤直径大于 5cm 者，应及时手术切除。青春期前、绝经后或生育年龄口服避孕药的妇女，若发现卵巢肿大，应考虑为卵巢肿瘤。

（4）随访时间：术后 1 年内，每月 1 次；术后第 2 年，每 3 个月 1 次；术后第 3 年，每 6 个月 1 次；3 年以上者，每年 1 次。

第十一章　妇科常用手术及护理

一、妇科手术患者的护理

（一）术前准备

1. 心理支持，减轻患者焦虑　向患者解释病情、手术的必要性、手术名称、过程，解释术前准备的内容、目的和方法。告知患者手术需要的时间、麻醉方法、实施手术的医生及护理人员。消除患者的焦虑、恐惧心理，增强对手术治疗的信心。

2. 药物过敏试验　做青霉素、普鲁卡因等药物过敏试验。

3. 皮肤准备

（1）术前 1 天进行皮肤准备：嘱患者沐浴更衣，剪短指甲。

（2）腹部手术范围：上自剑突下，下达阴阜和两大腿上 1/3，两侧至腋中线。

（3）阴部手术范围：上至耻骨联合上 10cm，含外阴部、肛周、臀部及大腿内侧上 1/3。

4. 阴道准备

（1）经腹全子宫切除术者：术前 3 天开始阴道准备，阴道冲洗或坐浴，每日 2 次，常用 1：5000 的高锰酸钾或 1：1000 苯扎溴铵溶液；有阴道流血者改用 0.5% 洗必泰酊溶液擦洗阴道，每日 1 次，共 3 次。术日再次行阴道冲洗，特别注意阴道穹窿要消毒彻底，消毒后用棉签擦干，必要时涂 1% 龙胆紫。

（2）妇科阴部手术者：术前 3 天开始阴道冲洗，每日 1~2 次，术日用肥皂水、清水、苯扎溴铵相继擦洗阴道后，用干棉球拭干。

5. 消化道准备

（1）妇科腹部手术者：术前 1 天晚餐减量，进软食，午夜后禁食。睡前灌肠 1 次，或口服番泻叶水导泻，术日晨再次灌肠。术前 8 小时禁食，4 小时禁饮。

（2）会阴Ⅲ度裂伤修补术、阴道壁修补术者：术前 3 天起进少渣半流质饮食 2 天，流质饮食 1 天，口服肠道抗生素，如新霉素、PPA 等。术前 1 天晚或术日晨清洁灌肠。

6. 镇静剂　术前晚给患者服用镇静剂保证患者睡眠。

7. 手术日护理

（1）术日晨测量生命体征，一旦发现月经来潮或生命体征异常，及时通知医师。

（2）取下患者的义齿、首饰及贵重物品交给家属或护士长保管。

（3）留置导尿管，保持引流通畅；阴部手术者一般不需留置，带导尿包至手术室备用。

（4）准备好病历、输液瓶、所需药物等带往手术室。

（5）术前半小时给予基础麻醉药，通常为阿托品和鲁米那钠。

8. 指导患者进行术前锻炼　包括胸式深呼吸运动、有效咳嗽、床上使用便器、术后自主翻身和起床的方法、床上漱口等。

（二）术后护理

1. 一般护理

（1）迎接患者准备：备好麻醉床、血压计、听诊器、尿袋挂绳、沙袋、氧气等，了解患者术式和手术经过，以便有的放矢的采取护理措施。

（2）体位：全麻患者清醒前去枕平卧，头侧向一旁。硬膜外麻醉者去枕平卧 6~8 小时。如患者无特殊情况，血压平稳，一般情况良好，则术后次日晨协助患者取半卧位。

（3）观察病情：密切观察生命体征，每 0.5~1 小时测 1 次血压、脉搏和呼吸至平稳。术后每日测体温、脉搏和呼吸 4 次，至正常后 3 天改为每日 1 次。阴部手术后阴道内纱布块数要详细交接班，并观察阴道流血的情况，24 小时内取出，核对纱布数量并作记录。

2. 症状护理

（1）缓解疼痛：提供舒适的病房环境，协助患者床上翻身、深呼吸等以缓解疼痛，可使用镇痛泵或给予止痛剂，止痛剂的使用应在术后

48 小时后逐渐减少。

（2）缓解腹胀：术后腹胀多因术中肠管受到激惹使肠蠕动减弱所致，通常术后 48 小时肠蠕动恢复。术后 3 天仍腹胀者，可给予热敷下腹部、针刺足三里、生理盐水灌肠、肛管排气或新斯的明 0.5mg 肌内注射。鼓励患者早期下床活动，并遵医嘱给予抗生素或补钾。

（3）恶心、呕吐：用弯盘盛接呕吐物并温水漱口，双手扶住切口两侧皮肤减轻疼痛。

3. 健康指导

（1）饮食指导：腹部手术者术日禁食，术后 1~2 天进流质，未排气前禁食牛奶、豆浆、糖水等易产气的食物，以防腹胀，逐渐改为半流质和普通饮食。阴部手术者术后 5 天内进少渣半流质饮食。

（2）大小便护理

①注意观察尿的颜色、形状和量的变化，发现少尿、血尿等及时通知医生。

②尿管留置时间：一般术后 24~48 小时可拔除；广泛性全子宫切除和盆腔淋巴清扫术需留置 10~14 天；经阴全子宫切除术和阴道前后壁修补术，留置 3~5 天。

③鼓励患者多饮水，拔管后 6 小时内自行排尿，必要时需再次保留尿管，定时开放，以锻炼膀胱括约肌张力，促进自主排尿功能恢复。

④腹部手术后 4 天仍未解大便者，给予缓泻剂或开塞露，无效者行肥皂水灌肠；会阴Ⅲ度裂伤修补术后给予抗生素，一般控制 5 天内不解大便，术后第 5 天服石蜡油 30ml，软化粪便。

（3）鼓励早下床活动：鼓励患者床上翻身、活动下肢，防止下肢静脉血栓形成；尿管拔除后鼓励患者早期下床活动，活动量以患者活动后无头晕、心慌为度。

4. 预防感染的措施

（1）观察体温变化和切口情况，有异常情况及时通知医生。

（2）保持会阴清洁、干燥，及时更换会阴垫，每日会阴擦洗 2 次。

（3）保持导尿管和引流管通畅，及时更换尿袋和引流袋。

（4）遵医嘱预防性应用抗生素。

5. 出院指导

（1）腹部手术后2个月内避免提举重物和腹压增高的动作，如咳嗽、便秘等。外阴部手术后应休息3个月。嘱患者保持外阴部清洁，防止感染。

（2）多食蔬菜、水果，多饮水，保持大便通畅，贫血患者注意补充含铁丰富的食物。

（3）未经医生同意，禁止盆浴和性生活，阴道残端愈合良好后方能恢复性生活。

（4）术后1个月常规来门诊复查，如有异常情况及时来院检查。

二、局部治疗护理技术

（一）坐浴、会阴冷热敷

1. 坐浴

（1）适应证：外阴炎、外阴瘙痒、尿道炎、子宫脱垂、外阴和阴道手术的术前准备。

（2）禁忌证：月经期、阴道流血、孕妇、产后7日内。

（3）物品准备：坐浴盆、40℃左右温水；高锰酸钾、0.5%醋酸、4%碳酸氢钠溶液等。

（4）注意事项：排空膀胱，将整个臀部和外阴部浸泡于药液中，一般浸泡20~30分钟。

2. 会阴冷敷

（1）适应证：具有止血、镇痛作用，适用于较小的外阴血肿。

（2）物品准备：小冰袋或橡皮手套、布套、冰块等。

（3）操作步骤：将冰块洗去棱角，装在小冰袋内，外加布套敷于患处。每次约20分钟。

3. 会阴热敷

（1）适应证：多用于外阴水肿、炎症。

（2）物品准备：50%硫酸镁溶液或95%乙醇，6层纱布2块，棉垫1块，橡皮布，凡士林纱布，治疗碗，长镊2把，热源。

（3）操作步骤：将药液碗置热原上加热，排尿后洗净外阴，擦干并涂以凡士林，覆盖1块消毒纱布，纱布垫浸入溶液中，用长镊拧至半干，铺开敷于患处。每次热敷时间 20~30 分钟，每日 2~3 次。

（二）阴道灌洗

1. 适应证　慢性宫颈炎、阴道炎局部治疗、经腹全子宫切除术或阴道手术的术前准备，腔内放疗后的常规冲洗等。

2. 禁忌证　月经期、妊娠期、产褥期、阴道流血者禁用。

3. 物品准备　冲洗桶、橡皮管、冲洗头。1：5000 的高锰酸钾、0.2% 苯扎溴铵、1% 乳酸或 0.5% 醋酸溶液等。

4. 操作步骤　协助患者取膀胱截石位，臀下铺橡皮单，上置便盆。冲洗桶距床面 70ml 左右。右手持冲洗头柄部，先冲洗外阴，然后将冲洗头插入阴道深部，边冲洗边在阴道内转动冲洗头；冲洗完毕后，夹紧皮管，取出冲洗头和窥阴器，嘱患者坐起，待阴道内残留的药液流出后，用干纱布擦干外阴，整理用物。

（三）阴道、子宫颈上药

1. 适应证　各种阴道炎和急、慢性宫颈炎。

2. 物品准备　窥阴器、长镊、纱布、带尾线大棉球、长棉签及药物。

3. 操作步骤　先做阴道冲洗，再用窥阴器暴露宫颈，擦净分泌物。

（1）纳入法：栓剂、片剂、丸剂可直接放入后穹窿。或用带尾线大棉球将药片顶在子宫颈顶部，线尾留在阴道外口处，12~24 小时取出棉球。片剂患者可自己上药，方法：临睡前洗净双手，戴指套或一次性手套，分开小阴唇，用示指将药片沿阴道后壁推至深处。

（2）涂搽法：用长棉签蘸取药液，均匀涂布在子宫颈或阴道病变处。

（3）喷撒法：粉剂适用。可用喷粉器喷撒，或用带尾线大棉球蘸药粉，在暴露宫颈后将棉球顶于宫颈深处，线尾留在阴道口外，12~24 小时后取出棉球。

（四）宫颈电烫、激光术

1. 子宫颈电熨术

（1）适应证：多用于治疗慢性宫颈炎。

（2）物品准备：同妇科检查，电熨器、球形电熨头。

（3）操作步骤：取膀胱截石位，窥阴器暴露宫颈，擦净分泌物，用2.5%碘酊消毒阴道和宫颈。用电熨头接触宫颈糜烂区并加压，先从下唇宫颈内0.5cm深处开始，依次由内向外来回移动，直至略超出糜烂边缘，至病变组织呈灰白色为止，创面涂抹1%甲紫。

（4）注意事项：①治疗时间为月经干净后3~7天内；②术后保持外阴清洁，2个月内禁止盆浴和性生活、坐浴和阴道冲洗；③告知患者术后2周内阴道内流出黄水、少量流血并逐渐减少，有多量阴道流血及时就诊。

2. 子宫颈激光术

（1）适应证：用于治疗宫颈病变、外阴白色病变和慢性盆腔炎。

（2）物品准备：同电熨术，将电熨器改为激光器。

（3）操作步骤：取膀胱截石位，窥阴器暴露宫颈，用4%碳酸氢钠溶液或3%醋酸溶液失去宫颈黏液。将激光发射头对准宫颈口，自中心向外周糜烂区全面照射。

（4）注意事项：因激光对人眼、皮肤、中枢神经系统有损害，并有全身反应，故应严格遵守操作规程并随时注意观察患者变化。

第六篇

儿 科 护 理

第一章　儿科医疗机构的组织特点

一、儿科门诊、急诊设置

（一）儿科门诊设置

儿科门诊设置包括预诊室、挂号处、隔离诊室、候诊室、治疗室、化验室、药房与收费处、饮水处。预诊的目的主要是通过预检可以及时检出传染病患者，使之在未挂号前被隔离，并进入特定的传染病门诊诊治，避免和减少交叉感染。预诊还可以区分病情的轻、重、缓、急，给予适当护理。如遇危重患儿可直接护送至急诊室抢救。预诊室一般设在医院大门附近、候诊室入口处，该室应有两个出口，一个通向普通门诊，一个通向传染病隔离室。室内应配备检查台、压舌板、手电筒等检查设备和洗手设备。

（二）急诊设置

小儿急诊应 24 小时开放，包括抢救室、治疗室、观察室，并设分诊台、药房化验室、收费处等方便患者。抢救室应设有抢救床 2~3 张，并带有输液架和活动床档、约束带等。另外可备供小婴儿抢救用的远红外辐射式抢救台。抢救室还应备有气管插管、吸引装置、人工呼吸机、心电监护仪、供氧设备、吸入装置、静脉输血用具、洗胃用具，以及治疗用具如穿刺包、切开包、导尿包、胸腔闭式引流等各种无菌包。应设有抢救车，车上放置急救药品、氧疗用具、注射用具、手电筒、压舌板、记录本及笔等。

二、儿科病房

1. 设施要求　由于不同年龄小儿的生活习惯和护理要求不同，儿科病房应按年龄分为新生儿室、婴儿室、幼儿室、儿童室。此外还可以分为非感染病室、感染病室、急性期和恢复期病室，还可以分为呼吸道感染、肠道感染及其他感染病室。以防止交叉感染。

2. 儿科病房设置

（1）出院患者处置室。

（2）病室：病房中的大病室容纳 5~6 张床，小病室为 1~2 张床，以便隔离观察或重危病儿使用，病床间隔距离为 1m。病室间采用玻璃隔断，以便工作人员观察患儿。

（3）医护办公室：应设在病房中央，靠近危重患儿病室，可通过玻璃隔断随时观察各病室情况。

（4）游艺室。

（5）配膳室与配奶室：应备有配奶配餐用具、食品柜、清洗消毒设备及冰箱等。

（6）治疗室：一般分为两间，中间相通，一间作为处置室，一间作为操作室，以备各种注射、输液治疗或各种穿刺使用，便于无菌操作。

（7）卫生间、浴室、厕所：均应适合小儿使用。

第二章　儿科基础护理

一、儿科病房管理

（一）环境

不同年龄患儿对环境有不同的要求，儿童病室的温度在 18~20℃，婴幼儿室温在 20~22℃，新生儿室温最好在 22~24℃，相对湿度为 55%~65%。室内应设温度计，根据需要随时调节。要注意保持室内空气流通和清洁。室内一律采用湿式清洁法，经常保持环境整洁、舒适与安静。

（二）预防交叉感染

不同年龄阶段小儿患病的种类、疾病的治疗及护理多不相同，在儿科护理工作中要特别重视预防交叉感染：①应有消毒隔离设施，严格执行清洁、消毒、隔离、探视及陪住等制度；②不同病种患儿应尽量分室护理，同一病种患儿的急性期与恢复期也应尽量分开，患者用过的物品经消毒处理后才能使用；③医护人员应注意个人卫生，衣帽整洁，特别是护理患儿前、后均应洗手，患感冒者不宜护理新生儿及未成熟儿；④积极开展健康教育，家长患感染性疾病时应暂禁探视。

（三）传染病管理

病房中发现传染病患儿应及时隔离或转院，对患儿的污物、所住的病室要及时进行消毒处理，对曾与传染病患儿接触的易感儿可酌情做被动免疫，并进行监护至检疫期满为止。在儿科病房中，对新生儿、早产儿、正在接受化学治疗的白血病患儿、肾病综合征患儿以及其他机体抵抗力低下的患儿均应实施保护性隔离。

（四）安全管理

病房内一切设施均应考虑患儿的安全。病房阳台护栏要高过小儿的肩部，病房窗户外面应有护栏。能下地活动的患儿不能单独到阳台或楼梯处玩耍，以免发生意外。药柜要上锁。禁止患儿去杂物室、配膳室，以免沾染污物或烫伤。应经常检查消防装置，明确非常出口（安全通道）及楼梯，并保持适宜使用状态。非常时使用的运输工具、手电筒、蜡烛、火柴等应放在固定位置。严格执行各种查对制度，不能自理的患儿测体温应有人守护，患儿离开病区应有工作人员带领。

二、儿科基础护理

（一）皮肤护理

新生儿皮肤薄嫩，易擦伤，护理不当易引起感染。应保持皮肤清洁，尤其注意头颈、腋窝、会阴等皮肤皱褶处。勤洗澡，浴后用婴儿爽身粉，保持皮肤干爽。勤换尿布，大便后用温开水清洗臀部并吸干，以防局部糜烂、臀红、褥疮的发生。

（二）心理护理

1. 影响因素 疾病给小儿带来身体上的痛苦；陌生的环境及各种治疗操作使患儿产生恐惧；尤其与父母分离会使患儿产生分离性焦虑；不同年龄、疾病和病情、住院时间会产生不同的心理反应。

2. 身心反应及护理

（1）常出现的身心反应：①身体上的攻击行为；②言语的攻击行为；③退化性行为；④态度和情绪上的改变；⑤焦虑。

（2）护理要点：①创造良好的病房护理条件，适合儿童心理需要，减少恐惧感；②根据患儿年龄及理解能力，向患儿介绍医院的管理制度，说服他们服从治疗，遵守院规；③态度和蔼、亲切，对患儿多鼓励，不责骂、不恐吓、不欺骗，答应患儿的事一定要做到，与患儿建立良好的关系；④护理中要耐心、负责，操作技术熟练、准确，以取得患儿信任与合作；⑤注意不同年龄患儿的心理反应特点。对婴幼儿要给予安全感；对年长儿应主动询问其病痛与生活需要，多给予生活上的照顾；⑥护理人员相对固定，以有利于护士与患儿感情的联络。

（三）住院护理常规

1. 入院护理　迎接患儿，进行入院护理评估，做好清洁卫生护理及环境介绍。

2. 住院护理　除清洁卫生的护理、饮食及给药的护理外，还要进行基础护理，给患儿测体温、脉搏、呼吸，新入院患儿 3 日内每日测 3 次，一般患儿每日测 2 次，危重、发热、低体温者每 4 小时测一次，给予退热处理后 30 分钟测体温一次。

3. 出院护理　进行出院指导及健康教育，患儿出院后常规对患儿床单位进行消毒。

三、儿科常见症状的护理

（一）哭闹

1. 原因

（1）生理性哭闹：最常见的原因为饥饿、口渴。此外还有情绪变化、睡眠异常、断乳、过冷、过热、尿布湿、衣服不适、昆虫叮咬、要挟家长等。

（2）病理性哭闹：凡能引起小儿不适和疼痛的疾病都可致婴儿哭闹，以腹痛、头痛、口痛为多见，其次颅内疾病。

2. 护理评估　生理性哭闹哭声有力、时间短、间歇期面色如常。病理性哭闹哭声剧烈，呈持续性反复性，不能用玩具逗引或饮水、进食等方法止哭；同时有伴随症状，如中耳炎患儿常伴摇头，不让触及患部。

（二）呕吐

1. 原因　引起呕吐原因有消化道疾病及消化道外疾病。

2. 护理评估　主要临床特点与呕吐方式（喷射性或非喷射性）、量的多少、呕吐内容物、呕吐出现的时间与饮食的关系、伴随症状有关。

3. 护理措施　①预防窒息，立即松解患儿衣扣，予以侧卧位；②迅速清除口、鼻腔呕吐物，预防误吸；③床旁备吸痰器及抢救用物；④记录呕吐次数，量及性状；⑤呕吐后应清洗口腔，及时更换被污染的衣物；⑥患儿喂乳后应竖起拍背。

（三）发热

1. 护理评估 注意热型有无稽留热、弛张热、间歇热、不规则热。评估发热程度：低热（肛温在 37.8~38.5℃），高热（肛温超过 39℃），超高热（肛温超过 41.5℃），以及长期发热（发热持续 2 周以上）并重视伴随症状。

2. 护理措施 ①保持室内的空气流通、新鲜和适宜的温湿度；②给予清淡、易消化、高热量、高蛋白流质、半流质饮食，多饮水；③每 4 小时测体温 1 次，高热与超高热每 1~2 小时测体温一次，采取退热措施后 30 分钟测体温，评价降温效果；④卧床休息，出汗后及时更换衣服，注意口腔护理。⑤物理降温措施 放置冰袋、冷湿敷，乙醇擦浴（30%~50% 乙醇），温水浴，冷盐水灌肠等。

（四）腹痛

1. 原因 包括器质性疾病、功能性腹痛两类。器质性疾病引起的又可分为腹腔内和腹腔外两类疾病。

2. 护理评估 可表现为阵发性绞痛、持续性钝痛及感应性腹痛，应注意观察疼痛部位、程度、性质、伴随症状。

（五）畏食

1. 原因 常由精神因素或喂养不当引起。

2. 护理措施 ①营养不足的护理，观察患儿畏食的伴随症状和体征，与家长共同制定食谱，建立有规律的生活制度；②健康指导，指导小儿家长了解产生畏食的原因，并介绍正确的喂养方法。

（六）腹胀

1. 原因 常见于机械性肠梗阻和功能性肠胀气。

2. 护理措施 ①疼痛的护理，患儿卧床休息，若有呼吸困难或压迫症状可取半卧位，严重腹胀伴呕吐或急性坏死性小肠炎时，应禁食，按医嘱给予肛管排气或肌内注射新斯的明、行胃肠减压，同时观察伴随症状或改善情况；②健康指导，指导家长正确喂养方法。

四、小儿用药的护理

（一）药物的选择

1. 抗感染药物 抗生素可引起肠道菌群失调，甚至引起真菌感染；卡那霉素、庆大霉素可引起听神经及肾脏损害；氯霉素可抑制骨髓造血功能，使白细胞降低；磺胺类药物易在泌尿道内形成结晶，引起血尿、尿痛、尿闭等，还可抑制造血功能，使白细胞减少等。一般感染可选用一种抗生素，重症可联合使用，用量应适当，疗程应充足，以免细菌产生耐药性或早停药引起复发。

2. 退热药 小儿急性感染时多伴有发热，高热易引起惊厥，故儿科常用退热药。目前多选用对乙酰氨基酚，急需降温时可用安乃近滴鼻或肠溶栓剂。

3. 镇静止惊药 病儿发生高热、烦躁不安、剧咳不止、频繁呕吐及惊厥等可用镇静止惊药。常用的药物有水合氯醛、苯巴比妥、地西泮、氯丙嗪、异丙嗪等。婴幼儿神经系统发育尚未完善，对镇静药耐受量较大，如苯巴比妥；对阿片类药物特别敏感，易致呼吸中枢抑制，故婴儿禁用吗啡。

4. 祛痰、镇咳、平喘药 婴幼儿支气管较窄，咳嗽反射差，炎症时易发生阻塞，引起呼吸困难。一般用祛痰药或超声雾化吸入，使分泌物稀释，易于咳出。氨茶碱可引起过度兴奋，应慎用。

5. 止泻药与泻药 对腹泻的患儿不宜首选止泻药，以免加重中毒症状，小儿便秘多采用饮食调整或用栓剂，很少应用泻药。

6. 肾上腺糖皮质激素的应用 用于治疗急性严重感染，与其他药物合并治疗过敏性疾病，均为短期应用；治疗白血病、肾病综合征及自身免疫性疾病时则疗程长或周期应用。长期应用应注意副作用。对水痘的患儿应禁用激素，以免加重病情。

7. 新生儿、早产儿用药 由于其肝、肾代谢、排泄功能尚未发育成熟，故应特别注意药物的不良反应，如磺胺药、维生素 K_3 等可引起高胆红素血症，氯霉素可致"灰婴综合征"等。

8.液体疗法 小儿水盐代谢旺盛，腹泻时易发生水、电解质和酸、碱平衡紊乱，补液见液体疗法。

9.乳母用药 因有些药物可经乳汁排泄，作用于婴儿，如吗啡等；因此哺乳的母亲用药时要考虑到对小儿的影响。

（二）药物剂量的计算

1.按体重计算 小儿所需药物剂量 = 小儿体重（kg）× 每日（次）每千克体重所需药量。

2.按体表面积计算 小儿所需药物剂量（每日或每次）= 体表面积（m²）× 每平方米体表面积需要量（每日或每次）。小儿体表面积计算公式：<30kg 小儿体表面积（m²）= 体重（kg）× 0.035+0.1；>30kg 小儿体表面积（m²）=[体重（kg）–30] × 0.02+1.05。

3.按年龄计算 用于剂量不需十分精确的药物，如中药止咳糖浆、营养药等。

4.按成人剂量折算 仅用于未提供小儿剂量的药物，所得剂量一般都偏小，故不常用。小儿所需药物剂量 = 成人剂量 × 小儿体重（kg）/50。

（三）给药方法

1.口服法

（1）婴儿口服给药法：①严格按医嘱执行，坚持查对制度，剂量准确无误；②不能吞咽或不能合作者，应将药片放入研钵内捣成粉状，倒入药杯内，并放入少许糖浆，用搅棒伴匀；③喂药时将患儿抱起，半卧于操作者怀中，用小饭巾围于患儿颈部，用小勺盛药，从患儿嘴角徐徐喂入；④不能抱起者，可将头、肩部抬高，头侧位，操作者左手固定患儿前额并轻捏其双颊，使其张口，右手持药杯从患儿口角慢慢倒入，待其咽下后再移开药杯，然后喂少许温开水。

（2）儿童口服给药法：①讲解口服药物的重要性与疾病康复的关系；②说服和训练年长儿自觉服药，指导患儿将药片放于舌中后部，然后用温开水送服；③不会吞咽药片者，同婴儿口服给药法。若遇患儿将药物吐出，应立即清除呕吐物，并使之安静，报告医生酌情补服；④任何药物不得与食物混合喂服;⑤油类药物可用滴管直接滴入口中。

2.注射法 注射法比口服法起效快。年长儿采用"两快一慢",婴幼儿不合作者采用"三快法",缩短哭闹挣扎时间,以免发生断针等意外。静脉推注时宜慢,注意观察患儿反应,切忌药液外渗。静脉滴注时应注意保持静脉通畅,防止药液外渗皮下,并根据年龄大小、病种、病情严重程度控制滴速,避免短时间内进液过多。

3.外用法 以软膏为多,也有采用水剂、混悬液、粉剂。要注意避免小儿用手抓摸药物,误入眼、口引起意外。

4.其他方法 如患儿神志不清、昏迷不能吞咽药物时,可通过鼻饲将药物注入。有些药物如水合氯醛等可通过直肠给药,一般保留灌肠一次不超过 30ml。吸入法给药需用雾化吸入器(泵)给药。

第三章　新生儿及患病新生儿的护理

一、早产儿的特点和护理

（一）特点

未成熟儿又称早产儿，是指胎龄满 28 周，但不足 37 周的活产婴儿。

1. **外观特征**　出生体重多 <2500g，身长 <47cm，哭声低弱；肌张力低下，四肢呈伸直状；皮肤发亮、水肿、红嫩，胎毛多；耳壳软，轮廓不清；乳房无结节；指（趾）甲软，未达指（趾）端；跖纹少；男婴阴囊皱襞少，睾丸未降或未全降入阴囊，女婴大阴唇不能遮盖小阴唇。

2. **体温**　体温调节功能差。棕色脂肪少，产热少；体表面积相对大，皮下脂肪少，散热快，故体温多低于正常，保温措施不当易出现硬肿症。

3. **呼吸系统**　呼吸中枢发育不成熟，调节功能差，呼吸多不规则，可发生呼吸暂停；肺泡表面活性物质少，易发生肺透明膜病；有宫内窘迫史者，易发生吸入性肺炎。

4. **循环系统**　心率较足月儿快，血压较足月儿低。毛细血管脆弱，缺氧时易致出血。

5. **消化系统**　吸吮及吞咽能力均弱，易发生呛奶；胃容量小，贲门括约肌松弛，幽门括约肌较发达，更易发生溢乳；各种消化酶分泌不足，胆酸分泌少，不能乳化脂肪，故对脂肪的吸收能力差，易致消化功能紊乱；肝发育不成熟，葡萄糖醛酸转移酶活性较低，生理性黄疸的程度较足月儿重并且持续的时间长；肝内糖原贮存少，合成蛋白质的功能不足，易发生低血糖和低蛋白血症；肝内维生素依赖凝血因子合成不足，易发生出血；胎粪形成较少且肠蠕动无力，胎粪排出常延迟。

6. **神经系统**　神经系统的功能与胎龄有关，胎龄越小，反射越弱，觉醒程度越低，呈嗜睡状态，原始反射很难引出；易发生缺氧，导致缺血缺氧性脑病；脑室管膜下存在发达的胚胎生发层组织，易导致颅内出血；早产儿视网膜发育不良，当吸入高浓度氧气或长期吸氧可产生视网膜病变，严重者可导致失明。

7. 其他　对食物耐受力差，出生 1 周内能量供给低于需要量；皮质醇及降钙素分泌较多，易发生低血钙；特异性和非特异性免疫不完善，免疫球蛋白低，特别是分泌型 IgA 低，易患感染性疾病；生长速度较足月儿快，对钙、铁等矿物质及维生素 D、C、A 等的需要量大，如不尽早补充，易发生佝偻病和贫血等。

（二）护理

1. 护理诊断 / 问题

（1）体温调节无效：与体温调节中枢发育不成熟，产热不足、易散热有关。

（2）低效性呼吸形态：与呼吸中枢和肺发育不成熟有关。

（3）营养失调：低于机体需要量：与吸吮、吞咽能力差有关。

（4）有感染的危险：与机体免疫功能低下有关。

（5）潜在并发症：出血、感染。

2. 护理措施

（1）维持体温稳定：①保暖，室温一般应保持在 24~26℃，晨间护理时应提高至 27~28℃，相对湿度为 55%~65%；若体重 <2000g 一般应放置暖箱内，暖箱的温度根据体重、日龄决定，体重越轻，箱温相对越高，使其体温维持在 36.5~37℃；体重 >2000g，可放在暖箱外保暖；无暖箱时可用暖水袋、电热毯等方法保温，但应防止烫伤。②防止热量散失，护理未成熟儿时应温暖双手，护理操作应集中进行；因头部占体表面积 20.8%，散热量大，应带绒帽；更换的衣、被应预热。③观察体温，测体温每 4 小时一次，体温稳定后改每日 2 次。

（2）维持自主呼吸：①保持呼吸道通畅，及时清除呼吸道分泌物，喂乳速度应慢，喂乳后侧卧位，以免呛奶及溢乳时乳汁吸入呼吸道而引起窒息；②呼吸暂停时可拍打足底、托背、放置水囊床垫等以帮助恢复自主呼吸；③有缺氧症状者给予氧气吸入，氧浓度以 30%~40% 为宜，以间歇给氧为好，持续吸氧不要超过 3 天，或在血气监测下用氧，防止氧中毒；④观察呼吸及皮肤颜色，并备好氧气、吸痰器等抢救用品、用药。

（3）合理喂养：①出生体重在 1500g 以上且无发绀者，可在生后 2~4 小时试喂 10% 葡萄糖水 2ml/kg，无呕吐者可在 6~8 小时喂奶；出生体重在 1500g 以下或伴发绀者，可适当延迟喂奶时间；②能量、水的需要，出生后 1 周内约（80~120）kJ/（kg·d），液体 50ml/（kg·d），至生后 20 天可增至（500~580）kJ/（kg·d），液体 150ml/（kg·d）；③首选母乳，无法母乳喂养者以未成熟儿配方乳为宜，喂乳量应根据消化、吸收能力而定，以不发生胃内滞留和呕吐为宜，吸吮能力差及吞咽不协调者可用滴管、胃管喂养，必要时静脉补充高营养液；④喂养后，宜取右侧卧位，注意观察有无发绀、溢乳和呕吐现象发生；⑤准确记录 24 小时出入量，每日晨起空腹测体重一次，并记录，理想的体重增加为 25~30g/d，最低应达 15g/d。

（4）预防感染：对未成熟儿应实行保护性隔离，应加强口腔、皮肤、脐带的护理和病室空气和用品的消毒。

（5）预防出血：生后按医嘱立即补充维生素 K，尽早进食以促进肠道正常菌群的建立，以防维生素 K 依赖因子缺乏而引起出血。密切观察有无出血现象，做好抢救准备。

3. 健康指导

（1）鼓励父母尽早探视及参与照顾早产儿，提供父母与早产儿说话和照顾早产儿的机会，耐心解答父母提出的有关问题，讲解早产儿所使用的设备和治疗，以减轻他们的焦虑及恐惧。

（2）指导并示范护理早产儿的方法。向家长阐明保暖、喂养及预防感染等护理措施的重要性及注意事项。建议母亲护理早产儿前后必须洗手，减少他人探视，家中有感染性疾病者避免接触早产儿。

（3）指导早产儿出院后应定期到医院门诊检查；出生后 2 周开始使用维生素 D 制剂，出生后两个月补充铁剂，预防佝偻病和贫血；按期预防接种；定期进行生长发育监测。

二、新生儿常见疾病

（一）新生儿黄疸

1. 概念　新生儿黄疸是新生儿时期发生的血清胆红素浓度增高而引起的巩膜、皮肤等被黄染的现象。若胆红素过高可导致胆红素脑病（核黄疸），引起死产或严重后遗症。

2. 临床表现

（1）生理性黄疸：除黄疸外，一般情况良好，无其他临床症状及体征。

（2）病理性黄疸：根据引起黄疸的病因不同各有不同的临床特点，黄疸严重者均可发生胆红素脑病。当足月儿血清胆红素达 342μmol/L（20mg/dl），未成熟儿达 257μmol/L（15mg/dl），个别的未成熟儿即使低于 171μmol/L（10mg/dl）时，也有发生胆红素脑病的可能。胆红素脑病一般发生在出生后 2~7 天，未成熟儿尤易发生。典型症状：①警告期，嗜睡、尖声哭叫、肌张力下降、吸吮力弱，持续约 12~24 小时；②痉挛期，双眼凝视、发热抽搐、角弓反张、呼吸不规则，持续 12~48 小时；③恢复期，抽搐减少至消失，可正常吃奶，体重增加，肌张力逐渐恢复，此期持续约 2 周；④后遗症期，多在出生后 2 个月左右，患儿出现手足徐动，听力障碍，眼球运动障碍，牙釉质发育不全，智力落后等中枢神经系统损害的后遗症。

（3）病理性黄疸常见疾病的临床特点

1）新生儿溶血病：系指母婴血型不合引起的新生儿同种免疫性溶血。以 ABO 血型不合最常见（母亲 O 型，婴儿 A 或 B 型易发生本病；若母为 AB 型或婴儿为 O 型则不会发生），其次为 Rh 血型系统不合。ABO 血型不合者约 50% 在第一胎即可发病。Rh 血型有 6 种抗原（C、c；D、d；E、e），其中 D 抗原性最强，临床上把具有 D 抗原者称 Rh 阳性，反之为阴性。我国汉族 99.66% 为 Rh 阳性。Rh 血型不合溶血病主要发生在 Rh 阴性孕妇和 Rh 阳性胎儿，一般不会在第一胎发生，但症状随胎次增多而越来越严重。症状轻重与溶血程度基本一致，ABO 溶血病一般病情较轻，Rh 溶血病多较重。

主要临床表现：①水肿，病情严重者，出生时全身水肿，常有胸、腹腔积液，肝脾肿大及心力衰竭，如不及时抢救大多死亡，严重者为死胎，常见于 Rh 溶血病；②黄疸，Rh 溶血者大多在 24 小时内出现黄疸，ABO 溶血大多在出生后 2~3 天出现，黄疸发展迅速；③贫血，Rh 溶血者一般贫血出现早而重，重症贫血易发生心力衰竭，ABO 溶血者多无明显贫血；④肝脾肿大，严重溶血时髓外造血活跃，引起肝脾肿大，Rh 溶血病较 ABO 溶血病更明显；⑤胆红素脑病，是指游离胆红素通过血脑屏障引起的脑组织的病理性损害。

2）新生儿肝炎综合征（TORCH 综合征）：以巨细胞病毒感染最常见，其次为乙型肝炎病毒、风疹病毒、单纯疱疹病毒、梅毒螺旋体和弓形虫等，多数可通过胎盘感染胎儿或分娩时通过产道被感染。病原体可使肝功能受损，而致肝酶抑制、胆红素代谢障碍、毛细胆管胆汁淤滞、胆红素排泄受阻等。起病缓慢，一般生后 2~3 周出现黄疸且渐加重，同时伴有厌食、呕吐、体重不增、大便色浅、尿色深黄、肝轻至中度增大，肝功能异常。

3）先天性胆道闭锁：黄疸多在生后 2~3 周出现并逐渐加重，皮肤呈黄绿色，尿色深黄，大便颜色灰白，肝进行性增大，3 个月后可逐渐发展为肝硬化。需早诊断，早治疗。

4）新生儿脓毒症及其他感染：细菌毒素可抑制葡萄糖醛酸转移酶的活力，并可破坏红细胞而致黄疸。感染早期以未结合胆红素增高为主，晚期以结合胆红素增高为主，随感染的发展黄疸逐渐加重，或生理性黄疸退而复现并加重。其他感染包括尿路感染等。

5）母乳性黄疸：多于母乳喂养后 4~7 天出现黄疸，2~3 周达高峰，停止母乳喂哺 24~72 小时后胆红素开始下降. 持续母乳喂养 1~4 月胆红素也可降至正常，小儿一般状态良好，尚无胆红素脑病报告。

6）遗传性疾病：如红细胞 6- 磷酸葡萄糖脱氢酶 （G–6PD）缺陷，南方多见。黄疸出现时间不一，胆红素脑病发生率高。

7）药物性黄疸：多由维生素 K、新生霉素、樟脑丸等引起。

3. 预防及治疗原则

（1）预防：避免滥用输血和人工流产，预防新生儿感染，不使用对肝脏有损害的药物。

（2）治疗：①尽快祛除病因；②注意保暖，尽早喂养，供给足够热量，保持大便通畅；③降低血清胆红素，防止胆红素脑病发生，可采用蓝光疗法、适当输入人血浆和白蛋白、应用肝酶诱导剂（苯巴比妥等），必要时考虑应用换血疗法；④纠正缺氧及水、电解质、酸碱平衡紊乱。

4. 护理

（1）护理诊断 / 问题

1）潜在并发症：胆红素脑病。

2）知识缺乏：家长缺乏有关新生儿黄疸的知识。

（2）护理措施

1）密切观察病情：①观察黄疸出现的时间、范围及程度，判断病情进展情况。当血清胆红素达到85.5~119.7μmol/L时，面部皮肤可出现黄染，随着胆红素的浓度增高，逐渐由躯干向全身发展，若躯干呈橘黄色，估计血清胆红素可达307.8μmol/L，当手足转为橘黄色，估计血清胆红素值已达342μmol/L；②监测生命体征、哭声、吸吮力和肌张力等变化，及时判断有无胆红素脑病发生；③观察大小便次数、量及性质，如存在胎粪延迟排出，应予灌肠处理，促进大便及胆红素排出。

2）注意保暖，尽早哺乳，促进肠道正常菌群建立及胎粪排出，减少胆红素的肠肝循环。必要时静脉滴入10%葡萄糖，防止发生低血糖。

3）降低血清胆红素浓度：①实施光照疗法，波长为420~470nm的蓝光，灯源与患儿体表的距离为20~40cm，每天照射8小时，停16小时，累计24小时；②换血疗法，选用合适血型，通过脐静脉等处换血，换血量约为患儿全血的2倍，每次更换10~20ml；③按医嘱给予血浆或清蛋白和肝酶诱导剂（苯巴比妥等），纠正酸中毒，以加速未结合胆红素的转化和排泄。

4）祛除其他诱因：及时纠正缺氧、酸中毒，预防和控制感染，避免使用引起新生儿溶血或抑制肝酶活性的药物，如维生素K、磺胺等。

5）健康指导：①对新生儿溶血症，应做好产前咨询及孕妇预防性服药；②母乳性黄疸较重者，可暂停母乳喂养，黄疸减轻再恢复母乳喂养；③红细胞G-6PD缺陷者，应忌食蚕豆及其制品，避免接触樟脑，避免使用抑制或竞争该酶的药物等；④指导胆红素脑病后遗症的康复治疗及护理。

（二）新生儿颅内出血

新生儿颅内出血是新生儿期常见的因缺氧或产伤引起的严重脑损伤性疾病，早产儿发病率较高，预后较差。

1. 临床表现　　与出血部位、量有关。一般于生后 1~2 天内出现症状，常有意识改变，先表现为兴奋，随后出现抑制。兴奋表现如易激惹、烦躁，抑制表现为淡漠、嗜睡、昏迷。颅内压增高时，则有脑性尖叫、前囟隆起、惊厥等，呼吸增快、减慢、不规则或暂停，凝视、斜视，肌张力早期增高，以后减低，拥抱反射消失。脑疝时则出现瞳孔不等大，对光反射差等。

2. 辅助检查　　部分患儿脑脊液可呈均匀血性或镜下有较多皱缩红细胞，B 超或 CT 检查可确定出血部位及范围。

3. 预防及治疗原则　　①预防，加强围生期保健，预防早产儿，减少产伤和窒息；②治疗，控制出血、惊厥；降低颅内压（可选用地塞米松，必要时用甘露醇）；支持疗法；使用恢复脑细胞功能药物。

4. 护理

（1）护理诊断 / 问题

1）潜在并发症：脑疝。

2）有窒息的危险：与惊厥、昏迷有关。

3）营养失调：低于机体需要量：与颅内出血致呕吐、不能进食有关。

（2）护理措施

1）预防脑疝：①绝对静卧至病情稳定，护理操作要轻、稳、准，尽量减少对患儿的移动和刺激，静脉穿刺最好选用留置针，减少反复穿刺；烦躁、惊厥者按医嘱应用地西泮或苯巴比妥等，以防止因患儿烦躁加重缺氧和出血；②按医嘱给维生素 K，止血敏、安络血、维生素 C 等以控制出血，伴贫血者可少量输入新鲜血浆或全血；③密切观察病情变化，如患儿神志不清、呼吸不规则、瞳孔不等大等圆、对光反射迟钝或消失等为脑疝的征象，应按医嘱适当用脱水剂。

2）预防窒息：患儿侧卧位或头偏向一侧，及时清除呼吸道分泌物以保持呼吸道通畅。备好吸痰器、氧气、气管插管等抢救用品，每 4 小时测生命体征并记录，发现异常反应及时通知医生并配合抢救。

3）补充营养：病重者喂乳延至生后 72 小时，禁食期间给予鼻饲，不能进食者，按医嘱静脉补充营养及水分。

4）健康指导：向患儿家长介绍病情及预后，并给予安慰，减轻家长的焦虑，鼓励其坚持治疗和随访，发现有后遗症时，尽早对患儿进行功能训练。

（三）新生儿寒冷损伤综合征

1. 概念　新生儿寒冷损伤综合征简称新生儿冻伤，主要由受寒引起，其临床特征是低体温和多器官功能损伤，严重者出现皮肤硬肿，此时又称新生儿硬肿症。

2. 临床表现　起病多在生后 1 周内，未成熟儿多见。主要表现为：①体温常低于 35℃，重症患儿低于 30℃；②皮肤发凉、硬肿，呈暗红色，不易捏起，按之如硬橡皮；硬肿发生的顺序为小腿→大腿外侧→下肢→臀部→面颊→上肢→全身；③反应差，哭声低弱，吸吮无力，食欲差或拒乳，呼吸表浅，心率慢，心音低钝；病情重者可发生休克、心力衰竭、弥漫性血管内凝血（DIC）、肺出血、急性肾功能衰竭等多器官功能衰竭。

3. 辅助检查　血小板减少，血糖降低，DIC 凝血活酶时间延长，3P试验阳性。

4. 预防及治疗原则　①预防，做好预产期保健，加强生后保暖和能量供给，防治感染；②治疗，主要为逐渐复温；支持疗法，供给足够的热量及液体；合理用药和对症治疗。

5. 护理

（1）护理诊断 / 问题

1）体温过低：与早产、寒冷、感染、窒息、热量供应不足等有关。

2）营养失调：低于机体需要量　与吸吮无力、能量摄入不足有关。

3）有感染的危险：与免疫功能低下有关。

4）潜在并发症：肺出血、DIC。

（2）护理措施

1）恢复正常体温　①复温，是护理的关键措施；体温 >30℃、腋 - 肛温差为正值的轻、中度患儿，可放入 30℃的暖箱内，根据体温恢复情况，将箱温调至 30~34℃范围内，6~12 小时内恢复正常体温；体温

<30℃，腋—肛温差为负值的重症患儿，先将患儿置于高于其体温1~2℃暖箱内，每小时升高箱温1℃，不超过34℃，于12~24小时内恢复正常体温。无暖箱时可采用母亲怀抱、热水袋、电热毯等保暖复温，要注意防止烫伤；②供氧有助于棕色脂肪分解产热，吸入的氧气应加温、加湿；③观察病情，注意暖箱温度、湿度并随时调整；监测肛温、腋温的变化，复温中每2小时测体温1次，体温正常6小时后，每4小时测1次，并注意皮肤硬肿的变化。

2）保证能量与水分的供给：首选母乳，能吸吮者可直接哺乳；吸吮无力者可用滴管或鼻胃管喂养，喂养时应耐心少量多次。病情严重者按医嘱静脉补充营养及液体，严格控制补液的速度。

3）预防感染：保护性隔离，做好病室消毒清洁工作，严格遵守无菌操作规程，加强皮肤护理，尽量避免肌内注射，防止皮肤破损引起感染。

4）预防肺出血、DIC：密切观察病情，监测心率、呼吸、血压的变化，注意有无出血倾向等。备好抢救药物（肝素等）、氧气及呼吸机等抢救设备。

5）健康指导：介绍新生儿硬肿症的预防方法，指导并示范对新生儿的保暖、喂养及预防感染方法。

（四）新生儿脓毒症

1.概念　新生儿脓毒症是指新生儿时期致病菌侵入血液循环并在血液中生长繁殖、产生毒素而造成的全身性感染。

2.临床表现　产前、产时感染多在生后3天内发病．产后感染多在出生3天后发病。早期表现为精神、食欲欠佳，哭声低弱，体温不稳定，继则精神萎靡、嗜睡、拒乳、面色苍白或发灰、呼吸改变、体重不增等。此外还可出现病理性黄疸、肝脾肿大、出血现象。病情重者可发生惊厥、昏迷、出血、休克、中毒性肠麻痹。易发生化脓性脑膜炎、肺炎等并发症。

3.辅助检查　血培养可阳性，血培养与病灶分泌物细菌培养一致更具有临床意义；外周血白细胞增多，中性粒细胞升高，中性粒细胞中杆状核≥20；C反应蛋白阳性，血沉增快。

4. 护理

（1）护理诊断/问题

1）体温调节无效：与感染有关。

2）营养失调：低于机体需要量，与拒乳致能量摄入不足、感染致能量消耗过多有关。

（2）护理措施

1）维持体温稳定：①体温过高时，应调节环境温度，松开包被，供给充足的水分来降低体温，不宜用退热药、乙醇擦浴、冷盐水灌肠等刺激性强的降温方法；降温措施半小时后复测体温1次。体温过低时，应及时采取保暖措施；②清除局部感染病灶（脐炎、脓疱疮等），按医嘱静脉应用有效抗菌药物；③严密观察病情变化，监测生命体征每4小时一次；若患儿出现面色发灰，哭声低弱，尖叫、呕吐频繁等症状时，及时报告医生并做好抢救准备。

2）保证营养供给：喂养时应细心、少量多次；吸吮无力者，可鼻饲或静脉营养，必要时可输鲜血或血浆等。每天测体重1次。

3）健康指导：耐心解答患儿家长提出的问题，减轻家长的恐惧及焦虑；解释正确运用抗菌药物的知识，以取得家长的配合；指导家长正确的喂养和护理患儿。

（五）新生儿破伤风

1. 概念　新生儿破伤风是指破伤风芽孢梭菌经脐部侵入引起神经系统症状的一种严重的感染性疾病。常在生后7天左右发病，临床上以全身强直性痉挛和牙关紧闭、苦笑面容为特征，又称"脐风""七日风""锁口风"。

2. 临床表现　潜伏期3~14天，大多为4~8天，发病越早，预后越差。起病初期，患儿多哭闹不安，张口、吸吮困难，随后牙关紧闭、面肌痉挛，出现苦笑面容，继而躯干及四肢强直、阵发性痉挛，呈角弓反张状，轻微刺激（声、光、触动等）均可引起痉挛发作或加重。呼吸肌、喉肌痉挛可引起呼吸困难、窒息。发作期间患儿神志清醒，早期不发热。

3. 护理

（1）护理诊断/问题

1）有窒息的危险：与喉肌痉挛及牙关紧闭呼吸道分泌物不能有效排出有关。

2）有受伤的危险：与反复抽搐有关。

3）皮肤完整性受损：与脐部感染有关。

4）营养失调：低于机体需要量，与张口、吸吮困难、病程长且消耗大有关。

（2）护理措施

1）预防窒息：①避免各种不良刺激，置患儿于单间病房，室内保持绝对安静，空气新鲜，温、湿度适宜，光线略暗，各种治疗、护理操作应在镇静剂发挥虽大作用时集中进行，动作应轻、准、快，静脉输液应选用静脉留置针，尽量减少对患儿的刺激以减少肌肉痉挛的发生；②及时清除口鼻分泌物，保持呼吸道通畅。备好氧气、吸引器、气管插管和气管切开等抢救用物；③按医嘱正确使用镇静剂（地西泮、苯巴比妥、水合氯醛等），一般每隔4~6小时给药一次，药物交替使用，防止蓄积中毒。

2）预防受伤：患儿平卧位，剪短指甲，围栏周周放置软垫，发作期间勿用力按压患儿，防止骨折发生。

3）清除脐部感染灶：先用3%过氧化氢或1:4000高锰酸钾溶液清洗脐部，改变脐部无氧环境，再涂以2.5%碘酊，用消毒纱布包裹，每天更换，直至愈合，接触脐部的辅料应烧掉。

4）保证营养供给：病初痉挛发作频繁时，应禁食，静脉给予高营养液、少量全血、血浆、清蛋白等。痉挛减轻后用鼻饲喂养，喂后取侧卧位以防呕吐引起窒息。在病情允许情况下，可经口喂养，训练患儿吸吮及吞咽功能，同时做好口腔护理。

5）健康指导：①指导预防方法，推广无菌接生法；患儿出生时脐部消毒不严格者，应在出生24小时内重新处置，并肌内注射TAT 1500~3000U；②指导患儿家长正确的护理方法，如预防窒息、出院后患儿的营养供给方法等。

第四章 营养性疾病患儿的护理

一、营养不良

（一）概述

营养不良又称蛋白质能量营养不良，是因喂养不当或疾病原因引起能量和（或）蛋白质摄入不足或吸收障碍所致的一种慢性营养缺乏症。多见于3岁以下小儿。

（二）临床表现

1. 体重不增为营养不良的最初表现，继之体重下降，皮下脂肪逐渐减少或消失，消瘦明显。皮下脂肪消失的顺序为：腹部→躯干→臀部→四肢→面颊部。

2. 体格生长速度减慢直至停顿，病程长者身高也低于正常同龄儿。病情重者出现老人面容，皮包骨样，肌张力低下，运动功能发育迟缓。智力发育落后。

3. 各系统器官可有不同程度功能紊乱，常发生呕吐、腹泻，精神萎靡、反应差，体温低，血压低，心率慢。血浆蛋白明显降低者可出现全身性水肿。

婴幼儿营养不良根据病情可分为三度，见表6-4-1。

表6-4-1 婴幼儿营养不良分度

	I度（轻）	II度（中）	III度（重度）
体重低于正常均值	15%~25%	25%~40%	>40%
腹壁皮下脂肪厚度	0.8~0.4cm	<0.4cm	消失
身长（高）	正常	稍低于正常	明显低于正常
皮肤颜色及弹性	正常或稍苍白	苍白、弹性差	弹性消失
肌张力	基本正常	降低、肌肉松弛	低下，肌肉萎缩
精神状态	正常	烦躁不安	萎靡、烦躁或抑制

（三）辅助检查

血清蛋白浓度、多种血清酶活性、血糖、血清胆固醇等均可降低，维生素及矿物质减少等。

（四）预防及治疗原则

1. 预防 合理喂养，及时添加辅食，纠正不良饮食习惯，合理安排生活制度，预防各种传染病和矫正消化道先天畸形。

2. 治疗 ①尽早发现营养不良，积极查找和去除病因，治疗原发病；②调整饮食，补充营养物质；③促进消化，改善代谢功能；④及时处理腹泻、脱水、电解质紊乱、酸中毒、低血糖等各种紧急情况；⑤控制继发感染，治疗并发症。

（五）护理

1. 护理诊断/问题

（1）营养失调：低于机体需要量，与能量、蛋白质摄入不足或消耗过多等有关。

（2）有感染的危险：与机体免疫功能下降有关。

（3）潜在并发症：营养性贫血、自发性低血糖、呼吸道感染、消化道感染、泌尿系统感染。

2. 护理措施

（1）饮食管理 ①消除营养不足的相关因素，如喂养不当或疾病等；②根据营养不良的程度、消化吸收能力和病情，由少到多、由稀到稠，循序渐进直至恢复正常饮食（表6-4-2）；③补充维生素及微量元素 如菜汤、果汁、碎菜等，必要时按医嘱给复合维生素、铁剂等；④食欲差者按医嘱给助消化药物，如胃蛋白酶、胰酶等；食欲极差者给正规胰岛素2~3U，皮下注射，每日1次，注射前口服20~30g葡萄糖，防止发生低血糖；⑤病情重者可少量输血浆、氨基酸、脂肪乳等高营养液，明显低蛋白血症者输清蛋白。

表6-4-2 婴幼儿营养不良的营养素增添方法

增添步骤	能量 [kJ/(kg.d)]	蛋白质:脂肪:糖（重量比）	适用食物			适用范围		
			供蛋白质	供脂肪	供糖	轻度	中度	重度
第一步	146	1:0.3:5	脱脂乳、鱼粉、豆浆	脱脂乳、鱼粉中所含少量脂肪	米汤或米粉加少量糖			适用
第二步	255	1:0.5:5.5	脱脂乳、鱼粉、豆浆	脱脂乳、鱼粉中所含少量脂肪	米汤或米粉加少量糖		适用	适用
第三步	502	1:0.6:7.6	半脱脂乳、蛋、鱼	半脱脂乳、非乳类者加少量植物油	粥、糕、饼	适用	适用	适用
第四步	585	1:0.8:7.2	全乳、鱼、蛋、豆浆	全乳、非乳类者加少量植物油	粥、糕、饼	适用	适用	适用
第五步	727	1:1.5:5.2	全乳、鱼、蛋、肉末、肝末、豆浆	全乳另加植物油	粥、糕、饼		适用	适用
第六步	585~505	1:1:4	全乳、鱼、蛋、肉末、肝末、豆浆	植物油递减	粥、糕、饼	巩固	巩固	巩固

（2）预防感染：保持皮肤、口腔清洁，防止发生皮肤破溃、口腔炎；保持室内空气新鲜，温、湿度适宜，注意保暖，预防呼吸道感染；注意饮食卫生，防止消化道感染；采用保护性隔离措施，避免交叉感染。

（3）预防低血糖：①保证营养物质的摄入，不能进食者可按医嘱静脉输入葡萄糖溶液；②密切观察病情，尤其在夜间或清晨，如患儿出现头晕、冷汗、面色苍白、神志不清等，提示发生低血糖，应立即按医嘱静脉输入10%葡萄糖溶液。

（4）健康指导：①向家长介绍营养不良的常见原因及预防方法；②指导正确的饮食调整方法，科学喂养，合理饮食搭配（表6-4-3）；③加强小儿体格锻炼，预防感染性疾病。

表6-4-3 1~2岁小儿食谱举例

	春	夏	秋	冬
早	鲜豆瓣泥粥	白粥、咸蛋	蛋花粥	赤豆泥粥
点心	豆浆	豆浆（牛奶）	豆浆（牛奶）	豆浆（牛奶）
午	烂饭肉末碎菜胡萝卜	红烧牛肉末、番茄洋葱面	烂饭、炒肝末、豆腐	肉末黄芽菜煨面
点心	蛋花汤	绿豆泥汤	豆沙素饼	枣泥粥
晚	烂饭、鱼丸烧豆腐、碎豆苗	烂饭葱油炒蛋、碎鸡毛菜、碎豆腐干	肉末荠菜煨饭	烂饭、鲜肉末胡萝卜、土豆泥汤

二、小儿肥胖症

（一）概述

肥胖症是由于能量的摄入长期超过人体的消耗，导致体内脂肪蓄积过多，体重超过同年龄、同身高小儿正常标准的20%，或超过同年龄、同性别健康儿童平均体重加2个标准差值称为肥胖。我国小儿肥胖症中多为单纯性肥胖。

（二）临床表现

1. 发病年龄 肥胖最常见于婴儿、5~6岁和青春期的少年儿童。

2. 症状 单纯性肥胖者，除多食外无其他不适。体格生长发育多较正常儿童迅速，骨龄、智力、性发育正常或较早。明显肥胖的儿童常易疲乏，严重肥胖可因脂肪堆积而限制胸廓扩展及膈肌运动导致肺通气不良，引起低氧血症、红细胞增多、发绀。严重时心脏扩大、心力衰竭甚至死亡，称肥胖换气不良综合征。

3. 体征 皮下脂肪增多，但分布均匀，腹部膨隆下垂，重度肥胖者可在胸腹、臀部、大腿处发现白色条纹或紫色条纹。肥胖女孩的外生殖器发育多正常；男孩由于大腿、会阴部脂肪过多，阴茎可掩藏在脂肪组织中而显得阴茎发育过小。因体态肥胖，动作笨拙，可表现出自卑、胆怯、孤独等心理问题。

4. 国内分度 以同年龄、同性别健康小儿体重均值为标准，若体重超过均值加 2 个标准（X+2SD），称为肥胖；体重为 X+2~3SD 为轻度肥胖；~4SD 为中度肥胖；>4SD 为重度肥胖。或以体重高于同年龄、同身高正常小儿标准的 20% 为肥胖；超过 20%~29% 为轻度肥胖，超过 30%~49% 为中度肥胖，超过 50% 以上为重度肥胖。

5. 实验室检查 可见血甘油三酯、胆固醇增高，严重者 β 脂蛋白也可增高。

（三）预防及治疗原则

应注意饮食种类的平衡，养成体育锻炼的习惯。采取综合性治疗措施，以控制饮食，加强运动为主，消除心理障碍，配合药物治疗。

（四）护理

1. 护理诊断 / 问题

（1）营养失调：高于机体需要量，与摄入高能量食物过多和（或）运动过少有关。

（2）自我形象紊乱：与肥胖致体态异常有关。

（3）焦虑：与控制饮食困难及过分关注自身体态有关。

（4）知识缺乏：患儿及家长缺乏合理营养的知识。

2. 护理措施

（1）饮食管理：是最重要的措施。限制饮食，使患儿每日摄入的能量低于机体消耗总能量。

1）饮食应满足小儿的基本营养及生长发育需要，目前以低脂肪、低碳水化合物和高蛋白食谱应用最广；蛋白质供能占 30%~35%、脂肪占 20%~25%、碳水化合物占 40%~45%，青春期蛋白质供能量可增至 50%~60%；每日食物供能总量的减少，严重肥胖者理想体重所需能量减少 30% 或更多；注意补充维生素及矿物质。

2）饮食要满足患儿的食欲，不致引起饥饿的痛苦；食品以蔬菜、水果、米饭、面食为主，加适量的蛋白质，限制脂肪及根茎食物的摄入；鼓励患儿选用能量低、体积大的食品（蔬菜、黄瓜、萝卜等）。

3）体重不宜骤减，最初控制体重增加，以后使体重逐渐下降，降至同年龄正常值以上 10% 时，可取消饮食限制。

4）取得家长的长期合作，鼓励患儿坚持饮食治疗的信心，培养患儿良好的进食习惯、不吃零食。

（2）制定运动计划：运动锻炼不但可使能量消耗增多，还可促进甲状腺素的生理反应，减低胰岛素的分泌，使脂肪合成减少，有利减肥，并可促进肌肉发育，保持体力。应选择有效又容易坚持的运动项目，运动量应根据患儿的耐受力而定，以运动后轻松愉快，不感到疲劳为原则。坚持每日运动时间达 1 小时或以上。

（3）解除精神负担：家长应避免对子女的肥胖过分担忧，引导肥胖患儿正确认识自身体态改变。消除因肥胖带来的自卑心理。让患儿充分参与制定饮食控制和运动计划。

（4）健康指导：对患儿实施生长发育监测，定期门诊观察，指导并鼓励患儿坚持运动，控制饮食。

三、维生素D缺乏性佝偻病

（一）概述

维生素 D 缺乏性佝偻病是由于维生素 D 不足导致体内钙、磷代谢失常的一种慢性营养缺乏疾病。多见于 3 岁以下小儿，为我国儿科重点防治的四病之一。

（二）临床表现

1. 活动期 可分为初期和激期。

（1）初期：多于生后 3 个月左右起病，主要表现为神经、精神症状，如易激惹、烦躁、睡眠不安、易惊、夜啼等，并伴有多汗，因为多汗刺激头皮，婴儿常摇头擦枕而出现枕秃，此期无明显骨骼改变。血生化：血钙正常或稍低，血磷降低，钙磷乘积在 30~40；碱性磷酸酶增高或正常。此期可持续数周至数月，如未经适当治疗可发展为激期。

（2）激期

1）症状：除上述神经、精神症状更为显著外，此期骨骼改变显著。生长速度最快的部位如颅骨、四肢骨、胸廓影响最大。因小儿身体各部骨骼的生长速度随年龄不同而异，故不同年龄有不同的骨骼改变。

2）体征

①头部：3~6 个月出现颅骨软化，为佝偻病的早期表现，用手按压顶骨或枕骨中央可有压乒乓球样感觉，俗称"乒乓颅"，但 3 个月以内的婴儿，在枕、顶骨骨缝处轻微软化仍属于正常；6 个月后因骨样组织堆积可出现方颅，前囟大，闭合迟，可迟至 2~3 岁才闭合；出牙迟，严重者牙齿排列不齐，牙釉质发育不良。

②胸部：肋软骨与肋骨交界处可触到或见到球形隆起，以第 7~10 肋骨最明显，自上而下呈串珠样，称为肋骨串珠；膈肌附着处的胸廓受牵拉而内陷，形成条沿肋骨走向的横沟，称肋膈沟；此外可因肋骨下缘外翻，肋骨骺端内陷，胸骨外突形成鸡胸、剑突处内陷形成漏斗胸等。

③四肢及脊柱：由于骨样组织增生而致腕部和踝部出现"手镯、足镯"征、下肢长骨缺钙，且因承受重力作用，加以关节处韧带松弛，造成"O"形腿（膝内翻）或"X"形腿（膝外翻）、脊柱后突或侧弯等。肌肉、韧带松弛可致患儿蛙状腹、运动落后。大脑皮质功能异常，条件反射形成缓慢，语言发育落后。

3）实验室检查：①血生化，血钙正常或稍低，血磷低，钙磷乘积常 <30，碱性磷酸酶增高；②X 线检查，长骨干骺端膨大，临时钙化带模糊或消失、呈杯样改变，骨密度减低。

2. 恢复期 经治疗后临床症状减轻或接近消失，精神活泼，肌张力恢复。血清钙、血磷、碱性磷酸酶渐恢复正常，X线检查临时钙化带重现，逐渐致密并增宽，逐渐恢复正常。

3. 后遗症期 多见于3岁以后的小儿，临床症状消失，血生化、骨骼X线检查恢复正常，仅遗留不同程度骨骼畸形；轻、中度佝偻病治疗后很少留有骨骼改变。

（三）护理

l. 护理诊断/问题

（1）营养失调：低于机体需要量，与日光照射不足、维生素D摄入过少有关。

（2）生长和发育迟缓：与体内钙磷的代谢异常有关。

（3）潜在并发症：维生素D过量中毒、骨折、骨骼畸形。

（4）有感染的危险：与免疫功能低下有关。

（5）知识缺乏：患儿家长缺乏有关佝偻病的预防和护理知识。

2. 护理措施

（1）生活护理：增加日光照射是最有效的方法，经常进行户外活动，一般越早越好。在不影响保暖的情况尽量暴露皮肤，每日接受日光照射由10分钟开始渐延长至2小时，平均每天户外活动应在1小时以上。

（2）补充维生素D：①供给维生素D及钙丰富的食物，提倡母乳喂养，无母乳者哺以维生素D强化牛奶或配方奶粉，按时添加辅食，增加富含维生素D及矿物质的食物如鱼肝油、牛奶、瘦肉、肝类、蛋类、肉类等；②接受日光照射；③按医嘱口服维生素D，每日2000~6000单位或1，25（OH）$_2$D$_3$ 0.5~2 0 μ g，根据临床症状和X线骨片改善情况，于1个月后改为预防量（每日400~800单位）；重症佝偻病或无法口服者，可一次肌内注射维生素D$_3$ 30万单位，2~3个月后用预防量。使用中应预防维生素D中毒，应严格按医嘱剂量用药，无论采用哪种方式治疗量连用1个月后必须改为预防量口服，若患儿出现厌食、烦躁、呕吐、腹泻等中毒症状时，应及时通知医生，考虑停药。

（3）补充钙剂：按医嘱用钙剂：对3个月以内的患儿及有手足搐

搐症病史者，在大剂量使用维生素 D 前 2~3 天至用药后 2 周应加服钙剂，每日 1~3g，以防诱发抽搐。钙剂应用注意事项：①不可与牛奶同服，钙剂混入牛奶当中，钙离子与脂肪结合成皂化物不利于钙吸收，一般在喂奶后 1~2 小时温水溶解单独服用；②不可与噻嗪类、异烟肼、四环素等同服，否则易形成络合物，影响钙的吸收；③血中钙磷比例失调（最佳比例为 2:1）可降低钙的吸收；铁、锌、碘、维生素以及必需的氨基酸在体内的平衡关系对钙吸收具有重要影响。

（4）防治骨骼畸形：活动期应尽量避免久坐、立、行，护理操作应轻柔，以防发生骨折。已有骨骼畸形者，可采用主动或被动运动的方法纠正。胸部畸形可作俯卧位抬头展胸运动，下肢畸形可作肌肉按摩（"O"形腿按摩外侧肌群，"X"形腿按摩内侧肌群）。畸形严重者可手术矫治。

（5）健康指导：①母亲从孕期开始多晒太阳，饮食应含有丰富的维生素 D、钙、磷和蛋白质；②婴儿应按时添加辅食，多晒太阳，平均每天户外活动在 1 小时以上；新生儿出生 2 周后每日给维生素 D 400~800U 至 2 岁，北方地区可延至 3 岁，同时给予钙剂；口服浓缩鱼肝油滴剂时可将其直接滴于舌上或食物上，以保证用量；③讲解护理佝偻病患儿的注意事项：如避免久坐、立、行等. 指导骨骼畸形的矫正方法。

四、维生素D缺乏性手足搐搦症

（一）概述

维生素 D 缺乏性手足搐搦症主要是由于维生素 D 缺乏，血钙低导致神经肌肉兴奋性增高，出现惊厥、喉痉挛或手足搐搦等表现。多见于婴儿期，冬春季多发。

（二）临床表现

1. **惊厥** 为最常见的发作形式。多突然发生四肢、面肌抽动，两眼上翻，神志不清，持续数秒或数分钟不等。发作时间长者可因缺氧而发绀，发作停止后患儿多入睡，醒后活泼如常。发作可数日 1 次或 1 日数次，甚至数十次，不发热。发作轻时仅有短暂的眼球上窜、面肌抽动，神志多清楚。

2. 手足搐搦　突发的手、足痉挛呈弓状。双手腕部屈曲，手指伸直，拇指向掌心内收，强直痉挛，呈"助产士手"；足部踝关节伸直，足趾向下弯曲呈"芭蕾舞足"。

3. 喉痉挛　为最危险的发作形式，婴儿多见。喉部肌肉及声门突发痉挛，出现呼吸困难、发绀，有时突发窒息可导致死亡。

4. 隐性体征　不发作时可查出：①面神经征，用于指或叩诊锤叩击耳前面神经穿出处，可使面肌收缩；②腓反射，叩击膝下外侧腓骨小头处的腓神经，可见足向外侧收缩；③陶瑟征，用血压计袖带包裹上臂充气后，使血压维持在收缩压和舒张压之间，5 分钟内该手出现痉挛状。

（三）护理

1. 护理诊断／问题

（1）有窒息的危险：与喉痉挛或惊厥时呼吸道分泌物阻塞有关。

（2）有外伤的危险：与惊厥有关。

（3）营养失调：低于机体需要量，与维生素 D 缺乏、血钙下降有关。

（4）知识缺乏：家长缺乏相关疾病的护理知识。

2. 护理措施

（1）控制惊厥及喉痉挛：立即按医嘱用药：①镇静剂，10% 水合氯醛保留灌肠，每次 40~50mg/kg，或地西泮肌内或静脉注射，每次 0.1~0.3mg/kg；②钙剂，可用 10% 葡萄糖酸钙 5~10ml 加 10% 葡萄糖液 10~20ml 缓慢静脉注射（10 分钟以上）或静脉滴注；症状缓解后改为 10% 氯化钙溶液口服，3~5 天后用葡萄糖酸钙或乳酸钙；③应用维生素 D，一般 2 周后开始应用足量的维生素 D，每日约 5000~10000 单位，直到佝偻病恢复期，以后改用预防量。

（2）预防窒息：①惊厥发作时，不要搬运，应就地抢救，保持患儿安静，去枕平卧，头转向一侧，松开衣领，及时清除呼吸道分泌物，保持呼吸道通畅；②喉痉挛发作时应立即将舌体轻轻拉出口外，进行人工呼吸或加压给氧，迅速通知医师并做好抢救准备工作。

（3）预防外伤：①防坠床，病床应挂好床档或专人守护；②防舌咬伤，用开口器或在上、下臼齿之间放纱布包裹的压舌板。

（4）健康指导：向患儿家长介绍本病的原因及预后，减轻家长的心理压力；一旦患儿抽搐发作，应立即通知医护人员，以便及时就地抢救；出院后按医嘱应用维生素 D 及钙剂，强调口服钙剂的正确方法，叮嘱让患儿多晒太阳。

第五章　消化系统疾病患儿的护理

一、婴儿腹泻

（一）概述

婴儿腹泻是由多病原、多因素引起的以腹泻症状为主的一组疾病。根据病因分感染性和非感染性两类，发病年龄多在2岁以下。夏、秋季发病率高，为婴幼儿时期的常见病，是我国儿童重点防治的"四病"之一。

（二）分类

1. 感染性腹泻　①细菌进入肠道后可产生肠毒素，抑制肠上皮细胞吸收 Na^+ 和水，同时促进 Cl^- 的分泌，使小肠液总量增加，超过结肠的吸收能力，导致分泌性腹泻；②细菌可直接侵入小肠或结肠肠壁，引起肠黏膜充血、水肿、炎症细胞浸润、溃疡和渗血等病变而致腹泻；③人类轮状病毒感染还可使双糖酶分泌不足致糖吸收减少；同时未消化的食物被病原体分解，其产物刺激肠蠕动增加、肠腔内渗透压升高而发生腹泻。

2. 非感染性腹泻　主要由饮食不当引起，当摄入食物的质、量突然改变超过消化道的承受能力时，食物不能被充分消化吸收而堆积在小肠上部，使肠道内局部酸度降低，肠道下部细菌上移和繁殖，使未消化的食物发生腐败和发酵，造成消化功能紊乱、肠蠕动亢进而引起腹泻。

（三）临床表现

根据病程可分为急性腹泻（病程<2周）、慢性腹泻（病程>2个月）、迁延性腹泻（病程在2周~2个月）。根据病情分为轻型、中型及重型。轻型腹泻多为肠道外感染、饮食、气候等因素引起；中、重型腹泻多由肠道内感染引起（肠道内感染性腹泻临床又称肠炎）。若生后不久即大便较稀，次数较多（4~6次/日），但小儿一般情况好，不影响生长发育，属"生理性腹泻"。

1.胃肠道症状　轻型腹泻主要为大便次数增多.每日数次或10余次，每次大便量不多，呈黄色或黄绿色，稀薄或带水，有奶瓣，可混有少量黏液；可有食欲减退，偶有呕吐；多无全身中毒症状及脱水症状。中、重型腹泻患儿常有呕吐，严重者可吐咖啡渣样液体，每日大便可达数十次，量多，呈蛋花汤或水样，可有少量黏液；如为侵袭性大肠埃希菌、空肠弯曲菌感染引起，大便可呈脓血样；出血性大肠埃希菌引起者，大便可由水样转为血性。

2.全身中毒症状　轻型腹泻偶有低热；中、重型可有发热、精神萎靡或烦躁不安，重者意识蒙眬甚至昏迷。

3.水、电解质和酸碱平衡紊乱　中、重型腹泻多出现不同程度的脱水、电解质和酸碱平衡紊乱。

（1）脱水：主要表现为口渴，尿少，眼窝及前囟凹陷，皮肤弹性差，黏膜干燥，重者可出现休克等。

1）脱水程度：根据临床表现的轻重程度不同将脱水分为轻、中、重度（表6-5-1）。

表6-5-1　三种不同程度脱水的临床评估

	轻度脱水	中度脱水	重度脱水
精神状态	无明显改变	烦躁或萎靡	昏睡或昏迷
失水占体重	5%以下	5%~10%	10%以上
皮肤弹性	稍差	差	极差
口腔黏膜	稍干燥	干燥	极干燥
眼窝及前囟门凹陷	轻度	明显	极明显
眼泪	有	少	无
尿量	略减少	明显减少	少尿或无尿
周围循环衰竭	无	不明显	明显
酸中毒	无	有	严重

2）脱水性质：根据水和电解质丢失比例不同，将脱水分为等渗性、低渗性和高渗性脱水三种（表6-5-2）。

表6-5-2 三种不同性质脱水的临床评估

	低渗性脱水	等渗性脱水	高渗性脱水
原因	腹泻病程长，或营养不良	腹泻病程短，营养情况较好	高热、大汗、喝水少
发生频率	高 20%~50%	最高 40%~80%	低 10%
丢失比例	失电解质 > 失水	等比例	失水 > 失电解质
血钠浓度	<130nmmol/L	130~150nmmol/L	>150nmmol/L
皮肤弹性	极差	稍差	尚可
血压	很低	低	正常或稍低
口渴	不明显	明显	极明显
神志	嗜睡或昏迷	精神不振	烦躁易激惹

（2）代谢性酸中毒

1）原因：①腹泻时大量碱性物质从粪便中丢失，是造成酸中毒的主要原因；②进食少和吸收不良，体内脂肪分解增加，酮体生成增多；③脱水时血液浓缩，循环不良，组织缺氧，乳酸产生增多、堆积；④脱水造成血容量减少，肾血流量不足，尿量减少，酸性代谢产物从尿中排出减少。

2）临床表现：根据临床表现可将酸中毒分为三度。轻度酸中毒的表现为呼吸稍快，二氧化碳结合力降低（18~13mmol/L）；中度酸中毒表现为呼吸深快，口唇樱红色或发绀，面色灰暗，精神萎靡或烦躁不安，二氧化碳结合力降低（13~9mmol/L）；重度酸中毒时心率变慢，呼吸深快，节律不齐，呼吸丙酮味，口唇紫绀色，嗜睡甚至昏迷，可发生低血压和心力衰竭。新生儿和小婴儿呼吸代偿功能差，酸中毒时其呼吸改变可不典型，往往仅有精神萎靡、拒食和面色苍白等。

（3）低钾血症：主要原因：①呕吐和腹泻可致钾大量丢失；②进食少，钾的摄入量不足；③肾在缺钾时仍有一定量的钾自尿排出。

（4）低钙或低镁血症：腹泻较久或有活动性佝偻病的患儿血钙较低，但在脱水和酸中毒时，由于血液浓缩和离子钙增加，可不出现低钙症状。输液后血钙被稀释和酸中毒被纠正后，离子钙减少，故多在脱水、酸中毒被纠正后出现症状。低钙血症表现为抽搐或惊厥，低镁血症以震颤为主，也可出现抽搐、惊厥。临床以低钙血症多见。

（四）护理

1. 护理诊断 / 问题

（1）腹泻：与消化道感染、饮食不当或消化功能紊乱等有关。

（2）体液不足：与呕吐、腹泻体液丢失过多及入量不足有关。

（3）营养失调：低于机体需要量，与呕吐、腹泻、进食少有关。

（4）有皮肤完整性受损的危险：与大便对臀部皮肤刺激有关。

（5）潜在并发症：电解质紊乱、酸中毒。

2. 护理措施

（1）腹泻的护理：①去除病因，如为饮食不当引起，则应停用患儿不能耐受的食物；由感染引起的腹泻，可用控制感染的药物；②观察并记录大便的次数、性状、量，及时采集粪便标本送检；③按医嘱用蒙脱石粉（思密达）等，以助消化道黏膜的修复及病毒、细菌、毒素的清除；④做好消毒隔离，与其他小儿分室治疗，患儿的食具、衣物、尿布等应专用，护理患儿前后要洗手，对患儿的腹泻、呕吐物及被其污染的物品应严格消毒。

（2）体液不足的护理：①防止体液继续丢失，调整饮食，按医嘱用药控制感染；应用止泻剂减轻腹泻（急性期忌用止泻剂）；呕吐重者可应用止吐剂；②按医嘱补液。

（3）营养不足的护理：①适当调整饮食，轻型腹泻患儿可继续其日常饮食，暂停辅食；重型腹泻按医嘱暂禁食 4~6 小时，然后由少到多逐渐恢复到正常饮食；②病程长者应耐心喂养，少量多餐；③病毒性肠炎患儿多有双糖酶缺乏，应暂停乳类喂养，改为豆制代乳品或发酵乳；④腹泻停止后继续给予营养丰富的饮食。

（4）预防皮肤受损的护理：选择柔软布类尿布，勤更换，每次便后用温水清洗臀部、蘸干，保持会阴部及肛周皮肤清洁，干燥，预防红臀的发生。局部皮肤若已发红，涂紫草油、5% 鞣酸软膏或 40% 氧化锌油并按摩片刻；也可用红外线灯照射臀部，每次 15~20 分钟。

（5）电解质紊乱的护理：①补液后密切观察患儿精神、肌张力及腱反射等；按医嘱采血做电解质分析，及时发现低钾血症、低镁血症及低钙血症；②按医嘱及时补钾、钙、镁，补钾应注意有尿补钾，氯化钾的浓度不得超过0.3%，滴速不得过快，一般静脉补钾要持续4~6天；若补液中出现抽搐应将10%葡萄糖酸钙稀释后静脉缓慢注射，镁剂需深部肌内注射；③准确记录出入量。

（6）健康指导：①向患儿家长介绍小儿腹泻的病因、转归；②指导饮食护理、预防红臀的护理、预防水、电解质紊乱及口服补液的要领；③指导家长观察大便的情况、脱水的表现等；④出院后注意饮食卫生、合理喂养及气候变化时注意小儿保暖等。

二、小儿液体疗法的护理

（一）小儿体液平衡的特点

1.体液总量和分布 体液的分布可分为三大区：血浆区、间质区及细胞区。前两区统称为细胞外液，后一区又称为细胞内液。细胞内液和血浆液最相对固定，间质液量变化较大。年龄越小，体液总量占体重的百分比越高，主要是间质液量的比例较高，而细胞内液和血浆的比例和成人相近。在急性脱水时，由于细胞外液首先丢失，故脱水症状可在短期内出现（表6-5-3）。

表6-5-3 不同年龄的体液分布（占体重的%）

年龄	细胞内液	细胞外液		体液总量
		间质液	血浆	
新生儿	35	40	5	80
~1岁	40	25	5	70
2~14岁	40	20	5	65
成人	40~45	10~15	5	55~60

2.体液组成 小儿体液电解质成分与成人相似，但新生儿生后数日内血钾、氯、磷和乳酸偏高，而血钠、钙和碳酸盐偏低。细胞内液以

K^+、Mg^+、HPO_4^{2+} 及蛋白质为主,K^+ 起到维持细胞内液渗透压的作用;细胞外液以 Na^+、Cl^-、HCO_3^- 为主,其中 Na^+ 占阳离子总量的 90% 以上,是维持血浆渗透压的主要离子,因此临床上常以测定血钠来反映体液的渗透压。

3. 水的交换 小儿年龄越小,每日体内外水的交换量越多。通常婴儿每日需水量约 120~150ml,每日水的交换量为细胞外液的 1/2,成人仅为 1/7,故小儿对缺水的耐受力较成人差,容易出现脱水。

4. 体液调节 主要依靠肾、肺、神经、内分泌及血浆中的缓冲系统,小儿体液调节功能较成人差。因此容易出现水、电解质代谢紊乱。

(二)常用液体种类、成分及配制

1. 非电解质溶液 常用 5% 葡萄糖溶液 10% 葡萄糖溶液,前者为等渗液,后者为高渗液,但输入人体后溶液中的葡萄糖逐渐被利用,氧化为二氧化碳和水,不能起维持血浆渗透压的作用。因此,葡萄糖液可视为无张力的液体。输葡萄糖液的主要作用是补充水分与部分能量,纠正体液的高渗状态。

2. 电解质溶液 主要用于补充丢失的体液、所需的电解质,纠正体液的渗透压和酸碱平衡失调状态。

(1)0.9% 氯化钠溶液(生理盐水):为等张液,钠与氯含量均为 154mmol/L,此溶液中的钠浓度接近于血浆浓度(142mmol/L),而氯浓度远比血浆浓度(103mmol/L)高,故大量输入生理盐水可致高氯性酸中毒。

(2)高渗氯化钠溶液:常用的有 3% 氯化钠溶液和 10% 氯化钠溶液,前者用以纠正低钠血症,后者用于配制各种混合液。

(3)碱性溶液:主要用于纠正酸中毒。常用的有:①碳酸氢钠溶液,此液可直接增加缓冲碱,纠正中毒的作用迅速,1.4% 碳酸氢钠为等渗溶液,5% 碳酸氢钠为高渗溶液,一般应稀释成等渗液后使用,在抢救重度酸中毒时,可不稀释而直接用 5% 碳酸氢钠静脉推注;②乳酸钠溶液,需在有氧条件下经肝脏代谢产生 $[HCO_3^-]$ 而起缓冲作用,因此肝功能不全、缺氧、休克、新生儿期不宜使用,11.2% 溶液为高渗液,1.87% 溶液为等渗液。

（4）氯化钾溶液：用于补充钾。制剂为 10% 氯化钾和 l5% 氯化钾。静脉滴注时应稀释成浓度为 0.2%~0.3% 的溶液，含钾溶液不可输注过快，也绝不可静脉推注，否则可发生心肌抑制而死亡。尿少或尿闭时应禁用。

3. 混合溶液 为适应临床不同情况的需要，将几种溶液按一定比例配成不同的混合液，以互补其不足（表 6-5-4）。

（1）糖盐溶液：用 1 份生理盐水和 1 至数份 5%~10% 葡萄糖液配制成不同比例的溶液。如 1∶1 溶液为 1 份生理盐水和 1 份 5%~10% 葡萄糖液配制而成，为 1/2 张液，常用于轻、中度等渗性脱水；1∶2 溶液，为 1/3 张液；1∶4 溶液，为 1/5 张液，常用于高渗性脱水或维持补液等。

（2）2∶1 溶液：即 2 份生理盐水和 1 份 1.4% 碳酸氢钠（或 1.87% 乳酸钠）溶液组成，Na^+ 与 Cl^- 之比为 3∶2，与血浆相仿，为等张液，常用于低渗性脱水或重度脱水。

（3）2∶3∶1 溶液：即 2 份生理盐水、3 份 5% 或 10% 葡萄糖液和 1 份 1.4% 碳酸氢钠（或 1.87% 乳酸钠）溶液组成，Na^+ 与 Cl^- 之比为 3∶2，为 l/2 张液，用途同 1∶1 液。

（4）4∶3∶2 溶液：即 4 份生理盐水、3 份 5%~10% 葡萄糖液和 2 份 1.4% 碳酸氢钠（或 1.87% 乳酸钠）溶液组成，Na^+ 与 Cl^- 之比为 3∶2，为 2/3 张液，常用于中度脱水或低渗性脱水。

表 6-5-4 几种常用混合溶液的简便配制方法

混合溶液	5% 或 10% 葡萄糖溶液	加入溶液（ml）		
		10% 氯化钠	5% 碳酸氢钠	（11.2% 乳酸钠）
1∶1 液	500	22.5		
2∶1 液	500	30	47	（28）
2∶3∶1 液	500	15	24	（15）
4∶3∶2 液	500	20	33	（20）
1∶4 液	500	9		

4. 口服补液盐溶液（简称 ORS 溶液） 近年来 WHO 推荐用 ORS 溶液给急性腹泻脱水患儿进行口服补液，临床应用效果良好。其配方

为：氯化钠 0.35g、碳酸氢钠 0.25g、氯化钾 0.15g、葡萄糖 2g，以温开水 100ml 溶化后分次口服。此液约为 2/3 张。适用治疗轻、中度脱水。但因含钠量高，对于肾功能不全的小儿和新生儿要慎用。

（三）液体疗法

1.补液原则和方法　补液应遵守二大原则：第一补液做到定量、定性、定速，第二遵循先快后慢、先浓后淡、先盐后糖、见尿补钾及补钙、补镁等。补液方法如下：

（1）口服补液：适用于轻、中度脱水无严重呕吐、无腹胀者，选用 ORS 溶液。①累积损失量，轻度脱水用 50ml/kg，中度脱水 80~100ml/kg，少量多次服用，于 4~6 小时内服完；②续损失量，一般按估计排便量的 1/2 补给。注意：口服补液期间患儿可照常饮水，如果眼睑出现水肿，应停止服用 ORS 液，改用白开水；新生儿慎用或不用。

（2）静脉补液：适用中度以上脱水或吐、泻重的患儿。首先做到"三定"。

1）定量：根据脱水的程度而定。第 1 天的补液总量包括 3 部分：①累积损失量，应按脱水程度计算；轻度脱水补 50ml/kg，中度脱水补 50~100ml/kg，重度脱水补 100~120ml/kg；②继续损失量，应根据实际损失量计算，禁食时一般按每日 30ml/kg 补充；③生理需要量，一般按每日 60~80ml/kg 计算。此补液量适用于婴幼儿，因小儿所需液体总量随年龄增长而逐渐减少，故 3 岁以上小儿补液时，需酌减 1/4 或 1/3。第 2 天只需补充继续损失量和生理需要量。

2）定性：主要根据脱水性质而定。低渗性脱水用等张或 2/3 张溶液（2∶1 液或 4∶3∶2 液）；等渗性脱水用 2/3 或 1/2 张溶液（4∶3∶2 液或 2∶3∶1 液）；高渗性脱水用 1/3 或 1/5 张溶液（1∶2 液、1∶4 液）。

3）定速：应根据脱水的程度和性质确定。一般累计损失量（约为补液总量的 1/2），应于 8~12 小时补足，滴速约为 8~10ml/（kg·h）；继续损失量、生理需要量则在补充累计损失量后的 12~16 小时内均匀滴入，滴速约为 5ml/（kg·h）。重度脱水伴周围循环衰竭时，应首先用 2∶1 等张含钠液 20ml/kg（总量不超过 300ml），在 30~60 分钟内输入，以迅速扩充血容量，纠正休克，然后再继续输液。高渗性脱水患儿由于神经细胞内液的渗透压较高，钠离子排出较慢，需缓慢纠正高钠血症，以防血钠迅速下降诱发脑水肿。在补液过程中还要随时根据患儿病情的变化调节速度。

（2）纠正酸中毒：轻、中度酸中毒多数在纠正脱水后自然好转；重度酸中毒则用碱性溶液纠正，最常用的是 5% $NaHCO_3$ 溶液。$NaHCO_3$ 需要量（mmol）=22– 测得 HCO_3^- mmol/L × 1.0 × 体重（kg）；5%$NaHCO_3$ 需要量（mmol）=（18– 测得二氧化碳结合力）mmol × 1.0 × 体重（kg）。

（3）纠正低血钾：低血钾在脱水未纠正之前表现不明显。但随着血容量的恢复血钾被稀释，酸中毒被纠正和输入葡萄糖合成糖原使血钾向细胞内转移，尿量增多后排钾增多等，均可造成低血钾。故应适时补钾。

（4）纠正低血钙和低血镁：佝偻病、营养不良的患儿腹泻补液后容易出现低钙血症，应早期补钙。可用 10% 的葡萄糖酸钙溶液 10ml，加入 10% 的葡萄糖酸溶液 10ml 稀释后静脉点滴或缓慢静脉推注，必要时重复使用。若用钙剂无效，应考虑低镁血症，用 25% 硫酸镁每次 0.1~0.2ml/kg，深部肌内注射，每 6 小时一次，每日 3~4 次，症状缓解后停用。

2. 静脉输液的护理

（1）输液前评估患儿病情，明确输液目的；熟悉液体成分及配制法，注意各药物之间的配伍禁忌；向患儿家长及较大患儿本人做好解释，取得他们的合作。

（2）输液中应严格掌握输液速度，明确每小时输入量，计算每分钟滴数，并随时检查，防止速度过缓或过速，有条件者可使用输液泵。定时检查输液管有无扭曲、受压，针头有无滑脱或阻塞，保证输液通畅。

（3）观察病情

①生命体征：若出现烦躁不安、脉率增快、呼吸加快，应警惕是否为输液量过多，速度过快，导致心力衰竭和肺水肿等。

②补液效果：观察患儿的精神状态，脱水的症状和体征是否好转，记录第一次排尿时间及 24 小时出入量。若输液合理，多在补液后 3~4 小时内排尿，表明血容量恢复；24 小时内皮肤弹性及眼窝凹陷恢复，说

明脱水已纠正；若尿量多而脱水未纠正，说明输入的液体中葡萄糖液比例过高；若输液后出现眼睑水肿，说明电解质溶液比例过高。

③酸中毒和低钾血症纠正情况：如患儿面色改变、呼吸异常、精神萎靡等酸中毒症状有无好转；肌张力减低、心音低钝、腹胀、腱反射减弱等体征是否消失。

④观察输液反应：输液中若出现寒战、发热、恶心、呕吐等输液反应症状，应减慢或停止输液并及时报告医生，查明原因，给予对症处理。

（4）计算液体出入量：24小时液体入量包括口服和胃肠道外补充量；出量包括尿、便和不显性失水。呼吸增快时，不显性失水增加4~5倍；体温每升高1℃，不显性失水每小时增加0.5ml/kg；环境湿度大小可分别减少或增加不显性失水；体力活动增多时，不显性失水增加30%。婴、幼儿大小便不易收集，可用称尿布的方法计算排出量。

3. 特殊情况的静脉液体疗法

（1）婴幼儿肺炎伴腹泻时液体疗法：重症肺炎患儿，因常伴有高热、多汗、呼吸加快、热能消耗增加和摄入不足，而出现高渗性脱水和混合性酸中毒。肺循环阻力加大，心脏负担较重，要保证足够的液量和热能的供应，以免脱水和酸中毒加重。原则是尽量口服，若因脱水、电解质紊乱必须静脉补液时，补液总量及钠量要相应减少约1/3，速度要适当放慢，一般控制在每小时5ml/kg。有烦躁不安者，于输液前最好给予镇静剂使之安静，以减轻心脏负担及氧的消耗量。

（2）营养不良伴腹泻时液体疗法：营养不良伴腹泻时，多为低渗性脱水；因患儿皮下脂肪少，皮肤弹性差，易将脱水程度估计过高。因此补液总量比一般腹泻应减少1/3，含钠量应高些，以2/3张溶液为宜，输液速度应慢，以在24小时内匀速输完为妥，一般每小时约为3~4ml/kg。若有重度脱水、休克需扩充血容量时，一般按实际体重20ml/kg补给。营养不良患儿，大多有低钾、低钙，腹泻后症状型明显，故应及早补充，同时应及时补充热量和蛋白质。

（3）新生儿疾病的液体疗法：新生儿心、肺功能差，肾脏对水、电解质和酸碱平衡的调节功能差，因此，补液总量与速度均应控制。补液速度宜慢，除急需扩充血容量外，一般每小时不应超过10ml/kg；由于生理性溶血，新生儿血钾偏高，如无明显缺钾，通常不必补钾，如有明显缺钾而需静脉补充时，必须见尿补钾，浓度不超过 0.15%，补钾总量为 2~3mmol/L；补液种类以 1/5 张含钠液为宜。除急需扩充血容量者外，全日总量应在 24 小时内匀速滴注。新生儿肝脏对乳酸盐代谢慢，纠正酸中毒时不用乳酸钠，而选用碳酸氢钠，但禁用高渗碳酸氢钠。

（4）心力衰竭的液体疗法：轻度且能口服者，液体总量以 50~70ml/（kg·d）为宜；如不能进食，可静脉滴注 10% 葡萄糖液，速度应控制在10 滴 / 分以下，合并腹泻脱水时，补液总量应比一般小儿同等程度脱水减少 1/2。

第六章　呼吸系统疾病患儿的护理

肺炎

　　肺炎是指不同病原体或其他因素（如吸入羊水、油类或过敏反应）等所引起的肺部炎症，主要临床表现为发热、咳嗽、气促、呼吸困难和肺部固定性中、细湿罗音。重症患者可累及循环、神经及消化系统而出现相应的临床症状，如中毒性脑病及中毒性肠麻痹等。

一、分类

　　1. 病理分类　大叶性肺炎、支气管肺炎和间质性肺炎。以支气管肺炎最为多见。

　　2. 病因分类　病毒性肺炎、细菌性肺炎、支原体肺炎、真菌性肺炎及吸入性肺炎等。

　　3. 病程分类　急性肺炎病程 <1 个月，迁延性肺炎 1~3 个月，慢性肺炎 >3 个月。

　　4. 病情分类　轻症肺炎，除呼吸系统外，其他系统仅轻微受累，无全身中毒症状。重症肺炎，除呼吸系统外，其他系统亦受累，全身中毒症状明显，甚至发生生命体征危险。

　　5. 按临床表现典型与否分类

　　（1）典型性肺炎：肺炎链球菌、金黄色葡萄球菌（金葡菌）、肺炎杆菌、流感嗜血杆菌、大肠杆菌等引起的肺炎。

　　（2）非典型性肺炎：肺炎支原体、衣原体、军团菌、病毒性肺炎等。

　　6. 按发生肺炎的地区进行分类

　　（1）社区获得性肺炎：指无明显免疫抑制的患儿在院外或住院 48 小时内发生的肺炎。

　　（2）院内获得性肺炎：指住院 48 小时后发生的肺炎。

二、病原体

最常为细菌和病毒，病毒主要有呼吸道合胞病毒、腺病毒、流感病毒等。细菌以肺炎链球菌多见，近年来肺炎支原体、衣原体和流感嗜血杆菌有增加趋势。

三、临床表现

2岁以下的婴幼儿多见，起病较急，发病前数日多先有上呼吸道感染，主要临床表现为发热、咳嗽、气促、呼吸困难和肺部固定性中、细湿罗音。婴幼儿以支气管肺炎最为常见。

1.呼吸系统表现

（1）症状：①发热，热型不定；②咳嗽较频繁，早期为刺激性干咳，恢复期有痰；③气促，多在发热、咳嗽后出现；④全身症状，精神不振、食欲减退、腹泻或呕吐。

（2）体征：①呼吸增快，可见鼻翼扇动和三凹征；②紫绀，见于口周、鼻唇沟和指趾端；③肺部啰音，闻及较固定的中、细湿啰音。肺部叩诊多正常，病灶融合时，可出现实变体征。

2.全身中毒症状 主要表现发热、精神萎靡、嗜睡或烦躁不安等。

3.其他系统受累的表现

（1）循环系统：可发生心肌炎及心力衰竭，前者表现为面色苍白、心动过速、心音低钝及心律不齐等。心力衰竭时有：①心率突然增快，>180次/分；②呼吸突然加快，>60次/分；③极度烦躁不安，明显发绀，面色苍白发灰；④心音低钝，奔马律，颈静脉怒张；⑤肝脏迅速增大；⑥尿少或无尿，颜面眼睑或双下肢水肿。若出现前5项即可诊断。

（2）消化系统表现：食欲减退、呕吐、腹泻及腹胀等；重者可发生中毒性肠麻痹（表现为严重腹胀、膈肌升高，加重了呼吸困难，肠鸣音消失）及消化道出血（呕吐咖啡样物，大便潜血阳性或柏油样便）。

（3）神经系统表现：中毒性脑病，出现烦躁或嗜睡、意识障碍、惊厥、前囟隆起、球结膜水肿、瞳孔对光反射迟钝或消失，呼吸节律不齐甚至呼吸停止，提示发生了脑水肿。

4.并发症　脓胸、脓气胸、肺大泡等，多见于金黄色葡萄球菌肺炎和某些革兰阴性杆菌肺炎。

四、护理

1.护理诊断／问题

（1）气体交换受损：与肺部炎症造成的通气和换气障碍有关。

（2）清理呼吸道无效：与呼吸道分泌物增多及呼吸道排痰功能差有关。

（3）潜在并发症：心力衰竭、脓胸（脓气胸、肺大泡）。

2.护理措施

（1）气体交换受损的护理：①半卧位或高枕卧位，避免患儿哭闹，减少氧的消耗；②及时清理呼吸道分泌物，保持呼吸道通畅；③给氧，多用鼻前庭导管给氧，经湿化的氧气的流量为 0.5~1L/min，缺氧明显着面罩吸氧，氧流量为 2~4L/min，氧浓度不超过 40%；④及时处理腹胀，可用中药松节油热敷腹部，肛管排气等；中毒性肠麻痹所致应禁食、胃肠减压，亦可用新斯的明或酚妥拉明；低钾血症引起者及时补钾；⑤按医嘱给予抗感染药物。

（2）清理呼吸道的护理：①稀释痰液、利于排出，保持适宜的温室度，鼓励患儿多饮水；给予超声雾化吸入，必要时用吸痰器吸痰；②帮助排痰，帮助患儿翻身、拍背，进行体位引流，以利痰液的排出；③控制炎症、减少痰液分泌，按医嘱应用抗生素；④维持适宜的室温在 18~22℃，湿度 55%~60%。

（3）预防心力衰竭的护理：①采取半卧位；②保持安静，减少刺激，必要时按医嘱给予镇静剂；③控制输液速度，每小时 5ml/kg；④密切观察病情，监测呼吸、心率等，若出现心力衰竭的表现，立即通知医生，给予洋地黄制剂等抢救措施。

（4）预防脓胸、脓气胸、肺大疱护理：观察病情变化，若发生了以下情况，及时通知医生，同时做好相应的准备：发热持续不退或退而复升、呼吸困难加重、患侧呼吸运动受限，叩诊呈浊音等，提示可能并发了脓胸；若突然病情加重，剧烈咳嗽、呼吸困难、胸痛、发绀、烦躁不安,叩诊积液上方呈鼓音,听诊呼吸音减弱或消失,提示并发了脓气胸。

3. 健康指导 ①向家长介绍患儿病情,指导家长更好地与医护人员配合,争取患儿与医护人员合作②讲解肺炎的护理要点;③嘱咐家长出院后预防肺炎。指导家长加强患儿营养,增强体质,及时接种各种疫苗。养成良好的卫生习惯。教会家长处理呼吸道感染的方法,使患儿在疾病早期能得到及时控制。

第七章　循环系统疾病患儿的护理

病毒性心肌炎

一、概述

病毒性心肌炎是病毒侵犯心脏所致的炎性过程，以心肌炎性病变为主要表现，可累及心包或心内膜。临床表现轻重不一，预后大多良好，重者可发生心力衰竭、心源性休克及猝死。

二、临床表现

1. **症状**　表现轻重不一，取决于年龄和感染的急性或慢性过程。轻型者症状较少，体检可发现心动过速、早搏等。典型病例可有 ①前驱症状，发热、周身不适、咽痛、肌痛等；②常见症状，心前区不适、胸闷、心悸、头晕及乏力等；重症可突发心源性休克，表现为烦躁不安、面色灰白、皮肤发亮、四肢冷湿及末梢发绀，可在数小时内死亡。

2. **体征**　心尖区第一心音低钝，安静时心动过速，部分有奔马律。心律紊乱，早搏最多见。伴心包炎者闻及心包摩擦音。可出现心力衰竭及昏厥等，反复心衰者，心脏明显扩大，肺部出现湿啰音及肝、脾肿大，呼吸急促和发绀，重症可突然发生心源性休克。

三、护理

1. **护理诊断／问题**

（1）活动无耐力：与心肌受损力下降、组织供氧不足有关。

（2）潜在并发症：心力衰竭、心源性休克。

2. **护理措施**

（1）活动无耐力的护理：①休息，急性期卧床休息至少到退热后3~4周，心力衰竭及心脏扩大者应绝对卧床休息。一般总休息时间不少于 3~6 个月，重症患儿心脏扩大者，卧床休息 6 个月 ~1 年。待心衰控制、心脏情况好转后逐渐开始活动；②保证能量供给，维持水、电解质平衡。急性期一般需低盐饮食，心力衰竭者应短期无盐饮食，以免加重心脏负担。

（2）密切观察病情变化，避免并发症发生　①密切观察和记录患儿精神状态、面色、心率、心律、呼吸、血压变化，有明显心律紊乱者应心电监护，及时报告医生，做好抢救药物和器械的准备；②胸闷、气促、心悸时应卧床休息，给予吸氧。烦躁不安者予镇静。静脉给药时要准确控制滴速，速度不宜过快。

3.**健康指导**　向患儿家长介绍治疗本病的方法及其预后，减少家长的焦虑和恐惧。强调休息对心肌炎恢复的重要性和休息的方法，使其能自觉配合治疗。出院后定期到门诊复查，病情变化时应随时就诊。

第八章　造血系统疾病患儿的护理

营养性缺铁性贫血

一、概述

本病是由于体内铁缺乏导致血红蛋白合成减少而引起的一种贫血，是小儿最常见的一种贫血，临床上以小细胞低色素性贫血、血清铁蛋白减少和铁剂治疗有效为特点。

二、临床表现

1. 一般表现　①皮肤黏膜逐渐苍白，以唇、口腔黏膜及甲床较明显；②易疲乏，不爱活动；③年长儿可诉头晕、眼前发黑、耳鸣等。

2. 髓外造血表现　肝、脾可轻度肿大。

3. 非造血系统症状　①消化系统症状，食欲减退，少数有异食癖，易患口腔炎、舌炎或舌乳头萎缩；呕吐、腹泻等；②神经系统症状，烦躁不安或萎靡不振，年长儿注意力不集中、记忆力减退，学习成绩下降等；③心血管系统症状，明显贫血时心率增快，心前区闻及收缩期吹风样杂音，严重者心脏扩大、心力衰竭；④常合并感染，出现反甲。

三、护理

1. 护理诊断／问题

（1）营养失调：低于机体需要量：与铁摄入不足有关。

（2）活动无耐力　与血液携氧能力下降、组织缺氧有关。

2. 护理措施

（1）活动无耐力的护理：对患儿活动耐力程度进行评估，以此调整患儿的活动和休息。贫血较轻者一般不需卧床休息，生活要有规律，保证足够的睡眠；贫血严重者应限制活动，以不感到疲乏为度。

（2）营养不足的护理

1）合理安排饮食：①提倡母乳喂养；②纠正不良饮食习惯；③及时添加含铁丰富的辅食或铁强化食品；④合理搭配饮食；⑤鲜牛奶喂前要加热处理。

2）补充铁剂：①服用铁剂注意事项，选用二价铁剂口服；正确掌握剂量和疗程，口服量为元素铁（4~6）mg/（kg·d），分3次口服，血红蛋白恢复正常后再继续服用6~8周，一般疗程为2~6月；从小剂量开始，两餐之间服用；与维生素C、果汁等同服，促进铁的吸收，茶、咖啡、蛋类、植物纤维、抗酸药物等抑制铁的吸收，应避免同服。口服铁剂可有胃肠道反应，如恶心、呕吐、腹泻、厌食等，亦可使牙齿、舌及大便变黑，停药后恢复。不能口服者选用右旋糖酐铁深部肌内注射，轮换注射部位。注射铁剂较容易发生不良反应，故应慎用；②铁剂治疗疗效判断，应用铁剂12~24小时后，临床症状好转。网织红细胞2~3天后开始上升，1~2周后血红蛋白逐渐上升，如服药3~4周无效，应查找原因。

3.健康指导 ①向家长讲解疾病的有关知识和护理要点；②指导合理喂养，纠正不良的饮食习惯；③坚持正确用药，介绍口服铁剂时的注意事项；④强调贫血纠正后，坚持合理安排小儿饮食、培养良好饮食习惯是防止复发的关键。

第九章 泌尿系统疾病患儿的护理

一、急性肾小球肾炎

（一）概述

急性肾小球肾炎简称急性肾炎，是指一组由不同病因所致的感染后免疫反应引起的急性弥漫性肾小球炎性病变。临床以血尿、少尿、水肿和高血压为主要表现。多见于儿童和青少年。

（二）临床表现

1. 前驱感染 多数病例在发病 1~4 周前有链球菌前驱感染，以呼吸道及皮肤感染为主。

2. 典型表现 急性期常有全身不适、乏力、食欲不振、发热、咳嗽、呕吐、腹痛等。

（1）水肿、少尿：常在晨起时发现眼睑及面部水肿，多为轻、中度水肿，重者 2~3 天遍及全身，呈非凹陷性。水肿时伴有少尿，严重者无尿。

（2）血尿：起病时常伴血尿，50%~70% 患者有肉眼血尿。尿的颜色根据尿液酸碱性不同而变化，酸性尿时呈浓茶色，中性或弱碱性尿时呈鲜红色或洗肉水样。肉眼血尿持续 1~2 周逐渐转为镜下血尿，镜下血尿可持续 1~3 个月或更长时间。

（3）高血压：约 1/3~2/3 患儿有血压增高，表现为头痛、头晕、恶心等。

3. 严重表现 少数患儿在疾病早期（2 周之内）可出现严重循环充血、高血压脑病及急性肾功能不全。

（三）护理

1. 护理诊断 / 问题

（1）体液过多：与钠、水潴留有关。

（2）营养失调：低于机体需要量　与水肿导致消化功能下降及限制饮食有关。

（3）潜在并发症：严重循环充血、高血压脑病、急性肾功能不全。

2.护理措施

（1）体液过多的护理

1）休息：急性期严格卧床 2~3 周。肉眼血尿消失、水肿减退、血压正常后可下床作轻微活动；血沉正常可上学，避免剧烈活动；尿沉渣细胞计数正常后方可恢复正常活动。

2）限制钠盐及水的摄入：①急性期有水肿、高血压时应低盐饮食，一般氯化钠摄入量每天 1~2g，水肿消退、血压正常后过渡到正常饮食；②一般不严格限水，除非严重少尿或循环充血时。水的摄入量为前一天排出量加 500ml。准确记录 24 小时液体出入量。

3）肾区（腰部）热敷及保暖：每天热敷肾区 1 次，每次约 15~20 分钟，做好腰部保暖。

4）评估水肿进展情况：定期测体重，一般每周 2 次，用利尿剂时每天 1 次。

5）按医嘱取晨尿送检。

（2）营养不足的护理

1）饮食选择：高糖、高维生素、适量脂肪的低盐饮食，保证营养需要，以免影响生长发育。一般不严格限制蛋白质摄入，当有氮质血症应限制蛋白，可给优质动物蛋白 0.5g/（kg·d）。

2）在尿量增加、水肿消退、血压正常后过渡到正常饮食。

（3）预防并发症：①预防严重循环充血，严格限制活动和盐的摄入；严密观察脉搏、呼吸、血压变化，注意有无烦躁、呼吸困难，注意肺部听诊等。若出现呼吸困难、端坐呼吸、频咳、咯粉红色泡沫痰、两肺满布湿啰音、心脏扩大及肝大等，立即通知医生，同时做好急救准备；②预防高血压脑病，严密监测血压，若出现剧烈头痛、呕吐、复视或一过性失明、惊厥、昏迷，提示出现高血压脑病；③预防急性肾功能不全，明显水肿、少尿者应限制钠、水入量，如尿量持续减少，出现恶心、呕吐等，应警惕急性肾功能不全发生。

3. 健康指导

（1）向家长介绍患儿病情，预后大多良好，消除恐惧，给予心理支持。

（2）讲解本病的护理要点。指导家长与医护人员配合，争取患儿的合作。强调限制患儿活动是控制病情进展的重要措施，尤其发病前 2 周最关键。

（3）强调避免或减少上呼吸道、皮肤感染是预防本病的关键。

（4）出院时应向患儿及家长说明继续限制活动的要求及恢复正常活动的时间，定期复查。

二、原发性肾病综合征

（一）概述

肾病综合征是一组由多种原因引起的肾小球基膜通透性增加，导致血浆内大量蛋白质从尿中丢失而引起的一种临床症候群。临床有四大特征：①大量蛋白尿；②低白蛋白血症；③高胆固醇血症；④高度水肿。肾病综合征有原发性、继发性和先天性三种类型，小儿时期绝大多数为原发性，依临床表现分为单纯性肾病和肾炎性肾病两型，以单纯性肾病最多见。

（二）临床表现

1. 单纯性肾病　具有"三高一低"四大特征。①大量蛋白尿；②低蛋白血症；③高度水肿，最常见，开始见于眼睑，逐渐遍及全身，呈凹陷性。严重时可有胸水、腹水、阴囊水肿及少尿；④高胆固醇血症。一般无明显血尿和高血压。

2. 肾炎性肾病　除具有四大特征外，还有以下四项之一或多项者。①血尿，2 周内分别 3 次以上离心尿检查 RBC $\geq$ 10 个 /HPF；②反复或持续高血压，学龄儿童 $\geq$ 130/90mmHg，学龄前儿童 $\geq$ 120/80mmHg；③肾功能不全，持续性氮质血症；④持续低补体血症。

3. 并发症　①感染，最常见，以上呼吸道感染多见；②电解质紊乱，常见低钠、低钾、低钙血症；③低血容量性休克；④血栓形成，以肾静脉血栓最常见；⑤急性肾衰竭。

4. 其他　可有面色苍白、乏力、食欲下降、腹部不适、腹泻等。

（三）护理

1. 护理诊断/问题

（1）体液过多：与血浆蛋白减少、钠水潴留有关。

（2）营养失调：低于机体需要量，与血浆蛋白丢失、消化功能下降有关。

（3）潜在并发症：激素治疗的不良反应。

（4）有皮肤完整性受损的危险：与皮下组织水肿导致局部抵抗力下降、循环不良有关。

2. 护理措施

（1）体液过多的护理

1）适当休息：除水肿显著或并发感染，或严重高血压外，一般不需卧床休息。每日可定时下床轻微活动，病情缓解可增加活动量，避免过劳。

2）调整钠、水入量：显著水肿时应短期限制水、钠摄入，供盐1~2g/d，病情缓解后不必继续限盐。

3）应用白蛋白及利尿剂，并观察用药前后尿量及水肿的变化。

4）密切观察水肿进展情况：每天测体重1次，如无条件可按压水肿部位，根据凹陷程度判断。有腹水者每日测量腹围1次，了解腹水消长情况。记录24小时液体出、入量。

（2）营养不足的护理

1）调整饮食：选择优质蛋白质、少量脂肪、足量碳水化合物及高维生素饮食。大量蛋白尿期间蛋白质摄入量不宜过多，控制在每天2g/kg为宜。糖皮质激素有排钾作用，大量蛋白尿时钙亦随之丢失，需增加富含钾、钙和维生素D食物的摄入。

2）长期激素治疗可引起食欲增加，因此应注意控制饮食，防止肥胖。

（3）激素治疗的副作用护理：主要有感染、高血压及消化道出血等。

1）预防感染：进行保护性隔离，与感染性疾病患儿分室收治；预防皮肤感染，加强皮肤护理；做好会阴部清洁，每日用3%硼酸坐浴

1~2次，预防尿路感染；病房定期消毒，减少探视人数；密切观察有无感染表现，监测体温，及时发现感染灶。

2）预防高血压：注意观察血压变化，每日测量血压1~2次，发现异常及时通知医生。

3）预防消化道出血：注意保护胃黏膜，给予易消化的软食，避免空腹服药，不吃坚硬或有刺激性食物；注意观察患儿大便颜色，及时发现有无黑便。

（4）预防皮肤损伤的护理：①保持床铺清洁、干燥、柔软、平整；②水肿严重时在臀部和四肢受压部位放置软垫；③定时翻身；④每日用温水清洗皮肤，并保持皮肤干燥；⑤及时更换内衣，保持衣服柔软、清洁、干燥；⑥阴囊水肿时可用丁字带或棉垫托起，皮肤破损可涂碘伏预防感染；⑦重度水肿时避免肌内注射；⑧勤剪指甲，避免抓伤皮肤。

3. 健康指导

（1）向家长介绍患儿病情，多给家长和患儿心理支持，树立信心，配合治疗和护理。

（2）讲解本病的护理要点，讲解对本病患儿活动及饮食的要求。

（3）强调按医嘱服用激素治疗的重要性，不能随意减量、增量或停药。

（4）讲解预防复发的注意事项，预防感染至关重要，预防接种要等停药1年后进行。

第十章　神经系统疾病患儿的护理

化脓性脑膜炎

一、概述

化脓性脑膜炎（简称化脑）是小儿常见的中枢神经系统化脓性细菌的感染性疾病。临床以急性发热、惊厥、意识障碍、颅内压增高和脑膜刺激征阳性以及脑脊液脓性改变为特征。

二、临床表现

1. 症状与体征

（1）颅内压增高表现：头痛、呕吐、意识状态改变，婴儿前囟饱满与张力增高、头围增大、颅缝增宽及两眼凝视；重者呼吸循环功能受损，甚至昏迷。合并脑疝时，则有呼吸不规则、突然意识障碍加重或瞳孔不等大等征兆。

（2）脑膜刺激征：颈强直、布氏征及克氏征阳性。

（3）感染中毒及急性脑功能障碍症状：发热、烦躁不安和进行性加重的意识障碍，反复的全身或局限性惊厥发作。脑膜炎双球菌感染易有皮肤瘀点、瘀斑和休克。

（4）局限性神经系统体征：部分患儿出现Ⅱ、Ⅲ、Ⅵ、Ⅶ、Ⅷ颅神经受累或肢体瘫痪。

年龄小于3个月的幼婴和新生儿化脑多不典型：①体温可高可低，甚至体温不升；②颅压增高表现可不明显；③惊厥可不典型；④脑膜刺激征不明显。

2. 常见并发症　硬脑膜下积液、脑室管膜炎、脑积水、脑性低钠血症等。以硬脑膜下积液发生率高。

三、护理

1. 护理诊断 / 问题

（1）调节颅内压能力下降：与颅内感染有关。

（2）体温过高：与感染有关。

（3）营养失调：低于机体需要量，与呕吐、腹泻、摄入不足有关。

2. 护理措施

（1）预防颅内压增高和降低颅内压的护理

1）防止颅内压增高：①保持安静，避免一切刺激；②患儿头肩抬高15°~30°，侧卧位；③控制液体入量及输液速度；④密切观察病情变化，发现惊厥先兆，按惊厥处理。

2）按医嘱应用降低颅内压的药物：常用甘露醇、呋塞米等。

3）按医嘱应用抗生素控制感染。

4）预防脑疝：严密观察和记录患儿生命体征、瞳孔变化、意识和肌张力改变等。如发现异常变化，应立即通知医生并做好抢救准备。

（2）高热的护理：注意头部物理降温。

（3）营养不足的护理：①保证足够的热量和液体量，提供高糖、高纤维素、高蛋白、易消化、清淡的流质或半流质饮食，并供给适当的水分；②意识障碍、不能进食者给予鼻饲；③对不能鼻饲者静脉补液或静脉营养，如脂肪乳、氨基酸等。

3. 健康指导

（1）向患儿家长讲解病情，介绍预后估计，给予心理支持。

（2）指导昏迷患儿的家长学会观察呼吸、脉搏、神志等情况，注意保护角膜。

（3）讲解并示范清理呕吐物及帮助患儿翻身、清洁皮肤的方法。

（4）出院时指导家长制定相应的功能训练计划及具体的护理措施。

第十一章　常见传染病患儿的护理

一、麻疹

1. 麻疹　是由麻疹病毒引起的一种急性出疹性呼吸道传染病。临床上以发热、结膜炎、上呼吸道炎、麻疹黏膜斑及丘疹黏膜斑及全身斑丘疹为主要表现。

2. 流行病学

（1）传染源：患者是唯一的传染源，从接触麻疹后 7 天至出疹后 5 日内均有传染性，如有并发症，传染性可延长至出疹后 10 日。

（2）传播途径：主要是飞沫直接传播，传染性极强。

（3）易感人群和免疫力：人群普遍易感，但病后能获持久免疫。

（4）流行特点：一年四季均可发病，以冬春季多见。由于母体 IgG 抗体能经胎盘传给 胎儿，因而多见于 6 个月以上的小儿，6 个月至 5 岁小儿发病率最高。

3. 临床表现与并发症　潜伏期 6~18 天，接受过免疫接种者可延长至 3~4 周。病程分三期：

（1）前驱期：也称发疹前期。从发热至出疹一般 3~4 天，以发热、上呼吸道炎和麻疹黏膜斑为主要特征，伴头痛、精神萎靡、喷嚏、干咳、眼睑浮肿、结膜充血、畏光流泪等。在下磨牙相对应的颊黏膜上，可出现 0.5~1mm 大小的白色麻疹黏膜斑（柯氏斑），对麻疹的早期诊断有特殊的意义。

（2）出疹期：一般 3~5 天。当呼吸道症状及体温达高峰时，从发热 3~4 天后开始出现皮疹，皮疹先见于耳后发际，渐延至面、颈、躯干、四肢及手心足底。开始为淡红色的斑丘疹，压之褪色，直径约 2~4mm，散在分布，后融合呈暗红色，皮疹痒，疹间有正常皮肤。此期全身中毒症状及咳嗽加剧，肺部可闻少量啰音。X 线检查可见肺纹理增多。

（3）恢复期：一般 3~5 天。皮疹按出疹顺序消退，同时有米糠样脱屑及褐色色素沉着，经 1~2 周消退。此期体温下降，全身情况好转。

（4）并发症：肺炎、喉炎、脑炎、结核病恶化、营养不良与维生素 A 缺乏症。

4. 护理

（1）护理诊断 / 问题

1）体温过高：与病毒血症、继发感染有关。

2）皮肤完整性受损：与麻疹病毒感染有关。

3）营养失调：低于机体需要量，与食欲下降、高热消耗增多有关。

4）有感染的危险：与免疫功能下降有关。

5）潜在并发症：肺炎、心肌炎、喉炎、脑炎等。

（2）护理措施

①高热的护理：绝对卧床休息至皮疹消退、体温正常。出疹期不宜用药物或物理方法强行降温，尤其是乙醇擦浴、冷敷等物理降温以免影响透疹，体温升至 40℃ 以上时可用少量的退热剂，以免发生惊厥。

②皮肤黏膜的护理：保持床单整洁干燥和皮肤清洁，勤剪指甲防抓伤皮肤继发感染。生理盐水清洗双眼，再用抗生素眼液或眼膏，口服维生素 A 预防干眼病。及时评估透疹情况。

③饮食护理：发热期间给予清淡易消化的流质饮食，少量多餐。多饮开水和热汤，利于排毒、退热、透疹。恢复期应添加高蛋白、高维生素的食物。

④防止呕吐物或泪水流人外耳道发生中耳炎：及时清除鼻痂，翻身拍背协助痰排出，保持呼吸道通畅；加强口腔护理，多喂白开水，常用生理盐水或 2% 硼酸溶液含漱。

⑤观察病情变化：密切观察体温、皮疹及有无并发症表现，若发现问题，及时报告医生。

5. 预防

（1）隔离患儿：对患儿采取呼吸道隔离直至出疹后 5 天，有并发症者延至出疹后 10 天。接触的易感儿隔离观察 21 天。

（2）切断传播途径：每天用紫外线消毒患儿房间或通风半小时，衣服应在阳光下曝晒。居家麻疹患儿实行送医药上门。医务人员接触患儿前后应洗手、更换隔离衣或在空气流动处停留 30 分钟以上。

（3）保护易感人群：对 8 个月以上未患过麻疹的小儿可接种麻疹疫苗。接种后 12 日血中出现抗体，一个月达高峰，故易患儿接触患者后 2 日内接种有预防效果。接触后 5 日内注射人血丙种球蛋白或胎盘球蛋白，可免于发病，6 日后注射可减轻症状，有效免疫期 1~8 周。

二、水痘

水痘是由水痘 – 带状疱疹病毒引起的急性传染病。临床以全身症状轻微和分批出现的皮肤黏膜斑疹、丘疹、疱疹和结痂并存为特点。水痘为自限性疾病，一般 10 日左右自愈。一般发病后可获得持久免疫，但可发生带状疱疹。

1. 病原学 水痘 – 带状疱疹病毒属疱疹病毒亚科，为 RNA 病毒，只有一个血清型，在外界抵抗力弱；不耐热和酸，对乙醚敏感，不能存活在痂皮中。人是自然界中唯一的宿主。

2. 流行病学

（1）传染源：水痘患者是唯一的传染源。

（2）传播途径：病毒存在于患儿上呼吸道鼻咽分泌物及疱疹液中，经飞沫或接触传播。出疹前 1~2 日至疱疹全部结痂时都有传染性。

（3）易感人群：一般为 1~6 岁，传染性极强，接触后 90% 发病。

（4）发病季节：一年四季均可发生，以冬春季高发。

3. 发病机制与病理 水痘病毒经上呼吸道侵入机体，在呼吸道黏膜细胞中复制，少量进入血流，到达单核 – 吞噬细胞系统内再次繁殖后释放入血，引起病毒血症而发病。水痘的皮疹分批出现与病毒间歇性播散有关。水痘的皮损为表皮棘细胞气球变性、肿胀、有组织液渗出形成单房性水疱，疱液内含大量病毒。由于病变仅限表皮棘细胞，愈后不留瘢痕。

4. 临床表现与并发症 潜伏期一般 2 周，有时达 3 周。

（1）前驱期：皮疹出现前 24 小时年长儿可有低热、头痛、乏力、厌食、咽痛等其他症状。

（2）出疹期：起病 1~2 天后出皮疹，首发于躯干，后至脸、肩、四肢，呈向心性分布，皮疹的性状按红斑疹、丘疹、疱疹、脓包、结痂的顺序演变。经过 24 小时，水痘内容物由清亮变为混浊，疱壁薄易破，瘙痒感重，愈后多不留瘢痕。水痘出疹特点是连续分批出现，一般 2~3 批，每批历时 1~6 日。在同一部位可见不同性状的皮疹。部分患儿疱疹可发生于口腔、咽喉、结膜、破溃后形成溃疡。

（3）并发症：继发皮肤细菌感染、水痘脑炎、原发性水痘肺炎等。其中以皮肤继发感染最常见，如脓疱疮、蜂窝织炎等。

5. 护理

（1）护理诊断 / 问题

1）体温过高：与病毒感染有关。

2）皮肤完整性受损：与水痘病毒引起的皮疹和继发细菌感染有关。

3）有感染的危险：与皮肤受损有关。

4）潜在并发症：脑炎、肺炎等。

（2）护理措施

1）观察病情：注意体温变化、精神状况、食欲及有无呕吐等，观察有无并发症表现，发现异常给予相应的治疗和护理。如有高热可用物理降温，避免使用阿司匹林，以防诱发 Reye 综合征；如有口腔疱疹溃疡影响进食，应予补液。

2）皮肤的护理：①室温适宜，衣被不宜过厚，以免加重患儿不适，增加痒感；勤换内衣，保持皮肤清洁，防止继发感；②剪短指甲，婴幼儿可戴连指手套，以免搔破皮肤，继发感染或留下瘢痕；③皮肤瘙痒吵闹时，设法分散其注意力，或用温水洗浴、局部涂 0.25% 冰片炉甘石洗剂或 5% 碳酸氢钠溶液，亦可遵照医嘱口服抗组胺药物；继发感染者局部用抗生素软膏，或给予抗生素控制感染。

6. 预防

（1）隔离患儿：无并发症的患儿可在家隔离治疗，至疱疹全部结痂或出疹后 7 日止。

（2）检疫：托幼机构中若发现水痘患儿，应检疫 3 周。

（3）注射免疫球蛋白：体弱儿、应用大剂量激素或免疫缺陷者，应在接触水痘后 72 小时内给予水痘 – 带状疱疹免疫球蛋白或恢复期血清肌内注射，可起到预防或减轻症状的作用。

（4）注射疫苗：可试用水痘－带状疱疹病毒减毒活疫苗，接种疫苗后获得持久免疫。

三、细菌性痢疾

细菌性痢疾简称菌痢，是由痢疾杆菌引起的肠道传染病。临床表现主要为发热、腹痛、腹泻、黏液脓血便和里急后重，严重者可有感染性休克和（或）中毒性脑病。

1. 流行病学

（1）传染源：带菌者和患者。

（2）传播途径：经粪－口途径传播，病原菌污染食物、饮水、生活用品或手，经口使人感染，亦可通过苍蝇污染食物而传播。

（3）易感人群：人群普遍易感。病后可获得一定的免疫力，但短暂而不稳定，且不同菌群和血清型之间无交叉免疫，容易多次复发和重复感染。

（4）流行特征：本病一年四季均可发生，以夏、秋季为高峰季节。

2. 临床表现与并发症　潜伏期 1~2 天。

（1）急性菌痢

1）普通型（典型）：起病急，高热可伴寒战，腹痛、腹泻次数 10 次／日以上，里急后重明显，严重者可引起脱水、酸中毒及电解质紊乱。体检可有左下腹压痛及肠鸣音亢进。如治疗及时，多于 1 周左右病情逐渐恢复而痊愈，少数患者可转为慢性。

2）轻型（非典型）：全身症状轻，无明显发热，每日腹泻数次，黏液稀便，常无脓血，腹痛轻，3~7 天可痊愈。

（2）中毒型痢疾：2~7 岁体质较好小儿多见。起病急骤，病势凶险，骤起高热（可达 40℃以上）、反复惊厥、呼吸衰竭、嗜睡、昏迷，迅速发生循环衰竭，而肠道症状轻微或缺如，经灌肠或用直肠拭子粪检可见白细胞和红细胞。根据临床表现分为 3 型：

1）休克型（周围循环衰竭型）：主要表现为感染性休克。此型患儿大多数无肠道症状而突然起病。

2）脑型（呼吸衰竭型）：主要表现为脑缺氧、脑水肿、颅压增高和脑疝症状。此型严重，病死率高。

3）混合型：同时具有以上两型表现，病情严重，预后差。

（3）慢性菌痢：病程超过2个月即称为慢性菌痢。主要表现为不同程度的腹痛、腹泻。大便经常或间歇带黏液脓血。慢性菌痢可分为慢性迁延型、急性发作型和慢性隐匿型。

3. 护理

（1）护理诊断/问题

1）体温过高：与痢疾杆菌感染有关。

2）腹泻：与痢疾杆菌引起肠道病变有关。

3）有体液不足的危险：与高热、腹泻、摄入减少有关。

4）腹痛：与肠蠕动增强、肠痉挛有关。

5）有传播感染的可能：与排菌有关。

6）潜在并发症：休克、颅内压增高等。

（2）护理措施

1）发热的护理：急性发热期卧床休息，保持室内通风；供给足够的营养及水分；监测体温变化；采用物理降温或遵医嘱给予退热剂（休克者忌用），必要时实施亚冬眠疗法（时间不超过12~24小时），以防高热惊厥，引起脑缺氧和脑水肿。

2）腹泻的护理：记录大便次数、性质及量；用药前采集新鲜脓血便标本或作肛拭子采集大便标本送检培养细菌+药敏；做好肛周皮肤护理，保持清洁干燥，大便次数频繁者肛周涂凡士林油或鞣酸软膏，以防糜烂；坐盆时间不宜过长，排便不要用力过度，以防脱肛。

3）使用抗菌药物的护理：按医嘱使用有效抗菌药物如诺氟沙星、复方磺胺甲基异噁唑等，注意观察药物副作用，如皮疹、肝肾功能损害、造血系统损害等；慢性腹泻者，应适当延长抗菌药物的疗程，配合保留灌肠、处理肠道菌群失调和肠功能紊乱等。

4）饮食与补液护理：急性期给予低脂肪流质饮食，病情好转后改半流质饮食，粪便正常后逐渐恢复正常饮食。对有脱水者，遵医嘱给予静脉补液，并观察脱水纠正情况。

5）腹痛的护理：腹部用热水袋热敷；禁食生、冷食物；遵医嘱使用阿托品、颠茄合剂或适量镇静剂止痛。

6）颅内压增高的护理。

7）休克的护理：取平卧位或休克体位；每15~30分钟监测一次生命体征，观察神志、面色、尿量等；给氧；保暖；遵医嘱给予扩容、纠酸、使用血管扩张药物（如山莨菪碱）、强心药物、糖皮质激素等，根据血压、脉搏、尿量等变化调节补液量和速度。

4. 预防

（1）隔离患儿：对患儿进行隔离消化道隔离直至症状消失，粪便培养2次阴性；对接触者医学观察1周。

（2）切断传播途径：加强饮食、饮水和粪便的管理，消灭苍蝇，改善环境卫生，注意个人卫生。

（3）保护易感人群：口服多价痢疾活菌苗，提高机体的免疫力。

第十二章　小儿结核病的护理

一、总论

（一）概述

结核病是由结核杆菌引起的一种慢性、全身性感染疾病。小儿以原发型肺结核最常见，严重病例可引起血行播散而发生粟粒型结核或结核性脑膜炎，结核性脑膜炎是结核病死亡的主要原因。

（二）辅助检查

1.结核菌素试验　可测定受试者是否感染过结核杆菌，小儿在感染结核菌4~8周后可呈阳性反应。

（1）试验方法：常用的抗原制品有两种，即旧结核菌素（OT）及结核菌纯蛋白衍生物（PPD）。一般用1∶2000的OT稀释液0.lml或PPD制品0.lml（含5U结核菌素），在左前臂掌侧中、下1/3交界处作皮内注射，皮丘直径6~10mm，48~72小时观察反应结果。

（2）结果判断：以局部硬结的大小来判断反应强度（表6-12-1）。

表6-12-1　结核菌素试验的结果判断

结果判断	记录方法	硬结大小
阴性	一	无硬结
可疑	十一	红硬，平均直径 < 5mm
阳性（弱）	十	红硬，平均直径在5 ~ 9mm
（中）	十十	红硬，平均直径在10 ~ 19mm
（强）	十十十	红硬，平均直径在 > 20mm
（极强）	十十十十	除硬结外，还可见水疱、坏死或淋巴管炎

（3）临床意义

1）阳性反应：①3岁以下，尤其是1岁以下未接种卡介苗者，表示体内有新的结核病灶，年龄越小，活动性结核可能性越大；②儿童无明显临床症状而呈阳性反应，表示受过结核感染，但不一定有活动病灶；③强阳性反应，表示体内有活动性结核病灶；④两年之内由阴转阳或反应强度从原直径 <l0mm 增至 >10mm，且增加的幅度为 6mm 以上者，表示新近有感染或可能有活动性病灶；⑤接种卡介苗后阳性反应较弱，硬结质地较软，浅红色，边缘不整，直径多在 5~9mm；反应持续时间短，2~3 天即消失；反应逐年递减倾向，一般持续 3~5 年。

2）阴性反应：①未受过结核感染；②初次感染后 4~8 周内；③机体免疫反应受抑制时可呈假阴性反应，见于重症结核病、重度营养不良、麻疹等病儿；④技术误差或结素效价不足。

2. 实验室检查　①结核菌检查，从痰、胃液、支气管洗涤液、脑脊液、浆膜腔液中找到结核菌，是确诊的重要手段；②免疫学和生物学基因诊断，用酶联免疫吸附试验、聚合酶链反应等方法，能从患儿血液、脑脊液、浆膜腔液中快速敏感地检测结核杆菌，作为辅助诊断指标之一；③血沉，结核病活动期血沉增快，通过血沉变化可判断疗效及病灶是否具有活动性。

3. X 线检查　是诊断小儿肺结核的主要手段之一。正、侧位胸片可确定结核病的范围、性质、类型和病灶活动及进展情况，亦可观察疗效。必要时可做断层或 CT 检查。

4. 其他　纤维支气管镜检查、淋巴结活组织检查、眼底镜检查、超声波检查等也有助于结合病的诊断。

（三）预防

1. 控制传染源　结核菌涂片阳性患者是小儿结核病的主要传染源，应早期发现并合理治疗。

2. 普及卡介苗（BCG）接种　是预防小儿结核病的有效措施。新生儿为初种对象，在 7 岁、12 岁时各复种一次。下列情况禁止接种卡介苗：①结核菌素试验阳性；②注射局部有湿疹或患全身性皮肤病；③急性传染病恢复期；④先天性胸腺发育不全或严重联合免疫缺陷病患儿。

3. 预防性用药　常用异烟肼 10mg/（kg·d），疗程 6~12 月。适应证：

①与开放性肺结核患者密切接触者；②3岁以下婴幼儿未接种卡介苗而结核菌素试验阳性者；③结核菌素试验新近由阴性转为阳性者；④结核菌素试验阳性伴结核中毒症状者；⑤结核菌素试验阳性，新患麻疹或百日咳等急性传染病者；⑥结核菌素试验阳性而需较长时间使用肾上腺皮质激素或其他免疫抑制剂者。

二、原发型肺结核

原发型肺结核包括原发综合征和支气管淋巴结结核，为结核菌初次侵入肺部后形成的原发感染，是小儿结核病的主要类型。

（一）临床表现

轻者可无症状，仅在体检做X线检查时发现。一般起病缓慢，可有低热、盗汗、纳差、疲乏等结核中毒症状。婴幼儿多表现为急性高热起病，但一般情况尚好，与发热不相称，2~3周后转为低热，并有明显的结核中毒症状。若胸内淋巴结高度肿大，可产生压迫症状，出现类似百日咳样痉咳、喘鸣或声音嘶哑。分患儿可有多发性浆膜炎、一过性多发性关节炎、疱疹性角膜结膜炎和结节性红斑等。

（二）护理

1. 护理诊断／问题

（1）体温过高：与结核杆菌感染有关。

（2）营养失调：低于机体需要量，与纳差、疾病消耗过多有关。

（3）活动无耐力：与结核杆菌感染中毒有关。

（4）焦虑：与需要长期用药、隔离有关。

（5）潜在并发症：药物毒副反应。

（6）知识缺乏：家长缺乏隔离、服药知识。

2. 护理措施

（1）保证营养供给：应给予高热量、高蛋白、高维生素、富含钙质食物。

（2）日常生活护理：建立合理的生活制度，有发热及结核中毒症状者应卧床休息，提供日常生活护理，保证充足睡眠，减少体力消耗。

病情稳定期可进行适当的户外活动。

（3）用药护理：观察患儿有无胃肠道反应、耳鸣耳聋、眩晕、视力减退或视野缺损、手足麻木、皮疹等；定期复查肝功。若发现异常情况，及时通知医生。

（4）心理护理：多与患儿及家长沟通，了解其心理状态，耐心解答有关问题，帮助他们消除顾虑，树立战胜疾病的信心。

（5）健康教育：向家长及患儿说明本病的特点、药物治疗及护理的注意事项，以取得他们的配合；指导家长做好患儿的日常护理和饮食护理，并使其学会消毒隔离措施、物品消毒的方法及预防各种传染病的方法；告知家长药物的毒副作用及其观察方法，一旦出现应及时与医护人员联系；告知家长坚持定期复查。

三、急性粟粒型肺结核

急性粟粒型肺结核或称血行播散型肺结核，常为原发综合征发展的结果，多见于婴幼儿初染后 6 个月以内。

（一）临床表现

多急性起病，婴幼儿可突然高热，常持续数周或数月，多伴寒战、盗汗、食欲不振、面色苍白、咳嗽、气促和发绀等，肺部可听到湿啰音，易被误诊为肺炎。部分患儿伴有肝脾、淋巴结肿大等，临床上易与伤寒、脓毒症等混淆；少数婴幼儿主要表现为发热、食欲不振、消瘦、倦怠等被误诊为营养不良。多数患儿同时有结核性脑膜炎的表现。体格检查常缺少明显体征。

（二）护理措施

1. 卧床休息，保持安静，保持呼吸道通畅，必要时吸氧。

2. 给予高营养饮食，保证充足的营养供应。

3. 观察病情变化：注意体温、呼吸、脉搏及神志变化，若有高热应采取降温措施；若出现烦躁、嗜睡、头痛、呕吐、惊厥等，表示并发脑膜炎，及时通知医生；观察药物的不良反应，并给予及时处理。

四、结核性脑膜炎

结核性脑膜炎简称结脑，是小儿结核病中最严重的一型。常发生在结核原发感染 1 年以内，尤其是初次感染结核 3~6 个月内最易发生，婴幼儿多见。

（一）临床表现

起病多缓慢，婴儿可以骤起高热和惊厥起病，典型临床表现可分为三期：

1.早期（前驱期）　约 1~2 周，患儿性情改变、精神呆滞、双目凝视、喜哭、易怒、睡眠不安，同时有低热、呕吐、便秘，年长儿可诉头痛，无脑膜刺激征。

2.中期（脑膜刺激期）　约 1~2 周，因颅内压增高而出现剧烈头痛、喷射性呕吐、感觉过敏、烦躁不安，逐渐出现意识模糊、嗜睡或惊厥，体温进一步增高。主要的体征为脑膜刺激征（颈项强直、凯尔尼格征、布鲁津斯基征）阳性，婴幼儿则以前囟饱满、骨缝裂开为主。此期还可有面神经、动眼神经、外展神经瘫痪而出现眼球运动障碍及复视。部分患儿出现肢体瘫痪，巴宾斯基征阳性。

3.晚期（昏迷期）　约 1~3 周，上述症状逐渐加重，由意识模糊、半昏迷继而到全昏迷，惊厥甚至可呈强直状态频繁发作。极度消瘦，呈舟状腹，常伴有水、电解质代谢紊乱。明显颅内高压和脑积水时呼吸不规则或变慢，婴儿则前囟膨隆、颅缝裂开、头皮静脉怒张等，最终可因脑疝死亡。

（二）护理

1.护理诊断／问题／问题

（1）潜在并发症：颅内高压症。

（2）有受伤的危险：与意识障碍、惊厥有关。

（3）有皮肤完整性受损的危险：与长期卧床、意识障碍有关。

（4）营养失调：低于机体需要量，与摄入不足、消耗增多有关。

（5）焦虑：与家长担忧结脑预后有关。

2. 护理措施

（1）观察病情：观察生命体征、意识、瞳孔、肢体活动、病理征等变化，以及早发现和处理颅内高压或脑疝；观察抗结核药物和降颅压药物的毒副作用，发现问题及时处理。

（2）减少刺激：绝对卧床休息，保持室内安静，护理操作尽量集中进行，避免一切不必要刺激。

（3）保持呼吸道通畅：取侧卧位，及时清除口、鼻分泌物及呕吐物，必要时吸痰，防止误吸窒息或发生吸入性肺炎；必要时吸氧。

（4）避免受伤：惊厥发作时应采取必要防护措施，防止坠床、擦伤及舌咬伤等。

（5）皮肤黏膜护理：保持皮肤清洁、床单干燥整洁，每日清洁口腔 2~3 次，防止发生褥疮及口腔炎；昏迷眼睑不能闭合者，应涂眼膏并用纱布覆盖，以保护角膜。

（6）保证营养：能进食者给予高热量、高蛋白质、高维生素饮食，宜少量多餐；不能吞咽者可鼻饲，必要时静脉输液和营养支持。

（7）心理护理：对患儿及家长的态度应和蔼可亲，耐心解释他们提出的问题，提供生活方面的周到服务，及时解除患儿的不适，帮助其减轻焦虑、树立战胜疾病的信心。

（8）健康教育：坚持定期复查，合理用药，注意药物不良反应及病情的观察；制定良好的的生活制度，适当户外活动，供给充足的营养；避免与开放型结核患者接触，以防重复感染，积极预防及治疗各种急性传染病；指导对瘫痪患儿的康复治疗等，对失语和智力低下者进行语言训练和适当教育。

第十三章　小儿急症护理

一、小儿惊厥

（一）概述

惊厥是小儿时期常见的急症，发病率为 5%~10%，约为成人的 5~15 倍。多见于 0~6 岁小儿，尤其是 6 个月 ~2 岁小儿。

（二）临床表现

惊厥为突然发生的全身性或局部骨骼肌群的强直性或痉挛性抽搐，常伴有不同程度的意识改变。发作大多在数秒钟或几分钟内自行停止，严重者可持续数分钟或反复发作，抽搐停止后多入睡。根据抽搐表现分以下几种类型：

1. 全身性强直 – 阵挛性抽搐　躯干及四肢对称性抽动，眼球上斜固定，呼吸暂停，面色苍白或发绀，意识丧失。

2. 强直性抽搐　全身及四肢肌张力增高，上下肢伸直，前臂旋前，足跖屈曲，有时呈角弓反张状。见于破伤风、脑炎或脑病后遗症。

3. 局限性抽搐　一侧眼轮匝肌、面肌或口轮匝肌抽动，或一侧肢体抽动，或手指脚趾抽动，或眼球转动，眼球震颤或凝视，或呼吸肌痉挛抽搐，以至呼吸运动减慢，呼吸节律不匀或呼吸停止，表现为阵发性苍白或发绀。以上抽搐多见于新生儿或幼小婴儿。局限性抽搐如恒定不变，有定位意义。

4. 新生儿及婴儿惊厥　常不典型，多为微小发作，如呼吸暂停、两眼凝视、反复眨眼、咀嚼、一侧肢体抽动等，一般神志清楚。

5. 惊厥持续状态　惊厥发作持续 30 分钟以上，或两次发作间歇期意识不能恢复者，称惊厥持续状态。为惊厥的危重型，多见于癫痫、大发作、破伤风、严重的颅内感染、代谢紊乱、脑瘤等。死亡率较高。其表现多为强直性—阵挛性抽搐。由于惊厥时间过长，可引起高热、脑缺氧性损害、脑水肿，甚至脑疝形成等。而且，常因呼吸衰竭而死亡。

6. 高热惊厥 多见于1~3岁小儿，是由单纯发热诱发的惊厥，是小儿惊厥常见的原因。多发生于上呼吸道感染的初期，当体温骤升至38.5~40℃或更高时，突然发生惊厥。

（三）护理

1. 护理诊断／问题

（1）有窒息的危险：与惊厥发作、意识障碍、喉痉挛或误吸有关。

（2）有受伤的危险：与惊厥、意识丧失有关。

（3）体温过高：与感染或惊厥持续状态有关。

（4）潜在并发症：脑水肿、颅内压增高。

2. 护理措施

（1）迅速控制惊厥：惊厥发作时应就地抢救，勿强行搬动患儿；按医嘱应用止惊药物如地西泮、苯巴比妥钠等，观察并记录用药后的反应；保持安静，避免声、光刺激和一切不必要的检查。

（2）保持呼吸道通畅：立即平卧，头偏向一侧，松解衣服领扣，及时清除口、鼻、咽喉部分泌物，必要时行负压吸引或气管切开。有舌后坠者用舌钳将舌轻轻向外拉出。

（3）防止外伤：在上下齿间垫牙垫防止舌咬伤；牙关紧闭者，不要强行撬开，以免损伤牙齿；惊厥发作时，勿强行牵拉或按压肢体，防止骨折或脱臼；床应加床档，移开床上一切硬物，专人守护，防坠床或碰伤。

（4）降温：高热时给予物理或药物降温，同时观察降温效果。

（5）氧气吸入：必要时予以吸氧，减轻脑损伤，防止脑水肿。

（6）病情观察：观察患儿的生命体征、意识状态、瞳孔大小和对光反应等；并记录惊厥发作的次数、频率、持续和间歇时间及伴随症状，及时发现并发症先兆，并通知医生处理。

（7）健康教育：向家长解释惊厥的基本护理知识、预后的估计及影响因素。癫痫或反复发作者，应嘱咐家长按时给患儿服药，避免患儿到危险的地方，以免发作时出现危险。

二、急性颅内压增高

（一）概述

是多种原因引起脑实质和（或）液体增加所致的一种较为常见的临床综合征。重者可迅速发展成脑疝而危及生命。

（二）临床表现

1. **头痛** 晨起为甚，当咳嗽、大便用力或头位改变时可使头痛加重。婴幼儿表现烦躁不安、尖叫或拍打头部，新生儿表现为睁眼不睡和尖叫。

2. **呕吐** 多不伴恶心，常为喷射性呕吐。

3. **意识障碍** 表情淡漠，嗜睡或躁动，进一步发生惊厥和昏迷。

4. **头部体征** 婴儿可见前囟紧张隆起，失去正常搏动，前囟迟闭，可有颅骨骨缝裂开。

5. **眼部体征** 可复视、落日眼、视觉模糊、甚至失明等。眼底多有双侧视乳头水肿，但婴儿前囟未闭不一定发生。

6. **生命体征改变** 表现为血压增高，脉搏减慢，呼吸节律不整甚至暂停。生命体征改变乃因脑干受压所致，若不能及时治疗，颅内压将继续上升，直到发生脑疝。

7. **脑疝** 出现瞳孔大小不等，对光反射消失，昏迷加重，呼吸节律不整甚至骤停。

（三）护理

1. 护理诊断／问题／问题

（1）疼痛：头痛，与颅压增高有关。

（2）有窒息的危险：与意识障碍及呕吐有关。

（3）有皮肤黏膜完整性受损的危险：与局部血循环障碍有关。

（4）潜在并发症：脑疝。

2. 护理措施

（1）保护患儿绝对安静：避免躁动、剧烈咳嗽等。抬高床头 25°～

30°，以利颅内血液回流。疑有脑疝前驱症状时，以平卧为宜，但要保证气道通畅，侧卧可避免呼吸道梗阻。检查或治疗时不可猛力转头、翻身、按压腹部及肝脏。

（2）降低颅内压：20% 甘露醇应在 15~30 分钟内静脉推注。注射时避免药物外漏，以防引起组织坏死。冬季使用甘露醇时需先加温溶解结晶后在使用。

（3）保持呼吸道通畅：及时清除呕吐。应用止惊药后，注意有无呼吸抑制发生。大剂量氯丙嗪注射可促进气道分泌物增多，应注意吸痰。惊厥发作时，做好安全防护工作。

（4）皮肤黏膜的护理：预防感染，防止暴露性角膜炎、中耳炎、吸入性肺炎。昏迷者勤翻身，以防发生褥疮。

（5）密切观察病情：监测生命体征、瞳孔、肌张力及有无惊厥、意识状态改变等，记录出入液体量。

三、急性呼吸衰竭

（一）概述

急性呼吸衰竭是指累及呼吸中枢和（或）呼吸器官的各种疾病导致呼吸功能障碍，出现低氧血症或低氧血症与高碳酸血症并存，引起一系列生理功能改变和代谢紊乱的临床综合征。

（二）临床表现

根据血气分析将呼吸衰竭分为两种类型，即Ⅰ型和Ⅱ型。Ⅰ型是单纯的低氧血症，见于呼吸衰竭的早期和轻症；Ⅱ型是低氧血症与高碳酸血症并存，见于呼吸衰竭晚期和重症。呼吸衰竭时除有原发病的表现外，主要是呼吸系统表现及低氧血症和高碳酸血症所引起的脏器功能紊乱。

1. 呼吸系统 周围性呼吸衰竭主要表现为呼吸困难，呼吸辅助肌参与呼吸，如鼻翼扇动及三凹征等。上呼吸道梗阻表现为吸气性呼吸困难；下呼吸道梗阻表现为呼气性呼吸困难；肺内病变则表现为混合性呼吸困难。中枢性呼吸衰竭主要表现为呼吸节律和频率的改变，如潮式呼吸、叹息样呼吸、抽泣样及下颌式呼吸等，甚至发生呼吸抑制而出现呼吸暂停。

2. 缺氧和二氧化碳潴留引起全身各系统改变　①发绀，以口唇、口周及甲床等处较为明显；②消化系统，出现腹胀甚至肠麻痹，部分患儿可出现应激性溃疡出血；③循环系统，早期心率增快、血压升高，严重时可出现心律失常，并发心力衰竭或心源性休克等；④泌尿系统，尿中可出现蛋白、红细胞、白细胞及管型，有少尿或无尿，甚至肾衰竭；⑤神经系统，早期烦躁不安，继之出现神经抑制症状，严重者可出现惊厥、昏迷及颅内压增高和脑疝表现。

3. 辅助检查　动脉血氧分压（PaO_2）$\leq$ 50mmHg（6.65kPa），二氧化碳分压（$PaCO_2$）$\geq$ 50mmHg（6.65kPa）。

（三）护理

1. 护理诊断/问题/问题

（1）气体交换受损：与肺通气或换气障碍有关。

（2）清理呼吸道无效：与呼吸功能受损、呼吸道分泌物黏稠积聚有关。

（3）有感染的危险：与使用呼吸机有关。

（4）有皮肤完整性受损的危险：与长期卧床有关。

（5）营养失调：低于机体需要量，与摄入不足有关。

2. 护理措施

（1）严密监护：将患儿送入抢救监护室，取半卧位或坐位休息；观察皮肤颜色、末梢循环、肢体温度、尿量等变化；监测呼吸频率、节律、类型、心率、心律、血压以及血气分析结果等。若发现呼吸停止，立即进行心肺复苏，并做气管插管或气管切开行人工呼吸，维持呼吸功能。

（2）保持呼吸道通畅：定时翻身、拍胸背部、超声雾化吸入，必要时用吸痰器吸痰；常规吸氧，需要长期吸氧者最好选用鼻导管、面罩法及头罩法，若效果不佳可行持续正压给氧；必要时协助气管插管或气管切开，行人工辅助呼吸，并作好相关护理。

（3）气管插管的护理：妥善固定气管导管，防止移位或脱出，氧气加温、湿化，定时吸痰，一般每小时 1 次，吸痰前先往气管滴入 3~5ml 生理盐水，并轻拍胸、背部，使盐水与黏痰混合，易于吸出；每次吸痰时间一般不宜超过 10~15 秒，注意无菌操作；一般经鼻腔插管不超过 2~5 天，经口腔插管不宜超过 48 小时。

（4）人工呼吸的护理：根据患儿血气分析结果或按医嘱调整各项参数，并每小时检查一次各项参数是否与要求一致；观察患儿胸廓起伏、面色、周围循环等情况，防止通气不足或通气过度；观察有无堵管或脱管，保持呼吸道通畅；定期消毒呼吸机管道，在撤离呼吸机前，要对患儿进行自主呼吸锻炼，若脱离呼吸机 2~3 小时无异常，则可考虑撤离呼吸机。

（5）维持营养：危重患儿可通过鼻饲管法供给营养，食物选择应具有高热量、高蛋白、易消化、少刺激及富含维生素的饮食，以防产生负氮平衡。

四、充血性心力衰竭

（一）概述

充血性心力衰竭是指由于多种原因引起心脏的泵功能减退，致使心排出量不能满足全身循环及组织代谢的需要的一种病理状态。

（二）临床表现与诊断

1. **婴幼儿心衰** ①症状，呼吸频率浅快、喂养困难、烦躁不安、多汗、哭声低弱；②体征，肺部可闻及湿性啰音或哮鸣音，肝脏在短期内迅速增大；心脏扩大，心率增快，出现奔马律；颜面、眼睑水肿；严重者鼻唇三角区青紫。

2. **年长儿心衰** 类似成人心衰，表现为三种症状：①心排出量不足；②体循环瘀血；③肺静脉瘀血。

3. **临床诊断指征** ①突然烦躁不安、面色苍白或发灰，而不能用原发疾病解释；②安静时心率增快，婴儿 >180 次 / 分钟、幼儿 >160 次 / 分钟，不能用发热或缺氧解释；③呼吸困难，发绀突然加重，安静时呼吸 >60 次 / 分钟；④肝大超过肋缘下 3cm 或在短时间内较前增大 1.5cm 以上；⑤心音明显低钝或出现奔马律；⑥尿少和下肢浮肿，已除外营养不良、肾炎、维生素 B_1 缺乏等原因。

（三）护理措施

（1）恢复心排出量的护理：将患儿安排在单人房间，减少刺激，卧床休息，床头抬高 15°~30°；避免患儿烦躁、哭闹，必要时按医嘱应用镇静剂；有明显左心衰竭的患儿取半卧位或坐位，双腿下垂，减少回心血量；输液速度宜慢，一般不超过 5ml/（kg·h）；按医嘱应用强心苷、血管扩张剂及利尿药物。

（2）活动无耐力的护理：让患儿卧床休息，并加强日常生活护理；吸氧；制定活动计划，指导患儿活动；给易消化、营养丰富的食物，以补足能量，必要时行肠外营养。

（3）预防强心苷中毒的护理：①给药前，准确掌握给药剂量（静脉给药先用 1ml 注射器抽取，再做稀释）；测定脉率 1 分钟，若年长儿 <60 次 / 分钟，婴幼儿 <80 次 / 分钟或脉律不齐，应与医生联系决定是否继续用药；若心电图监护显示 P-R 间期较用药前延长 50% 或出现室性早搏等，应立即停止用药；②给药时，静脉注射速度要缓慢（不少于 5分钟），并密切观察脉搏变化；③给药后，1~2 小时内要监测心率和心律；④用药期间，应提供富含钾的食物，暂停含钙量高的食物，因钙对强心苷有协同作用，易引起中毒反应。

（4）观察病情：观察呼吸、脉搏、血压、精神状态、肢体温度及尿量等有无好转；有无强心苷中毒反应，如心脏反应（心律失常）、消化道反应（恶心、呕吐、腹痛、腹泻等）、神经系统反应（如头痛、头晕、视力模糊、色视等）。一旦发生上述情况，应及时报告医生。

（5）健康教育：介绍心力衰竭的原因和诱因、护理要点；说明日常生活护理方法如避免过度用力、生活照顾等，病情好转后逐渐增加活动量；告知避免感染、劳累及情绪激动等，以防心力衰竭的再次发生。

五、心跳、呼吸骤停

（一）概述

多由窒息、突发电击、溺水、严重创伤、大出血等意外事件、各种感染、药物中毒和过敏、电解质和酸碱平衡紊乱等原因引起。

（二）临床表现与诊断

主要有五大症状：①心跳、呼吸相继停止；②颈动脉和股动脉搏动消失，血压测不出；③神志突然丧失，出现昏迷、抽搐；④瞳孔散大，面色苍白或青紫；⑤心电图显示心搏徐缓或心室停搏。早期诊断指征：神志突然丧失、呼吸停止和大动脉搏动消失。

（三）心肺复苏

1. 心肺复苏方法　分为初期复苏和二期复苏。

（1）开放气道：同于成人。

（2）人工呼吸：①徒手人工呼吸，口对口人工呼吸时置患者仰卧头后仰，操作者用手捏紧鼻孔，先深吸一口气，再对患者口部吹气，直到患儿胸部稍膨起停止吹气，放松鼻孔，让肺部气体排出，如为幼婴可行口对鼻吹气；吹气与排气的时间之比应为 1 : 2，呼气频率为儿童 20~24 次 / 分钟、婴幼儿 30~40 次 / 分钟，吹气不可用力过猛以免肺泡破裂；②器械辅助呼吸，放置口咽通气管、气管插管或气管切开，接用简单呼吸器或呼吸机进行辅助呼吸。

（3）胸外按压：复苏者将手置于患儿胸骨中下 1/3 交界处，并压向脊柱方向，下压与放松时间相等，挤压心脏形成暂时的人工循环。按压深度为患儿胸廓厚度的 1/3~1/2，频率为 100 次 / 分；胸外按压必须与人工呼吸同时进行，心脏按压与人工呼吸之比为 8 岁以上为 15 : 2，8 岁以下为 5 : 1，新生儿为 3 : 1，气管插管后不论年龄大小比值均为 5 : 1。

胸外心脏按压有五种方法：①双掌按压法，用于 8 岁以上小儿，同于成人；②单掌按压法，适用于 1~8 岁小儿，仅用一手掌后背按压；③平卧位双指按压法，施救者一手置于患儿后背，另一手食指和中指置于两乳头连线下方向后背按压；④单掌环抱按压法，用于新生儿和早产儿，施救者一手四指置于患儿后背，拇指置于前胸向后背按压；⑤双手环抱按压法，用于婴儿和新生儿，施救者用双手围绕患儿胸部，双拇指并列或重叠于前胸，其余两手手指置患儿后背相对按压。

心肺复苏成功的标志：扪到颈、肱或股动脉搏动、血压 >8kPa

（60mmHg）、听到心音、瞳孔恢复正常大小、发绀减轻或消失、出现烦躁等意识恢复征象。

（4）静脉输液和急救用药：尽快建立静脉通路，开放输液，恢复有效循环血量；根据需要行静脉或气管内给药，首选药物为肾上腺素，其他有阿托品、氯化钙、利多卡因、碳酸氢钠、多巴胺等。

（5）电除颤：在心脏停搏中以心室颤动的发生率最高，电除颤是目前治疗心室颤动的唯一有效方法。凡具备除颤条件者，应尽快施行电除颤，胸外电除颤的能量为2J/kg。

2. **复苏后的护理**　患儿面临着脑缺氧、心律紊乱、低血压、电解质紊乱及继发感染等问题，应做好如下护理工作，以防再度出现心跳呼吸停止，并减少并发症的发生。

（1）安置病儿于重症监护室，安排专人护理；观察体温、意识、瞳孔、周围循环、尿量等变化；记录出入量；观察动脉血气分析、血生化测定值的变化。

（2）连接多功能监护仪，观察心率、心电波形、血压、呼吸和血氧饱和度等。保持呼吸道通畅。

（3）防治多器官功能衰竭和缺氧性脑损伤：包括保持呼吸道通畅，维持良好的呼吸功能；维持输液，保证循环功能稳定，防治肾衰竭；采用脱水、降温和使用肾上腺皮质激素等措施进行脑复苏。

（4）对症护理：如体温过高者给予药物或物理降温，体温过低者适当保温；尿量减少时应预防肾衰竭；营养摄入不足者给予肠内或肠外营养支持。

（5）皮肤黏膜护理：做好口腔、鼻腔、眼及皮肤护理，以防感染。

（6）整理抢救设备、补充急救药品，以备急需之用。